U0218735

2023
中国卫生健康统计年鉴

国家卫生健康委员会 编

中国协和医科大学出版社

北 京

图书在版编目（CIP）数据

2023中国卫生健康统计年鉴 / 国家卫生健康委员会编. —北京：中国协和医科大学出版社，2024.8
ISBN 978-7-5679-2242-6

Ⅰ.①2… Ⅱ.①国… Ⅲ.①卫生统计－统计资料－中国－2023－年鉴 Ⅳ.①R195.1-54

中国国家版本馆CIP数据核字（2023）第161910号

编　　者	国家卫生健康委员会
策　　划	杨　帆
责任编辑	高淑英
封面设计	邱晓俐
责任校对	张　麓
责任印制	黄艳霞
出版发行	中国协和医科大学出版社

（北京市东城区东单三条9号　邮编100730　电话010-65260431）

网　　址	www.pumcp.com
印　　刷	北京联兴盛业印刷股份有限公司
开　　本	880mm×1230mm　　1/16
印　　张	26.75
字　　数	700千字
版　　次	2024年8月第1版
印　　次	2024年8月第1次印刷
定　　价	198.00元

编 者 说 明

一、《中国卫生健康统计年鉴》是一部反映中国卫生健康事业发展情况和居民健康状况的资料性年刊。本书收录了全国及31个省、自治区、直辖市卫生健康事业发展情况和目前居民健康水平的统计数据，以及历史重要年份的全国统计数据。本书为《中国卫生健康统计年鉴》2023卷，收编的内容截至2022年年底。

二、全书分为16个部分，即医疗卫生机构、卫生人员、卫生设施、卫生经费、医疗服务、基层医疗卫生服务、中医药服务、妇幼保健与计划生育、人民健康水平、疾病控制与公共卫生、居民病伤死亡原因、食品安全与卫生健康监督、医疗保障、人口指标，另附主要社会经济指标、世界各国卫生状况。各章前设简要说明及主要指标解释，简要说明主要介绍本章的主要内容、资料来源、统计范围、统计方法以及历史变动情况。

三、资料来源

1. 本资料主要来自年度卫生健康统计报表，一部分来自抽样调查。

2. 人口和社会经济数据摘自《中国统计年鉴》以及公安部、教育部、民政部统计资料，基本医疗保险数据来自国家医保局，各国卫生状况数据摘自世界卫生组织《世界卫生统计》和全球卫生观察站数据库。

四、统计口径

除行政区划外，书中所涉及的全国性统计数据均未包括香港特别行政区、澳门特别行政区和台湾省数据。

五、统计分组

1. 机构类别：医疗卫生机构分为医院、基层医疗卫生机构、专业公共卫生机构、其他医疗卫生机构四类。医院包括综合医院、中医医院、中西医结合医院、民族医医院、各类专科医院和护理院，不包括专科疾病防治院、妇幼保健院和疗养院；基层医疗卫生机构包括社区卫生服务中心（站）、乡镇（街道）卫生院、村卫生室、门诊部、诊所（医务室）；专业公共卫生机构包括疾病预防控制中心、专科疾病防治机构、健康教育机构、妇幼保健机构、急救中心（站）、采供血机构、卫生监督机构、计划生育技术服务机构；其他医疗卫生机构包括疗养院、医学科研机构、医学在职教育机构、医学考试中心、人才交流中心、统计信息中心等卫生健康事业单位。

2. 登记注册类型：分为公立、非公立医疗卫生机构。公立医疗卫生机构包括登记注册类型为国有和集体的医疗卫生机构；非公立医疗卫生机构包括联营、股份合作、私营、台港澳投资和外国投资等医疗卫生机构。

医院按登记注册类型分为公立医院和民营医院，公立医院指经济类型为国有和集体的医院，民营医院指公立医院以外的其他医院，包括联营、股份合作、私营、台港澳投资和外国投资等医院。

3. 主办单位：以医疗机构登记注册为依据，分为政府办、社会办和私人办。政府办医疗卫生机构包括卫生健康行政部门和教育、民政、公安、司法等政府机关主办的医疗卫生机构。社会办医疗卫生机构包括企业、事业单位、社会团体和其他社会组织办的医疗卫生机构。

4. 东、中、西部地区：东部地区包括北京、天津、河北、辽宁、上海、江苏、浙江、福建、山东、广东、海南11个省、直辖市；中部地区包括山西、吉林、黑龙江、安徽、江西、河南、湖北、湖南8个省；西部地区包括内蒙古、广西、重庆、四川、贵州、云南、西藏、陕西、甘肃、青海、宁夏、新疆12个省、自治区、直辖市。

5. 城乡：1949—1984年医疗卫生机构及其床位和人员按城市、农村分组，1985—2004年按市、县分组，

2005年起按城市、农村分组。城市包括直辖市区和地级市辖区，农村包括县及县级市，全部医疗机构均按照所在县（县级市、区）划分城乡。

六、符号使用说明："空格"表示无数字，"…"表示数字不详，"—"表示不需要填报。

七、《中国卫生健康统计年鉴》在编辑过程中得到了国家卫生健康委相关司局、国家疾控局相关司局及各省（自治区、直辖市）和新疆生产建设兵团卫生健康委及其统计机构的大力支持，卫生健康统计数据质量工作组的部分成员参与了年鉴数据审核和修订，在此一并表示感谢。

国家卫生健康委统计信息中心

2024年8月

目 录

一、医疗卫生机构

简要说明

一、本章主要介绍全国及31个省、自治区、直辖市医疗卫生机构数，主要包括各级各类医院、基层医疗卫生机构、专业公共卫生机构和其他医疗卫生机构数与医院等级情况，按床位数分组的医院、乡镇卫生院和社区卫生服务中心数等。

二、本章数据来源于卫生资源与医疗服务统计年报。

三、医疗卫生机构分类

1．机构类别：分为医院、基层医疗卫生机构、专业公共卫生机构、其他医疗卫生机构四类。

2．登记注册类型：分为公立、非公立医疗卫生机构。公立医疗卫生机构包括登记注册类型为国有和集体办的医疗卫生机构；非公立医疗卫生机构包括联营、股份合作、私营、台港澳投资和外国投资等医疗卫生机构。

3．主办单位：分为政府办、社会办和私人办。政府办医疗卫生机构包括卫生健康行政部门和教育、民政、公安、司法等政府机关主办的医疗卫生机构。社会办医疗卫生机构包括企业、事业单位、社会团体和其他社会组织办的医疗卫生机构。

4．分类管理：分为非营利性和营利性医疗卫生机构。

四、统计口径调整

1．村卫生室数计入卫生机构总数。

2．2002年起，医疗卫生机构数按卫生或工商、民政部门登记注册数统计，1949—2001年医疗卫生机构数按卫生或其他行政部门批准成立数统计。

3．2002年起，按照行业管理原则，医疗卫生机构总数不再包括出入境卫生检疫所，高、中等医学院校，药品检验所（室）和计划生育指导中心。

4．2013年起，医疗卫生机构总数包括原卫生计生部门主管的计划生育技术服务机构，2013年以前医疗卫生机构数不包括原人口计生部门主管的计划生育技术服务机构数。

5．1996年起，依据《医疗机构管理条例》将个体开业人员改称私人诊所计入卫生机构，当年医疗卫生机构总数增加较多。

主要指标解释

医疗卫生机构　指从卫生健康行政部门取得医疗机构执业许可证，或从民政、工商行政、机构编制管理部门取得法人单位登记证书，为社会提供医疗保健、疾病控制、卫生监督服务或从事医学科研和医学在职培训等工作的单位。医疗卫生机构包括医院、基层医疗卫生机构、专业公共卫生机构、其他医疗卫生机构。

医院　包括综合医院、中医医院、中西医结合医院、民族医医院、各类专科医院和护理院（中心），不包括专科疾病防治院、妇幼保健院和疗养院。

中医医院　指中医（综合）医院和中医专科医院，不包括中西医结合医院和民族医医院。

专科医院　包括口腔医院、眼科医院、耳鼻喉科医院、肿瘤医院、心血管病医院、胸科医院、血液病医院、妇产（科）医院、儿童医院、精神病医院、传染病医院、皮肤病医院、结核病医院、麻风病医院、职业病医院、骨科医院、康复医院、整形外科医院、美容医院等其他专科医院，不包括中医专科医院、各类专科疾病防治院和妇幼保健院。

公立医院　指经济类型为国有和集体的医院。

民营医院 指经济类型为国有和集体以外的医院，包括联营、股份合作、私营、台港澳投资和外国投资等医院。

基层医疗卫生机构 包括社区卫生服务中心（站）、街道卫生院、乡镇卫生院、村卫生室、门诊部、诊所（医务室）。

专业公共卫生机构 包括疾病预防控制中心、专科疾病防治机构、妇幼保健机构、健康教育机构、急救中心（站）、采供血机构、卫生监督机构、卫生健康部门主管的计划生育技术服务机构。不包括传染病院、结核病医院、血防医院、精神病医院、卫生监督检验（监测、检测）机构。

其他医疗卫生机构 包括疗养院、临床检验中心、医学科研机构、医学在职教育机构、医学考试中心、人才交流中心、统计信息中心等卫生事业单位。

医院等级 由卫生健康行政部门评定，级别分为一级、二级、三级、未定级，等次分为甲、乙、丙、未定等。

联合办村卫生室 指由两个或多个乡村医生联合办、执业（助理）医师与乡村医生联合办的村卫生室。

1-1-1 医疗卫生机构数

单位：个

年份	合计	医院	综合医院	中医医院	专科医院	基层医疗卫生机构	社区卫生服务中心（站）	乡镇卫生院	村卫生室	门诊部（所）	专业公共卫生机构数	疾病预防控制中心	专科疾病防治院（所、站）	妇幼保健院（所、站）	卫生监督所（中心）
1950	8915	2803	2692	4	85					3356		61	30	426	
1955	67 725	3648	3351	67	188					51 600		315	287	3944	
1960	261 195	6020	5173	330	401			24 849		213 823		1866	683	4213	
1965	224 266	5330	4747	131	339			36 965		170 430		2499	822	2910	
1970	149 823	5964	5353	117	385			56 568		79 600		1714	607	1124	
1975	151 733	7654	6817	160	543			54 026		80 739		2912	683	2128	
1980	180 553	9902	7859	678	694			55 413		102 474		3105	1138	2745	
1985	978 540	11 955	9197	1485	938			47 387	777 674	126 604		3410	1566	2996	
1990	1 012 690	14 377	10 424	2115	1362			47 749	803 956	129 332		3618	1781	3148	
1991	1 003 769	14 628	10 562	2195	1345			48 140	794 733	128 665		3652	1818	3187	
1992	1 001 310	14 889	10 774	2269	1376			46 117	796 523	125 873		3673	1845	3187	
1993	1 000 531	15 436	11 426	2298	1438			45 024	806 945	115 161		3729	1872	3115	
1994	1 005 271	15 595	11 549	2336	1440			51 929	813 529	105 984		3711	1905	3190	
1995	994 409	15 663	11 586	2361	1445			51 797	804 352	104 406		3729	1895	3179	
1996	1 078 131	15 833	11 696	2405	1473			51 277	755 565	237 153		3737	1887	3172	
1997	1 048 657	15 944	11 771	2413	1488			50 981	733 624	229 474		3747	1893	3180	
1998	1 042 885	16 001	11 779	2443	1495			50 071	728 788	229 349		3746	1889	3191	
1999	1 017 673	16 678	11 868	2441	1533			49 694	716 677	226 588		3763	1877	3180	
2000	1 034 229	16 318	11 872	2453	1543	1 000 169		49 229	709 458	240 934	11 386	3741	1839	3163	
2001	1 029 314	16 197	11 834	2478	1576	995 670		48 090	698 966	248 061	11 471	3813	1783	3132	
2002	1 005 004	17 844	12 716	2492	2237	973 098	8211	44 992	698 966	219 907	10 787	3580	1839	3067	571
2003	806 243	17 764	12 599	2518	2271	774 693	10 101	44 279	514 920	204 468	10 792	3584	1749	3033	838
2004	849 140	18 393	12 900	2611	2492	817 018	14 153	41 626	551 600	208 794	10 878	3588	1583	2998	1284
2005	882 206	18 703	12 982	2620	2682	849 488	17 128	40 907	583 209	207 457	11 177	3585	1502	3021	1702
2006	918 097	19 246	13 120	2665	3022	884 818	22 656	39 975	609 128	212 243	11 269	3548	1402	3003	2097
2007	912 263	19 852	13 372	2720	3282	878 686	27 069	39 876	613 855	197 083	11 528	3585	1365	3051	2553
2008	891 480	19 712	13 119	2688	3437	858 015	24 260	39 080	613 143	180 752	11 485	3534	1310	3011	2675
2009	916 571	20 291	13 364	2728	3716	882 153	27 308	38 475	632 770	182 448	11 665	3536	1291	3020	2809
2010	936 927	20 918	13 681	2778	3956	901 709	32 739	37 836	648 424	181 781	11 835	3513	1274	3025	2992
2011	954 389	21 979	14 328	2831	4283	918 003	32 860	37 295	662 894	184 287	11 926	3484	1294	3036	3022
2012	950 297	23 170	15 021	2889	4665	912 620	33 562	37 097	653 419	187 932	12 083	3490	1289	3044	3088
2013	974 398	24 709	15 887	3015	5127	915 368	33 965	37 015	648 619	195 176	31 155	3516	1271	3144	2967
2014	981 432	25 860	16 524	3115	5478	917 335	34 238	36 902	645 470	200 130	35 029	3490	1242	3098	2975
2015	983 528	27 587	17 430	3267	6023	920 770	34 321	36 817	640 536	208 572	31 927	3478	1234	3078	2986
2016	983 394	29 140	18 020	3462	6642	926 518	34 327	36 795	638 763	216 187	24 866	3481	1213	3063	2986
2017	986 649	31 056	18 921	3695	7220	933 024	34 652	36 551	632 057	229 221	19 896	3456	1200	3077	2992
2018	997 433	33 009	19 693	3977	7900	943 639	34 997	36 461	622 001	249 654	18 033	3443	1161	3080	2949
2019	1 007 579	34 354	19 963	4221	8531	954 390	35 013	36 112	616 094	266 659	15 958	3403	1128	3071	2869
2020	1 022 922	35 394	20 133	4426	9021	970 036	35 365	35 762	608 828	289 542	14 492	3384	1048	3052	2934
2021	1 030 935	36 570	20 307	4630	9699	977 790	36 160	34 943	599 292	306 883	13 276	3376	932	3032	3010
2022	1 032 918	36 976	20 190	4779	10 000	979 768	36 448	33 917	587 749	321 123	12 436	3386	856	3031	2944

注：①村卫生室数计入医疗卫生机构数；②2008年，社区卫生服务中心（站）减少的原因是江苏省约5000家农村社区卫生服务站划归村卫生室；③2002年起，医疗卫生机构数不再包括高、中等医学院校本部，药检机构，国境卫生检疫所和非卫生部门举办的计划生育指导站；④2013年起，医疗卫生机构数包括原计生部门主管的计划生育技术服务机构；⑤1996年以前，门诊部（所）不包括私人诊所。

1-1-2　2022年各地区医疗卫生机构数

单位：个

地区	合计	医院							基层医疗卫生机构						
		小计	综合医院	中医医院	中西医结合医院	民族医院	专科医院	护理院(中心)	小计	社区卫生服务中心	社区卫生服务站	街道卫生院	乡镇卫生院	村卫生室	门诊部
总　计	1 032 918	36 976	20 190	4779	762	321	10 000	924	979 768	10 353	26 095	531	33 917	587 749	38 737
东　部	400 481	14 514	7551	1773	273	7	4168	742	379 690	4838	15 163	92	8888	204 960	22 471
中　部	324 964	11 106	5959	1640	256	6	3130	115	309 108	2869	5452	303	11 146	204 615	10 108
西　部	307 473	11 356	6680	1366	233	308	2702	67	290 970	2646	5480	136	13 883	178 174	6158
北　京	10 897	662	211	176	54	3	211	7	9915	351	1644			2584	1400
天　津	6282	435	274	58	3		99	1	5686	131	543	5	132	2199	877
河　北	90 194	2423	1591	281	51		492	8	87 019	345	1253		1970	59 547	1128
山　西	39 661	1376	646	210	37		475	8	37 816	233	807	244	1303	25 056	746
内蒙古	25 062	810	378	141	14	93	175	9	23 751	346	894	1	1249	12 824	854
辽　宁	32 679	1477	771	215	14	3	456	18	30 549	392	997	15	1019	16 202	1198
吉　林	25 031	825	403	150	9	2	258	3	23 844	244	78		762	8831	1684
黑龙江	20 599	1212	775	185	10	3	236	3	18 805	473	148	7	966	9982	1594
上　海	6404	443	179	25	10		136	93	5726	347	844			1142	1429
江　苏	37 001	2087	971	162	41		551	362	33 947	581	2073	7	938	14 750	3198
浙　江	35 967	1519	607	190	34		581	107	33 806	513	3869	13	1033	11 388	2931
安　徽	30 176	1338	741	148	48		357	44	28 205	369	1458	8	1339	15 601	1611
福　建	29 116	719	388	89	10	1	222	9	27 940	240	491		880	16 755	1771
江　西	35 683	964	572	126	25		234	7	34 111	184	413	5	1592	26 136	532
山　东	86 026	2666	1429	367	34		748	88	82 485	614	1819	45	1480	52 387	1966
河　南	81 694	2470	1399	455	69		524	23	78 320	575	1300	12	1995	59 974	1261
湖　北	36 782	1182	592	150	22		403	15	35 030	366	687	27	1104	22 906	1632
湖　南	55 338	1739	831	216	36	1	643	12	52 977	425	561		2085	36 129	1048
广　东	59 531	1813	967	189	14		595	48	56 635	1257	1472	7	1162	25 304	6146
广　西	34 500	850	444	119	21	5	251	10	33 086	201	145		1267	18 938	732
海　南	6384	270	163	21	8		77	1	5982	67	158		274	2702	427
重　庆	22 259	857	434	138	55		216	14	21 161	250	388	5	805	9629	606
四　川	74 041	2465	1441	268	38	42	660	16	70 671	548	586	12	2799	43 823	1567
贵　州	29 150	1456	981	122	20	5	325	3	27 294	327	594	50	1320	19 739	354
云　南	27 528	1400	866	165	15	4	346	4	25 512	211	450	27	1368	13 572	630
西　藏	6906	182	115	1	1	53	12		6597	12	4	1	673	5250	9
陕　西	34 779	1280	747	174	17		335	7	32 978	249	470	36	1516	21 951	799
甘　肃	25 266	704	354	120	35	15	179	1	24 072	216	485	3	1354	16 265	114
青　海	6376	212	113	16	6	38	37	2	5993	35	241		407	4475	135
宁　夏	4607	211	125	32	4	2	48		4277	44	198		204	2150	73
新　疆	16 999	929	682	70	7	51	118	1	15 578	207	1025	1	921	9558	285

诊所（医务室、护理站）	专业公共卫生机构									其他医疗卫生机构					
	小计	疾病预防控制中心	专科疾病防治院（所、站）	健康教育所（站）	妇幼保健院（所、站）	急救中心（站）	采供血机构	卫生监督所（中心）	计划生育技术服务机构	小计	疗养院	医学科研机构	医学在职培训机构	统计信息中心	其他
282 386	**12 436**	**3386**	**856**	**250**	**3031**	**545**	**637**	**2944**	**787**	**3738**	**199**	**140**	**194**	**105**	**3100**
123 278	4131	1048	369	79	945	281	210	924	275	2146	105	79	83	52	1827
74 615	3923	1053	363	53	955	155	177	938	229	827	40	26	72	18	671
84 493	4382	1285	124	118	1131	109	250	1082	283	765	54	35	39	35	602
3936	98	27	17		17	13	6	18		222		29	5	6	182
1799	73	20	3	1	17	7	7	18		88	2	7	4		75
22 776	638	187	12	2	184	15	21	180	37	114	7	1		5	101
9427	422	132	8	5	129	11	23	114		47	4	1			42
7583	428	122	11	35	115	9	18	118		73	6	2	1		64
10 726	498	113	46	4	84	16	18	106	111	155	9	1			145
12 245	281	67	55	2	70	8	19	48	12	81	5	3	3	2	68
5635	504	147	28		116	16	28	132	37	78		1	2	3	72
1964	101	19	15	5	19	12	7	17	7	134	4	8	1	4	117
12 400	510	115	25	7	118	60	31	113	41	457	22	9	18	19	389
14 059	409	102	14	2	97	61	27	100	6	233	17	4	29	7	176
7819	475	124	41	6	127	22	28	112	15	158	12	10	15	5	116
7803	324	101	21		94	13	10	85		133	5	6	15	1	106
5249	507	141	83	25	111	16	20	108	3	101	10	5			86
24 174	640	191	77	1	158	18	28	140	27	235	25	4	7	1	198
13 203	746	180	21	8	164	55	24	180	114	158	5	5	41	2	105
8308	450	117	58	1	100	22	16	107	29	120	2		10	5	103
12 729	538	145	69	6	138	5	19	137	19	84	2	1	1	1	79
21 287	731	145	124	47	132	57	49	147	30	352	13	10	4	8	317
11 803	493	122	29	2	106	4	35	126	69	71	9	10		5	47
2354	109	28	15	10	25	9	6		16	23	1			1	21
9478	153	41	12	7	41		13	39		88	3		4	5	76
21 336	686	211	21	10	202	23	56	162	1	219	9	4	8	15	183
4910	344	101	4	3	99	10	31	94	2	56	3	1	3		49
9254	548	150	28	13	147	48	18	143	1	68	8	10	3	2	45
648	126	82			34		7	3		1			1		
7957	407	119	5	11	117	5	11	115	24	114	5	5	18	4	82
5635	463	104	9	14	99	4	18	95	120	27	4	2	1	2	18
700	168	55	2	3	50		9	48	1	3	1			1	1
1608	99	25		16	23	3	7	24	1	20	1			1	18
3581	467	153	3	4	98	3	27	115	64	25	5	1			19

1-1-3　2022年各类医疗卫生机构数

单位：个

机构分类	合计	按城乡分		公立	按登记	
		城市	农村		国有	集体
总　　计	**1 032 918**	**386 179**	**646 739**	**530 756**	**123 580**	**407 176**
一、医院	36 976	19 421	17 555	11 746	11 049	697
综合医院	20 190	9386	10 804	7029	6597	432
中医医院	4779	2477	2302	2361	2266	95
中西医结合医院	762	454	308	162	153	9
民族医医院	321	65	256	255	253	2
专科医院	10 000	6369	3631	1875	1733	142
口腔医院	1133	826	307	166	148	18
眼科医院	1284	765	519	59	47	12
耳鼻喉科医院	101	74	27	5	4	1
肿瘤医院	160	126	34	82	81	1
心血管病医院	92	60	32	19	17	2
胸科医院	19	16	3	13	13	
血液病医院	22	9	13	1	1	
妇产（科）医院	762	570	192	57	53	4
儿童医院	158	116	42	67	64	3
精神病医院	2277	958	1319	763	709	54
传染病医院	182	156	26	179	177	2
皮肤病医院	186	158	28	41	39	2
结核病医院	25	19	6	23	22	1
麻风病医院	26	16	10	25	25	
职业病医院	19	17	2	15	15	
骨科医院	674	353	321	39	32	7
康复医院	814	534	280	173	152	21
整形外科医院	58	53	5	3	3	
美容医院	508	483	25			
其他专科医院	1500	1060	440	145	131	14
护理院（中心）	924	670	254	64	47	17
二、基层医疗卫生机构	979 768	358 938	620 830	505 233	98 945	406 288
社区卫生服务中心（站）	36 448	27 258	9190	25 006	15 177	9829
社区卫生服务中心	10 353	7691	2662	9293	7134	2159
社区卫生服务站	26 095	19 567	6528	15 713	8043	7670
卫生院	34 448	6650	27 798	34 288	26 783	7505
街道卫生院	531	184	347	518	297	221
乡镇卫生院	33 917	6466	27 451	33 770	26 486	7284
中心卫生院	10 376	2052	8324	10 366	8971	1395
乡卫生院	23 541	4414	19 127	23 404	17 515	5889
村卫生室	587 749	133 135	454 614	422 093	43 977	378 116
门诊部	38 737	31 188	7549	2085	1398	687
综合门诊部	8692	6406	2286	1519	991	528
中医门诊部	3231	2778	453	112	67	45
中西医结合门诊部	519	411	108	20	10	10
民族医门诊部	36	12	24	3	1	2
专科门诊部	26 259	21 581	4678	431	329	102
诊所、卫生所、医务室、护理站	282 386	160 707	121 679	21 761	11 610	10 151
诊所	245 463	140 853	104 610	3062	703	2359
卫生所、医务室	36 113	19 137	16 976	18 676	10 893	7783
护理站	810	717	93	23	14	9

注：①城市包括直辖市区、地级市辖区；农村包括县和县级市；②社会办包括企业、事业单位、社会团体和其他社会组织办的卫生机构。

注册类型分			按主办单位分			
非公立	联营	私营	政府办	卫生健康部门	社会办	个人办
502 162	**13 077**	**411 831**	**140 970**	**136 585**	**480 726**	**411 222**
25 230	138	17 973	9894	8821	8406	18 676
13 161	83	9726	5515	4709	4615	10 060
2418	7	1823	2288	2270	542	1949
600	3	428	147	146	135	480
66		53	246	246	18	57
8125	43	5414	1670	1428	2700	5630
967	2	642	146	145	321	666
1225	8	712	54	50	489	741
96	1	71	5	4	26	70
78	1	42	78	77	39	43
73		51	16	16	19	57
6		3	13	13	2	4
21		14	1	1	9	12
705	1	448	52	52	238	472
91		51	61	61	39	58
1514	7	1116	713	575	417	1147
3			172	172	10	
145		106	39	39	38	109
2		2	20	20	3	2
1			23	21	3	
4		1	13	11	5	1
635	6	482	30	28	140	504
641	6	370	122	55	310	382
55		34	2	2	25	31
508	1	292			190	318
1355	10	977	110	86	377	1013
860	2	529	28	22	396	500
474 535	12 935	392 574	117 958	115 044	470 479	391 331
11 442	59	9498	17 525	16 782	8602	10 321
1060	7	661	7246	7033	2464	643
10 382	52	8837	10 279	9749	6138	9678
160	5	115	33 980	33 707	334	134
13	1	9	493	486	26	12
147	4	106	33 487	33 221	308	122
10		6	10 322	10 255	47	7
137	4	100	23 165	22 966	261	115
165 656	12 544	126 161	64 325	64 325	413 784	109 640
36 652	31	26 726	263	115	9887	28 587
7173	16	5388	220	101	2861	5611
3119		2264	10	2	805	2416
499		407	1		64	454
33		30			3	33
25 828	15	18 637	32	12	6154	20 073
260 625	296	230 074	1865	115	37 872	242 649
242 401	194	216 787	111	16	17 257	228 095
17 437	102	12 850	1748	94	20 231	14 134
787		437	6	5	384	420

续表

机构分类	合计	按城乡分		公立	按登记	
		城市	农村		国有	集体
三、专业公共卫生机构	12 436	5168	7268	12 164	12 006	158
疾病预防控制中心	3386	1387	1999	3386	3362	24
省属	31	31		31	31	
地级市（地区）属	409	366	43	409	409	
县级市（区）属	1295	906	389	1295	1290	5
县属	1481		1481	1481	1477	4
其他	170	84	86	170	155	15
专科疾病防治院（所、站）	856	365	491	793	750	43
专科疾病防治院	166	95	71	150	142	8
传染病防治院	8	5	3	8	7	1
结核病防治院	15	9	6	15	15	
职业病防治院	42	36	6	38	36	2
其他	101	45	56	89	84	5
专科疾病防治所（站、中心）	690	270	420	643	608	35
口腔病防治所（站、中心）	70	50	20	56	33	23
精神病防治所（站、中心）	33	13	20	24	20	4
皮肤病与性病防治所（中心）	170	46	124	165	162	3
结核病防治所（站、中心）	176	64	112	176	175	1
职业病防治所（站、中心）	33	24	9	22	21	1
地方病防治所（站、中心）	8	4	4	8	8	
血吸虫病防治所（站、中心）	111	29	82	111	110	1
药物戒毒所（中心）	11	9	2	10	9	1
其他	78	31	47	71	70	1
健康教育所（站、中心）	250	140	110	233	228	5
妇幼保健院（所、站）	3031	1165	1866	3025	2998	27
省属	26	26		26	26	
地级市（地区）属	377	345	32	377	376	1
县级市（区）属	1141	759	382	1141	1125	16
县属	1420		1420	1420	1412	8
其他	67	35	32	61	59	2
妇幼保健院	2225	762	1463	2220	2205	15
妇幼保健所	334	203	131	333	329	4
妇幼保健站	330	117	213	330	323	7
生殖保健中心	5	3	2	5	5	
急救中心（站）	545	326	219	497	482	15
采供血机构	637	363	274	501	495	6
卫生监督所（中心）	2944	1216	1728	2944	2933	11
省属	26	26		26	26	
地级市（地区）属	344	321	23	344	343	1
县级市（区）属	1080	813	267	1080	1076	4
县属	1379		1379	1379	1375	4
其他	115	56	59	115	113	2
计划生育技术服务机构	787	206	581	785	758	27
四、其他医疗卫生机构	3738	2652	1086	1638	1605	33
疗养院	199	135	64	99	92	7
卫生监督检验（监测）机构	14	8	6	8	8	
医学科学研究机构	140	128	12	140	139	1
医学在职培训机构	194	56	138	193	193	
临床检验中心（所、站）	738	670	68	33	29	4
统计信息中心	105	88	17	105	104	1
其他	2348	1567	781	1060	1040	20

注册类型分			按主办单位分			
非公立	联营	私营	政府办	卫生健康部门	社会办	个人办
272	3	94	11 715	11 435	623	98
			3290	3232	96	
			31	31		
			409	409		
			1295	1295		
			1481	1481		
			74	16	96	
63		40	738	722	77	41
16		7	135	130	23	8
			8	8		
			15	15		
4			26	24	16	
12		7	86	83	7	8
47		33	603	592	54	33
14		12	48	48	8	14
9		6	19	17	7	7
5		4	160	160	5	5
			169	169	7	
11		6	13	13	16	4
			8	8		
			109	108	2	
1			10	3	1	
7		5	67	66	8	3
17			197	192	53	
6		2	2980	2968	48	3
			26	26		
			377	377		
			1141	1141		
			1420	1420		
6		2	16	4	48	3
5		2	2197	2191	25	3
1			324	323	10	
			323	319	7	
			5	5		
48		30	421	416	90	34
136	3	22	483	475	134	20
			2878	2865	66	
			26	26		
			344	344		
			1080	1080		
			1379	1379		
			49	36	66	
2			728	565	59	
2100	1	1190	1403	1285	1218	1117
100		64	53	28	86	60
6		3	8	7	4	2
			117	115	23	
1			182	180	12	
705		389	13	10	357	368
			105	105		
1288	1	734	925	840	736	687

1-2-1 医院数

单位：个

医院分类	2015年	2018年	2019年	2020年	2021年	2022年
总　　计	27 587	33 009	34 354	35 394	36 570	36 976
按登记注册类型分						
公立医院	13 069	12 032	11 930	11 870	11 804	11 746
民营医院	14 518	20 977	22 424	23 524	24 766	25 230
按主办单位分						
政府办	9651	9649	9701	9758	9824	9894
社会办	6570	7386	7731	7947	8322	8406
个人办	11 366	15 974	16 922	17 689	18 424	18 676
按管理类别分						
非营利性	18 518	20 451	20 603	20 666	20 660	20 478
营利性	9069	12 558	13 751	14 728	15 910	16 498
按医院等级分						
其中：三级医院	2123	2548	2749	2996	3275	3523
二级医院	7494	9017	9687	10 404	10 848	11 145
一级医院	8759	10 831	11 264	12 252	12 649	12 815
按机构类别分						
综合医院	17 430	19 693	19 963	20 133	20 307	20 190
中医医院	3267	3977	4221	4426	4630	4779
中西医结合医院	446	650	699	732	756	762
民族医医院	253	312	312	324	329	321
专科医院	6023	7900	8531	9021	9699	10 000
护理院（中心）	168	477	628	758	849	924

1-2-2 2022年各地区公立医院数

单位：个

地区	医院合计	按医院级别分				按机构类别分						公立医院中：政府办医院
		三级医院	二级医院	一级医院	未定级	综合医院	中医医院	中西医结合医院	民族医医院	专科医院	护理院（中心）	
总　计	**11 746**	**2983**	**5598**	**2136**	**1029**	**7029**	**2361**	**162**	**255**	**1875**	**64**	**9894**
东　部	4418	1223	1876	861	458	2594	799	83	4	891	47	3618
中　部	3520	852	1707	698	263	2145	798	34	3	530	10	2915
西　部	3808	908	2015	577	308	2290	764	45	248	454	7	3361
北　京	189	88	55	45	1	92	33	18	1	45		136
天　津	127	47	46	33	1	64	21	1		41		96
河　北	712	87	382	212	31	471	148	11		82		558
山　西	446	55	258	64	69	262	119	3		62		347
内蒙古	328	85	204	25	14	164	47	2	70	44	1	300
辽　宁	436	133	172	91	40	253	71	4	2	106		359
吉　林	258	57	141	35	25	137	61	4	2	54		222
黑龙江	549	97	249	158	45	383	91	4	1	69	1	434
上　海	162	52	91	9	10	81	14	8		51	8	149
江　苏	437	177	129	85	46	208	72	7		132	18	365
浙　江	446	146	171	4	125	241	92	11		99	3	404
安　徽	359	115	165	59	20	213	81	3		57	5	306
福　建	287	79	152	43	13	156	68	4	1	58		259
江　西	317	85	167	38	27	182	90	3		42		280
山　东	768	162	334	181	91	468	133	8		148	11	590
河　南	732	171	316	231	14	462	154	9		106	1	594
湖　北	395	146	173	48	28	240	87	5		61	2	321
湖　南	464	126	238	65	35	266	115	3		79	1	411
广　东	736	230	309	119	78	472	131	8		119	6	642
广　西	353	86	208	41	18	190	90	12	5	55	1	337
海　南	118	22	35	39	22	88	16	3		10	1	60
重　庆	218	56	101	43	18	127	41	5		43	2	174
四　川	680	271	286	49	74	377	153	8	40	102		615
贵　州	289	71	160	42	16	176	74	4	1	34		255
云　南	447	91	248	49	59	267	118	2	3	55	2	391
西　藏	128	17	59	37	15	83			43	2		128
陕　西	443	62	276	68	37	285	105	4		48	1	305
甘　肃	284	67	163	16	38	168	76	5	10	25		254
青　海	111	23	86		2	63	12		28	8		100
宁　夏	66	19	42	4	1	37	18	2	1	8		65
新　疆	461	60	182	203	16	353	30	1	47	30		437

1-2-3　2022年各地区民营医院数

单位：个

地区	医院	按医院级别分				按机构类别分					
		三级医院	二级医院	一级医院	未定级	综合医院	中医医院	中西医结合医院	民族医院	专科医院	护理院（中心）
总　　计	25 230	540	5547	10 679	8464	13 161	2418	600	66	8125	860
东　部	10 096	229	1989	4110	3768	4957	974	190	3	3277	695
中　部	7586	164	1768	3030	2624	3814	842	222	3	2600	105
西　部	7548	147	1790	3539	2072	4390	602	188	60	2248	60
北　京	473	30	104	304	35	119	143	36	2	166	7
天　津	308	2	44	154	108	210	37	2		58	1
河　北	1711	15	264	1131	301	1120	133	40		410	8
山　西	930	7	150	195	578	384	91	34		413	8
内蒙古	482	8	139	250	85	214	94	12	23	131	8
辽　宁	1041	30	211	396	404	518	144	10	1	350	18
吉　林	567	16	140	147	264	266	89	5		204	3
黑龙江	663	18	113	222	310	392	94	6	2	167	2
上　海	281		1		280	98	11	2		85	85
江　苏	1650	28	376	673	573	763	90	34		419	344
浙　江	1073	6	40	36	991	366	98	23		482	104
安　徽	979	20	325	435	199	528	67	45		300	39
福　建	432	20	135	190	87	232	21	6		164	9
江　西	647	17	116	241	273	390	36	22		192	7
山　东	1898	41	446	818	593	961	234	26		600	77
河　南	1738	17	329	1114	278	937	301	60		418	22
湖　北	787	52	213	251	271	352	63	17		342	13
湖　南	1275	17	382	425	451	565	101	33	1	564	11
广　东	1077	40	335	358	344	495	58	6		476	42
广　西	497	12	162	235	88	254	29	9		196	9
海　南	152	17	33	50	52	75	5	5		67	
重　庆	639	24	166	300	149	307	97	50		173	12
四　川	1785	46	459	875	405	1064	115	30	2	558	16
贵　州	1167	12	288	680	187	805	48	16	4	291	3
云　南	953	19	255	450	229	599	47	13	1	291	2
西　藏	54	1	2	14	37	32	1	1	10	10	
陕　西	837	19	182	300	336	462	69	13		287	6
甘　肃	420	2	33	52	333	186	44	30	5	154	1
青　海	101	2	14	13	72	50	4	6	10	29	2
宁　夏	145	1	42	69	33	88	14	2	1	40	
新　疆	468	1	48	301	118	329	40	6	4	88	1

1-3-1　2022年医院等级情况

单位：个

医院分类	医院	综合医院	中医医院	中西医结合医院	民族医医院	专科医院
总　计	36 976	20 190	4779	762	321	10 000
三级	3523	1889	640	94	35	865
甲等	1716	925	387	67	24	313
乙等	499	328	106	6	9	50
丙等	34	24		1		9
未定等	1274	612	147	20	2	493
二级	11 145	4758	1971	182	174	4036
甲等	4095	2344	1328	50	108	265
乙等	1255	773	163	19	34	265
丙等	68	26	7	3	1	31
未定等	5727	1615	473	110	31	3475
一级	12 815	9250	1323	299	51	1773
甲等	1646	1428	56	20	10	128
乙等	467	364	28	9	6	58
丙等	215	107	69	9	4	20
未定等	10 487	7351	1170	261	31	1567
未定级	9493	4293	845	187	61	3326

1-3-2　2022年各地区医院等级情况

单位：个

地区	合计	三级	甲等	乙等	丙等	二级	甲等	乙等	丙等	一级	甲等	乙等	丙等	未定级
总　计	36 976	3523	1716	499	34	11 145	4095	1255	68	12 815	1646	467	215	9493
东　部	14 514	1452	720	201	23	3865	1327	351	38	4971	631	175	155	4226
中　部	11 106	1016	468	65	10	3475	1259	415	24	3728	564	151	44	2887
西　部	11 356	1055	528	233	1	3805	1509	489	6	4116	451	141	16	2380
北　京	662	118	56	1	21	159	29	2	30	349	26	1	130	36
天　津	435	49	33	5		90	20	9	1	187	18	5	1	109
河　北	2423	102	53	2		646	304	43	2	1343	113	24	3	332
山　西	1376	62	44	8		408	235	53	1	259	105	34	4	647
内蒙古	810	93	46	12	1	343	120	68	1	275	19	6		99
辽　宁	1477	163	65	19	2	383	131	41	2	487	60	17	6	444
吉　林	825	73	31	13	7	281	104	64	8	182	22	8	2	289
黑龙江	1212	115	74	13	1	362	140	97	4	380	120	21	6	355
上　海	443	52	32	16		92	56	20		9	6			290
江　苏	2087	205	91	55		505	95	41	2	758	203	111	14	619
浙　江	1519	152	86	63		211	109	90		40	1			1116
安　徽	1338	135	53	3		490	110	32	2	494	40	26		219
福　建	719	99	40	10		287	90	54	1	233	12	2		100
江　西	964	102	53	12	1	283	165	24		279	38	15	5	300
山　东	2666	203	107	28		780	253	34		999	128	11		684
河　南	2470	188	75	2		645	218	44	4	1345	154	28	13	292
湖　北	1182	198	78	12		386	116	63	2	299	40	13	6	299
湖　南	1739	143	60	2	1	620	171	38	3	490	45	6	8	486
广　东	1813	270	141	2		644	217	14		477	56	2	1	422
广　西	850	98	60	2		370	148	8		276	16	1		106
海　南	270	39	16			68	23	3		89	8	2		74
重　庆	857	80	37	1		267	65	17	1	343	16	3		167
四　川	2465	317	132	137		745	247	180		924	149	64	3	479
贵　州	1456	83	33	10		448	126	21	1	722	20	30		203
云　南	1400	110	55	3		503	194	24	1	499	8	11	5	288
西　藏	182	18	11	4		61	16	44		51	20	2	3	52
陕　西	1280	81	51	9		458	220	60	2	368	32	9	1	373
甘　肃	704	69	37	31		196	138	26		68	10	4	1	371
青　海	212	25	10	15		100	65	14		13	3	3	2	74
宁　夏	211	20	6	7		84	33	5		73	2		1	34
新　疆	929	61	50	2		230	137	22		504	156	8		134

1-4-1 2022年按床位数分组的医院数

单位：个

医院分类	合计	0～49张	50～99张	100～199张	200～299张	300～399张	400～499张	500～799张	800张及以上
医院	36 976	13 118	8786	5483	2530	1568	1076	2190	2225
按登记注册类型分									
公立医院	11 746	2087	1209	1566	1210	967	819	1820	2068
民营医院	25 230	11 031	7577	3917	1320	601	257	370	157
按类别分									
综合医院	20 190	7324	4919	2664	1124	736	487	1281	1655
中医医院	4779	1509	880	677	428	293	310	450	232
中西医结合医院	762	251	199	140	42	33	33	30	34
民族医医院	321	104	79	71	35	15	2	11	4
专科医院	10 000	3848	2309	1706	787	436	222	396	296
口腔医院	1133	1069	45	17	2				
眼科医院	1284	693	495	79	7	5	2	2	1
耳鼻喉科医院	101	22	62	14	2			1	
肿瘤医院	160	10	15	31	18	12	11	21	42
心血管病医院	92	18	22	20	8	8	2	9	5
胸科医院	19	4	3	2		2		4	4
血液病医院	22	12	4	1	2	1		1	1
妇产（科）医院	762	223	402	88	25	8	4	6	6
儿童医院	158	57	36	18	5	2	3	14	23
精神病医院	2277	93	386	498	481	268	148	243	160
传染病医院	182	19	21	23	21	21	18	38	21
皮肤病医院	186	110	56	16	2		1		1
结核病医院	25	5	1	1	4	2	4	4	4
麻风病医院	26	17	5	2	1	1			
职业病医院	19	4	3	4	2	1	1	4	
骨科医院	674	171	149	255	60	24	4	5	6
康复医院	814	137	168	327	84	51	15	22	10
整形外科医院	58	36	13	7			1	1	
美容医院	508	493	12	3					
其他专科医院	1500	655	411	300	63	30	8	21	12
护理院（中心）	924	82	400	225	114	55	22	22	4

1-4-2 2022年各地区按床位数分组的医院数

单位：个

地区	合计	0～49张	50～99张	100～199张	200～299张	300～399张	400～499张	500～799张	800张及以上
总　计	36 976	13 118	8786	5483	2530	1568	1076	2190	2225
东　部	14 514	5527	3097	2062	1014	612	436	855	911
中　部	11 106	3810	2723	1713	738	439	283	640	760
西　部	11 356	3781	2966	1708	778	517	357	695	554
北　京	662	331	109	75	22	23	24	31	47
天　津	435	252	74	41	13	6	8	22	19
河　北	2423	1129	578	244	107	74	75	136	80
山　西	1376	598	343	200	85	40	33	39	38
内蒙古	810	349	142	132	61	27	24	42	33
辽　宁	1477	612	285	244	90	45	35	78	88
吉　林	825	294	160	174	64	33	21	42	37
黑龙江	1212	458	273	213	77	55	21	61	54
上　海	443	95	57	69	59	43	28	52	40
江　苏	2087	625	567	372	148	81	60	104	130
浙　江	1519	526	251	256	157	91	56	87	95
安　徽	1338	404	307	248	86	49	45	76	123
福　建	719	193	139	118	84	45	25	67	48
江　西	964	252	255	142	75	59	33	91	57
山　东	2666	1171	565	341	135	79	56	139	180
河　南	2470	922	657	289	130	84	46	136	206
湖　北	1182	345	288	172	88	59	32	77	121
湖　南	1739	537	440	275	133	60	52	118	124
广　东	1813	480	412	272	179	110	63	124	173
广　西	850	178	192	128	103	72	43	69	65
海　南	270	113	60	30	20	15	6	15	11
重　庆	857	190	318	132	52	28	22	58	57
四　川	2465	665	728	420	164	110	78	163	137
贵　州	1456	519	443	167	84	68	46	79	50
云　南	1400	436	384	236	93	70	46	66	69
西　藏	182	82	53	29	8	6	1	3	
陕　西	1280	442	323	204	93	43	35	80	60
甘　肃	704	237	154	117	38	36	27	62	33
青　海	212	61	64	42	10	14	5	8	8
宁　夏	211	82	46	31	17	10	9	11	5
新　疆	929	540	119	70	55	33	21	54	37

1-5 基层医疗卫生机构数

单位：个

机构分类	2015 年	2018 年	2019 年	2020 年	2021 年	2022 年
总　计	920 770	943 639	954 390	970 036	977 790	979 768
按登记注册类型分						
公立	495 986	506 003	507 140	510 889	509 128	505 233
非公立	424 784	437 636	447 250	459 147	468 662	474 535
按主办单位分						
政府办	117 503	121 918	124 753	127 112	122 213	117 958
社会办	472 631	460 221	460 467	462 004	466 933	470 479
个人办	330 636	361 500	369 170	380 920	388 644	391 331
按管理类别分						
非营利性	691 375	680 521	675 634	672 280	664 717	655 914
营利性	229 395	263 118	278 756	297 753	313 073	323 854
按机构类别分						
社区卫生服务中心（站）	34 321	34 997	35 013	35 365	36 160	36 448
社区卫生服务中心	8806	9352	9561	9826	10 122	10 353
社区卫生服务站	25 515	25 645	25 452	25 539	26 038	26 095
卫生院	37 341	36 987	36 624	36 301	35 455	34 448
街道卫生院	524	526	512	539	512	531
乡镇卫生院	36 817	36 461	36 112	35 762	34 943	33 917
村卫生室	640 536	622 001	616 094	608 828	599 292	587 749
门诊部	13 282	21 635	25 666	29 709	35 827	38 737
诊所（卫生所、医务室、护理站）	195 290	228 019	240 993	259 833	271 056	282 386

1-6-1　2022年各地区按床位数分组的社区卫生服务中心(站)数

单位：个

地区	社区卫生服务中心							社区卫生服务站			
	总计	无床	1～9张	10～29张	30～49张	50～99张	100张及以上	总计	无床	1～9张	10张及以上
总　计	10 353	4344	570	2029	1437	1538	435	26 095	24 501	1253	341
东　部	4838	2526	202	700	620	607	183	15 163	14 522	505	136
中　部	2869	869	175	673	450	555	147	5452	4903	433	116
西　部	2646	949	193	656	367	376	105	5480	5076	315	89
北　京	351	168	50	70	34	20	9	1644	1644		
天　津	131	79	1	19	12	19	1	543	543		
河　北	345	94	23	130	54	42	2	1253	998	186	69
山　西	233	103	19	59	26	23	3	807	718	79	10
内蒙古	346	157	35	88	32	31	3	894	853	31	10
辽　宁	392	221	9	74	48	33	7	997	914	66	17
吉　林	244	119	19	69	19	16	2	78	73	2	3
黑龙江	473	224	57	98	50	39	5	148	98	25	25
上　海	347	142		19	50	99	37	844	844		
江　苏	581	141	11	87	162	125	55	2073	2033	37	3
浙　江	513	252	60	77	57	51	16	3869	3866	3	
安　徽	369	77	27	103	78	67	17	1458	1454	4	
福　建	240	100	15	55	38	26	6	491	491		
江　西	184	68	15	51	30	14	6	413	330	76	7
山　东	614	242	17	100	103	116	36	1819	1568	207	44
河　南	575	134	15	125	92	178	31	1300	1194	89	17
湖　北	366	76	3	54	74	118	41	687	572	99	16
湖　南	425	68	20	114	81	100	42	561	464	59	38
广　东	1257	1056	14	58	51	64	14	1472	1471		1
广　西	201	110	6	22	36	22	5	145	145		
海　南	67	31	2	11	11	12		158	150	6	2
重　庆	250	46	5	47	41	78	33	388	381	6	1
四　川	548	134	32	129	95	115	43	586	537	36	13
贵　州	327	84	28	120	37	52	6	594	579	9	6
云　南	211	69	17	42	50	28	5	450	394	44	12
西　藏	12		5	7				4		3	1
陕　西	249	118	20	59	30	20	2	470	464	3	3
甘　肃	216	66	28	72	30	18	2	485	370	83	32
青　海	35	13	4	13	1	2	2	241	228	12	1
宁　夏	44	25	1	15	1	2		198	180	16	2
新　疆	207	127	12	42	14	8	4	1025	945	72	8

1-6-2 2022年各地区按床位数分组的乡镇卫生院数

单位：个

类别/地区	合计	无床	1～9张	10～29张	30～49张	50～99张	100张及以上
乡镇卫生院	33 917	1349	3831	11 671	5713	7828	3525
中心卫生院	10 376	192	526	2383	1873	3250	2152
乡卫生院	23 541	1157	3305	9288	3840	4578	1373
各地区乡镇卫生院							
东 部	8888	577	486	2837	1724	2350	914
中 部	11 146	291	716	3608	1932	3055	1544
西 部	13 883	481	2629	5226	2057	2423	1067
北 京							
天 津	132	9	9	63	25	25	1
河 北	1970	20	40	868	499	463	80
山 西	1303	70	161	714	213	131	14
内蒙古	1249	34	425	602	111	66	11
辽 宁	1019	22	32	622	199	116	28
吉 林	762	35	123	464	71	61	8
黑龙江	966	33	113	530	168	103	19
上 海							
江 苏	938	28	1	76	170	377	286
浙 江	1033	362	241	213	101	88	28
安 徽	1339	28	87	301	225	389	309
福 建	880	25	57	426	176	132	64
江 西	1592	26	101	653	283	429	100
山 东	1480	34	6	172	275	742	251
河 南	1995	11	13	257	372	843	499
湖 北	1104	14	8	99	173	495	315
湖 南	2085	74	110	590	427	604	280
广 东	1162	50	63	283	234	366	166
广 西	1267	20	17	283	240	465	242
海 南	274	27	37	114	45	41	10
重 庆	805	18	26	225	172	253	111
四 川	2799	18	659	780	372	573	397
贵 州	1320	40	126	539	279	262	74
云 南	1368	44	23	590	291	303	117
西 藏	673	77	485	108	3		
陕 西	1516	84	250	733	219	191	39
甘 肃	1354	36	283	714	180	118	23
青 海	407	16	196	166	19	9	1
宁 夏	204	29	33	104	30	8	
新 疆	921	65	106	382	141	175	52

1-6-3 村卫生室数

单位：个

年份/地区	村卫生室					
	合计	村办	乡卫生院设点	联合办	私人办	其他
1990	803 956	266 137	29 963	87 149	381 844	38 863
1995	804 352	297 462	36 388	90 681	354 981	22 876
2000	709 458	300 864	47 101	89 828	255 179	16 486
2005	583 209	313 633	32 396	38 561	180 403	18 216
2010	648 424	365 153	49 678	32 650	177 080	23 863
2015	640 536	353 196	60 231	29 208	153 353	44 548
2017	632 057	349 025	63 598	28 687	147 046	43 701
2018	622 001	342 062	65 495	28 353	141 623	44 468
2019	616 094	339 525	69 091	27 626	134 575	45 277
2020	608 828	337 868	71 858	26 817	125 503	46 782
2021	599 292	338 065	67 551	26 751	118 322	48 603
2022	587 749	335 704	64 325	25 367	109 640	52 713
东 部	204 960	108 008	27 963	8101	42 385	18 503
中 部	204 615	124 126	11 814	12 121	39 183	17 371
西 部	178 174	103 570	24 548	5145	28 072	16 839
北 京	2584	2383	6	1	179	15
天 津	2199	538	787	112	132	630
河 北	59 547	31 670	4199	1194	18 057	4427
山 西	25 056	17 211	1166	653	2595	3431
内蒙古	12 824	4784	2704	279	3689	1368
辽 宁	16 202	7259	382	124	7443	994
吉 林	8831	3582	1749	1130	1802	568
黑龙江	9982	6985	1434	148	917	498
上 海	1142	753				389
江 苏	14 750	7928	3510	1942	47	1323
浙 江	11 388	6268	2169	125	1594	1232
安 徽	15 601	9169	105	2520	766	3041
福 建	16 755	10 665	948	210	3249	1683
江 西	26 136	12 605	614	1480	10 400	1037
山 东	52 387	26 976	12 962	4178	4777	3494
河 南	59 974	35 923	1250	2769	15 719	4313
湖 北	22 906	14 027	4019	2712	1007	1141
湖 南	36 129	24 624	1477	709	5977	3342
广 东	25 304	12 749	2619	180	5653	4103
广 西	18 938	12 839	1057	127	4515	400
海 南	2702	819	381	35	1254	213
重 庆	9629	6754	842	191	793	1049
四 川	43 823	24 043	3227	1246	10 358	4949
贵 州	19 739	11 940	63	304	4098	3334
云 南	13 572	10 083	1724	557	206	1002
西 藏	5250	2052	2011	17		1170
陕 西	21 951	20 793	172	115	840	31
甘 肃	16 265	5854	5612	745	2446	1608
青 海	4475	1761	770	585	709	650
宁 夏	2150	868	673	145	198	266
新 疆	9558	1799	5693	834	220	1012

1-7 专业公共卫生机构数

单位：个

机构分类	2015 年	2018 年	2019 年	2020 年	2021 年	2022 年
总　　计	31 927	18 033	15 958	14 492	13 276	12 436
按登记注册类型分						
公立	31 582	17 806	15 654	14 206	12 906	12 164
非公立	345	227	304	286	370	272
按主办单位分						
政府办	29 019	16 754	14 896	13 626	12 357	11 715
社会办	2880	1230	980	780	820	623
个人办	28	49	82	86	99	98
按机构类别分						
疾病预防控制中心	3478	3443	3403	3384	3376	3386
专科疾病防治院（所、站）	1234	1161	1128	1048	932	856
健康教育所（站）	166	177	170	174	184	250
妇幼保健院（所、站）	3078	3080	3071	3052	3032	3031
急救中心（站）	345	384	448	484	526	545
采供血机构	548	563	594	606	628	637
卫生监督所（中心）	2986	2949	2869	2934	3010	2944
计划生育技术服务机构	20 092	6276	4275	2810	1588	787

二、卫生人员

简要说明

一、本章主要介绍全国及31个省、自治区、直辖市卫生人员数，主要包括各类卫生人员，按性别、年龄、学历、职称、科室分专业卫生人员数，执业（助理）医师执业类别及执业范围等。

二、本章数据来源于卫生资源与医疗服务统计年报和教育部《教育事业发展情况统计简报》。

三、统计口径

（一）卫生人员总数

1. 村卫生室人员数（包括乡村医生、卫生员、执业医师和执业助理医师、注册护士）计入卫生人员总数。

2. 2002年起，按照行业管理原则，卫生人员数不再包括国境卫生检疫所，高、中等医学院校，药品检验所（室）人员数。

3. 2007年起，卫生人员数增加返聘本单位半年以上人员数。

4. 2010年起，卫生人员总数包括获得"卫生监督员"证书的公务员数。

5. 2013年起，卫生人员数包括卫生计生部门主管的计划生育技术服务机构人员数，2013年以前，卫生人员数不包括原人口计生部门主管的计划生育技术服务机构人员数。

（二）卫生技术人员

1. 2007年起，卫生技术人员不再包括药剂员和检验员等技能人员；2007年以前药师（士）包括药剂员，检验师（士）包括检验员。

2. 执业（助理）医师：2002年起，按取得医师执业证书的人数统计；2002年以前按实际在岗的医生统计。执业（助理）医师数包括村卫生室执业（助理）医师数。

2002年以前执业（助理）医师系医生数（包括主任医师、副主任医师、主治医师、住院医师和医士），执业医师系医师数（包括主任医师、副主任医师、主治医师、住院医师）。

3. 注册护士：2002年起按注册数统计，2002年以前按实际在岗的护士数统计。

（三）工勤技能人员

2007年以前工勤技能人员系工勤人员数，不包括药剂员和检验员等技能人员。

四、本章涉及卫生机构的口径变动和指标解释与"医疗卫生机构"章一致。

五、分科执业（助理）医师的科室分类主要依据《医疗机构诊疗科目》。中医医院和专科医院人员的科室归类原则如下：中医医院全部计入中医科，中西医结合医院全部计入中西医结合科，民族医医院全部计入民族医学科，妇幼保健院分别计入妇产科、儿科，儿童医院计入儿科，传染病院、麻风病院全部计入传染科，疗养院、康复医院全部计入康复医学科，肿瘤医院全部计入肿瘤科，其他专科医院计入相关科室。

主要指标解释

卫生人员　指在医院、基层医疗卫生机构、专业公共卫生机构及其他医疗卫生机构工作的职工，包括卫生技术人员、乡村医生和卫生员、其他技术人员、管理人员和工勤人员。一律按支付年底工资的在岗职工统计，包括各类聘任人员（含合同工）及返聘本单位半年以上人员，不包括临时工、离退休人员、退职人员、离开本单位仍保留劳动关系人员、本单位返聘和临聘不足半年人员。

卫生技术人员　包括执业医师、执业助理医师、注册护士、药师（士）、检验技师（士）、影像技师（士）、卫生监督员和见习医（药、护、技）师（士）等卫生专业人员。不包括仅从事管理工作的卫生技术人员（如院长、副院长、党委书记等）。

执业医师　指医师执业证"级别"为"执业医师"且实际从事医疗、预防保健工作的人员，不包括实际从事管理工作的执业医师。执业医师类别分为临床、中医、口腔和公共卫生四类。

执业（助理）医师　指医师执业证"级别"为"执业助理医师"且实际从事医疗、预防保健工作的人员，不包括实际从事管理工作的执业助理医师。执业助理医师类别分为临床、中医、口腔和公共卫生四类。

见习医师　指毕业于高等院校医学专业、尚未取得医师执业证书的医师。

注册护士　指具有注册护士证书且实际从事护理工作的人员，不包括从事管理工作的护士。

药剂师（士）　包括主任药师、副主任药师、主管药师、药师、药士，不包括药剂员。

技师（士）　指检验技师（士）和影像技师（士）。包括主任技师、副主任技师、主管技师、技师、技士。

检验师（士）　包括主任检验技师、副主任检验技师、主管检验技师、检验技师、检验技士，不包括检验员。

其他卫生技术人员　包括见习医（药、护、技）师（士）等卫生专业人员，不包括药剂员、检验员、护理员等。

其他技术人员　指从事医疗器械修配、卫生宣传、科研、教学等技术工作的非卫生专业人员。

管理人员　指担负领导职责或管理任务的工作人员。包括从事医疗保健、疾病控制、卫生监督、医学科研与教学等业务管理工作的人员；主要从事党政、人事、财务、信息、安全保卫等行政管理工作的人员。

工勤技能人员　指承担技能操作和维护、后勤保障服务等职责的工作人员。工勤技能人员分为技术工和普通工。技术工包括护理员（工）、药剂员（工）、检验员、收费员、挂号员等，但不包括实验员、技术员、研究实习员（计入其他技术人员），也不包括经济员、会计员和统计员等（计入管理人员）。

卫生监督员　指医疗卫生机构中获得"卫生监督员"证书且实际从事卫生监督工作的人员，不包括仅从事管理工作的卫生监督员。

每千人口卫生技术人员　即卫生技术人员数/人口数×1000。人口数系国家统计局公布的常住人口。

每千人口执业（助理）医师　即执业（助理）医师数/人口数×1000。人口数系国家统计局常住人口。

每万人口全科医生数　即全科医生数/人口数×10 000。人口数系国家统计局公布的常住人口。

乡村医生　指在村卫生室工作并且取得"乡村医生"证书的人员。

中专学历（水平）　指获得中专文凭或获得当地卫生健康行政部门认可的中专水平证书的乡村医生。

卫生员　指在村卫生室工作但未取得"乡村医生"证书的人员。

2-1-1　卫生人员数

单位：人

年份	卫生人员	卫生技术人员	执业（助理）医师	执业医师	注册护士	药师（士）	检验师（士）	乡村医生和卫生员	其他技术人员	管理人员	工勤技能人员
1950	611 240	555 040	380 800	327 400	37 800	8080				21 877	34 323
1955	1 052 787	874 063	500 398	402 409	107 344	60 974	15 394			86 465	92 259
1960	1 769 205	1 504 894	596 109	427 498	170 143	119 293				132 034	132 277
1965	1 872 300	1 531 600	762 804	510 091	234 546	117 314			10 996	168 845	160 859
1970	6 571 795	1 453 247	702 304	446 251	295 147	…		4 779 280	10 813	156 862	171 593
1975	7 435 212	2 057 068	877 716	521 617	379 545	219 904	77 506	4 841 695	14 122	251 420	270 907
1980	7 355 483	2 798 241	1 153 234	709 473	465 798	308 438	114 290	3 820 776	27 834	310 805	397 827
1985	5 606 105	3 410 910	1 413 281	724 238	636 974	365 145	145 217	1 293 094	46 052	358 812	497 237
1990	6 137 711	3 897 921	1 763 086	1 302 997	974 541	405 978	170 371	1 231 510	85 504	396 694	526 082
1995	6 704 395	4 256 923	1 917 772	1 454 926	1 125 661	418 520	189 488	1 331 017	120 782	450 013	545 660
1996	6 735 097	4 311 845	1 941 235	1 475 232	1 162 609	424 952	192 873	1 316 095	125 480	444 571	537 106
1997	6 833 962	4 397 805	1 984 867	1 505 342	1 198 228	428 295	198 016	1 317 786	133 369	448 047	536 955
1998	6 863 315	4 423 721	1 999 521	1 513 975	1 218 836	423 644	200 846	1 327 633	145 060	435 507	531 394
1999	6 894 985	4 458 669	2 044 672	1 561 584	1 244 844	418 574	201 272	1 324 937	150 041	434 997	526 341
2000	6 910 383	4 490 803	2 075 843	1 603 266	1 266 838	414 408	200 900	1 319 357	157 533	426 789	515 901
2001	6 874 527	4 507 700	2 099 658	1 637 337	1 286 938	404 087	203 378	1 290 595	157 961	412 757	505 514
2002	6 528 674	4 269 779	1 843 995	1 463 573	1 246 545	357 659	209 144	1 290 595	179 962	332 628	455 710
2003	6 216 971	4 380 878	1 942 364	1 534 046	1 265 959	357 378	209 616	867 778	199 331	318 692	450 292
2004	6 332 739	4 485 983	1 999 457	1 582 442	1 308 433	355 451	211 553	883 075	209 422	315 595	438 664
2005	6 447 246	4 564 050	2 042 135	1 622 684	1 349 589	349 533	211 495	916 532	225 697	312 826	428 141
2006	6 681 184	4 728 350	2 099 064	1 678 031	1 426 339	353 565	218 771	957 459	235 466	323 705	436 204
2007	6 964 389	4 913 186	2 122 925	1 715 460	1 558 822	325 212	206 487	931 761	243 460	356 569	519 413
2008	7 251 803	5 174 478	2 201 904	1 791 881	1 678 091	330 525	212 618	938 313	255 149	356 854	527 009
2009	7 781 448	5 535 124	2 329 206	1 905 436	1 854 818	341 910	220 695	1 050 991	275 006	362 665	557 662
2010	8 207 502	5 876 158	2 413 259	1 972 840	2 048 071	353 916	230 572	1 091 863	290 161	370 548	578 772
2011	8 616 040	6 202 858	2 466 094	2 020 154	2 244 020	363 993	238 874	1 126 443	305 981	374 885	605 873
2012	9 115 705	6 675 549	2 616 064	2 138 836	2 496 599	377 398	249 255	1 094 419	319 117	372 997	653 623
2013	9 790 483	7 210 578	2 794 754	2 285 794	2 783 121	395 578	266 607	1 081 063	359 819	420 971	718 052
2014	10 234 213	7 589 790	2 892 518	2 374 917	3 004 144	409 595	279 277	1 058 182	379 740	451 250	755 251
2015	10 693 881	8 007 537	3 039 135	2 508 408	3 241 469	423 294	293 680	1 031 525	399 712	472 620	782 487
2016	11 172 945	8 454 403	3 191 005	2 651 398	3 507 166	439 246	293 680	1 000 324	426 171	483 198	808 849
2017	11 748 972	8 988 230	3 390 034	2 828 999	3 804 021	452 968	325 909	968 611	451 480	509 093	831 558
2018	12 300 325	9 529 179	3 607 156	3 010 376	4 098 630	467 685	342 914	907 098	476 569	529 045	858 434
2019	12 928 335	10 154 010	3 866 916	3 210 515	4 445 047	483 420	362 518	842 302	503 947	543 750	884 326
2020	13 474 992	10 678 019	4 085 689	3 401 672	4 708 717	496 793	379 962	795 510	529 601	561 157	910 705
2021	13 985 363	11 244 217	4 287 604	3 590 846	5 019 422	520 865	401 905	696 749	599 026	460 012	985 359
2022	14 410 844	11 657 878	4 434 728	3 721 811	5 224 244	531 221	422 992	664 543	605 684	492 467	990 272

注：①2022年以前，卫生人员和卫生技术人员包括获得"卫生监督员"证书的公务员1万人，本章各表同；②2013年以后卫生人员数包括卫生计生部门主管的计划生育技术服务机构人员数，2013年以前不包括原人口计生部门主管的计划生育技术服务机构人员数；③2016年起，执业（助理）医师数含乡村全科执业助理医师；④1985年以前乡村医生和卫生员系赤脚医生数；⑤2020年起，诊所的乡村医生和卫生员纳入统计；⑥2021年起，管理人员指仅从事管理的人员数，不含同时担负临床或监督工作的管理人员，本章各表同；⑦2022年，同时担负临床或监督工作的管理人员有42.6万人。

2-1-2　2022年各类医疗卫生机构人员数

单位：人

机构分类	合计	卫生			
		小计	执业（助理）医师	执业医师	注册护士
总　计	14 410 844	11 657 878	4 434 728	3 721 811	5 224 244
一、医院	8 747 709	7 353 043	2 469 879	2 317 353	3 711 793
综合医院	5 896 550	5 027 615	1 694 031	1 599 769	2 565 553
中医医院	1 244 040	1 066 664	378 964	353 739	489 695
中西医结合医院	165 331	140 365	51 584	48 258	66 727
民族医医院	48 112	39 709	15 459	13 547	14 800
专科医院	1 336 373	1 044 639	321 500	294 772	554 534
口腔医院	93 608	74 034	33 068	29 587	34 536
眼科医院	107 729	71 679	22 206	20 193	36 221
耳鼻喉科医院	8778	6824	2292	2057	3423
肿瘤医院	115 419	96 917	30 631	29 960	50 147
心血管病医院	28 986	24 325	7376	7054	13 291
胸科医院	11 029	9491	2849	2811	5339
血液病医院	4362	3226	732	679	1752
妇产（科）医院	115 662	86 544	28 505	26 815	45 444
儿童医院	82 165	70 132	23 339	23 031	34 404
精神病医院	298 889	235 322	56 166	50 005	146 451
传染病医院	75 271	62 249	19 149	18 726	32 838
皮肤病医院	14 096	10 784	3597	3347	5043
结核病医院	9719	7997	2346	2278	4414
麻风病医院	544	378	173	141	116
职业病医院	5201	4080	1428	1397	1967
骨科医院	76 971	63 280	19 830	16 540	32 173
康复医院	94 342	75 265	20 365	17 900	33 190
整形外科医院	8190	5145	1993	1821	2719
美容医院	41 998	23 778	8959	7983	12 937
其他专科医院	143 414	113 189	36 496	32 447	58 129
护理院	57 303	34 051	8341	7268	20 484
二、基层医疗卫生机构	4 550 607	3 450 293	1 680 415	1 149 284	1 215 969
社区卫生服务中心（站）	717 298	623 476	254 738	211 344	252 568
社区卫生服务中心	588 202	506 166	201 464	166 944	200 462
社区卫生服务站	129 096	117 310	53 274	44 400	52 106
卫生院	1 547 896	1 340 464	542 770	335 501	451 059
街道卫生院	17 206	14 799	6030	4058	5233
乡镇卫生院	1 530 690	1 325 665	536 740	331 443	445 826
中心卫生院	675 481	588 520	234 843	152 904	205 551
乡卫生院	855 209	737 145	301 897	178 539	240 275
村卫生室	949 241	291 784	252 010	63 998	36 157
门诊部	499 874	419 660	201 047	172 312	182 669
综合门诊部	163 599	140 152	65 845	60 141	56 321
中医门诊部	43 350	34 830	21 131	19 266	7834
中西医结合门诊部	7032	6279	3029	2703	2504
民族医门诊部	223	191	106	94	48
专科门诊部	285 670	238 208	110 936	90 108	115 962
诊所、卫生所、医务室、护理站	836 298	774 909	429 850	366 129	293 516
诊所	724 774	684 048	382 213	327 268	257 555
卫生所、医务室	96 766	87 309	47 494	38 753	33 031
护理站	14 758	3552	143	108	2930

注：①乡村医生和卫生员664 543人；②本表村卫生室人员数不包括乡镇卫生院在村卫生室工作的人员数。

技术人员					其他技术人员	管理人员	工勤技能人员
药师（士）	技师（士）	检验师（士）	其他	见习医师			
531 221	750 595	422 992	717 090	177 575	605 684	492 467	990 272
332 849	494 839	253 095	343 683	112 095	371 054	350 541	673 071
208 771	332 487	175 782	226 773	76 860	230 216	224 899	413 820
69 237	74 063	36 171	54 705	20 019	53 703	39 881	83 792
7524	9977	4750	4553	1174	6761	7191	11 014
3160	2860	1257	3430	714	3786	1787	2830
42 752	73 242	34 628	52 611	12 961	74 475	74 338	142 921
1145	2000	702	3285	946	4740	5621	9213
3134	3701	2075	6417	1285	10 181	9370	16 499
309	378	207	422	98	367	572	1015
3861	7148	3090	5130	609	6251	6094	6157
861	1518	724	1279	278	1072	1743	1846
421	695	373	187	57	648	479	411
144	441	303	157	14	426	352	358
3418	6467	4453	2710	512	5868	6545	16 705
3358	5986	3151	3045	447	3371	4265	4397
9884	10 760	6027	12 061	4150	15 054	13 220	35 293
3187	4774	3466	2301	582	4967	3705	4350
958	741	622	445	113	936	841	1535
362	625	402	250	57	471	748	503
29	36	31	24	5	55	42	69
171	354	217	160	10	435	325	361
2533	5143	1888	3601	1524	2992	3201	7498
2916	12 848	1905	5946	813	4753	4954	9370
150	170	106	113	12	639	554	1852
798	707	550	377	127	4661	3147	10 412
5113	8750	4336	4701	1322	6588	8560	15 077
1405	2210	507	1611	367	2113	2445	18 694
171 552	145 743	81 739	236 614	50 918	143 363	79 757	212 651
43 955	36 016	21 120	36 199	8288	34 125	18 508	41 189
38 498	33 930	19 767	31 812	7693	29 726	15 110	37 200
5457	2086	1353	4387	595	4399	3398	3989
83 057	90 374	50 878	173 204	36 557	78 847	26 221	102 364
928	1089	583	1519	302	878	329	1200
82 129	89 285	50 295	171 685	36 255	77 969	25 892	101 164
36 196	40 940	22 988	70 990	17 171	31 896	10 930	44 135
45 933	48 345	27 307	100 695	19 084	46 073	14 962	57 029
3617							
12 947	14 593	8137	8404	2063	18 274	20 362	41 578
5858	9520	5375	2608	348	5151	5048	13 248
3708	1013	521	1144	172	1951	2202	4367
365	287	159	94	15	182	202	369
15	5	2	17	1	16	12	4
3001	3768	2080	4541	1527	10 974	12 898	23 590
27 976	4760	1604	18 807	4010	12 117	14 666	27 520
25 809	3823	1138	14 648	3564	10 225	12 689	15 519
2162	799	465	3823	441	1415	1488	1761
5	138	1	336	5	477	489	10 240

续表

机构分类	合计	卫生			
		小计	执业（助理）医师	执业医师	注册护士
三、专业公共卫生机构	978 929	779 892	266 114	238 522	274 579
疾病预防控制中心	224 084	168 909	76 004	66 664	19 259
省属	12 174	8782	4807	4788	161
地级市（地区）属	50 479	38 866	19 715	18 914	2374
县级市（区）属	77 879	58 657	26 099	22 958	7405
县属	76 466	57 604	23 587	18 457	8645
其他	7086	5000	1796	1547	674
专科疾病防治院（所、站）	43 860	33 915	13 107	11 372	12 623
专科疾病防治院	18 712	14 516	5069	4648	6226
传染病防治院	787	609	162	155	329
结核病防治院	2564	1984	625	581	929
职业病防治院	7419	5736	2156	2080	2262
其他	7942	6187	2126	1832	2706
专科疾病防治所（站、中心）	25 148	19 399	8038	6724	6397
口腔病防治所（站、中心）	2781	2351	1254	1139	837
精神病防治所（站、中心）	1959	1569	427	341	815
皮肤病与性病防治所（中心）	5921	4517	1742	1441	1435
结核病防治所（站、中心）	5384	4025	1617	1380	1271
职业病防治所（站、中心）	1576	1200	510	485	336
地方病防治所（站、中心）	376	261	150	143	10
血吸虫病防治所（站、中心）	3623	2855	1320	1027	835
药物戒毒所（中心）	251	133	88	52	32
其他	3277	2488	930	716	826
健康教育所（站、中心）	3790	1389	575	493	284
妇幼保健院（所、站）	561 370	471 725	164 754	149 867	218 150
省属	30 230	25 871	8928	8906	12 711
地级市（地区）属	167 715	142 434	48 760	47 687	69 863
县级市（区）属	176 794	147 649	53 165	48 272	66 788
县属	177 647	148 223	51 368	42 664	65 201
其他	8984	7548	2533	2338	3587
妇幼保健院	526 833	444 412	151 726	138 624	210 046
妇幼保健所	14 459	11 592	5983	5397	3146
妇幼保健站	12 547	9755	4235	3461	3114
生殖保健中心	187	148	79	65	47
急救中心（站）	25 072	13 755	6020	5401	6074
采供血机构	42 172	31 133	4080	3616	17 141
卫生监督所（中心）	70 370	55 110			
省属	2183	1825			
地级市（地区）属	13 402	11 165			
县级市（区）属	21 786	16 501			
县属	30 664	23 812			
其他	2335	1807			
计划生育技术服务机构	8211	3956	1574	1109	1048
四、其他医疗卫生机构	133 599	74 650	18 320	16 652	21 903
疗养院	11 998	7903	2604	2372	3384
卫生监督检验（监测）机构	551	320	57	45	22
医学科学研究机构	9827	4106	1408	1385	224
医学在职培训机构	5763	2455	763	619	693
临床检验中心（所、站）	39 362	19 821	2422	2242	1620
统计信息中心	1751	103	50	49	8
其他	64 347	39 942	11 016	9940	15 952

技术人员					其他技术人员	管理人员	工勤技能人员
药师（士）	技师（士）	检验师（士）	其他	见习医师			
25 492	88 835	70 694	124 872	14 014	68 452	48 426	82 159
3286	36 020	32 890	34 340	5120	22 979	13 680	18 516
64	2482	2149	1268	300	2039	606	747
440	9983	9460	6354	1759	5349	3227	3037
1216	11 851	10 825	12 086	1777	7496	5141	6585
1481	10 858	9700	13 033	1190	7013	4162	7687
85	846	756	1599	94	1082	544	460
2292	3305	2465	2588	478	3617	2306	4022
927	1431	1062	863	248	1576	1002	1618
44	53	45	21	16	64	27	87
137	222	177	71	19	171	193	216
282	660	448	376	87	826	401	456
464	496	392	395	126	515	381	859
1365	1874	1403	1725	230	2041	1304	2404
32	54	12	174	16	163	127	140
65	64	43	198	10	158	62	170
564	435	391	341	60	503	260	641
274	543	372	320	45	501	362	496
40	205	139	109	18	159	96	121
5	51	48	45	3	56	21	38
162	282	220	256	12	277	142	349
4	5	4	4	2	9	80	29
219	235	174	278	64	215	154	420
61	63	48	406	18	1072	998	331
19 206	41 506	27 810	28 109	7703	29 539	20 304	39 802
785	2479	1636	968	363	1444	893	2022
5657	12 662	8602	5492	1541	8957	6686	9638
6229	12 764	8765	8703	2272	9376	6782	12 987
6215	12 872	8351	12 567	3444	9223	5673	14 528
320	729	456	379	83	539	270	627
18 165	38 786	25 770	25 689	7310	26 898	18 062	37 461
465	1253	1011	745	130	1106	890	871
361	838	565	1207	147	967	867	958
8	11	11	3	1	20	7	12
174	143	86	1344	569	2519	1485	7313
264	7477	7163	2171	89	3888	2015	5136
			55 110		3364	5999	5897
			1825		42	224	92
			11 165		417	1066	754
			16 501		1185	2243	1857
			23 812		1608	2291	2953
			1807		112	175	241
209	321	232	804	37	1474	1639	1142
1328	21 178	17 464	11 921	548	22 815	13 743	22 391
318	1153	328	444	138	1189	946	1960
4	142	111	95	5	68	80	83
190	222	191	2062	38	3986	1008	727
145	97	44	757	45	1929	716	663
68	11 237	10 524	4474	148	6235	3406	9900
5	16	3	24	2	1035	555	58
598	8311	6263	4065	172	8373	7032	9000

2-1-3　2021年卫生人员的性别、年龄、学历、职称构成情况

单位：%

分类	卫生技术人员							其他技术人员	管理人员
	合计	执业（助理）医师	执业医师	注册护士	药师（士）	技师（士）	其他		
总　　计	100.0	100.0	100.0	100.0	100.0	100.0	100.0	100.0	100.0
按性别分									
男	27.0	51.9	52.2	3.4	30.6	38.2	42.1	38.9	44.1
女	73.0	48.1	47.9	96.7	69.4	61.8	57.9	61.1	55.9
按年龄分									
25 岁以下	9.7	1.0	0.2	15.4	4.8	11.4	16.6	6.1	3.0
25～34 岁	41.9	27.5	26.6	51.6	38.3	46.4	47.6	39.9	29.8
35～44 岁	24.8	32.0	32.3	20.4	27.4	22.2	18.9	29.0	29.4
45～54 岁	15.4	23.2	23.1	9.9	20.2	13.4	11.9	19.4	26.7
55～59 岁	4.1	7.3	7.8	1.7	6.1	4.1	3.1	4.2	8.5
60 岁及以上	4.1	9.1	10.1	1.0	3.2	2.5	1.9	1.4	2.7
按工作年限分									
5 年以下	27.3	18.6	16.9	30.9	20.0	31.8	44.8	26.5	18.7
5～9 年	23.5	18.7	18.8	27.8	22.1	24.0	20.8	23.1	17.6
10～19 年	23.9	24.8	25.4	25.0	24.5	20.7	16.3	24.1	23.4
20～29 年	14.4	20.7	20.6	10.0	18.5	13.2	10.7	15.4	20.5
30 年及以上	10.9	17.2	18.3	6.4	14.9	10.2	7.4	11.0	19.9
按学历分									
研究生	6.5	15.4	17.8	0.3	4.9	4.1	5.6	6.2	7.6
大学本科	37.7	46.5	51.1	30.1	39.6	43.1	37.4	39.3	45.7
大专	38.8	26.6	22.1	48.7	34.1	39.8	37.3	33.9	31.8
中专	16.3	10.8	8.3	20.6	18.8	12.0	17.6	14.6	9.7
高中及以下	0.7	0.7	0.6	0.2	2.3	0.7	1.9	6.1	5.1
按专业技术资格分									
正高	2.3	5.7	6.6	0.4	1.1	1.3	0.5	0.5	2.1
副高	7.1	14.3	16.5	3.2	5.0	5.5	1.5	3.3	6.7
中级	21.3	29.8	34.0	17.9	22.7	19.4	6.2	15.3	14.6
师级/助理	32.8	39.3	38.9	29.1	36.6	33.8	23.0	22.7	13.4
士级	31.9	8.5	1.8	46.3	30.4	34.5	49.0	37.0	13.2
不详	4.6	2.5	2.3	3.1	4.2	5.5	19.8	21.2	50.0
按聘任技术职务分									
正高	2.2	5.4	6.2	0.4	1.0	1.2	0.4	0.5	3.2
副高	7.0	14.1	16.2	3.0	4.8	5.3	1.5	3.2	10.0
中级	20.8	29.4	33.6	17.1	22.3	18.9	6.1	14.0	21.9
师级/助理	32.3	39.4	38.7	28.8	35.8	32.3	19.7	22.9	21.7
士级	30.2	8.6	2.5	44.6	29.4	32.6	39.4	32.0	19.7
待聘	7.6	3.1	2.8	6.2	6.8	9.7	32.9	27.5	23.5

注：本表不包括村卫生室数字。

2-1-4　2022年卫生人员的性别、年龄、学历、职称构成情况

单位：%

| 分类 | 卫生技术人员 | | | | | | | 其他技术人员 | 管理人员 |
	合计	执业（助理）医师	执业医师	注册护士	药师（士）	技师（士）	其他		
总　　计	100.0	100.0	100.0	100.0	100.0	100.0	100.0	100.0	100.0
按性别分									
男	26.8	51.6	51.8	3.5	30.1	37.9	41.7	38.4	43.7
女	73.2	48.4	48.2	96.5	69.9	62.1	58.3	61.6	56.3
按年龄分									
25 岁以下	8.1	0.8	0.1	12.5	4.0	10.3	15.2	5.1	2.5
25～34 岁	40.7	25.7	24.7	50.8	35.4	46.4	46.2	37.5	27.9
35～44 岁	26.5	32.5	33.0	23.1	29.9	23.2	20.5	31.1	30.8
45～54 岁	16.4	24.4	24.1	10.8	21.6	13.8	13.0	20.4	27.3
55～59 岁	4.0	7.2	7.6	1.6	5.7	3.7	3.2	4.2	8.1
60 岁及以上	4.3	9.4	10.4	1.2	3.6	2.6	2.0	1.7	3.3
按工作年限分									
5 年以下	24.0	16.2	14.6	26.6	17.5	30.0	41.6	23.6	16.2
5～9 年	23.0	18.5	18.5	27.0	20.7	24.1	20.9	22.0	17.3
10～19 年	26.8	26.4	27.2	29.1	27.7	22.7	18.5	27.2	25.8
20～29 年	14.3	20.3	20.3	10.2	18.1	12.6	10.7	15.2	19.7
30 年及以上	11.9	18.6	19.5	7.2	15.9	10.6	8.4	12.0	21.0
按学历分									
研究生	7.1	16.7	19.0	0.3	5.6	4.4	6.3	7.1	8.4
大学本科	39.0	46.4	50.8	32.7	41.2	44.8	37.8	40.9	46.7
大专	38.0	25.5	21.3	48.0	33.3	38.7	37.6	33.0	30.8
中专	15.2	10.6	8.2	18.7	17.7	11.3	16.5	13.2	9.1
高中及以下	0.7	0.8	0.7	0.2	2.1	0.7	1.9	5.7	5.1
按专业技术资格分									
正高	2.6	6.1	7.0	0.5	1.3	1.3	0.6	0.5	2.0
副高	7.6	14.9	17.1	3.5	5.5	5.6	1.8	3.9	6.6
中级	22.7	30.7	34.8	19.7	24.6	19.1	7.1	16.7	14.7
师级／助理	32.9	38.6	38.1	30.4	36.9	30.1	22.9	23.1	13.0
士级	30.0	8.2	1.7	43.9	29.0	29.1	46.1	32.7	11.9
不详	4.2	1.5	1.4	2.0	2.8	14.9	21.5	23.1	51.8
按聘任技术职务分									
正高	2.4	5.7	6.5	0.4	1.1	1.4	0.5	0.5	3.1
副高	7.5	14.7	16.8	3.3	5.4	6.0	1.7	3.6	9.6
中级	21.9	29.8	33.8	18.5	23.6	20.7	6.9	15.3	21.4
师级／助理	32.2	37.9	37.4	29.7	35.4	32.1	19.7	22.9	20.5
士级	28.2	8.3	2.3	41.8	27.2	30.2	36.3	27.8	17.3
待聘	7.9	3.5	3.3	6.3	7.3	9.6	34.9	29.9	28.0

注：本表不包括村卫生室数字。

2-1-5　2022年卫生人员数

单位：人

| 分类 | 合计 | 卫生技术人员 | | | | | | | 乡村医生和卫生员 | 其他技术人员 | 管理人员 | 工勤技能人员 |
		小计	执业（助理）医师	执业医师	注册护士	药师（士）	技师（士）	其他				
总　　计	14 410 844	11 657 878	4 434 728	3 721 811	5 224 244	531 221	750 595	717 090	664 543	605 684	492 467	990 272
按城乡分												
城市	8 208 698	6 774 878	2 552 251	2 310 011	3 147 925	304 660	443 977	326 065	143 685	360 480	339 128	590 527
农村	6 202 146	4 883 000	1 882 477	1 411 800	2 076 319	226 561	306 618	391 025	520 858	245 204	153 339	399 745
按登记注册类型分												
公立	10 615 868	8 652 807	3 183 355	2 692 189	3 868 652	413 131	591 905	595 764	494 269	470 554	342 640	655 598
国有	9 366 217	7 918 452	2 776 952	2 481 217	3 653 138	375 562	559 581	553 219	63 386	438 966	329 419	615 994
集体	1 249 651	734 355	406 403	210 972	215 514	37 569	32 324	42 545	430 883	31 588	13 221	39 604
非公立	3 794 976	3 005 071	1 251 373	1 029 622	1 355 592	118 090	158 690	121 326	170 274	135 130	149 827	334 674
其中：												
联营	38 840	21 209	11 493	5766	7546	702	844	624	14 564	628	974	1465
私营	2 508 207	2 025 638	886 086	717 522	892 023	79 463	91 929	76 137	126 567	81 121	86 365	188 516
按主办单位分												
政府办	9 475 590	7 987 398	2 820 832	2 488 841	3 642 094	389 106	563 598	571 768	96 264	450 414	319 574	621 940
其中：												
卫生健康部门	9 241 210	7 797 503	2 753 095	2 428 769	3 554 600	379 711	549 739	560 358	96 220	438 353	306 400	602 734
社会办	2 351 974	1 563 790	690 064	481 104	654 656	59 907	92 346	66 817	462 942	69 787	82 214	173 241
个人办	2 583 280	2 106 690	923 832	751 866	927 494	82 208	94 651	78 505	105 337	85 483	90 679	195 091

注：①城市包括直辖市区和地级市市辖区，农村包括县及县级市，本章各表同；②社会办包括企业单位、事业单位、社会团体和其他社会组织办的卫生机构。

2-1-6　各地区卫生人员数

单位：人

| 年份/地区 | 合计 | 卫生技术人员 | | | | | | | 乡村医生和卫生员 | 其他技术人员 | 管理人员 | 工勤技能人员 |
		小计	执业（助理）医师	执业医师	注册护士	药师（士）	技师（士）	其他				
2021	13 985 363	11 244 217	4 287 604	3 590 846	5 019 422	520 865	692 183	724 143	696 749	599 026	460 012	985 359
2022	14 410 844	11 657 878	4 434 728	3 721 811	5 224 244	531 221	750 595	717 090	664 543	605 684	492 467	990 272
东　部	6 247 580	5 089 295	2 004 792	1 722 211	2 245 667	247 469	316 232	275 135	208 784	275 730	217 842	455 929
中　部	4 132 805	3 333 357	1 289 401	1 051 331	1 517 057	139 717	212 996	174 186	234 057	176 020	131 557	257 814
西　部	4 030 459	3 235 226	1 140 535	948 269	1 461 520	144 035	221 367	267 769	221 702	153 934	143 068	276 529
北　京	368 629	295 489	114 792	108 375	126 111	15 857	20 825	17 904	2362	19 403	20 008	31 367
天　津	154 995	124 415	52 550	49 392	48 254	7371	8242	7998	2893	8273	9847	9567
河　北	732 878	583 380	262 303	204 423	238 241	21 500	31 033	30 303	55 518	31 469	21 169	41 342
山　西	364 389	283 864	113 359	96 076	126 222	11 409	17 799	15 075	28 852	16 330	12 447	22 896
内蒙古	267 794	216 995	85 970	73 773	91 540	11 732	13 235	14 518	13 050	13 652	10 455	13 642
辽　宁	425 459	340 317	133 348	120 304	157 806	13 833	20 460	14 870	15 541	19 685	16 237	33 679
吉　林	278 762	217 979	86 661	75 242	98 639	8731	12 657	11 291	12 014	13 825	12 040	22 904
黑龙江	320 904	253 134	98 275	84 177	110 654	10 928	15 304	17 973	12 510	14 628	14 196	26 436
上　海	288 355	235 954	86 042	82 264	106 373	11 292	18 580	13 667	465	13 201	12 971	25 764
江　苏	875 278	713 660	279 242	237 189	318 294	35 710	46 024	34 390	20 022	42 070	29 177	70 349
浙　江	731 748	612 766	246 606	220 014	267 048	32 959	37 180	28 973	6381	29 066	24 869	58 666
安　徽	553 360	471 176	185 983	151 268	221 426	17 136	27 634	18 997	24 607	20 095	13 388	24 094
福　建	379 562	307 954	116 090	100 198	136 663	17 203	20 124	17 874	15 966	17 282	10 569	27 791
江　西	390 802	314 008	113 311	94 799	144 440	17 568	23 123	15 566	28 739	13 790	9745	24 520
山　东	1 078 756	876 465	350 039	289 152	387 142	39 370	54 507	45 407	68 178	54 659	28 196	51 258
河　南	1 015 585	805 432	316 255	241 922	353 912	31 945	54 601	48 719	70 298	45 153	30 107	64 595
湖　北	576 995	468 605	176 839	149 851	217 550	19 135	31 187	23 894	29 377	26 558	19 781	32 674
湖　南	632 008	519 159	198 718	157 996	244 214	22 865	30 691	22 671	27 660	25 641	19 853	39 695
广　东	1 109 644	916 284	333 221	284 607	420 399	48 708	54 158	59 798	18 898	36 672	40 223	97 567
广　西	517 122	415 179	138 636	115 238	192 854	22 986	27 827	32 876	27 171	20 209	14 202	40 361
海　南	102 276	82 611	30 559	26 293	39 336	3666	5099	3951	2560	3950	4576	8579
重　庆	315 851	253 183	94 589	79 072	117 308	10 676	16 008	14 602	13 124	10 111	14 059	25 374
四　川	887 497	698 227	258 182	216 030	318 267	31 435	46 728	43 615	46 524	33 385	32 640	76 721
贵　州	398 296	321 438	109 411	88 542	147 126	11 949	23 853	29 099	24 180	14 190	16 525	21 963
云　南	486 258	396 334	132 426	110 142	189 852	14 486	26 276	33 294	31 044	20 291	11 647	26 942
西　藏	42 199	26 420	11 087	8735	8137	1230	1515	4451	9396	2372	1117	2894
陕　西	455 872	378 222	125 594	102 056	163 112	16 262	28 106	45 148	17 725	5420	25 080	29 425
甘　肃	254 041	207 244	72 312	59 908	94 689	8266	14 264	17 713	16 184	11 472	6053	13 088
青　海	66 976	52 054	18 978	16 085	21 547	2616	3962	4951	5923	3627	1335	4037
宁　夏	74 347	61 815	22 728	19 931	28 111	3338	3810	3828	2641	2451	2723	4717
新　疆	264 206	208 115	70 622	58 757	88 977	9059	15 783	23 674	14 740	16 754	7232	17 365

2-1-7　2022年各地区卫生人员数（城市）

单位：人

| 地区 | 合计 | 卫生技术人员 | | | | | | | 乡村医生和卫生员 | 其他技术人员 | 管理人员 | 工勤技能人员 |
		小计	执业（助理）医师	执业医师	注册护士	药师（士）	技师（士）	其他				
总　计	8 208 698	6 774 878	2 552 251	2 310 011	3 147 925	304 660	443 977	326 065	143 685	360 480	339 128	590 527
东　部	4 178 625	3 443 880	1 330 311	1 212 641	1 556 853	166 038	222 451	168 227	57 555	191 070	169 694	316 426
中　部	1 994 111	1 663 476	619 492	558 734	802 170	65 917	108 505	67 392	39 316	90 267	78 188	122 864
西　部	2 035 962	1 667 522	602 448	538 636	788 902	72 705	113 021	90 446	46 814	79 143	91 246	151 237
北　京	368 629	295 489	114 792	108 375	126 111	15 857	20 825	17 904	2362	19 403	20 008	31 367
天　津	154 995	124 415	52 550	49 392	48 254	7371	8242	7998	2893	8273	9847	9567
河　北	343 373	285 036	122 180	106 206	125 460	10 509	16 287	10 600	10 089	15 976	12 731	19 541
山　西	200 769	167 042	63 419	57 570	79 871	6422	10 506	6824	4393	9030	8187	12 117
内蒙古	138 498	115 420	44 219	40 682	52 755	6050	6942	5454	1980	7040	6859	7199
辽　宁	298 322	248 058	95 262	90 008	119 578	9841	14 985	8392	3110	13 214	11 570	22 370
吉　林	132 338	107 269	41 174	37 824	51 305	4303	6453	4034	1896	6509	5864	10 800
黑龙江	193 272	156 270	59 101	54 241	73 876	6165	9088	8040	2719	8705	9266	16 312
上　海	288 355	235 954	86 042	82 264	106 373	11 292	18 580	13 667	465	13 201	12 971	25 764
江　苏	554 538	452 345	171 294	155 352	206 991	22 215	30 924	20 921	6832	28 307	21 779	45 275
浙　江	423 138	349 942	137 062	127 195	155 844	18 507	22 779	15 750	1893	19 007	16 334	35 962
安　徽	283 889	245 645	93 371	83 260	119 568	8696	15 725	8285	4915	11 513	9040	12 776
福　建	220 597	181 840	69 417	63 263	82 680	9496	12 011	8236	4023	10 547	7771	16 416
江　西	183 839	153 272	53 705	48 301	74 665	7604	10 822	6476	5989	7187	6153	11 238
山　东	607 767	507 336	200 807	176 262	231 225	22 482	31 715	21 107	19 852	31 352	19 410	29 817
河　南	445 348	372 520	139 946	122 577	176 237	14 225	25 005	17 107	10 865	20 840	16 466	24 657
湖　北	291 002	240 843	88 596	81 453	116 590	9573	16 954	9130	5728	14 326	11 604	18 501
湖　南	263 654	220 615	80 180	73 508	110 058	8929	13 952	7496	2811	12 157	11 608	16 463
广　东	861 283	715 989	263 658	238 448	330 869	36 391	43 053	42 018	5506	29 475	34 559	75 754
广　西	278 159	230 706	80 729	73 071	110 371	12 164	15 649	11 793	6512	10 843	9974	20 124
海　南	57 628	47 476	17 247	15 876	23 468	2077	3050	1634	530	2315	2714	4593
重　庆	248 276	200 272	75 091	63 742	93 831	8597	12 579	10 174	8172	7921	11 395	20 516
四　川	490 355	391 021	143 514	128 904	186 660	16 896	26 940	17 011	11 260	20 265	22 273	45 536
贵　州	152 674	125 677	45 090	40 020	59 887	4504	9238	6958	4004	6460	7523	9010
云　南	167 220	139 151	49 102	44 808	69 368	5175	8999	6507	3649	8253	5987	10 180
西　藏	18 933	13 848	5854	5082	5168	547	905	1374	1095	1055	860	2075
陕　西	259 328	217 246	75 042	65 924	100 348	8524	15 294	18 038	3901	3071	17 239	17 871
甘　肃	126 625	106 936	36 816	32 657	51 900	4216	7575	6429	3348	5729	3631	6981
青　海	36 227	29 008	10 280	9527	13 502	1452	2303	1471	1598	2112	796	2713
宁　夏	49 542	41 540	15 414	13 991	19 401	2165	2640	1920	832	1770	2105	3295
新　疆	70 125	56 697	21 297	20 228	25 711	2415	3957	3317	463	4624	2604	5737

注：本表未纳入城市地区同时担负临床或监督工作的管理人员，2022年共25.9万人。

2-1-8　2022年各地区卫生人员数（农村）

单位：人

| 地区 | 合计 | 卫生技术人员 | | | | | | | 乡村医生和卫生员 | 其他技术人员 | 管理人员 | 工勤技能人员 |
		小计	执业（助理）医师	执业医师	注册护士	药师（士）	技师（士）	其他				
总　计	6 202 146	4 883 000	1 882 477	1 411 800	2 076 319	226 561	306 618	391 025	520 858	245 204	153 339	399 745
东　部	2 068 955	1 645 415	674 481	509 570	688 814	81 431	93 781	106 908	151 229	84 660	48 148	139 503
中　部	2 138 694	1 669 881	669 909	492 597	714 887	73 800	104 491	106 794	194 741	85 753	53 369	134 950
西　部	1 994 497	1 567 704	538 087	409 633	672 618	71 330	108 346	177 323	174 888	74 791	51 822	125 292
北　京												
天　津												
河　北	389 505	298 344	140 123	98 217	112 781	10 991	14 746	19 703	45 429	15 493	8438	21 801
山　西	163 620	116 822	49 940	38 506	46 351	4987	7293	8251	24 459	7300	4260	10 779
内蒙古	129 296	101 575	41 751	33 091	38 785	5682	6293	9064	11 070	6612	3596	6443
辽　宁	127 137	92 259	38 086	30 296	38 228	3992	5475	6478	12 431	6471	4667	11 309
吉　林	146 424	110 710	45 487	37 418	47 334	4428	6204	7257	10 118	7316	6176	12 104
黑龙江	127 632	96 864	39 174	29 936	36 778	4763	6216	9933	9791	5923	4930	10 124
上　海												
江　苏	320 740	261 315	107 948	81 837	111 303	13 495	15 100	13 469	13 190	13 763	7398	25 074
浙　江	308 610	262 824	109 544	92 819	111 204	14 452	14 401	13 223	4488	10 059	8535	22 704
安　徽	269 471	225 531	92 612	68 008	101 858	8440	11 909	10 712	19 692	8582	4348	11 318
福　建	158 965	126 114	46 673	36 935	53 983	7707	8113	9638	11 943	6735	2798	11 375
江　西	206 963	160 736	59 606	46 498	69 775	9964	12 301	9090	22 750	6603	3592	13 282
山　东	470 989	369 129	149 232	112 890	155 917	16 888	22 792	24 300	48 326	23 307	8786	21 441
河　南	570 237	432 912	176 309	119 345	177 675	17 720	29 596	31 612	59 433	24 313	13 641	39 938
湖　北	285 993	227 762	88 243	68 398	100 960	9562	14 233	14 764	23 649	12 232	8177	14 173
湖　南	368 354	298 544	118 538	84 488	134 156	13 936	16 739	15 175	24 849	13 484	8245	23 232
广　东	248 361	200 295	69 563	46 159	89 530	12 317	11 105	17 780	13 392	7197	5664	21 813
广　西	238 963	184 473	57 907	42 167	82 483	10 822	12 178	21 083	20 659	9366	4228	20 237
海　南	44 648	35 135	13 312	10 417	15 868	1589	2049	2317	2030	1635	1862	3986
重　庆	67 575	52 911	19 498	15 330	23 477	2079	3429	4428	4952	2190	2664	4858
四　川	397 142	307 206	114 668	87 126	131 607	14 539	19 788	26 604	35 264	13 120	10 367	31 185
贵　州	245 622	195 761	64 321	48 522	87 239	7445	14 615	22 141	20 176	7730	9002	12 953
云　南	319 038	257 183	83 324	65 334	120 484	9311	17 277	26 787	27 395	12 038	5660	16 762
西　藏	23 266	12 572	5233	3653	2969	683	610	3077	8301	1317	257	819
陕　西	196 544	160 976	50 552	36 132	62 764	7738	12 812	27 110	13 824	2349	7841	11 554
甘　肃	127 416	100 308	35 496	27 251	42 789	4050	6689	11 284	12 836	5743	2422	6107
青　海	30 749	23 046	8698	6558	8045	1164	1659	3480	4325	1515	539	1324
宁　夏	24 805	20 275	7314	5940	8710	1173	1170	1908	1809	681	618	1422
新　疆	194 081	151 418	49 325	38 529	63 266	6644	11 826	20 357	14 277	12 130	4628	11 628

注：本表未纳入农村地区同时担负临床或监督工作的管理人员，2022年共16.6万人。

2-2-1　每千人口卫生技术人员数

单位：人

年份	卫生技术人员			执业（助理）医师			其中：执业医师	注册护士		
	合计	城市	农村	合计	城市	农村		合计	城市	农村
1949	0.93	1.87	0.73	0.67	0.70	0.66	0.58	0.06	0.25	0.02
1955	1.42	3.49	1.01	0.81	1.24	0.74	0.70	0.14	0.64	0.04
1960	2.37	5.67	1.85	1.04	1.97	0.90	0.79	0.23	1.04	0.07
1965	2.11	5.37	1.46	1.05	2.22	0.82	0.70	0.32	1.45	0.10
1970	1.76	4.88	1.22	0.85	1.97	0.66	0.43	0.29	1.10	0.14
1975	2.24	6.92	1.41	0.95	2.66	0.65	0.57	0.41	1.74	0.18
1980	2.85	8.03	1.81	1.17	3.22	0.76	0.72	0.47	1.83	0.20
1985	3.28	7.92	2.09	1.36	3.35	0.85	0.70	0.61	1.85	0.30
1990	3.45	6.59	2.15	1.56	2.95	0.98	1.15	0.86	1.91	0.43
1995	3.59	5.36	2.32	1.62	2.39	1.07	1.23	0.95	1.59	0.49
2000	3.63	5.17	2.41	1.68	2.31	1.17	1.30	1.02	1.64	0.54
2001	3.62	5.15	2.38	1.69	2.32	1.17	1.32	1.03	1.65	0.54
2002	3.41	…	…	1.47	…	…	1.17	1.00	…	…
2003	3.48	4.88	2.26	1.54	2.13	1.04	1.22	1.00	1.59	0.50
2004	3.53	4.99	2.24	1.57	2.18	1.04	1.25	1.03	1.63	0.50
2005	3.50	5.82	2.69	1.56	2.46	1.26	1.24	1.03	2.10	0.65
2006	3.60	6.09	2.70	1.60	2.56	1.26	1.28	1.09	2.22	0.66
2007	3.72	6.44	2.69	1.61	2.61	1.23	1.30	1.18	2.42	0.70
2008	3.90	6.68	2.80	1.66	2.68	1.26	1.35	1.27	2.54	0.76
2009	4.15	7.15	2.94	1.75	2.83	1.31	1.43	1.39	2.82	0.81
2010	4.39	7.62	3.04	1.80	2.97	1.32	1.47	1.53	3.09	0.89
2011	4.58	7.90	3.19	1.82	3.00	1.33	1.49	1.66	3.29	0.98
2012	4.94	8.54	3.41	1.94	3.19	1.40	1.58	1.85	3.65	1.09
2013	5.27	9.18	3.64	2.04	3.39	1.48	1.67	2.04	4.00	1.22
2014	5.56	9.70	3.77	2.12	3.54	1.51	1.74	2.20	4.30	1.31
2015	5.84	10.21	3.90	2.22	3.72	1.55	1.84	2.37	4.58	1.39
2016	6.12	10.42	4.08	2.31	3.79	1.61	1.92	2.54	4.75	1.50
2017	6.47	10.87	4.28	2.44	3.97	1.68	2.04	2.74	5.01	1.62
2018	6.83	10.91	4.63	2.59	4.01	1.82	2.16	2.94	5.08	1.80
2019	7.26	11.10	4.96	2.77	4.10	1.96	2.30	3.18	5.22	1.99
2020	7.57	11.46	5.18	2.90	4.25	2.06	2.41	3.34	5.40	2.10
2021	7.97	9.87	6.27	3.04	3.73	2.42	2.55	3.56	4.58	2.64
2022	8.27	10.20	6.55	3.15	3.84	2.53	2.64	3.71	4.74	2.79

注：①2002年以前，执业（助理）医师数系医生，执业医师数系医师，注册护士数系护师（士）；②合计项分母系常住人口数，2020年前分城乡项分母系推算户籍人口数，2021年起，系推算常住人口数，下表同。

2-2-2 2022年各地区每千人口卫生技术人员数

单位：人

地区	卫生技术人员			执业（助理）医师			其中：执业医师			注册护士		
	合计	城市	农村	合计	城市	农村	合计	城市	农村	合计	城市	农村
总 计	8.27	10.20	6.55	3.15	3.84	2.53	2.64	3.48	1.89	3.71	4.74	2.79
东 部	8.38	9.82	6.41	3.30	3.79	2.63	2.83	3.46	1.98	3.70	4.44	2.68
中 部	7.95	10.79	6.30	3.08	4.02	2.53	2.51	3.62	1.86	3.62	5.20	2.70
西 部	8.45	10.45	7.01	2.98	3.78	2.41	2.48	3.38	1.83	3.82	4.95	3.01
北 京	13.53	13.53		5.26	5.26		4.96	4.96		5.77	5.77	
天 津	9.13	9.13		3.86	3.86		3.62	3.62		3.54	3.54	
河 北	7.86	10.90	6.21	3.54	4.67	2.92	2.76	4.06	2.04	3.21	4.80	2.35
山 西	8.15	11.60	5.72	3.26	4.41	2.45	2.76	4.00	1.89	3.63	5.55	2.27
内蒙古	9.04	11.88	7.11	3.58	4.55	2.92	3.07	4.19	2.32	3.81	5.43	2.71
辽 宁	8.11	9.93	5.43	3.18	3.81	2.24	2.87	3.60	1.78	3.76	4.79	2.25
吉 林	9.29	9.97	8.71	3.69	3.83	3.58	3.21	3.51	2.94	4.20	4.77	3.72
黑龙江	8.17	10.35	6.10	3.17	3.91	2.47	2.72	3.59	1.88	3.57	4.89	2.31
上 海	9.54	9.54		3.48	3.48		3.32	3.32		4.30	4.30	
江 苏	8.38	9.59	6.88	3.28	3.63	2.84	2.79	3.29	2.15	3.74	4.39	2.93
浙 江	9.32	11.16	7.64	3.75	4.37	3.18	3.35	4.06	2.70	4.06	4.97	3.23
安 徽	7.69	10.15	6.08	3.04	3.86	2.50	2.47	3.44	1.83	3.61	4.94	2.75
福 建	7.35	9.67	5.47	2.77	3.69	2.02	2.39	3.36	1.60	3.26	4.40	2.34
江 西	6.93	9.57	5.49	2.50	3.35	2.04	2.09	3.02	1.59	3.19	4.66	2.38
山 东	8.62	10.97	6.66	3.44	4.34	2.69	2.85	3.81	2.04	3.81	5.00	2.81
河 南	8.16	12.49	6.29	3.20	4.69	2.56	2.45	4.11	1.73	3.59	5.91	2.58
湖 北	8.02	9.77	6.74	3.03	3.59	2.61	2.56	3.30	2.02	3.72	4.73	2.99
湖 南	7.86	11.51	6.37	3.01	4.18	2.53	2.39	3.84	1.80	3.70	5.74	2.86
广 东	7.24	7.87	5.62	2.63	2.90	1.95	2.25	2.62	1.30	3.32	3.64	2.51
广 西	8.23	10.83	6.32	2.75	3.79	1.99	2.28	3.43	1.45	3.82	5.18	2.83
海 南	8.05	9.59	6.61	2.98	3.49	2.50	2.56	3.21	1.96	3.83	4.74	2.98
重 庆	7.88	7.87	7.91	2.94	2.95	2.91	2.46	2.51	2.29	3.65	3.69	3.51
四 川	8.34	10.37	6.67	3.08	3.81	2.49	2.58	3.42	1.89	3.80	4.95	2.86
贵 州	8.34	10.52	7.36	2.84	3.77	2.42	2.30	3.35	1.82	3.82	5.01	3.28
云 南	8.45	12.41	7.20	2.82	4.38	2.33	2.35	4.00	1.83	4.05	6.19	3.37
西 藏	7.26	15.23	4.60	3.04	6.44	1.92	2.40	5.59	1.34	2.23	5.68	1.09
陕 西	9.56	10.39	8.63	3.18	3.59	2.71	2.58	3.15	1.94	4.12	4.80	3.36
甘 肃	8.32	11.47	6.43	2.90	3.95	2.28	2.40	3.50	1.75	3.80	5.57	2.74
青 海	8.75	12.48	6.36	3.19	4.42	2.40	2.70	4.10	1.81	3.62	5.81	2.22
宁 夏	8.49	10.51	6.09	3.12	3.90	2.20	2.74	3.54	1.78	3.86	4.91	2.61
新 疆	8.04	11.83	7.18	2.73	4.44	2.34	2.27	4.22	1.83	3.44	5.37	3.00

2-3-1 2021年执业（助理）医师的性别、年龄、学历及职称构成情况

单位：%

分类	执业（助理）医师					其中：执业医师				
	合计	临床	中医	口腔	公共卫生	合计	临床	中医	口腔	公共卫生
总　计	100.0	100.0	100.0	100.0	100.0	100.0	100.0	100.0	100.0	100.0
按性别分										
男	52.5	51.9	58.0	47.1	50.5	52.8	52.3	57.9	47.3	49.9
女	47.5	48.1	42.0	52.9	49.5	47.2	47.7	42.1	52.7	50.1
按年龄分										
25 岁以下	0.8	0.6	0.7	2.6	0.5	0.2	0.1	0.2	0.4	0.3
25～34 岁	25.2	23.6	27.4	37.5	20.2	24.2	22.8	26.4	33.9	22.8
35～44 岁	31.3	32.0	29.2	31.9	24.5	31.5	32.2	29.1	33.9	23.7
45～54 岁	23.6	25.1	19.2	15.6	29.9	23.3	24.6	19.1	17.2	27.6
55～59 岁	7.9	7.9	7.7	5.2	13.6	8.4	8.4	8.1	5.9	13.9
60 岁及以上	11.2	10.7	15.7	7.4	11.2	12.5	11.8	17.2	8.7	11.6
按工作年限分										
5 年以下	16.9	15.4	20.0	26.9	10.6	15.4	14.3	18.4	22.2	11.2
5～9 年	17.6	17.2	18.6	21.2	13.7	17.5	17.1	18.4	21.0	15.0
10～19 年	24.5	24.8	24.1	25.4	18.5	25.0	25.3	24.2	27.0	18.9
20～29 年	20.9	22.5	16.0	14.4	24.0	20.7	22.1	16.1	16.0	22.1
30 年及以上	20.1	20.1	21.4	12.0	33.1	21.3	21.2	22.8	13.9	32.8
按学历分										
研究生	14.9	15.3	16.1	10.1	9.7	17.2	17.5	18.4	12.7	11.6
大学本科	45.9	48.1	40.7	35.3	44.8	50.5	52.6	44.5	41.2	50.8
大专	26.6	25.0	27.4	41.2	25.0	22.3	20.9	23.8	34.5	22.1
中专	11.7	11.0	13.4	12.6	17.9	9.2	8.5	11.0	10.9	13.9
高中及以下	0.9	0.6	2.4	0.8	2.5	0.8	0.5	2.3	0.7	1.6
按专业技术资格分										
正高	5.8	6.5	4.7	2.2	4.2	6.7	7.5	5.3	2.7	5.1
副高	14.6	16.1	11.9	6.3	13.7	16.8	18.4	13.6	7.9	16.4
中级	29.7	30.8	27.4	23.3	33.0	34.0	34.9	31.1	29.0	38.5
师级／助理	38.3	35.9	44.2	51.2	36.9	37.8	35.0	44.9	53.2	35.8
士级	8.4	8.0	8.3	12.0	9.4	1.8	1.7	1.9	2.6	1.6
不详	3.1	2.8	3.5	5.1	2.9	2.8	2.5	3.2	4.6	2.6
按聘任技术职务分										
正高	5.7	6.3	4.7	2.7	4.0	6.6	7.2	5.4	3.1	4.8
副高	14.6	16.0	11.9	6.3	13.8	16.8	18.3	13.6	8.0	16.4
中级	30.1	31.1	27.7	23.5	33.9	34.3	35.2	31.5	29.3	39.6
师级／助理	38.4	36.0	44.2	51.0	37.0	37.3	34.6	44.1	51.6	35.3
士级	8.3	7.9	8.2	11.7	9.2	2.3	2.2	2.4	3.6	2.0
待聘	3.0	2.7	3.2	4.8	2.1	2.7	2.5	3.0	4.5	2.0

2-3-2 2022年执业（助理）医师的性别、年龄、学历及职称构成情况

单位：%

分类	执业（助理）医师					其中：执业医师				
	合计	临床	中医	口腔	公共卫生	合计	临床	中医	口腔	公共卫生
总　计	100.0	100.0	100.0	100.0	100.0	100.0	100.0	100.0	100.0	100.0
按性别分										
男	51.6	51.2	56.4	46.3	47.5	51.8	51.5	56.2	46.5	46.9
女	48.4	48.8	43.6	53.7	52.5	48.2	48.5	43.8	53.5	53.1
按年龄分										
25 岁以下	0.8	0.6	0.6	2.6	0.7	0.1	0.1	0.1	0.4	0.3
25～34 岁	25.7	24.2	27.2	37.3	22.1	24.7	23.4	26.4	33.9	24.9
35～44 岁	32.5	32.9	31.4	33.3	26.3	33.0	33.4	31.3	35.4	26.1
45～54 岁	24.4	26.0	19.9	15.6	31.8	24.1	25.5	19.7	17.2	29.1
55～59 岁	7.2	7.4	7.1	4.7	12.5	7.6	7.7	7.4	5.3	12.5
60 岁及以上	9.4	8.9	13.7	6.6	6.6	10.4	9.8	15.0	7.8	7.0
按工作年限分										
5 年以下	16.2	14.7	18.7	26.0	11.1	14.6	13.5	17.2	21.0	11.5
5～9 年	18.5	18.0	19.5	22.0	15.1	18.5	18.0	19.4	21.9	16.6
10～19 年	26.4	26.6	26.4	26.8	20.9	27.2	27.3	26.7	28.8	21.7
20～29 年	20.3	21.9	16.0	14.0	23.6	20.3	21.7	16.1	15.5	21.7
30 年及以上	18.6	18.8	19.5	11.2	29.4	19.5	19.6	20.6	12.8	28.4
按学历分										
研究生	16.7	17.3	17.9	10.2	11.7	19.0	19.6	20.3	12.7	13.9
大学本科	46.4	48.8	41.1	35.1	47.5	50.8	53.0	44.8	40.9	53.5
大专	25.5	23.6	26.6	42.1	24.1	21.3	19.6	23.0	35.5	20.8
中专	10.6	9.9	12.3	11.8	15.1	8.2	7.5	10.0	10.2	10.9
高中及以下	0.8	0.5	2.1	0.8	1.5	0.7	0.4	1.9	0.6	0.9
按专业技术资格分										
正高	6.1	6.9	4.8	2.1	4.8	7.0	7.9	5.4	2.7	5.6
副高	14.9	16.6	11.9	6.2	14.9	17.1	18.7	13.5	7.8	17.5
中级	30.7	31.8	28.3	24.3	33.5	34.8	35.7	32.0	30.0	38.7
师级/助理	38.6	35.7	45.0	52.3	36.5	38.1	34.9	45.7	54.6	35.1
士级	8.2	7.7	8.2	12.1	8.8	1.7	1.6	1.8	2.5	1.5
不详	1.5	1.2	1.7	2.9	1.5	1.4	1.2	1.5	2.5	1.5
按聘任技术职务分										
正高	5.7	6.4	4.5	1.8	4.4	6.5	7.3	5.1	2.3	5.2
副高	14.7	16.3	11.8	6.1	14.8	16.8	18.5	13.3	7.6	17.4
中级	29.8	30.9	27.5	23.3	32.7	33.8	34.7	31.1	28.8	37.8
师级/助理	37.9	35.3	44.2	50.5	36.1	37.4	34.4	44.6	52.1	34.7
士级	8.3	7.8	8.3	12.4	9.0	2.3	2.1	2.5	3.7	1.9
待聘	3.5	3.2	3.7	5.9	3.0	3.3	3.0	3.4	5.5	2.9

2-3-3 各类别执业（助理）医师数

项目	合计		执业医师		执业助理医师	
	2021 年	2022 年	2021 年	2022 年	2021 年	2022 年
人数／万人	428.8	443.5	359.1	372.2	69.7	71.3
临床类别	312.6	321.2	261.9	269.8	50.8	51.4
中医类别	73.2	76.4	62.1	64.9	11.1	11.5
口腔类别	31.1	33.4	25.1	27.0	6.0	6.3
公共卫生类别	11.9	12.5	10.0	10.5	1.9	2.1
构成／%	100.0	100.0	100.0	100.0	100.0	100.0
临床类别	72.9	72.4	72.9	72.5	72.9	72.1
中医类别	17.1	17.2	17.3	17.4	15.9	16.1
口腔类别	7.2	7.5	7.0	7.3	8.6	8.8
公共卫生类别	2.8	2.8	2.8	2.8	2.7	2.9

2-3-4 全科医生数

单位：人

项目	合计		注册为全科医学专业的人数		注册为乡村全科执业助理医师的人数	
	2021 年	2022 年	2021 年	2022 年	2021 年	2022 年
总　　计	434 868	463 048	314 279	367 486	120 589	95 562
其中：医院	54 115	71 889	54 115	71 889		
社区卫生服务中心（站）	107 871	105 651	91 159	102 050	16 712	3601
乡镇卫生院	176 432	174 296	133 917	151 939	42 515	22 357

注：全科医生数指注册为全科医学专业和注册为乡村全科执业助理医师的人数之和，下表同。

2-3-5　2022年各地区分类别执业（助理）医师和全科医生数

单位：人

地区	执业（助理）医师数					全科医生数			每万人口全科医生数
	合计	临床	中医	口腔	公共卫生	合计	注册为全科医学专业的人数	注册为乡村全科执业助理医师的人数	
总　计	**4 434 728**	**3 211 907**	**764 185**	**333 534**	**125 102**	**463 048**	**367 486**	**95 562**	**3.28**
东　部	2 004 792	1 437 079	328 535	180 544	58 634	235 425	193 107	42 318	3.87
中　部	1 289 401	967 517	206 358	80 586	34 940	124 514	92 581	31 933	2.97
西　部	1 140 535	807 311	229 292	72 404	31 528	103 109	81 798	21 311	2.69
北　京	114 792	74 561	23 056	13 784	3391	8086	7907	179	3.70
天　津	52 550	34 121	11 676	5205	1548	4811	4353	458	3.53
河　北	262 303	191 646	47 046	20 395	3216	26 856	17 256	9600	3.62
山　西	113 359	81 302	19 837	9375	2845	7699	4542	3157	2.21
内蒙古	85 970	57 123	19 204	6404	3239	6655	4342	2313	2.77
辽　宁	133 348	98 749	19 192	12 158	3249	13 703	11 541	2162	3.26
吉　林	86 661	60 979	13 851	9632	2199	6868	5867	1001	2.93
黑龙江	98 275	73 330	14 283	8774	1888	10 257	8589	1668	3.31
上　海	86 042	62 408	11 492	8121	4021	11 216	11 127	89	4.53
江　苏	279 242	210 598	37 103	20 585	10 956	45 777	39 037	6740	5.38
浙　江	246 606	177 248	38 497	24 549	6312	26 216	25 525	691	3.99
安　徽	185 983	136 561	29 799	10 732	8891	21 518	17 544	3974	3.51
福　建	116 090	79 288	21 458	11 428	3916	14 152	11 768	2384	3.38
江　西	113 311	86 701	18 466	4940	3204	7545	5741	1804	1.67
山　东	350 039	252 997	58 884	29 363	8795	35 683	18 377	17 306	3.51
河　南	316 255	238 536	54 047	17 534	6138	30 226	18 762	11 464	3.06
湖　北	176 839	137 335	23 620	11 363	4521	13 838	11 238	2600	2.37
湖　南	198 718	152 773	32 455	8236	5254	26 563	20 298	6265	4.02
广　东	333 221	232 225	56 161	32 515	12 320	45 861	43 522	2339	3.62
广　西	138 636	99 669	25 522	9399	4046	15 589	13 525	2064	3.09
海　南	30 559	23 238	3970	2441	910	3064	2694	370	2.98
重　庆	94 589	65 143	21 299	6218	1929	9803	7995	1808	3.05
四　川	258 182	170 225	67 331	15 651	4975	24 875	22 041	2834	2.97
贵　州	109 411	82 937	18 018	4874	3582	8750	6378	2372	2.27
云　南	132 426	98 548	20 874	8357	4647	11 386	8626	2760	2.43
西　藏	11 087	7092	2935	268	792	520	412	108	1.43
陕　西	125 594	95 188	18 466	9804	2136	14 741	9568	5173	3.73
甘　肃	72 312	49 842	17 287	3438	1745	4572	3492	1080	1.83
青　海	18 978	13 409	3932	999	638	1205	953	252	2.03
宁　夏	22 728	15 973	3455	2445	855	1336	1063	273	1.83
新　疆	70 622	52 162	10 969	4547	2944	3677	3403	274	1.42

2-3-6 分科执业（助理）医师构成情况

单位：%

分科	2021年			2022年		
	合计	执业医师	执业助理医师	合计	执业医师	执业助理医师
总　　计	100.0	100.0	100.0	100.0	100.0	100.0
预防保健科	2.0	1.5	5.4	1.8	1.3	4.9
全科医疗科	4.8	4.1	9.4	4.6	4.0	9.1
内科	19.1	18.6	22.5	18.5	18.1	21.8
外科	10.2	10.7	6.6	9.9	10.4	6.4
儿科	4.8	5.1	2.8	5.1	5.4	3.0
妇产科	8.7	8.8	8.2	8.3	8.4	7.4
眼科	1.3	1.4	0.7	1.4	1.5	0.7
耳鼻咽喉科	1.1	1.2	0.6	1.1	1.1	0.6
口腔科	7.1	6.5	11.1	7.7	7.0	12.6
皮肤科	0.7	0.8	0.3	0.7	0.7	0.3
医疗美容科	0.8	0.9	0.4	0.9	1.0	0.5
精神科	1.5	1.5	1.3	1.7	1.7	1.6
传染科	0.8	0.9	0.2	0.9	1.0	0.2
结核病科	0.2	0.2	0.1	0.2	0.2	0.1
地方病科	0.0	0.0	0.0	0.0	0.0	0.0
肿瘤科	1.3	1.5	0.2	1.5	1.7	0.2
急诊医学科	1.7	1.8	0.7	1.7	1.8	0.8
康复医学科	1.3	1.3	1.4	1.4	1.4	1.5
运动医学科	0.0	0.0	0.0	0.0	0.0	0.0
职业病科	0.1	0.2	0.1	0.1	0.2	0.0
麻醉科	2.0	2.2	0.7	1.9	2.1	0.7
重病医学科	0.7	0.8	0.1	0.7	0.8	0.1
医学检验科	0.3	0.2	0.5	0.3	0.2	0.5
病理科	0.4	0.5	0.1	0.4	0.5	0.1
医学影像科	5.6	5.7	5.1	5.4	5.5	4.9
中医科	15.8	16.3	12.8	16.7	17.1	13.7
民族医学科	0.3	0.3	0.3	0.3	0.3	0.3
中西医结合科	2.0	2.0	2.0	2.3	2.4	2.2
其他	5.0	4.8	6.5	4.4	4.3	5.8

注：本表不包括村卫生室数字。

2-4-1　医院人员数

单位：人

机构分类	合计	卫生技术人员							其他技术人员	管理人员	工勤技能人员
		小计	执业（助理）医师	执业医师	注册护士	药师（士）	技师（士）	其他			
2021	8 481 234	7 115 465	2 396 771	2 241 855	3 586 736	327 238	457 641	347 079	367 976	330 204	667 589
2022	8 747 709	7 353 043	2 469 879	2 317 353	3 711 793	332 849	494 839	343 683	371 054	350 541	673 071
按城乡分											
城市	5 493 520	4 592 896	1 571 003	1 510 509	2 324 423	204 135	309 224	184 111	235 816	249 495	415 313
农村	3 254 189	2 760 147	898 876	806 844	1 387 370	128 714	185 615	159 572	135 238	101 046	257 758
按登记注册类型分											
公立医院	6 672 108	5 716 637	1 933 913	1 861 378	2 887 594	260 484	376 884	257 762	280 158	245 752	429 561
民营医院	2 075 601	1 636 406	535 966	455 975	824 199	72 365	117 955	85 921	90 896	104 789	243 510
按主办单位分											
政府办	6 353 839	5 448 386	1 842 143	1 775 716	2 757 239	247 663	357 499	243 842	269 142	229 404	406 907
社会办	1 145 502	912 938	298 730	269 869	459 353	40 387	66 635	47 833	46 965	61 808	123 791
个人办	1 248 368	991 719	329 006	271 768	495 201	44 799	70 705	52 008	54 947	59 329	142 373
按管理类别分											
非营利性	7 441 753	6 350 075	2 144 823	2 038 144	3 202 896	289 100	422 618	290 638	308 685	279 262	503 731
营利性	1 305 956	1 002 968	325 056	279 209	508 897	43 749	72 221	53 045	62 369	71 279	169 340
按医院等级分											
其中：三级医院	4 599 770	3 938 814	1 340 675	1 321 462	2 031 778	165 708	251 705	148 948	188 463	187 651	284 842
二级医院	2 941 365	2 467 060	798 635	721 824	1 230 677	117 606	174 637	145 505	124 122	104 446	245 737
一级医院	609 530	494 829	177 824	143 951	227 061	28 185	36 207	25 552	28 634	26 838	59 229

注：本表未纳入医院同时担负临床或监督工作的管理人员，2022年共28.1万人。

2-4-2　2021年医院人员的性别、年龄、学历及职称构成情况

单位：%

| 分类 | 卫生技术人员 | | | | | | | 其他技术人员 | 管理人员 |
	合计	执业（助理）医师	执业医师	注册护士	药师（士）	技师（士）	其他		
总　计	100.0	100.0	100.0	100.0	100.0	100.0	100.0	100.0	100.0
按性别分									
男	25.6	53.3	53.6	3.8	31.0	40.0	40.7	39.8	42.2
女	74.4	46.7	46.4	96.2	69.0	60.0	59.3	60.2	57.8
按年龄分									
25 岁以下	9.0	0.6	0.2	13.8	3.9	8.8	16.3	5.0	2.7
25～34 岁	43.9	29.0	28.1	52.2	36.9	44.1	56.1	39.3	29.1
35～44 岁	24.0	32.8	33.1	19.8	25.1	22.7	16.0	27.4	26.4
45～54 岁	13.8	21.0	21.2	9.8	19.9	14.1	6.4	18.8	24.5
55～59 岁	4.7	7.8	8.1	2.8	7.8	5.4	2.1	5.6	10.1
60 岁及以上	4.5	8.9	9.3	1.7	6.3	5.0	3.1	3.9	7.3
按工作年限分									
5 年以下	25.8	18.2	17.1	28.0	17.7	27.0	47.5	23.8	17.9
5～9 年	24.8	19.9	19.8	28.2	21.5	23.7	25.1	23.3	17.7
10～19 年	24.8	25.9	26.2	25.8	23.4	22.0	15.8	24.0	21.8
20～29 年	12.4	18.3	18.6	9.3	16.8	13.0	5.2	13.6	17.2
30 年及以上	12.2	17.7	18.3	8.6	20.7	14.3	6.4	15.4	25.4
按学历分									
研究生	8.7	22.9	24.4	0.3	6.7	4.6	8.3	7.4	8.8
大学本科	41.9	52.6	55.0	34.2	42.8	45.3	45.5	42.4	46.3
大专	35.6	18.4	15.4	47.2	30.8	36.9	33.3	32.1	29.7
中专	13.2	5.7	4.9	17.9	16.6	12.2	11.5	12.0	9.4
高中及以下	0.6	0.4	0.3	0.4	3.2	1.0	1.5	6.1	5.9
按专业技术资格分									
正高	3.1	8.4	9.0	0.5	1.6	1.6	0.7	0.5	2.7
副高	8.6	18.5	19.7	3.7	6.4	6.7	1.9	4.0	8.3
中级	23.3	32.3	34.3	19.8	26.9	22.7	7.1	17.4	17.3
师级/助理	31.3	33.7	33.2	29.7	36.6	34.2	26.3	24.7	13.9
士级	28.9	4.5	1.4	42.7	23.8	29.1	42.0	32.1	11.5
不详	4.9	2.6	2.4	3.7	4.7	5.7	22.1	21.3	46.2
按聘任技术职务分									
正高	3.0	8.1	8.7	0.4	1.5	1.4	0.7	0.6	4.1
副高	8.5	18.4	19.6	3.5	6.3	6.6	1.9	3.9	11.9
中级	23.1	32.4	34.4	19.3	27.0	22.8	7.1	16.5	25.0
师级/助理	30.9	33.6	32.7	29.8	36.0	32.8	22.0	25.8	22.1
士级	27.1	4.6	1.8	40.9	23.0	27.6	32.3	28.7	16.6
待聘	7.4	2.8	2.8	6.1	6.1	8.7	36.0	24.5	20.2

2-4-3 2022年医院人员的性别、年龄、学历及职称构成情况

单位：%

分类	卫生技术人员							其他技术人员	管理人员
	合计	执业（助理）医师	执业医师	注册护士	药师（士）	技师（士）	其他		
总　计	100.0	100.0	100.0	100.0	100.0	100.0	100.0	100.0	100.0
按性别分									
男	25.4	52.6	52.8	4.2	30.1	39.7	40.6	40.0	41.8
女	74.6	47.4	47.2	95.8	69.9	60.3	59.4	60.0	58.2
按年龄分									
25 岁以下	8.4	0.5	0.1	12.5	3.6	10.3	16.5	4.5	2.6
25～34 岁	44.1	29.2	28.3	52.3	37.5	47.4	55.8	39.9	30.4
35～44 岁	26.5	34.6	35.1	22.7	29.3	23.1	17.7	31.1	30.2
45～54 岁	14.3	21.6	21.9	10.2	20.9	12.8	7.0	19.0	25.6
55～59 岁	3.7	7.1	7.4	1.5	5.7	3.7	1.7	4.1	8.0
60 岁及以上	3.0	6.9	7.3	0.8	3.0	2.7	1.2	1.5	3.2
按工作年限分									
5 年以下	24.7	17.1	16.0	26.3	17.5	30.4	49.1	23.4	17.1
5～9 年	24.7	20.7	20.6	27.6	21.8	24.6	23.8	23.5	19.1
10～19 年	28.0	28.1	28.6	29.9	28.2	23.4	17.1	27.9	26.0
20～29 年	12.3	18.1	18.3	9.3	16.5	11.3	5.4	13.5	17.5
30 年及以上	10.3	16.0	16.5	6.9	16.1	10.3	4.5	11.7	20.3
按学历分									
研究生	9.7	25.3	26.9	0.4	8.2	5.4	9.6	9.1	10.4
大学本科	43.6	52.5	54.7	37.0	46.3	48.2	45.8	44.9	49.0
大专	35.5	17.1	14.1	47.6	30.5	36.2	34.4	31.2	28.2
中专	10.9	4.9	4.1	14.8	13.5	9.7	9.2	9.9	7.7
高中及以下	0.3	0.3	0.2	0.2	1.5	0.6	1.0	4.9	4.8
按专业技术资格分									
正高	3.3	8.7	9.3	0.5	1.8	1.4	0.7	0.6	2.5
副高	8.7	18.6	19.8	3.8	6.8	5.9	1.9	4.4	7.8
中级	24.4	33.4	35.4	21.0	28.0	19.8	7.8	18.3	16.8
师级／助理	32.4	33.6	33.1	32.1	37.0	30.5	27.1	24.7	13.7
士级	27.3	4.4	1.3	40.5	23.5	25.1	41.7	29.6	10.8
不详	4.0	1.3	1.2	2.1	2.9	17.2	20.9	22.4	48.3
按聘任技术职务分									
正高	3.1	8.1	8.7	0.5	1.6	1.5	0.6	0.7	3.6
副高	8.5	18.3	19.5	3.6	6.6	6.5	1.8	4.1	10.8
中级	23.5	32.5	34.4	19.8	26.9	22.0	7.2	16.7	23.1
师级／助理	31.7	33.2	32.6	31.4	35.8	33.5	22.5	24.7	20.8
士级	25.7	4.6	1.7	38.5	22.1	26.8	31.4	25.4	15.1
待聘	7.5	3.3	3.2	6.3	7.0	9.6	36.5	28.4	26.6

2-4-4　各地区医院人员数

单位：人

| 年份/地区 | 合计 | 卫生技术人员 | | | | | | | 其他技术人员 | 管理人员 | 工勤技能人员 |
		小计	执业（助理）医师	执业医师	注册护士	药师（士）	技师（士）	其他			
2021	8 481 234	7 115 465	2 396 771	2 241 855	3 586 736	327 238	457 641	347 079	367 976	330 204	667 589
2022	8 747 709	7 353 043	2 469 879	2 317 353	3 711 793	332 849	494 839	343 683	371 054	350 541	673 071
东　部	3 831 059	3 209 230	1 115 230	1 060 094	1 592 095	152 393	209 738	139 774	166 295	151 765	303 769
中　部	2 498 381	2 118 098	712 671	662 746	1 091 408	90 651	142 303	81 065	110 418	95 760	174 105
西　部	2 418 269	2 025 715	641 978	594 513	1 028 290	89 805	142 798	122 844	94 341	103 016	195 197
北　京	249 847	203 301	73 848	72 072	95 200	9924	14 041	10 288	11 158	13 777	21 611
天　津	102 116	85 215	32 657	31 879	37 921	4698	5426	4513	4235	6672	5994
河　北	443 287	375 925	142 152	130 122	180 844	14 930	23 243	14 756	20 718	16 628	30 016
山　西	225 978	189 300	64 299	60 714	95 921	8082	13 263	7735	10 690	9346	16 642
内蒙古	164 692	137 518	47 766	45 083	67 788	6880	8792	6292	8902	8168	10 104
辽　宁	296 981	245 448	86 601	83 457	124 841	10 510	15 832	7664	14 332	11 265	25 936
吉　林	175 356	140 902	48 747	45 621	72 688	5870	9229	4368	8510	8085	17 859
黑龙江	217 833	177 779	61 460	57 444	88 613	7897	11 130	8679	9513	10 038	20 503
上　海	186 599	158 978	52 200	51 559	77 860	7362	12 799	8757	8581	9101	9939
江　苏	511 172	424 436	144 890	138 729	216 294	20 151	27 888	15 213	22 899	18 855	44 982
浙　江	464 029	385 513	135 149	129 595	189 921	19 867	25 306	15 270	18 476	17 655	42 385
安　徽	330 332	290 569	99 339	92 961	153 621	11 475	17 468	8666	13 326	9862	16 575
福　建	219 030	185 046	60 404	57 609	94 937	9388	12 035	8282	9709	7085	17 190
江　西	227 354	196 082	63 496	59 253	101 675	10 176	13 521	7214	8456	7107	15 709
山　东	635 822	547 550	191 915	179 756	274 856	24 372	35 887	20 520	32 631	20 023	35 618
河　南	606 228	518 432	173 722	156 950	260 740	21 092	37 866	25 012	27 933	21 754	38 109
湖　北	339 376	286 909	97 413	92 607	147 651	12 162	20 120	9563	15 704	14 269	22 494
湖　南	375 924	318 125	104 195	97 196	170 499	13 897	19 706	9828	16 286	15 299	26 214
广　东	662 546	549 668	179 259	170 174	274 752	28 924	34 049	32 684	21 402	27 393	64 083
广　西	282 274	235 200	72 150	68 736	123 329	11 414	16 653	11 654	10 355	10 520	26 199
海　南	59 630	48 150	16 155	15 142	24 669	2267	3232	1827	2154	3311	6015
重　庆	187 187	152 650	48 998	45 403	79 645	6496	10 369	7142	5997	10 028	18 512
四　川	522 712	428 135	138 849	129 946	220 868	19 195	29 994	19 229	19 980	22 847	51 750
贵　州	239 992	204 445	64 691	59 437	105 224	7760	14 302	12 468	8724	11 099	15 724
云　南	280 247	242 203	74 011	67 822	126 495	10 418	16 483	14 796	11 068	8317	18 659
西　藏	21 685	16 406	6353	5284	6029	863	1103	2058	1752	984	2543
陕　西	294 436	250 557	74 168	69 399	124 106	10 426	18 525	23 332	3411	18 740	21 728
甘　肃	155 525	134 099	42 220	38 106	68 200	5448	9625	8606	8303	3868	9255
青　海	43 334	36 432	12 187	10 848	17 020	1894	2876	2455	2706	915	3281
宁　夏	46 811	39 624	13 471	12 568	19 853	2109	2524	1667	1543	2049	3595
新　疆	179 374	148 446	47 114	41 881	69 733	6902	11 552	13 145	11 600	5481	13 847

2-5-1　基层医疗卫生机构人员数

单位：人

机构分类	合计	卫生技术人员							乡村医生和卫生员	其他技术人员	管理人员	工勤技能人员
		小计	执业（助理）医师	执业医师	注册护士	药师（士）	技师（士）	其他				
2021	4 431 568	3 301 599	1 614 973	1 102 532	1 149 879	167 647	135 120	233 980	696 749	144 487	73 416	215 317
2022	4 550 607	3 450 293	1 680 415	1 149 284	1 215 969	171 552	145 743	236 614	664 543	143 363	79 757	212 651
按城乡分												
城市	2 081 347	1 705 613	823 506	650 016	657 163	86 882	65 592	72 470	143 685	66 625	50 681	114 743
农村	2 469 260	1 744 680	856 909	499 268	558 806	84 670	80 151	164 144	520 858	76 738	29 076	97 908
按登记注册类型分												
公立	2 929 300	2 142 117	977 582	587 209	704 619	126 457	124 758	208 701	494 269	110 406	42 194	140 314
非公立	1 621 307	1 308 176	702 833	562 075	511 350	45 095	20 985	27 913	170 274	32 957	37 563	72 337
按主办单位分												
政府办	2 133 413	1 762 453	712 758	474 906	614 165	115 805	117 961	201 764	96 264	104 468	38 131	132 097
社会办	1 125 617	600 064	378 653	199 594	178 407	18 642	12 988	11 374	462 942	13 700	13 639	35 272
个人办	1 291 577	1 087 776	589 004	474 784	423 397	37 105	14 794	23 476	105 337	25 195	27 987	45 282
按管理类别分												
非营利性	3 305 337	2 364 763	1 102 712	665 185	783 807	134 802	129 995	213 447	620 098	116 380	47 956	156 140
营利性	1 245 261	1 085 530	577 703	484 099	432 162	36 750	15 748	23 167	44 436	26 983	31 801	56 511

注：本表未纳入基层医疗卫生机构同时担负临床或监督工作的管理人员，2022年共10.1万人。

2-5-2 各地区基层医疗卫生机构人员数

单位：人

年份/地区	合计	卫生技术人员							乡村医生和卫生员	其他技术人员	管理人员	工勤技能人员
		小计	执业（助理）医师	执业医师	注册护士	药师（士）	技师（士）	其他				
2021	4 431 568	3 301 599	1 614 973	1 102 532	1 149 879	167 647	135 120	233 980	696 749	144 487	73 416	215 317
2022	4 550 607	3 450 293	1 680 415	1 149 284	1 215 969	171 552	145 743	236 614	664 543	143 363	79 757	212 651
东　部	1 952 481	1 530 684	768 508	550 705	537 518	83 898	60 115	80 645	208 784	65 200	40 356	107 457
中　部	1 310 569	965 366	493 606	315 616	335 864	41 376	40 526	53 994	234 057	41 014	18 077	52 055
西　部	1 287 557	954 243	418 301	282 963	342 587	46 278	45 102	101 975	221 702	37 149	21 324	53 139
北　京	91 830	74 285	35 464	31 022	26 759	5538	3707	2817	2362	4149	4172	6862
天　津	41 159	32 068	17 160	14 904	9215	2538	1590	1565	2893	1941	1899	2358
河　北	239 057	169 113	106 562	62 785	44 713	5574	3877	8387	55 518	5867	2343	6216
山　西	113 667	76 140	43 040	29 960	24 512	2848	2305	3435	28 852	3634	1392	3649
内蒙古	79 589	60 897	31 581	22 855	18 772	4284	2017	4243	13 050	2596	1005	2041
辽　宁	105 234	78 275	40 566	31 281	29 093	2985	2432	3199	15 541	3308	2398	5712
吉　林	84 722	63 987	33 115	25 294	22 486	2498	1666	4222	12 014	3298	1979	3444
黑龙江	79 826	58 394	31 298	21 884	17 341	2581	2076	5098	12 510	3098	2252	3572
上　海	81 888	64 124	29 174	26 258	25 808	3753	3483	1906	465	2502	2429	12 368
江　苏	307 705	247 130	118 800	83 763	89 451	14 479	12 073	12 327	20 022	12 703	7470	20 380
浙　江	219 152	189 198	97 156	76 656	64 667	11 827	6801	8747	6381	6480	4937	12 156
安　徽	187 008	151 844	76 964	49 781	58 649	4973	6002	5256	24 607	3911	2102	4544
福　建	129 782	99 440	47 646	35 224	34 555	6984	4539	5716	15 966	4680	2231	7465
江　西	122 197	84 660	38 782	25 632	29 235	5994	5500	5149	28 739	3197	854	4747
山　东	360 434	263 920	135 601	88 756	88 156	12 881	10 848	16 434	68 178	13 364	4706	10 266
河　南	326 805	227 423	124 105	69 565	71 068	9005	10 112	13 133	70 298	10 147	3434	15 503
湖　北	190 203	142 691	66 107	45 478	54 876	5866	6558	9284	29 377	7237	3541	7357
湖　南	206 141	160 227	80 195	48 022	57 697	7611	6307	8417	27 660	6492	2523	9239
广　东	342 974	285 959	128 554	91 262	113 487	16 185	9877	17 856	18 898	9062	7122	21 933
广　西	182 591	137 603	53 457	34 718	51 747	9806	5985	16 608	27 171	6563	1926	9328
海　南	33 266	27 172	11 825	8794	11 614	1154	888	1691	2560	1144	649	1741
重　庆	108 484	85 298	40 914	29 251	31 803	3760	3544	5277	13 124	2594	2535	4933
四　川	300 572	220 939	103 663	71 854	79 127	10 813	9487	17 849	46 524	8522	5961	18 626
贵　州	125 067	90 286	36 494	21 943	32 000	3415	6156	12 221	24 180	3718	3070	3813
云　南	162 591	119 589	46 852	32 255	50 894	3111	5455	13 277	31 044	5542	1823	4593
西　藏	18 212	8093	3852	2821	1865	323	200	1853	9396	449	72	202
陕　西	126 541	100 558	44 948	27 034	30 044	4894	6182	14 490	17 725	869	3154	4235
甘　肃	75 496	55 271	24 430	16 871	19 875	2340	2643	5983	16 184	1809	499	1733
青　海	19 608	12 364	5577	4202	3805	648	580	1754	5923	583	240	498
宁　夏	20 863	16 810	7342	5631	6492	1048	554	1374	2641	500	225	687
新　疆	67 943	46 535	19 191	13 528	16 163	1836	2299	7046	14 740	3404	814	2450

2-6-1 各地区社区卫生服务中心（站）人员数

单位：人

年份/地区	合计	卫生技术人员							其他技术人员	管理人员	工勤技能人员
		小计	执业（助理）医师	执业医师	注册护士	药师（士）	技师（士）	其他			
2021	682 912	592 061	245 328	202 900	237 441	41 989	32 685	34 618	33 310	17 082	40 459
2022	717 298	623 476	254 738	211 344	252 568	43 955	36 016	36 199	34 125	18 508	41 189
东　部	390 998	340 514	146 731	124 545	126 119	28 742	20 012	18 910	18 670	9392	22 422
中　部	170 108	146 910	58 888	47 787	65 984	7252	7932	6854	8712	4497	9989
西　部	156 192	136 052	49 119	39 012	60 465	7961	8072	10 435	6743	4619	8778
北　京	42 732	35 964	15 487	13 573	11 663	4199	2602	2013	2223	1538	3007
天　津	11 088	9369	4302	3988	2947	895	577	648	772	501	446
河　北	21 320	18 692	9017	7447	7503	828	782	562	1040	586	1002
山　西	14 881	13 098	5545	4707	6073	488	507	485	751	345	687
内蒙古	15 656	13 620	5343	4389	6083	850	560	784	913	371	752
辽　宁	20 515	17 359	7330	6613	7751	978	832	468	957	770	1429
吉　林	11 594	9164	3409	2808	4169	497	455	634	1040	474	916
黑龙江	15 907	12 752	4817	3959	5524	737	736	938	1111	645	1399
上　海	38 256	33 582	14 269	13 151	12 715	2894	2530	1174	1891	949	1834
江　苏	63 032	55 165	23 263	19 228	20 023	4820	3865	3194	3218	1073	3576
浙　江	51 647	45 947	21 553	17 952	14 808	4232	2624	2730	2107	1007	2586
安　徽	26 147	24 013	10 052	8078	11 212	899	1052	798	856	425	853
福　建	17 480	15 327	6292	5273	5637	1459	960	979	951	298	904
江　西	9278	8231	3042	2608	3832	540	546	271	386	204	457
山　东	51 800	44 967	18 259	14 404	17 899	3036	2326	3447	3460	1028	2345
河　南	36 396	31 211	13 151	10 699	13 627	1347	1821	1265	1862	951	2372
湖　北	28 414	24 453	9165	7561	11 109	1305	1504	1370	1452	952	1557
湖　南	27 491	23 988	9707	7367	10 438	1439	1311	1093	1254	501	1748
广　东	68 550	60 017	25 557	21 772	23 049	5179	2747	3485	1920	1513	5100
广　西	12 175	10 759	4004	3377	4590	856	647	662	487	247	682
海　南	4578	4125	1402	1144	2124	222	167	210	131	129	193
重　庆	18 637	15 959	6117	4758	6669	983	1046	1144	675	737	1266
四　川	36 710	31 333	11 526	9040	13 700	2089	1938	2080	1440	1051	2886
贵　州	18 163	15 822	5270	3624	6704	741	1151	1956	923	640	778
云　南	13 217	11 879	4218	3347	5775	386	645	855	564	242	532
西　藏	344	277	159	126	75	14	22	7	11	2	54
陕　西	13 238	11 510	3839	3156	5005	687	831	1148	185	792	751
甘　肃	10 792	9866	3290	2635	5033	393	482	668	450	165	311
青　海	3099	2716	932	787	1232	206	131	215	145	57	181
宁　夏	3578	3253	967	790	1618	278	117	273	117	43	165
新　疆	10 583	9058	3454	2983	3981	478	502	643	833	272	420

注：本表未纳入社区卫生服务中心（站）同时担负临床或监督工作的管理人员，2022年共2.2万人。

2-6-2 2021年社区卫生服务中心人员的性别、年龄、学历及职称构成情况

单位：%

分类	卫生技术人员							其他技术人员	管理人员
	合计	执业（助理）医师	执业医师	注册护士	药师（士）	技师（士）	其他		
总　　计	100.0	100.0	100.0	100.0	100.0	100.0	100.0	100.0	100.0
按性别分									
男	23.7	42.0	41.7	1.0	24.2	30.0	36.6	27.5	39.0
女	76.3	58.0	58.3	99.0	75.8	70.0	63.4	72.5	61.0
按年龄分									
25 岁以下	5.8	0.9	0.1	8.8	4.1	7.6	15.5	4.6	2.3
25～34 岁	33.2	21.8	20.7	41.9	35.0	40.2	40.4	34.0	23.1
35～44 岁	30.6	34.0	35.0	28.9	33.2	27.8	21.8	33.2	31.2
45～54 岁	21.5	29.0	28.8	16.7	18.4	16.3	14.2	21.5	30.5
55～59 岁	4.6	6.7	7.0	2.6	5.3	3.9	3.2	4.0	8.2
60 岁及以上	4.4	7.6	8.4	1.1	4.0	4.3	4.8	2.7	4.8
按工作年限分									
5 年以下	18.3	12.4	10.7	20.7	14.4	22.7	35.4	20.5	12.7
5～9 年	19.2	15.8	15.6	22.0	18.8	21.7	21.2	20.9	14.2
10～19 年	27.3	26.2	27.3	29.3	32.3	24.6	20.4	28.0	25.1
20～29 年	20.6	26.2	26.2	17.2	19.3	18.0	13.1	18.7	24.7
30 年及以上	14.7	19.5	20.3	10.9	15.2	13.0	10.0	11.8	23.2
按学历分									
研究生	1.9	4.4	5.3	0.1	0.9	0.4	0.7	0.7	2.1
大学本科	42.1	53.1	59.9	33.0	44.0	41.9	30.7	39.8	45.0
大专	38.1	30.2	25.4	45.3	35.3	41.5	42.3	37.1	36.4
中专	16.6	11.2	8.5	21.1	16.4	15.0	22.5	16.0	11.8
高中及以下	1.3	1.2	0.9	0.5	3.4	1.3	3.8	6.5	4.6
按专业技术资格分									
正高	0.8	1.8	2.2	0.2	0.2	0.3	0.1	0.1	1.0
副高	6.2	11.4	13.9	3.3	2.7	3.2	0.6	1.0	5.3
中级	26.7	34.4	41.6	25.3	22.1	21.9	4.3	12.2	14.1
师级／助理	32.8	37.9	37.9	29.7	38.1	33.4	18.2	21.8	14.4
士级	27.9	11.5	1.7	38.1	31.2	35.1	49.9	39.7	16.3
不详	5.6	3.0	2.7	3.3	5.6	6.2	26.9	25.2	48.8
按聘任技术职务分									
正高	0.8	1.7	2.1	0.2	0.2	0.2	0.0	0.1	1.6
副高	6.2	11.4	13.9	3.2	2.7	3.1	0.6	0.9	8.3
中级	26.8	34.7	41.9	25.0	22.6	22.8	4.8	11.5	22.0
师级／助理	33.8	39.0	38.2	31.3	38.8	33.6	16.9	23.5	24.0
士级	26.0	11.1	2.2	36.2	29.9	33.2	40.6	35.2	23.8
待聘	6.4	2.1	1.7	4.1	5.7	7.1	37.0	28.9	20.4

2-6-3　2022年社区卫生服务中心人员的性别、年龄、学历及职称构成情况

单位：%

分类	卫生技术人员							其他技术人员	管理人员
	合计	执业（助理）医师	执业医师	注册护士	药师（士）	技师（士）	其他		
总　计	100.0	100.0	100.0	100.0	100.0	100.0	100.0	100.0	100.0
按性别分									
男	22.6	40.6	40.1	1.2	22.9	29.7	35.3	27.2	38.3
女	77.4	59.4	59.9	98.8	77.1	70.3	64.7	72.8	61.7
按年龄分									
25 岁以下	5.9	0.9	0.2	8.1	3.9	9.2	19.1	4.8	2.0
25～34 岁	33.8	22.7	21.5	42.2	33.7	43.6	39.3	32.7	23.1
35～44 岁	31.7	34.2	35.5	30.7	37.1	27.0	22.7	35.9	34.9
45～54 岁	22.2	30.6	30.4	16.9	19.7	15.2	14.4	22.6	30.7
55～59 岁	3.6	6.1	6.3	1.4	3.7	2.6	2.4	2.9	6.7
60 岁及以上	2.9	5.6	6.2	0.7	1.8	2.4	2.1	1.2	2.6
按工作年限分									
5 年以下	18.5	12.2	10.4	20.0	14.1	25.9	40.1	20.5	12.9
5～9 年	19.4	16.4	16.2	21.8	18.9	23.4	19.5	20.7	14.6
10～19 年	29.3	27.8	29.1	31.8	35.5	25.3	20.8	30.6	28.5
20～29 年	19.8	25.2	25.3	16.7	19.5	15.6	12.4	18.2	23.8
30 年及以上	13.1	18.5	18.9	9.6	11.9	9.8	7.2	9.9	20.1
按学历分									
研究生	2.1	4.9	5.8	0.1	1.0	0.4	0.9	0.8	2.3
大学本科	43.3	54.8	61.5	33.8	45.8	43.6	31.2	39.5	46.4
大专	39.3	29.6	25.0	47.7	36.8	42.8	45.8	39.3	37.0
中专	14.5	10.0	7.1	18.2	14.8	12.4	19.9	14.8	10.2
高中及以下	0.7	0.8	0.6	0.3	1.6	0.7	2.2	5.6	4.1
按专业技术资格分									
正高	1.0	2.3	2.7	0.3	0.3	0.3	0.1	0.0	1.0
副高	6.7	12.3	14.8	3.7	3.2	3.2	0.8	1.1	4.7
中级	28.1	35.8	42.8	26.9	24.4	20.5	4.8	13.6	13.8
师级／助理	33.3	37.6	37.3	31.5	38.8	30.5	17.7	22.6	13.9
士级	26.9	11.1	1.6	36.5	30.6	30.9	51.1	38.0	15.3
不详	3.9	1.0	0.8	1.1	2.7	14.6	25.5	24.6	51.3
按聘任技术职务分									
正高	0.9	2.0	2.5	0.2	0.2	0.3	0.0	0.0	1.5
副高	6.7	12.1	14.6	3.6	3.2	3.5	0.7	1.0	7.0
中级	26.6	34.0	40.6	25.0	22.9	21.9	4.5	11.5	20.0
师级／助理	33.5	38.2	38.0	31.7	38.1	33.4	15.1	22.7	21.4
士级	25.3	11.1	2.2	35.0	28.6	32.5	38.2	31.3	21.3
待聘	7.0	2.5	2.1	4.5	7.0	8.4	41.5	33.5	28.8

2-7-1 各地区乡镇卫生院人员数

单位：人

| 年分／地区 | 合计 | 卫生技术人员 | | | | | | | 其他技术人员 | 管理人员 | 工勤技能人员 |
		小计	执业（助理）医师	执业医师	注册护士	药剂人员	技师（士）	其他			
2021	1 492 416	1 284 512	525 274	321 373	424 982	80 977	82 936	170 343	79 071	24 526	104 307
2022	1 530 690	1 325 665	536 740	331 443	445 826	82 129	89 285	171 685	77 969	25 892	101 164
东　部	528 761	454 966	193 022	124 712	153 078	32 699	28 344	47 823	28 030	8456	37 309
中　部	488 511	420 540	183 417	111 140	143 883	24 492	28 206	40 542	25 614	8307	34 050
西　部	513 418	450 159	160 301	95 591	148 865	24 938	32 735	83 320	24 325	9129	29 805
北　京											
天　津	6118	5337	2668	2258	1311	435	360	563	297	222	262
河　北	64 126	55 372	29 469	16 700	14 917	2349	2393	6244	3849	784	4121
山　西	27 301	22 427	11 457	7629	6048	1280	1317	2325	2215	534	2125
内蒙古	22 775	20 253	10 064	6729	5042	1271	1186	2690	1236	351	935
辽　宁	23 335	17 726	8439	5611	5677	1086	1071	1453	1767	828	3014
吉　林	22 882	17 951	8399	5833	5588	973	906	2085	1748	1141	2042
黑龙江	21 637	17 727	8180	5457	3928	1109	1011	3499	1406	969	1535
上　海											
江　苏	110 661	95 941	41 205	28 992	34 498	6615	6213	7410	5458	1550	7712
浙　江	55 206	49 110	22 820	16 405	14 377	4590	2816	4507	1939	915	3242
安　徽	70 195	64 887	30 025	19 338	24 042	3054	3976	3790	2170	766	2372
福　建	41 691	35 478	12 933	9176	12 494	3455	2678	3918	2395	573	3245
江　西	54 819	48 288	17 776	12 307	17 087	4256	4732	4437	2297	342	3892
山　东	111 981	97 285	40 022	26 601	32 264	6402	7047	11 550	7630	1522	5544
河　南	120 064	99 026	45 140	25 148	30 167	5334	7597	10 788	7322	1812	11 904
湖　北	81 087	71 190	29 093	17 372	27 386	3542	4146	7023	4292	1556	4049
湖　南	90 526	79 044	33 347	18 056	29 637	4944	4521	6595	4164	1187	6131
广　东	102 057	87 458	31 286	16 321	33 098	7053	5172	10 849	3935	1774	8890
广　西	89 726	76 424	22 889	11 745	27 676	5809	4953	15 097	5119	731	7452
海　南	13 586	11 259	4180	2648	4442	714	594	1329	760	288	1279
重　庆	35 979	31 070	12 741	8199	10 771	1715	2112	3731	1496	1030	2383
四　川	113 059	97 042	37 504	22 729	33 347	5478	6522	14 191	5393	2307	8317
贵　州	55 957	49 492	17 376	9580	15 839	2188	4672	9417	2330	1842	2293
云　南	66 935	59 439	19 714	11 733	21 893	1911	4341	11 580	4072	548	2876
西　藏	6386	5870	2397	1663	1234	258	166	1815	385	38	93
陕　西	48 017	43 578	12 096	7351	12 217	2868	4661	11 736	614	1582	2243
甘　肃	32 850	30 270	11 894	7850	10 229	1593	1895	4659	1119	244	1217
青　海	6582	6119	2497	1791	1620	263	364	1375	273	64	126
宁　夏	6534	5829	2361	1712	1688	509	340	931	305	96	304
新　疆	28 618	24 773	8768	4509	7309	1075	1523	6098	1983	296	1566

注：本表未纳入乡镇卫生院同时担负临床或监督工作的管理人员，2022年共4.2万人。

2-7-2 2021年乡镇卫生院人员的性别、年龄、学历及职称构成情况

单位：%

分类	卫生技术人员							其他技术人员	管理人员
	合计	执业（助理）医师	执业医师	注册护士	药师（士）	技师（士）	其他		
总　计	100.0	100.0	100.0	100.0	100.0	100.0	100.0	100.0	100.0
按性别分									
男	34.7	57.5	59.4	1.6	36.6	39.7	45.2	39.5	59.1
女	65.3	42.5	40.6	98.4	63.4	60.3	54.8	60.5	40.9
按年龄分									
25 岁以下	8.3	1.6	0.2	12.7	5.6	11.5	14.5	6.5	2.3
25～34 岁	34.4	20.9	18.1	46.3	33.1	46.9	37.7	33.8	21.0
35～44 岁	26.7	32.0	32.0	23.9	25.8	21.3	22.8	28.0	29.0
45～54 岁	22.2	32.5	33.7	14.4	21.9	14.9	16.9	22.5	33.1
55～59 岁	4.7	7.1	8.2	1.9	7.9	3.4	4.0	5.3	9.1
60 岁及以上	3.7	6.0	7.8	0.8	5.7	1.9	4.1	3.9	5.4
按工作年限分									
5 年以下	22.6	13.9	9.9	26.7	17.9	30.4	32.8	24.5	12.4
5～9 年	20.8	15.2	14.2	26.5	19.5	24.9	21.2	21.5	13.6
10～19 年	21.4	22.2	22.5	22.6	19.9	17.5	19.5	21.9	20.5
20～29 年	21.7	29.5	31.1	16.4	22.7	17.0	15.8	19.1	29.2
30 年及以上	13.5	19.1	22.4	7.7	20.1	10.2	10.7	13.0	24.3
按学历分									
研究生	0.1	0.3	0.5	0.0	0.1	0.0	0.1	0.1	0.3
大学本科	23.9	31.0	41.3	19.2	25.1	23.7	16.8	20.1	26.7
大专	43.3	42.1	37.9	45.6	36.1	49.8	42.2	36.4	41.4
中专	30.5	24.8	18.6	34.4	31.9	24.6	36.8	31.8	22.7
高中及以下	2.2	1.8	1.7	0.8	6.7	1.8	4.2	11.6	8.9
按专业技术资格分									
正高	0.3	0.7	1.1	0.1	0.1	0.1	0.0	0.0	0.2
副高	3.6	6.5	10.7	2.5	2.2	1.6	0.3	0.5	2.6
中级	15.1	21.0	33.4	15.8	14.8	10.7	2.4	6.3	10.4
师级／助理	31.9	44.9	48.3	27.6	31.9	26.4	13.6	16.4	17.4
士级	42.2	23.8	4.3	49.3	45.0	53.8	63.9	54.5	27.6
不详	7.0	3.2	2.1	4.8	6.0	7.4	19.8	22.2	41.7
按聘任技术职务分									
正高	0.3	0.6	1.0	0.1	0.1	0.1	0.0	0.0	0.3
副高	3.6	6.6	10.8	2.5	2.3	1.6	0.3	0.5	3.8
中级	15.3	21.5	34.2	15.7	15.3	11.1	2.6	6.3	15.7
师级／助理	32.3	45.9	47.8	28.1	31.3	25.7	12.9	16.2	26.2
士级	38.8	22.7	4.8	46.7	43.1	50.3	53.3	47.7	38.4
待聘	9.7	2.7	1.5	6.9	7.8	11.2	30.9	29.3	15.6

2-7-3 2022年乡镇卫生院人员的性别、年龄、学历及职称构成情况

单位：%

分类	卫生技术人员							其他技术人员	管理人员
	合计	执业（助理）医师	执业医师	注册护士	药师（士）	技师（士）	其他		
总　　计	100.0	100.0	100.0	100.0	100.0	100.0	100.0	100.0	100.0
按性别分									
男	33.6	55.9	57.0	1.8	34.1	38.7	45.1	38.9	58.1
女	66.4	44.1	43.0	98.2	65.9	61.3	54.9	61.1	41.9
按年龄分									
25 岁以下	8.4	1.7	0.2	11.7	6.0	12.4	16.6	6.5	2.3
25～34 岁	35.6	22.7	20.1	46.7	34.4	48.6	37.8	33.4	21.5
35～44 岁	26.9	31.2	32.1	25.2	28.0	20.7	22.5	30.2	31.1
45～54 岁	23.2	34.3	35.7	15.1	23.4	14.5	17.6	23.7	34.7
55～59 岁	4.0	6.8	7.6	1.0	6.1	2.7	3.6	4.6	8.1
60 岁及以上	1.9	3.4	4.3	0.3	2.1	1.0	1.8	1.7	2.2
按工作年限分									
5 年以下	23.7	14.6	10.0	26.7	19.5	33.1	37.2	25.7	12.9
5～9 年	20.7	16.4	15.8	25.4	19.9	24.8	19.5	21.0	13.2
10～19 年	23.1	23.5	24.6	25.5	23.0	18.5	19.4	24.1	24.4
20～29 年	20.4	27.6	29.5	15.5	22.1	15.1	15.2	18.3	28.0
30 年及以上	12.0	18.0	20.1	6.9	15.5	8.5	8.8	10.8	21.6
按学历分									
研究生	0.2	0.4	0.6	0.0	0.2	0.0	0.1	0.1	0.3
大学本科	25.7	33.1	44.4	20.0	27.7	26.1	18.8	21.3	29.1
大专	45.3	42.3	38.0	48.6	39.4	51.6	45.4	39.0	42.9
中专	27.5	23.0	16.0	30.9	29.0	21.1	32.8	29.4	20.6
高中及以下	1.4	1.2	1.0	0.4	3.7	1.3	3.0	10.2	7.0
按专业技术资格分									
正高	0.4	0.9	1.5	0.2	0.2	0.2	0.0	0.0	0.3
副高	4.3	7.6	12.3	3.2	3.0	1.9	0.3	0.7	2.9
中级	16.0	21.3	33.6	17.4	16.2	10.6	2.3	7.1	9.5
师级／助理	32.8	45.0	47.9	29.7	31.5	26.3	13.3	17.2	16.2
士级	42.5	24.4	4.2	48.5	47.0	52.8	66.8	53.6	27.4
不详	4.1	0.8	0.5	1.1	2.1	8.3	17.2	21.3	43.9
按聘任技术职务分									
正高	0.4	0.8	1.3	0.2	0.1	0.1	0.0	0.0	0.3
副高	4.3	7.5	12.2	3.2	3.0	1.9	0.3	0.6	4.2
中级	15.4	20.7	32.7	16.3	15.6	10.9	2.2	6.5	13.6
师级／助理	31.8	44.2	47.0	28.7	29.9	26.0	11.7	15.8	23.5
士级	38.4	23.7	5.0	45.2	42.5	49.8	52.9	44.8	37.9
待聘	9.8	3.1	1.8	6.5	8.7	11.3	32.9	32.3	20.5

2-8-1　村卫生室人员数

单位：人

年份／分类	人员总数	执业（助理）医师和持乡村医生证的人员			注册护士	药师（士）	卫生员
		合计	执业（助理）医师	乡村医生			
2010	1 292 410	1 205 103	173 275	1 031 828	27 272	—	60 035
2015	1 447 712	1 272 437	309 923	962 514	106 264	—	69 011
2016	1 435 766	1 252 733	319 797	932 936	115 645	—	67 388
2017	1 454 890	1 252 718	351 723	900 995	134 556	—	67 616
2018	1 441 005	1 226 789	381 353	845 436	152 554	—	61 662
2019	1 445 525	1 227 545	435 471	792 074	167 752	—	50 228
2020	1 442 311	1 211 929	465 214	746 715	185 170	—	45 212
2021	1 363 361	1 147 122	475 824	671 298	193 057	3919	19 263
2022	1 367 295	1 141 242	502 095	639 147	204 126	3617	18 310

按主办单位分

村办	567 624	533 926	166 546	367 380	22 679	2091	8928
乡卫生院设点	514 268	341 570	250 085	91 485	167 969	—	4729
联合办	51 405	48 155	16 231	31 924	2259	254	737
私人办	151 438	140 919	44 307	96 612	7485	846	2188
其他	82 560	76 672	24 926	51 746	3734	426	1728

注：本表包括卫生院在村卫生室工作的执业（助理）医师、注册护士和药师。

2-8-2 2021年村卫生室人员的性别、年龄、学历及职称构成情况

单位：%

分类	合计	执业（助理）医师	注册护士	乡村医生
总　计	100.0	100.0	100.0	100.0
按性别分				
男	63.0	64.4	9.8	66.0
女	37.0	35.6	90.2	34.0
按年龄分				
25 岁以下	1.2	0.4	8.8	1.0
25～34 岁	6.5	4.2	40.0	5.0
35～44 岁	25.5	33.1	29.6	21.1
45～54 岁	38.8	46.4	15.7	36.6
55～59 岁	11.0	8.2	2.4	13.2
60 岁及以上	17.0	7.8	3.6	23.2
按工作年限分				
5 年以下	12.3	10.9	43.3	10.2
5～9 年	9.6	10.4	21.9	8.5
10～19 年	30.0	36.2	22.8	28.1
20～29 年	27.1	29.7	8.2	27.4
30 年及以上	20.9	12.9	3.8	25.8
按学历分				
大学本科及以上	10.2	15.5	23.7	6.7
大专	35.1	30.8	27.3	38.0
中专	47.9	52.4	47.8	46.0
中专水平	1.5	0.5	0.4	1.9
高中及以下	5.4	0.8	0.8	7.5
按专业技术资格分				
副高及以上	0.1	0.2	0.2	
中级	0.8	1.6	1.8	
师级／助理	16.4	38.4	10.2	
士级	36.5	45.9	70.9	
不详	46.2	13.9	17.0	
按聘任技术职务分				
副高及以上	0.1	0.2	0.3	
中级	0.8	1.5	2.4	
师级／助理	16.3	35.1	11.6	
士级	35.9	40.7	70.2	
待聘	46.9	22.5	15.5	

2-8-3 2022年村卫生室人员的性别、年龄、学历及职称构成情况

单位：%

分类	合计	执业（助理）医师	注册护士	乡村医生
总　计	100.0	100.0	100.0	100.0
按性别分				
男	62.9	64.4	8.4	65.5
女	37.1	35.6	91.6	34.5
按年龄分				
25 岁以下	1.8	0.6	10.5	1.4
25～34 岁	6.8	4.3	41.9	5.4
35～44 岁	25.0	32.2	27.8	20.9
45～54 岁	39.0	46.6	14.8	36.6
55～59 岁	11.1	8.5	2.3	13.3
60 岁及以上	16.5	7.9	2.6	22.4
按工作年限分				
5 年以下	11.9	10.2	38.7	10.1
5～9 年	9.4	9.8	22.7	8.3
10～19 年	28.6	33.5	25.9	26.9
20～29 年	27.6	30.6	9.3	27.5
30 年及以上	22.5	15.9	3.4	27.2
按学历分				
大学本科及以上	8.5	13.0	19.7	5.6
大专	40.8	38.6	32.9	43.0
中专	42.4	46.3	46.1	41.8
中专水平	1.4	0.5	0.3	1.5
高中及以下	6.9	1.5	0.9	8.1
按专业技术资格分				
副高及以上	0.1	0.2	0.3	
中级	0.9	1.7	3.1	
师级／助理	17.2	37.8	13.5	
士级	37.5	44.7	71.2	
不详	44.3	15.5	12.0	
按聘任技术职务分				
副高及以上	0.1	0.2	0.3	
中级	0.9	1.5	3.2	
师级／助理	16.7	34.4	13.3	
士级	36.6	39.9	66.5	
待聘	45.7	23.9	16.6	

2-8-4 各地区村卫生室人员数

单位：人

年份／地区	人员总数	执业（助理）医师和持乡村医生证的人员			注册护士	药师（士）	卫生员
		合计	执业（助理）医师	乡村医生			
2021	1 364 276	1 147 122	475 824	671 298	193 057	4834	19 263
2022	1 367 915	1 141 242	502 095	639 147	204 126	4237	18 310
东　部	485 298	403 455	203 219	200 236	75 818	1061	4964
中　部	505 081	414 070	191 588	222 482	79 838	2468	8705
西　部	377 536	323 717	107 288	216 429	48 470	708	4641
北　京	5634	4612	2317	2295	980	13	29
天　津	6536	5338	2533	2805	1105	7	86
河　北	111 159	100 643	48 208	52 435	9969	139	408
山　西	51 289	42 894	16 442	26 452	5980	65	2350
内蒙古	28 684	23 527	11 161	12 366	4570	130	457
						0	
辽　宁	30 858	26 163	10 805	15 358	4530	17	148
吉　林	20 429	17 160	6660	10 500	3045	27	197
黑龙江	26 852	23 624	11 285	12 339	3037	39	152
上　海	4838	3532	3132	400	1200	41	65
江　苏	71 878	55 023	36 201	18 822	15 486	210	1159
浙　江	32 754	23 375	17 438	5937	8827	120	432
安　徽	55 098	46 564	23 283	23 281	7192	157	1185
福　建	33 584	28 174	12 420	15 754	5132	119	159
江　西	56 552	45 446	17 506	27 940	9626	858	622
山　东	134 785	114 851	48 274	66 577	18 211	314	1409
河　南	154 563	127 575	60 846	66 729	23 095	1031	2862
湖　北	63 679	49 678	20 993	28 685	13 249	86	666
湖　南	76 619	61 129	34 573	26 556	14 614	205	671
广　东	45 557	36 695	19 272	17 423	7847	76	939
广　西	35 843	33 210	6607	26 603	2202	67	364
海　南	7715	5049	2619	2430	2531	5	130
重　庆	21 184	19 797	6758	13 039	1294	8	85
四　川	85 600	74 331	28 525	45 806	10 348	252	669
贵　州	34 359	30 528	7074	23 454	3100	24	707
云　南	47 717	40 638	9782	30 856	6887	17	175
西　藏	11 616	10 163	1402	8761	786	34	633
陕　西	35 282	32 028	14 693	17 335	2809	56	389
甘　肃	34 779	26 619	10 802	15 817	7849	33	278
青　海	9563	8114	2422	5692	1215	8	226
宁　夏	5730	4363	1775	2588	1325	2	40
新　疆	27 179	20 399	6287	14 112	6085	77	618

注：本表包括乡镇卫生院在村卫生室工作的执业（助理）医师和注册护士。

2-9-1　专业公共卫生机构人员数

单位：人

年份/机构分类	合计	卫生技术人员							其他技术人员	管理人员	工勤技能人员
		小计	执业（助理）医师	执业医师	注册护士	药师（士）	技师（士）	其他			
2021	958 156	764 391	259 626	231 823	264 455	24 784	82 797	132 729	66 192	44 450	83 123
2022	978 929	779 892	266 114	238 522	274 579	25 492	88 835	124 872	68 452	48 426	82 159
按城乡分											
城市	525 522	418 168	144 081	136 705	150 806	12 848	50 634	59 799	38 215	27 548	41 591
农村	453 407	361 724	122 033	101 817	123 773	12 644	38 201	65 073	30 237	20 878	40 568
按登记注册类型分											
公立	969 068	772 461	264 503	237 116	270 375	25 346	88 005	124 232	67 808	47 951	80 848
非公立	9861	7431	1611	1406	4204	146	830	640	644	475	1311
按主办单位分											
政府办	951 288	759 369	259 989	233 053	265 699	24 948	86 654	122 079	66 254	46 648	79 017
社会办	24 966	18 582	5587	5037	7836	489	2035	2635	1986	1658	2740
个人办	2675	1941	538	432	1044	55	146	158	212	120	402

注：2022年每万人口专业公共卫生机构人员为6.94人。

2-9-2 各地区专业公共卫生机构人员数

单位：人

年份／地区	合计	卫生技术人员							其他技术人员	管理人员	工勤技能人员
		小计	执业（助理）医师	执业医师	注册护士	药师（士）	技师（士）	其他			
2021	958 156	764 391	259 626	231 823	264 455	24 784	82 797	132 729	66 192	44 450	83 123
2022	978 929	779 892	266 114	238 522	274 579	25 492	88 835	124 872	68 452	48 426	82 159
东　部	386 388	307 255	110 931	102 084	105 034	10 534	33 576	47 180	29 517	17 663	31 953
中　部	296 905	233 380	78 884	69 258	84 458	7322	25 809	36 907	21 171	15 279	27 075
西　部	295 636	239 257	76 299	67 180	85 087	7636	29 450	40 785	17 764	15 484	23 131
北　京	16 693	13 044	4722	4530	3716	361	1407	2838	1268	830	1551
天　津	6810	5255	2301	2191	919	102	648	1285	741	537	277
河　北	47 418	36 718	13 101	11 080	12 174	977	3436	7030	4379	1700	4621
山　西	22 506	17 134	5644	5050	5350	471	1834	3835	1820	1523	2029
内蒙古	21 734	17 621	6329	5563	4646	536	2211	3899	1936	1083	1094
辽　宁	19 279	14 066	5289	4766	3118	273	1799	3587	1671	1997	1545
吉　林	16 344	11 822	4488	4054	3124	337	1417	2456	1560	1604	1358
黑龙江	21 215	15 706	5160	4506	4118	439	1891	4098	1760	1763	1986
上　海	14 562	9976	4100	3882	2207	152	1144	2373	1119	669	2798
江　苏	42 179	33 791	13 230	12 699	10 171	957	3768	5665	3840	1647	2901
浙　江	40 157	33 592	13 233	12 750	11 412	1184	3587	4176	2380	1348	2837
安　徽	30 743	25 146	9001	7899	7815	622	2894	4814	2201	1144	2252
福　建	26 436	21 168	7528	6891	6531	780	2729	3600	2243	827	2198
江　西	36 635	30 314	10 232	9217	12 546	1326	3384	2826	1832	1350	3139
山　东	72 685	59 258	20 874	19 116	21 968	2013	6587	7816	6743	2833	3851
河　南	77 596	56 903	17 700	14 823	21 572	1744	6007	9880	6204	4422	10 067
湖　北	44 114	37 122	12 692	11 234	14 608	1063	4040	4719	3074	1624	2294
湖　南	47 752	39 233	13 967	12 475	15 325	1320	4342	4279	2720	1849	3950
广　东	91 712	73 780	24 208	22 041	30 080	3494	7607	8391	4518	4727	8687
广　西	50 041	40 969	12 584	11 365	17 202	1719	5030	4434	2948	1605	4519
海　南	8457	6607	2345	2138	2738	241	864	419	615	548	687
重　庆	17 054	13 427	4236	4007	5075	391	1686	2039	1129	1067	1431
四　川	55 117	44 270	14 818	13 465	16 695	1356	5856	5545	3465	2651	4731
贵　州	30 409	24 950	7717	6691	9150	763	2945	4375	1604	2134	1721
云　南	38 938	32 755	10 960	9495	11 940	899	3887	5069	2135	1210	2838
西　藏	2294	1918	880	628	243	44	212	539	171	60	145
陕　西	31 188	24 604	5920	5153	8147	911	2739	6887	783	2706	3095
甘　肃	22 372	17 549	5558	4834	6560	460	1933	3038	1276	1546	2001
青　海	3963	3219	1207	1028	712	72	486	742	312	178	254
宁　夏	6160	5096	1823	1648	1702	173	637	761	322	360	382
新　疆	16 366	12 879	4267	3303	3015	312	1828	3457	1683	884	920

2-10-1 各地区妇幼保健院（所、站）人员数

单位：人

年份/地区	合计	卫生技术人员							其他技术人员	管理人员	工勤技能人员
		小计	执业（助理）医师	执业医师	注册护士	药师（士）	技师（士）	其他			
2021	542 332	454 195	159 332	144 428	210 259	18 521	38 516	27 567	28 849	19 259	40 029
2022	561 370	471 725	164 754	149 867	218 150	19 206	41 506	28 109	29 539	20 304	39 802
东 部	218 771	184 216	67 953	63 251	83 167	7923	15 506	9667	12 273	7324	14 958
中 部	166 748	140 041	50 228	45 057	65 883	5239	12 019	6672	9223	5783	11 701
西 部	175 851	147 468	46 573	41 559	69 100	6044	13 981	11 770	8043	7197	13 143
北 京	7099	5991	2537	2494	2406	291	490	267	271	281	556
天 津	1374	1046	607	551	207	42	121	69	143	116	69
河 北	29 352	24 079	9797	8374	10 194	813	1714	1561	2143	775	2355
山 西	11 996	9458	3554	3209	4062	352	758	732	895	561	1082
内蒙古	10 348	8678	3386	3046	3610	376	725	581	666	452	552
辽 宁	5122	3942	1770	1630	1443	115	388	226	436	364	380
吉 林	6752	5027	2143	1986	1969	184	391	340	567	628	530
黑龙江	7960	6078	2409	2135	2453	255	489	472	610	495	777
上 海	2842	2461	989	982	1114	89	215	54	134	126	121
江 苏	20 857	17 580	7041	6806	7768	717	1446	608	1501	741	1035
浙 江	26 560	22 963	9121	8830	10 277	1063	1701	801	1154	709	1734
安 徽	15 042	12 785	4971	4451	5489	447	1113	765	882	482	893
福 建	13 776	11 680	4320	4006	4990	551	1180	639	788	344	964
江 西	23 378	20 101	6802	6250	9822	968	1832	677	873	640	1764
山 东	46 426	39 447	14 059	13 042	18 281	1503	3542	2062	3518	1244	2217
河 南	45 202	37 364	12 796	10 992	17 933	1295	3323	2017	2715	1462	3661
湖 北	26 845	23 584	8237	7444	11 692	771	1926	958	1469	733	1059
湖 南	29 573	25 644	9316	8590	12 463	967	2187	711	1212	782	1935
广 东	60 209	50 763	16 311	15 174	24 446	2553	4264	3189	1838	2351	5257
广 西	34 901	29 361	8831	8093	14 561	1393	3131	1445	1527	958	3055
海 南	5154	4264	1401	1362	2041	186	445	191	347	273	270
重 庆	10 969	8918	2757	2625	4503	341	773	544	448	555	1048
四 川	32 822	27 498	9031	8329	13 394	1157	2577	1339	1445	1286	2593
贵 州	19 559	16 561	5156	4470	7698	613	1542	1552	961	1012	1025
云 南	23 747	20 410	6169	5327	9867	760	1868	1746	1222	725	1390
西 藏	643	501	160	115	130	23	36	152	65	13	64
陕 西	18 282	15 080	4051	3561	6506	659	1425	2439	315	1244	1643
甘 肃	13 006	10 870	3561	3131	5202	307	906	894	633	359	1144
青 海	1518	1242	508	417	421	49	109	155	118	69	89
宁 夏	3973	3382	1253	1108	1441	154	335	199	190	207	194
新 疆	6083	4967	1710	1337	1767	212	554	724	453	317	346

注：本表未纳入妇幼保健院（所、站）同时担负临床或监督工作的管理人员，2022年共1.9万人。

2-10-2　2021年妇幼保健院(所、站)人员的性别、年龄、学历及职称构成情况

单位：%

| 分类 | 卫生技术人员 | | | | | | | 其他技术人员 | 管理人员 |
	合计	执业(助理)医师	执业医师	注册护士	药师(士)	技师(士)	其他		
总　计	100.0	100.0	100.0	100.0	100.0	100.0	100.0	100.0	100.0
按性别分									
男	14.9	26.5	26.7	1.2	24.4	29.7	25.4	31.3	40.3
女	85.1	73.5	73.3	98.8	75.6	70.3	74.6	68.7	59.7
按年龄分									
25 岁以下	7.1	0.5	0.1	10.8	4.2	7.6	13.9	4.5	2.2
25～34 岁	40.6	23.6	22.9	50.8	37.6	45.6	49.4	38.4	24.4
35～44 岁	26.8	33.4	33.5	23.4	29.5	25.6	19.9	28.8	28.1
45～54 岁	17.8	28.7	28.6	11.4	20.0	15.1	11.1	20.3	29.9
55～59 岁	4.8	8.6	9.2	2.6	5.8	4.0	2.4	4.6	10.2
60 岁及以上	2.8	5.2	5.7	1.0	3.0	2.1	3.4	3.3	5.3
按工作年限分									
5 年以下	21.2	11.9	11.0	24.0	18.4	24.0	40.5	21.7	13.4
5～9 年	22.4	15.6	15.6	27.4	19.6	24.5	21.8	21.5	12.6
10～19 年	25.3	25.0	25.4	27.2	26.2	24.0	17.5	24.4	21.3
20～29 年	17.7	26.1	25.7	12.8	19.7	15.9	11.4	17.4	24.5
30 年及以上	13.4	21.4	22.3	8.6	16.2	11.6	8.8	15.0	28.1
按学历分									
研究生	3.9	9.1	10.1	0.2	4.4	3.8	3.5	3.2	4.9
大学本科	41.8	55.6	59.2	30.9	43.9	46.2	41.5	43.6	46.4
大专	39.9	26.9	23.4	50.4	33.5	38.4	39.1	36.6	34.5
中专	13.9	8.2	7.2	18.2	16.1	11.0	14.5	11.9	9.6
高中及以下	0.5	0.2	0.2	0.3	2.1	0.7	1.4	4.7	4.6
按专业技术资格分									
正高	2.1	5.2	5.7	0.4	0.9	1.1	0.4	0.2	1.8
副高	8.8	18.1	20.0	4.2	5.7	6.1	1.9	3.2	7.2
中级	24.8	35.3	38.6	21.0	25.5	22.9	7.2	18.1	15.1
师级／助理	32.1	33.8	32.4	31.6	36.9	35.1	24.5	24.1	13.5
士级	27.9	5.8	1.6	40.3	27.0	30.1	45.1	33.8	13.6
不详	4.2	1.9	1.7	2.5	4.0	4.7	20.9	20.6	48.8
按聘任技术职务分									
正高	2.0	5.0	5.5	0.4	0.8	1.0	0.4	0.3	3.0
副高	8.6	17.7	19.6	4.0	5.5	6.0	1.9	3.0	11.2
中级	24.7	35.5	38.8	20.5	25.3	22.8	7.4	17.2	24.2
师级／助理	31.9	34.1	32.5	31.9	36.6	34.2	20.3	26.2	22.5
士级	26.1	5.8	1.9	38.5	25.6	28.3	36.2	30.4	20.7
待聘	6.7	1.8	1.6	4.7	6.2	7.6	33.7	22.9	18.4

2-10-3　2022年妇幼保健院(所、站)人员的性别、年龄、学历及职称构成情况　　单位：%

分类	卫生技术人员							其他技术人员	管理人员
	合计	执业(助理)医师	执业医师	注册护士	药师(士)	技师(士)	其他		
总　计	100.0	100.0	100.0	100.0	100.0	100.0	100.0	100.0	100.0
按性别分									
男	14.8	26.3	26.4	1.4	24.1	28.7	26.3	31.8	40.4
女	85.2	73.7	73.6	98.6	75.9	71.3	73.7	68.2	59.6
按年龄分									
25 岁以下	6.4	0.4	0.1	9.1	3.8	9.0	14.3	4.5	2.0
25～34 岁	41.5	24.8	24.0	51.2	37.8	48.1	48.3	39.0	25.8
35～44 岁	28.9	34.8	35.3	26.2	33.1	25.6	21.9	32.0	31.5
45～54 岁	18.6	30.3	30.2	12.0	20.8	14.1	12.8	21.0	31.9
55～59 岁	3.4	6.9	7.4	1.2	3.6	2.5	1.9	3.0	7.6
60 岁及以上	1.2	2.8	3.0	0.2	0.9	0.7	0.8	0.6	1.1
按工作年限分									
5 年以下	20.3	11.6	10.7	21.8	17.7	27.5	41.1	21.7	12.9
5～9 年	22.9	17.1	17.1	27.4	20.4	24.5	20.7	22.2	14.1
10～19 年	28.3	27.2	27.8	31.0	30.0	25.2	19.4	28.0	25.1
20～29 年	17.4	25.5	25.2	13.0	19.5	14.3	12.2	17.0	24.9
30 年及以上	11.0	18.6	19.1	6.8	12.4	8.6	6.5	11.1	23.0
按学历分									
研究生	4.6	10.9	12.0	0.2	5.3	4.2	4.0	3.9	5.4
大学本科	44.9	58.2	61.7	34.7	47.8	49.8	42.8	46.5	50.3
大专	39.4	24.8	21.4	50.4	33.2	37.0	40.2	36.8	33.6
中专	11.0	5.9	4.8	14.6	12.8	8.6	12.1	9.5	7.4
高中及以下	0.2	0.1	0.1	0.1	0.9	0.4	0.9	3.4	3.3
按专业技术资格分									
正高	2.3	5.7	6.2	0.5	1.0	1.1	0.5	0.2	1.6
副高	9.0	18.4	20.2	4.4	6.2	5.9	2.0	3.4	6.7
中级	25.6	35.6	38.7	22.3	27.1	21.4	7.5	18.8	14.7
师级／助理	33.1	34.0	32.8	33.7	37.1	32.0	24.8	24.8	13.5
士级	26.7	5.8	1.5	38.1	26.7	26.8	46.3	32.7	12.6
不详	3.4	0.6	0.5	1.0	1.9	12.8	18.9	20.0	50.9
按聘任技术职务分									
正高	2.1	5.3	5.9	0.5	0.9	1.1	0.4	0.2	2.6
副高	8.8	17.9	19.7	4.2	6.0	6.3	2.0	3.1	10.2
中级	24.7	34.5	37.6	21.0	26.0	23.0	7.0	16.8	22.5
师级／助理	32.6	34.1	32.9	33.2	35.9	34.3	20.5	25.5	21.7
士级	25.1	5.9	1.9	36.3	24.5	27.4	36.7	28.4	19.3
待聘	6.6	2.3	2.1	4.8	6.7	7.8	33.4	26.1	23.7

2-11-1　各地区疾病预防控制中心人员数

单位：人

年份/地区	合计	卫生技术人员							其他技术人员	管理人员	工勤技能人员
		小计	执业（助理）医师	执业医师	注册护士	药师（士）	技师（士）	其他			
2021	209 550	158 475	74 192	65 055	17 868	3145	32 990	30 280	20 498	11 959	18 618
2022	224 084	168 909	76 004	66 664	19 259	3286	36 020	34 340	22 979	13 680	18 516
东　部	81 230	61 597	29 630	27 078	4961	937	13 250	12 819	9642	4508	5483
中　部	67 864	48 695	20 895	17 651	6824	1214	10 256	9506	6858	4716	7595
西　部	74 990	58 617	25 479	21 935	7474	1135	12 514	12 015	6479	4456	5438
北　京	4290	3343	1356	1344	124	9	767	1087	536	278	133
天　津	2316	1797	965	930	106	24	386	316	247	179	93
河　北	10 158	7254	2679	2177	791	126	1339	2319	1328	448	1128
山　西	5197	3527	1558	1337	427	89	768	685	511	607	552
内蒙古	7557	5858	2641	2259	626	128	1212	1251	927	396	376
辽　宁	7042	5048	2346	2072	498	76	1123	1005	696	873	425
吉　林	4822	3521	1606	1399	358	66	729	762	509	531	261
黑龙江	7233	5246	1975	1684	495	120	1118	1538	818	723	446
上　海	3409	2656	1514	1503	32	4	703	403	547	119	87
江　苏	11 365	8952	5041	4850	517	132	1767	1495	1421	427	565
浙　江	6760	5470	3169	3065	174	44	1407	676	712	247	331
安　徽	7921	6232	2890	2428	652	104	1258	1328	733	371	585
福　建	8460	6236	2633	2367	711	100	1273	1519	1209	246	769
江　西	6208	4987	2219	1941	986	133	1078	571	401	254	566
山　东	14 213	10 982	5094	4543	914	208	2271	2495	1719	843	669
河　南	17 242	10 417	3816	2992	1665	314	2042	2580	1963	1395	3467
湖　北	9296	7447	3256	2811	1296	161	1624	1110	936	360	553
湖　南	9945	7318	3575	3059	945	227	1639	932	987	475	1165
广　东	11 512	8629	4250	3740	933	198	1916	1332	1050	718	1115
广　西	8452	6682	3068	2680	1031	193	1441	949	794	262	714
海　南	1705	1230	583	487	161	16	298	172	177	130	168
重　庆	3762	2734	1281	1196	212	32	732	477	443	332	253
四　川	14 975	11 324	5066	4478	1326	145	2703	2084	1477	852	1322
贵　州	6879	5521	2302	1993	724	124	1184	1187	428	609	321
云　南	9892	8147	3922	3420	913	89	1672	1551	648	304	793
西　藏	1511	1300	703	503	85	21	136	355	103	33	75
陕　西	6845	5233	1487	1248	779	166	988	1813	239	777	596
甘　肃	4927	3792	1647	1415	690	120	858	477	277	421	437
青　海	1528	1272	576	492	198	20	277	201	97	53	106
宁　夏	1192	999	491	467	98	13	243	154	63	46	84
新　疆	7470	5755	2295	1784	792	84	1068	1516	983	371	361

注：本表未纳入疾病预控中心同时担负业务工作的管理人员，2022年共0.9万人。

2-11-2 2021年疾病预防控制中心人员的性别、年龄、学历及职称构成情况

单位：%

分类	卫生技术人员						其他技术人员	管理人员
	小计	执业（助理）医师	执业医师	药师（士）	技师（士）	其他		
总　计	100.0	100.0	100.0	100.0	100.0	100.0	100.0	100.0
按性别分								
男	41.3	51.9	52.0	35.5	39.0	43.7	39.2	54.6
女	58.7	48.1	48.0	64.5	61.0	56.3	60.8	45.4
按年龄分								
25 岁以下	3.5	0.4	0.4	1.7	5.2	7.4	3.3	2.1
25～34 岁	23.9	16.6	17.5	15.4	29.0	32.3	26.0	16.0
35～44 岁	26.1	24.6	24.4	33.8	26.2	24.4	29.1	26.9
45～54 岁	28.0	33.0	31.2	31.9	24.2	21.7	27.1	32.5
55～59 岁	11.9	16.1	16.9	11.7	10.9	8.3	9.2	14.8
60 岁及以上	6.6	9.2	9.7	5.5	4.6	5.9	5.3	7.7
按工作年限分								
5 年以下	14.2	7.5	7.8	6.9	17.0	25.5	15.1	8.8
5～9 年	12.6	10.6	11.2	8.0	15.8	13.7	13.5	7.4
10～19 年	19.9	19.0	19.5	22.4	21.0	18.4	22.5	20.1
20～29 年	24.0	26.0	24.1	32.2	21.1	19.7	22.9	26.6
30 年及以上	29.3	36.9	37.4	30.6	25.1	22.7	26.1	37.1
按学历分								
研究生	8.1	9.8	11.0	1.8	9.4	8.0	7.6	4.9
大学本科	44.5	47.5	51.0	33.9	49.5	44.2	44.9	45.7
大专	30.7	27.5	24.7	37.5	28.9	29.2	31.5	35.0
中专	15.1	13.9	12.3	23.2	11.1	15.9	11.0	9.8
高中及以下	1.6	1.4	1.0	3.7	1.0	2.6	5.0	4.7
按专业技术资格分								
正高	3.8	5.9	6.6	1.0	4.2	2.0	1.1	2.1
副高	12.2	17.9	20.1	5.0	13.2	5.4	6.9	5.4
中级	29.6	36.3	40.0	28.2	30.5	16.2	25.3	13.0
师级／助理	30.3	31.3	29.2	35.0	30.4	28.5	27.0	12.6
士级	16.4	5.5	1.2	26.0	15.8	29.7	22.8	11.4
不详	7.6	3.1	3.0	4.9	5.8	18.2	16.8	55.5
按聘任技术职务分								
正高	3.6	5.6	6.3	0.8	3.9	1.7	1.0	4.1
副高	12.2	17.9	20.1	5.1	13.1	5.3	6.7	9.8
中级	30.7	37.8	41.6	29.0	31.5	17.2	25.7	23.9
师级／助理	30.0	31.4	28.8	35.3	29.7	27.1	29.0	23.8
士级	15.4	5.5	1.3	25.2	15.0	27.1	21.4	20.3
待聘	8.2	1.9	1.8	4.6	6.8	21.7	16.3	18.1

2-11-3 2022年疾病预防控制中心人员的性别、年龄、学历及职称构成情况

单位：%

分类	卫生技术人员						其他技术人员	管理人员
	小计	执业（助理）医师	执业医师	药师（士）	技师（士）	其他		
总　　计	100.0	100.0	100.0	100.0	100.0	100.0	100.0	100.0
按性别分								
男	38.7	48.6	48.4	35.1	37.3	41.4	38.8	53.1
女	61.3	51.4	51.6	64.9	62.7	58.6	61.2	46.9
按年龄分								
25 岁以下	4.4	0.5	0.4	1.7	6.2	9.1	4.6	2.4
25～34 岁	28.1	19.9	21.1	16.8	34.1	37.1	30.2	18.3
35～44 岁	27.3	26.6	26.7	36.7	26.6	24.5	30.8	30.4
45～54 岁	29.0	35.6	33.5	35.1	24.0	21.9	26.8	35.1
55～59 岁	9.5	14.6	15.2	7.8	8.1	6.3	6.5	12.1
60 岁及以上	1.7	2.9	3.0	1.9	1.0	1.1	1.1	1.8
按工作年限分								
5 年以下	18.4	8.8	9.2	8.7	21.3	33.2	21.3	11.1
5～9 年	13.4	12.3	13.0	8.1	17.3	13.1	13.5	7.6
10～19 年	21.5	21.4	22.3	25.5	22.0	18.6	24.3	23.0
20～29 年	23.4	26.2	24.4	33.8	20.3	18.4	21.9	27.6
30 年及以上	23.3	31.4	31.1	23.9	19.1	16.6	19.0	30.8
按学历分								
研究生	9.2	11.3	12.7	2.2	9.7	10.0	8.8	5.5
大学本科	49.5	52.4	56.3	38.4	55.2	49.4	48.2	50.3
大专	29.5	26.1	22.9	38.7	27.2	27.6	30.3	33.5
中专	10.9	9.6	7.7	18.9	7.5	11.4	8.8	7.7
高中及以下	0.9	0.7	0.4	1.7	0.4	1.6	3.9	3.0
按专业技术资格分								
正高	3.9	6.3	7.2	1.1	4.0	1.9	1.0	1.9
副高	12.1	18.5	20.8	5.4	12.8	5.0	6.6	4.8
中级	27.6	35.4	38.9	28.9	27.9	13.9	23.9	10.7
师级／助理	30.9	32.4	30.2	35.6	31.6	28.1	25.5	11.4
士级	17.8	5.7	1.2	26.7	18.0	30.5	22.5	11.2
不详	7.7	1.7	1.7	2.4	5.7	20.7	20.6	59.9
按聘任技术职务分								
正高	3.6	5.9	6.7	0.9	3.8	1.5	0.8	3.7
副高	11.9	18.3	20.6	5.3	12.5	4.7	6.1	8.5
中级	27.5	35.2	38.8	28.5	27.8	14.1	22.8	20.1
师级／助理	29.5	31.8	29.5	34.0	30.2	25.0	26.0	21.3
士级	16.3	5.8	1.5	25.5	16.4	27.0	20.2	20.3
待聘	11.3	3.0	3.0	5.8	9.2	27.7	24.1	26.0

2-12-1　各地区卫生监督所（中心）人员数

单位：人

年份／地区	合计	卫生技术人员			其他技术人员	管理人员	工勤技能人员
		小计	卫生监督员	其他			
2021	79 736	66 921	62 422	4499	2959	4225	5631
2022	70 370	55 110	50 202	4908	3364	5999	5897
东　部	26 666	21 198	18 886	2312	1488	2277	1703
中　部	25 015	18 655	16 880	1775	1256	2378	2726
西　部	18 689	15 257	14 436	821	620	1344	1468
北　京	1250	1199	1184	15	18	8	25
天　津	900	819	793	26	18	49	14
河　北	3997	2942	2438	504	328	257	470
山　西	2748	2288	2180	108	87	224	149
内蒙古	2204	1942	1799	143	101	103	58
辽　宁	2871	2181	1972	209	102	409	179
吉　林	1477	1211	1067	144	90	105	71
黑龙江	2321	1856	1678	178	111	263	91
上　海	1368	1198	1184	14	25	94	51
江　苏	3589	3326	3139	187	87	74	102
浙　江	3015	2615	2530	85	84	208	108
安　徽	2818	2385	2067	318	60	139	234
福　建	1614	1337	1207	130	69	102	106
江　西	1858	1433	1317	116	103	139	183
山　东	3668	2695	2298	397	362	447	164
河　南	7695	4595	3967	628	615	954	1531
湖　北	2915	2370	2216	154	112	250	183
湖　南	3183	2517	2388	129	78	304	284
广　东	4394	2886	2141	745	395	629	484
广　西	2198	1798	1733	65	124	122	154
海　南							
重　庆	1163	999	921	78	106	46	12
四　川	2378	1956	1920	36	88	102	232
贵　州	2100	1547	1367	180	52	365	136
云　南	1815	1551	1536	15	18	84	162
西　藏	28	26	26			2	
陕　西	2988	2258	2123	135	49	257	424
甘　肃	1710	1437	1379	58	16	111	146
青　海	403	340	322	18	8	34	21
宁　夏	453	369	295	74	13	25	46
新　疆	1249	1034	1015	19	45	93	77

注：本表未纳入卫生监督所（中心）同时担负临床或监督工作的管理人员，2022年共0.5万人。

2-12-2　卫生监督所（中心）人员的性别、年龄、学历及职称构成情况

单位：%

分类	2021 年			2022 年		
	卫生技术人员	其他技术人员	管理人员	卫生技术人员	其他技术人员	管理人员
总　　计	100.0	100.0	100.0	100.0	100.0	100.0
按性别分						
男	58.2	50.8	66.0	57.9	50.7	65.8
女	41.8	49.2	34.0	42.1	49.3	34.2
按年龄分						
25 岁以下	0.5	1.3	0.2	0.4	0.7	0.1
25～34 岁	16.6	24.1	10.0	15.7	22.8	8.3
35～44 岁	31.8	32.6	26.9	31.6	33.0	25.6
45～54 岁	36.8	30.8	42.4	36.8	30.1	42.6
55～59 岁	11.5	8.4	17.1	11.6	9.7	17.8
60 岁及以上	2.7	2.7	3.4	3.9	3.7	5.6
按工作年限分						
5 年以下	5.5	8.5	2.9	5.3	7.2	2.0
5～9 年	10.0	13.7	6.3	9.6	12.5	5.8
10～19 年	23.4	25.4	18.8	24.1	26.7	18.9
20～29 年	29.3	26.5	31.4	28.3	25.6	29.6
30 年及以上	31.8	25.9	40.6	32.7	28.0	43.6
按学历分						
研究生	4.0	4.3	5.4	4.3	3.9	5.6
大学本科	51.2	45.5	60.2	52.4	46.9	61.0
大专	33.2	35.3	29.5	32.3	34.7	28.8
中专	8.4	9.1	3.7	7.8	9.0	3.6
高中及以下	3.2	5.7	1.1	3.2	5.5	1.0

2-13-1　医学专业招生及在校学生数

单位：人

年份	普通高等学校				中等职业学校			
	招生总数	医学专业	在校生总数	医学专业	招生总数	医学专业	在校生总数	医学专业
1955	98 000	9927	288 000	36 472	190 000	22 647	537 000	57 284
1965	164 000	20 044	674 000	82 861	208 000	36 604	547 000	88 972
1970	42 000	8620	48 000	13 235	54 000	8092	64 000	10 688
1975	191 000	33 785	501 000	86 336	344 000	66 890	707 000	139 113
1980	281 000	31 277	1 144 000	139 569	468 000	65 719	1 243 000	244 695
1985	619 000	42 919	1 703 000	157 388	668 000	87 925	1 571 000	221 441
1986	572 000	40 647	1 880 000	170 317	677 000	88 259	1 757 000	250 679
1987	617 000	43 699	1 959 000	182 154	715 000	96 818	1 874 000	274 575
1988	670 000	48 135	2 066 000	191 527	776 000	109 504	2 052 000	300 061
1989	597 000	46 245	2 082 000	199 305	735 000	93 142	2 177 000	306 506
1990	608 850	46 772	2 062 695	201 789	730 000	93 261	2 244 000	308 394
1991	619 874	48 943	2 043 662	202 344	780 000	95 700	2 277 000	298 540
1992	754 192	58 915	2 184 376	214 285	879 000	106 215	2 408 000	311 040
1993	923 952	66 877	2 535 517	231 375	1 149 000	138 168	2 820 000	355 410
1994	899 846	66 105	2 798 639	247 485	1 225 000	127 874	3 198 000	364 700
1995	925 940	65 695	2 906 429	256 003	1 381 000	133 357	3 722 000	402 319
1996	965 812	68 576	3 021 079	262 665	1 523 000	141 868	4 228 000	432 216
1997	1 000 393	70 425	3 174 362	271 137	1 621 000	152 717	4 654 000	462 396
1998	1 083 627	75 188	3 408 764	283 320	1 668 000	168 744	4 981 000	499 117
1999	1 548 554	108 384	4 085 874	329 200	1 634 000	175 854	5 155 000	534 161
2000	2 206 072	149 928	5 560 900	422 869	1 325 870	179 210	4 895 000	567 599
2001	2 847 987	190 956	7 190 658	529 410	1 276 754	197 565	4 580 000	647 800
2002	3 407 587	227 724	9 033 631	656 560	1 553 062	252 455	4 563 511	678 833
2003	4 090 626	284 182	11 085 642	814 741	4 241 166	359 361	10 635 841	1 081 853
2004	4 799 708	332 326	13 334 969	976 261	4 565 045	388 142	11 747 467	1 108 831
2005	5 409 412	386 905	15 617 767	1 132 165	5 372 922	468 960	13 247 421	1 226 777
2006	5 858 455	422 283	18 493 094	1 384 488	6 130 607	491 784	14 890 719	1 328 663
2007	6 077 806	410 229	20 044 001	1 514 760	6 514 754	477 527	16 198 590	1 371 676
2008	6 656 404	449 365	21 867 111	1 673 448	6 502 739	538 974	16 882 421	1 442 658
2009	7 021 870	499 582	23 245 843	1 788 175	7 117 770	628 765	17 798 473	1 597 102
2010	7 280 599	533 618	24 276 639	1 864 655	7 113 957	582 799	18 164 447	1 683 865
2011	7 509 238	593 030	25 192 616	2 001 756	6 499 626	530 467	17 749 068	1 650 724
2012	7 618 638	591 683	26 122 830	2 120 880	5 970 785	513 420	16 898 820	1 539 531
2013	7 777 287	630 203	27 033 409	2 256 404	5 412 624	519 612	15 363 842	1 470 917
2014	7 992 684	680 128	27 920 774	2 419 365	4 953 553	488 066	14 163 127	1 465 838
2015	8 111 373	708 858	28 630 905	2 554 393	4 798 174	468 240	13 352 414	1 401 127
2016	8 250 646	777 207	29 421 646	2 756 139	4 198 668	450 903	12 758 604	1 340 680
2017	8 389 517	808 558	30 075 350	2 891 864	4 515 235	421 440	12 542 893	1 285 590
2018	8 767 897	855 229	31 041 605	3 050 131	4 285 024	389 999	12 136 280	1 209 161
2019	10 065 529	1 005 775	33 178 974	3 314 539	4 574 121	394 314	12 161 663	1 155 266
2020	10 770 310	1 122 565	35 951 985	3 677 236	4 846 056	442 354	12 678 379	1 185 131
2021	11 189 677	1 251 357	38 293 680	4 117 324	4 889 890	451 294	13 118 146	1 225 980

注：①普通高等学校招生和在校生数包括博士和硕士研究生、本科生及大专生，含研究机构研究生和在职研究生，不含成人本专科生；2003年起中等职业学校包括调整后中职学生、普通中专学生、成人中专学生，职业高中学生，下表同；②2020年医学专业成人本专科招生572 904人；③2021年中职为医药卫生大类数据，且不含国家开放大学中职部的学生数。

2-13-2 医学专业毕业人数

单位：人

年份	普通高等学校毕业人数	医学专业	中等职业学校毕业人数	医学专业
1950—1952	69 000	6393	200 000	31 263
1953—1957	269 000	25 918	842 000	96 042
1958—1962	606 000	60 135	1 393 000	169 545
1963—1965	589 000	72 882	452 000	69 513
1966—1970	669 000	78 246	617 000	100 956
1971—1975	215 000	44 167	720 000	126 437
1976—1980	740 000	116 612	1 502 000	256 473
1981—1985	1 535 000	152 054	2 231 000	329 218
1986—1990	2 668 000	179 431	2 922 000	392 637
1986	393 000	27 907	496 000	61 952
1987	532 000	32 124	578 000	70 362
1988	553 000	38 153	596 000	83 365
1989	576 000	38 366	591 000	82 783
1990	614 000	42 881	661 000	94 175
1991—1995	3 230 715	243 052	3 787 000	464 913
1991	614 000	46 028	740 000	103 515
1992	604 000	45 664	743 000	93 883
1993	570 715	48 559	736 000	93 813
1994	637 000	47 090	729 000	81 718
1995	805 000	55 711	839 000	92 369
1996—2000	4 295 217	305 437	6 378 000	625 354
1996	839 000	61 417	1 019 000	112 608
1997	829 000	61 239	1 157 000	121 885
1998	829 833	61 379	1 293 000	127 608
1999	847 617	61 545	1 402 000	137 255
2000	949 767	59 857	1 507 000	129 893
2001—2005	10 310 478	673 667	8 591 583	1 277 051
2001	1 104 132	69 630	1 502 867	141 989
2002	1 418 150	88 177	1 441 539	161 151
2003	1 988 583	123 563	1 884 786	302 174
2004	2 541 929	170 315	1 801 330	340 554
2005	3 257 684	221 982	1 961 061	331 183
2006—2010	26 105 920	1 933 525	23 482 806	1 977 097
2006	4 030 610	279 667	3 926 271	350 700
2007	4 789 746	332 842	4 312 433	360 584
2008	5 464 323	408 983	4 710 924	409 167
2009	5 683 396	428 422	5 096 654	420 776
2010	6 137 845	483 611	5 436 524	435 870
2011—2015	34 597 530	2 786 145	26 424 852	2 451 740
2011	6 511 559	498 184	5 411 252	504 644
2012	6 733 793	513 376	5 543 840	534 092
2013	6 900 836	559 000	5 575 587	500 063
2014	7 129 534	588 724	5 161 519	452 132
2015	7 321 808	626 861	4 732 654	460 809
2016—2020	40 524 973	3 917 505	20 224 392	2 049 940
2016	7 569 429	674 263	4 405 572	443 900
2017	7 905 343	745 914	4 063 981	421 861
2018	8 137 455	790 668	3 969 770	408 589
2019	8 224 964	828 398	3 950 427	401 072
2020	8 687 782	878 262	3 834 642	374 518
2021	9 037 825	943 430	3 753 709	346 701

注：①2020年医学专业成人本专科毕业482 796人；2003年起中等职业学校包括调整后中职学生、普通中专学生、成人中专学生、职业高中学生；②1928—1947年高校医药专业毕业生9499人，新中国成立前中等医药学校毕业生41 437人；③2021年中职为医药卫生大类数据，且不含国家开放大学中职部的学生数。

2-13-3　医学专业研究生数

单位：人

年份	研究生总数			其中：医学专业		
	招生数	在校生数	毕业生数	招生数	在校生数	毕业生数
1978	10 708	10 934	9	1417	1474	
1979	8110	18 830	140	1462	3113	57
1980	3616	21 604	476	640	3651	32
1981	9363	18 848	11 669	591	2442	1512
1982	11 080	25 847	4058	610	2558	558
1983	15 642	37 166	4497	1869	3781	966
1984	23 181	57 566	2756	2243	5608	424
1985	46 871	87 331	17 004	4373	9196	777
1986	41 310	110 371	16 950			
1987	39 017	120 191	27 603	4583	13 331	2359
1988	35 645	112 776	40 838			
1989	28 569	101 339	37 232			
1990	29 649	93 018	35 440			
1991	29 679	88 128	23 537			
1992	33 439	94 164	25 692			
1993	42 145	106 771	28 214			
1994	50 864	127 935	28 047			
1995	51 053	145 443	31 877			
1996	59 398	163 322	39 652			
1997	63 749	176 353	46 539	6452	17 652	4886
1998	72 508	198 885	47 077	7280	19 375	4681
1999	92 225	233 513	54 670	9056	22 706	5370
2000	128 484	301 239	58 767	12 832	30 070	6166
2001	165 197	393 256	67 809	16 274	37 571	6722
2002	203 000	501 000	81 000	16 800	38 837	6992
2003	268 925	651 260	111 091	26 501	63 939	12 207
2004	326 286	819 896	150 777	33 012	81 859	16 128
2005	364 831	978 610	189 728	31 602	80 107	21 923
2006	397 925	1 104 653	255 902	42 200	115 901	26 415
2007	418 612	1 195 047	311 839	44 161	128 471	32 453
2008	446 422	1 283 046	344 825	47 412	140 030	37 402
2009	510 953	1 404 942	371 273	44 713	128 205	34 629
2010	538 177	1 538 416	383 600	40 067	128 916	35 582
2011	560 168	1 645 845	429 994	60 831	181 129	49 039
2012	589 673	1 719 818	486 455	64 868	188 666	56 001
2013	611 381	1 793 953	513 626	66 525	196 621	58 550
2014	621 323	1 847 689	535 863	70 466	204 148	61 192
2015	645 055	1 911 406	551 522	75 325	215 232	62 602
2016	667 064	1 981 051	563 938	79 341	227 162	65 798
2017	806 103	2 639 561	578 045	86 539	253 719	66 869
2018	857 966	2 731 257	604 368	95 172	271 406	70 708
2019	916 503	2 863 712	639 666	101 347	290 132	74 371
2020	1 106 551	3 139 598	728 627	130 740	336 215	80 405
2021	1 176 526	3 332 373	772 761	142 549	387 806	89 257

注：研究生包括博士和硕士研究生，2017年以后含在职研究生。

三、卫生设施

简要说明

一、本章主要介绍全国及31个省、自治区、直辖市医疗卫生机构床位、医用设备、房屋面积和信息化基础资源情况。主要包括各级各类医疗卫生机构床位数，医院、社区卫生服务中心、乡镇卫生院主要医用设备台数，各类医疗卫生机构房屋建筑面积，公立医院信息化基础资源情况等。

二、本章数据来源于卫生资源与医疗服务统计年报。

三、分科床位数中所列科室主要依据医疗机构《诊疗科目》。中医医院和专科医院床位的科室归类原则如下：中医医院全部计入中医科，中西医结合医院全部计入中西医结合科，民族医医院全部计入民族医学科，妇幼保健院分别计入妇产科、儿科，儿童医院全部计入儿科，传染病院、麻风病院全部计入传染科，疗养院、康复医院全部计入康复医学科，肿瘤医院全部计入肿瘤科，其他专科医院计入相关科室。

四、房屋面积统计口径和指标解释与《综合医院建设标准》《妇幼保健院建设标准》《乡镇卫生院建设标准》等一致。

主要指标解释

床位数 指年底固定实有床位（非编制床位），包括正规床、简易床、监护床、正在消毒和修理床位、因扩建或大修而停用的床位，不包括产科新生儿床、接产室待产床、库存床、观察床、临时加床和病人家属陪侍床。

每千人口医疗卫生机构床位数 即医疗卫生机构床位数/人口数×1000。人口数系国家统计局公布的常住人口。

设备台数 指实有设备数，即单位实际拥有、可供调配的设备，包括安装的和未安装的设备，不包括已经批准报废的设备和已订购尚未运抵单位的设备。

房屋建筑面积 指单位购建且有产权证的房屋建筑面积，不包括租房面积。

租房面积 医疗卫生机构使用的无产权证的房屋建筑面积，无论其是否缴纳租金均计入租房面积。

业务用房面积 医院包括门急诊、住院、医技科室、保障系统、行政管理和院内生活用房面积；社区卫生服务中心和卫生院包括医疗、预防保健、行政后勤保障用房面积；妇幼保健院（所、站）包括医疗保健、医技、行政后勤保障等用房面积；专科疾病防治院（所、站）包括医疗、医技、疾控、行政后勤保障等用房面积；疾病预防控制中心（防疫站）包括检验、疾病控制、行政后勤保障等用房面积。

每床占用业务用房面积 即业务用房面积/床位数。床位数系实有床位（非编制床位）数。

服务器CPU核数（个） 指单位自有机房及租用云资源的服务器CPU核数总和。

已使用存储容量（T） 指单位自有机房及租用云资源的已使用存储容量总和。

电脑终端数量（个） 包括在用的台式电脑和笔记本电脑，不包括服务器、平板电脑、医疗设备工作站等其他设备。

3-1-1　医疗卫生机构床位数

单位：万张

年份	合计	医院	综合医院	中医医院	专科医院	基层医疗卫生机构	社区卫生服务中心（站）	乡镇卫生院	专业公共卫生机构	妇幼保健院（所、站）	专科疾病防治院（所、站）	其他医疗卫生机构
1950	11.91	9.71	8.46	0.01	0.74					0.27		
1955	36.28	21.53	17.08	0.14	2.80					0.57		
1960	97.68	59.14	44.74	1.42	7.95			4.63		0.88	1.74	
1965	103.33	61.20	48.04	1.04	7.49			13.25		0.92		
1970	126.15	70.50	57.21	1.01	7.79			36.80		0.70		
1975	176.43	94.02	76.33	1.37	11.11			62.03		0.97	2.88	
1980	218.44	119.58	94.11	5.00	12.87			77.54		1.64	2.73	
1985	248.71	150.86	112.77	11.23	16.56			72.06		3.46	2.95	
1990	292.54	186.89	136.90	17.57	21.95			72.29		4.66	3.10	
1991	299.19	192.61	140.55	18.82	22.26			72.92		4.80	3.17	
1992	304.94	197.66	144.10	20.04	22.71			73.28		5.00	3.22	
1993	309.90	203.64	156.63	21.35	24.37			73.08		4.50	3.03	
1994	313.40	207.04	158.70	22.18	24.85			73.24		4.80	2.98	
1995	314.06	206.33	158.72	22.72	24.51			73.31		5.13	3.07	
1996	309.96	209.65	159.73	23.75	24.86			73.47		5.60	2.83	
1997	313.45	211.92	161.21	24.46	24.97			74.24		6.02	3.06	
1998	314.30	213.41	162.00	24.95	25.01			73.77		6.30	2.90	
1999	315.90	215.07	163.25	25.33	25.03			73.40		6.63	2.93	
2000	317.70	216.67	164.09	25.93	25.08	76.65		73.48	11.86	7.12	2.84	12.52
2001	320.12	215.56	150.50	24.60	25.65	77.14		74.00	12.02	7.40	2.70	15.40
2002	313.61	222.18	168.38	24.67	26.21	71.05	1.20	67.13	12.37	7.98	3.18	8.01
2003	316.40	226.95	171.34	26.02	26.72	71.05	1.21	67.27	12.61	8.09	3.38	5.79
2004	326.84	236.35	177.68	27.55	28.26	71.44	1.81	66.89	12.73	8.70	3.12	6.32
2005	336.75	244.50	183.47	28.77	29.21	72.58	2.50	67.82	13.58	9.41	3.34	6.09
2006	351.18	256.04	190.29	30.32	32.05	76.19	4.12	69.62	13.50	9.93	2.80	5.45
2007	370.11	267.51	197.16	32.16	34.37	85.03	7.66	74.72	13.29	10.62	2.59	4.28
2008	403.87	288.29	211.28	35.03	37.77	97.10	9.80	84.69	14.66	11.73	2.64	3.82
2009	441.66	312.08	227.11	38.56	41.67	109.98	13.13	93.34	15.40	12.61	2.71	4.21
2010	478.68	338.74	244.95	42.42	45.95	119.22	16.88	99.43	16.45	13.44	2.93	4.26
2011	515.99	370.51	267.07	47.71	49.65	123.37	18.71	102.63	17.81	14.59	3.14	4.29
2012	572.48	416.15	297.99	54.80	55.74	132.43	20.32	109.93	19.82	16.16	3.57	4.08
2013	618.19	457.86	325.52	60.88	62.11	134.99	19.42	113.65	21.49	17.55	3.85	3.85
2014	660.12	496.12	349.99	66.50	68.58	138.12	19.59	116.72	22.30	18.48	3.76	3.58
2015	701.52	533.06	372.10	71.54	76.25	141.38	20.10	119.61	23.63	19.54	4.03	3.45
2016	741.05	568.89	392.79	76.18	84.46	144.19	20.27	122.39	24.72	20.65	4.00	3.24
2017	794.03	612.05	417.24	81.82	94.56	152.85	21.84	129.21	26.26	22.11	4.08	2.87
2018	840.41	651.97	437.89	87.21	105.41	158.36	23.13	133.39	27.44	23.28	4.08	2.64
2019	880.70	686.65	453.27	93.26	115.81	163.11	23.74	136.99	28.50	24.32	4.11	2.43
2020	910.07	713.12	462.25	98.11	125.83	164.94	23.83	139.03	29.61	25.29	4.23	2.41
2021	945.01	741.42	469.97	102.28	139.84	169.98	25.17	141.74	30.16	26.01	4.06	3.45
2022	974.99	766.29	479.15	107.88	148.54	175.11	26.31	145.59	31.36	27.35	3.91	2.24

3-1-2　2022年各类医疗卫生机构床位数

单位：张

机构分类	合计	按城乡分		按登记注册		
		城市	农村	公立	国有	集体
总　　计	9 749 933	5 090 352	4 659 581	7 383 497	6 936 006	447 491
医院	7 662 929	4 416 634	3 246 295	5 363 364	5 279 202	84 162
综合医院	4 791 462	2 702 165	2 089 297	3 581 834	3 536 205	45 629
中医医院	1 078 758	504 940	573 818	920 561	905 952	14 609
中西医结合医院	137 787	106 684	31 103	85 629	84 680	949
民族医医院	41 807	13 566	28 241	37 727	37 608	119
专科医院	1 485 396	989 270	496 126	728 633	707 169	21 464
护理院（中心）	127 719	100 009	27 710	8980	7588	1392
基层医疗卫生机构	1 751 081	503 259	1 247 822	1 694 305	1 334 526	359 779
社区卫生服务中心（站）	263 054	178 150	84 904	229 268	163 649	65 619
社区卫生服务中心	251 453	169 121	82 332	224 827	161 516	63 311
社区卫生服务站	11 601	9029	2572	4441	2133	2308
卫生院	1 469 040	315 270	1 153 770	1 461 906	1 169 486	292 420
街道卫生院	13 164	4922	8242	13 057	9530	3527
乡镇卫生院	1 455 876	310 348	1 145 528	1 448 849	1 159 956	288 893
门诊部	10 892	6613	4279	2263	1063	1200
护理站	1439	1340	99	175	40	135
专业公共卫生机构	313 558	154 107	159 451	309 848	306 739	3109
专科疾病防治院（所、站）	39 133	20 937	18 196	35 828	33 156	2672
专科疾病防治院	20 528	13 660	6868	18 872	17 166	1706
专科疾病防治所（中心）	18 605	7277	11 328	16 956	15 990	966
妇幼保健院（所、站）	273 477	132 659	140 818	273 108	272 697	411
其中：妇幼保健院	264 338	131 199	133 139	263 969	263 633	336
妇幼保健所（站）	6751	945	5806	6751	6706	45
急救中心（站）	948	511	437	912	886	26
其他医疗卫生机构	22 365	16 352	6013	15 980	15 539	441
疗养院	22 365	16 352	6013	15 980	15 539	441

注：①城市包括直辖市市区和地级市辖区，农村包括县和县级市；②社会办包括企业、事业单位、社会团体和其他社会组织办的医疗卫生机构。

类型分			按主办单位分				按管理类别分	
非公立	联营	私营	政府办	卫生健康部门	社会办	个人办	非营利	营利
2 366 436	**15 940**	**1 476 035**	**7 052 318**	**6 829 175**	**1 176 119**	**1 521 496**	**8 342 419**	**1 407 514**
2 299 565	15 449	1 431 822	5 081 868	4 884 058	1 107 199	1 473 862	6 277 114	1 385 815
1 209 628	9930	738 881	3 349 933	3 252 962	681 026	760 503	4 122 803	668 659
158 197	350	104 479	911 547	904 763	53 834	113 377	979 521	99 237
52 158	609	34 119	82 977	82 811	16 079	38 731	107 825	29 962
4080		3377	34 910	34 910	3431	3466	38 881	2926
756 763	4360	486 505	697 875	604 469	289 365	498 156	966 345	519 051
118 739	200	64 461	4626	4143	63 464	59 629	61 739	65 980
56 776	491	38 906	1 655 886	1 637 344	52 899	42 296	1 734 506	16 575
33 786	235	20 974	200 937	196 699	40 156	21 961	260 718	2336
26 626	190	15 189	199 101	195 189	36 355	15 997	249 772	1681
7160	45	5785	1836	1510	3801	5964	10 946	655
7134	245	4929	1 454 320	1 440 194	8537	6183	1 468 871	169
107	30	57	12 868	12 521	209	87	13 164	
7027	215	4872	1 441 452	1 427 673	8328	6096	1 455 707	169
8629		6621	581	445	3005	7306	3224	7668
1264		678			612	827	755	684
3710		1945	303 856	301 301	7513	2189	312 815	743
3305		1713	31 992	30 352	5198	1943	38 443	690
1656		625	15 675	15 206	3936	917	19 940	588
1649		1088	16 317	15 146	1262	1026	18 503	102
369		199	271 101	270 190	2154	222	273 458	19
369		199	261 995	261 084	2121	222	264 319	19
			6718	6718	33		6751	
36		33	763	759	161	24	914	34
6385		3362	10 708	6472	8508	3149	17 984	4381
6385		3362	10 708	6472	8508	3149	17 984	4381

3-1-3　2022年各地区医疗卫生机构床位数

单位：张

| 地区 | 合计 | 医　院 | | | | | | 护理院 |
		小计	综合医院	中医医院	中西医结合医院	民族医医院	专科医院	
总　计	9 749 933	7 662 929	4 791 462	1 078 758	137 787	41 807	1 485 396	127 719
东　部	3 719 811	3 055 247	1 873 123	382 566	65 979	927	621 071	111 581
中　部	3 172 304	2 412 713	1 548 285	376 819	34 222	420	441 917	11 050
西　部	2 857 818	2 194 969	1 370 054	319 373	37 586	40 460	422 408	5088
北　京	133 932	126 309	66 905	16 251	12 589	347	29 577	640
天　津	68 538	62 185	33 279	8646	1294		18 946	20
河　北	485 658	382 583	264 947	55 195	12 770		49 082	589
山　西	228 353	186 214	121 596	21 687	3361		38 930	640
内蒙古	167 692	135 193	78 484	14 489	1534	16 954	23 422	310
辽　宁	326 159	284 073	182 287	32 335	2582	520	64 944	1405
吉　林	177 175	154 158	92 672	23 334	2376	124	35 402	250
黑龙江	261 301	223 245	145 931	31 737	1583	256	43 474	264
上　海	165 344	148 243	74 103	7147	4702		35 707	26 584
江　苏	562 961	443 686	237 821	53 171	6272		91 369	55 053
浙　江	381 687	339 270	196 310	44 701	8829		74 052	15 378
安　徽	443 964	339 157	219 571	51 151	5509		58 014	4912
福　建	232 425	184 774	117 773	22 935	3185	60	40 062	759
江　西	314 472	227 271	146 016	38 120	2532		40 077	526
山　东	693 626	538 439	347 556	76 688	5716		102 052	6427
河　南	752 209	561 076	375 951	98 466	7050		77 872	1737
湖　北	450 327	324 090	215 686	48 176	6509		52 348	1371
湖　南	544 503	397 502	230 862	64 148	5302	40	95 800	1350
广　东	608 272	497 130	319 211	60 496	7241		105 558	4624
广　西	341 716	236 649	139 960	35 633	5824	1421	53 027	784
海　南	61 209	48 555	32 931	5001	799		9722	102
重　庆	250 832	186 135	109 090	33 302	6191		36 652	900
四　川	683 873	516 961	298 147	75 720	10 169	2235	129 104	1586
贵　州	309 703	242 023	149 916	30 453	3142	365	57 997	150
云　南	341 232	263 406	174 453	41 662	1663	485	44 873	270
西　藏	19 992	15 371	11 283	90	52	3057	889	
陕　西	289 556	238 281	162 790	37 045	3235		34 607	604
甘　肃	188 914	144 533	93 388	30 590	3861	1259	15 336	99
青　海	42 946	36 281	24 607	3091	216	3531	4486	350
宁　夏	41 782	36 256	25 245	5508	595	241	4667	
新　疆	179 580	143 880	102 691	11 790	1104	10 912	17 348	35

基层医疗卫生机构							专业公共卫生机构				其他医疗卫生机构
小计	社区卫生服务中心	社区卫生服务站	街道卫生院	乡镇卫生院	门诊部	护理站	小计	专科疾病防治院（所、站）	妇幼保健院（所、站）	急救中心（站）	
1 751 081	**251 453**	**11 601**	**13 164**	**1 455 876**	**10 892**	**1439**	**313 558**	**39 133**	**273 477**	**948**	**22 365**
535 341	102 708	4664	3896	417 745	3855	1407	117 602	18 263	98 860	479	11 621
646 306	83 604	3936	5126	546 003	4669	31	107 955	16 339	91 482	134	5330
569 434	65 141	3001	4142	492 128	2368	1	88 001	4531	83 135	335	5414
5229	5229						2394	564	1830		
5833	1878		110	3845			320	320			200
87 319	6955	1991		77 091	1282		15 400	196	15 133	71	356
37 073	3868	430	2488	29 877	300		4608	460	4146	2	458
27 504	4827	332	20	21 205	625		4908	366	4542		87
35 756	5857	654	204	29 021		18	3079	1061	1880	138	3251
19 254	3027	92		15 129	813	11	2573	808	1765		1190
32 337	6396	510	117	23 995	492		5719	2147	3552	20	
14 890	14 890						1346	204	1142		865
106 090	24 213	161	391	79 673	542	1110	11 086	1416	9586	84	2099
29 273	9943	8	181	18 781	309	51	11 875	427	11 390	58	1269
92 410	11 312	11	370	79 985	696		11 287	1514	9767	6	1110
38 349	4795			33 554			8482	1808	6628	46	820
68 054	3466	479	75	63 430	535		17 419	3542	13 871	6	1728
126 471	18 697	1756	2466	101 341	1083	198	26 599	5474	21 065	60	2117
161 552	20 045	685	747	138 079	879	20	29 331	1755	27 480	96	250
106 762	17 292	593	1329	86 741	508		19 245	2429	16 812	4	230
128 864	18 198	1136		108 767	446		17 773	3684	14 089		364
76 087	8933	20	544	66 431	129	30	34 421	6765	27 642	14	634
86 621	3647			82 913	20	1	17 526	474	17 051	1	920
10 044	1318	74		8008	510		2600	28	2564	8	10
59 183	12 537	28	506	45 659	114		5201	132	5069		313
151 184	20 013	474	560	129 852	285		14 345	679	13 610	56	1383
56 261	7573	156	1329	47 137	42		11 199	275	10 924		220
65 797	5795	370	930	57 660	567		11 058	605	10 208	245	971
4181	101	20	6	3748	10		440		440		
41 222	3624	68	761	36 616	25		9541	1083	8458		512
34 976	3571	995	30	29 641	257		8743	832	7893	18	662
5966	685	56		4885	180		619	30	589		80
3950	397	97		3399	57		1544		1544		32
32 589	2371	405		29 413	186		2877	55	2807	15	234

3-1-4 每千人口医疗卫生机构床位数

单位：张

年份/地区	医疗卫生机构床位数			每千人口医疗卫生机构床位数		
	合计	城市	农村	合计	城市	农村
2015	7 015 214	3 418 194	3 597 020	5.11	8.27	3.71
2017	7 940 252	3 922 024	4 018 228	5.72	8.75	4.19
2018	8 404 088	4 141 427	4 262 661	6.03	8.70	4.56
2019	8 806 956	4 351 540	4 455 416	6.30	8.78	4.81
2020	9 100 700	4 502 529	4 598 171	6.46	8.81	4.95
2021	9 450 110	4 970 374	4 479 736	6.70	7.47	6.01
2022	9 749 933	5 090 352	4 659 581	6.92	7.66	6.25
东　部	3 719 811	2 313 262	1 406 549	6.12	6.59	5.48
中　部	3 172 304	1 439 149	1 733 155	7.57	9.34	6.54
西　部	2 857 818	1 337 941	1 519 877	7.46	8.39	6.80
北　京	133 932	133 932		6.13	6.13	
天　津	68 538	68 538		5.03	5.03	
河　北	485 658	209 820	275 838	6.55	8.03	5.74
山　西	228 353	121 432	106 921	6.56	8.43	5.24
内蒙古	167 692	86 386	81 306	6.98	8.89	5.69
辽　宁	326 159	219 072	107 087	7.77	8.77	6.30
吉　林	177 175	87 772	89 403	7.55	8.16	7.03
黑龙江	261 301	162 164	99 137	8.43	10.74	6.24
上　海	165 344	165 344		6.68	6.68	
江　苏	562 961	345 711	217 250	6.61	7.33	5.72
浙　江	381 687	220 852	160 835	5.80	7.04	4.67
安　徽	443 964	211 673	232 291	7.25	8.74	6.27
福　建	232 425	119 131	113 294	5.55	6.33	4.91
江　西	314 472	139 626	174 846	6.95	8.72	5.98
山　东	693 626	368 947	324 679	6.83	7.98	5.86
河　南	752 209	309 289	442 920	7.62	10.37	6.43
湖　北	450 327	201 284	249 043	7.71	8.16	7.37
湖　南	544 503	205 909	338 594	8.24	10.74	7.22
广　东	608 272	431 626	176 646	4.81	4.75	4.96
广　西	341 716	166 002	175 714	6.77	7.79	6.02
海　南	61 209	30 289	30 920	5.96	6.12	5.81
重　庆	250 832	187 530	63 302	7.81	7.37	9.46
四　川	683 873	337 172	346 701	8.17	8.95	7.53
贵　州	309 703	112 590	197 113	8.03	9.42	7.41
云　南	341 232	99 906	241 326	7.27	8.91	6.76
西　藏	19 992	10 278	9714	5.49	11.31	3.56
陕　西	289 556	158 081	131 475	7.32	7.56	7.05
甘　肃	188 914	90 431	98 483	7.58	9.70	6.31
青　海	42 946	21 573	21 373	7.22	9.28	5.89
宁　夏	41 782	26 967	14 815	5.74	6.82	4.45
新　疆	179 580	41 025	138 555	6.94	8.56	6.57

注：千人口床位数的合计项分母系常住人口数，2020年及以前，分城乡分母系户籍人口数推算，2020年以后，分城乡分母系常住人口数推算。

3-1-5 2022年医疗卫生机构分科床位数及构成

分科	医疗卫生机构		其中：医院	
	床位数 / 张	构成 /%	床位数 / 张	构成 /%
总计	**9 749 933**	100.00	7 662 929	100.00
预防保健科	21 256	0.22	4789	0.06
全科医疗科	485 889	4.98	84 264	1.10
内科	2 507 251	25.72	1 880 274	24.54
外科	1 553 951	15.94	1 335 756	17.43
儿科	567 591	5.82	355 140	4.63
妇产科	682 496	7.00	424 408	5.54
眼科	153 968	1.58	145 529	1.90
耳鼻咽喉科	95 071	0.98	89 131	1.16
口腔科	46 942	0.48	38 176	0.50
皮肤科	32 858	0.34	27 415	0.36
医疗美容科	18 954	0.19	17 126	0.22
精神科	840 871	8.62	823 517	10.75
传染科	170 864	1.75	162 498	2.12
结核病科	26 113	0.27	19 338	0.25
肿瘤科	279 674	2.87	279 644	3.65
急诊医学科	67 119	0.69	55 833	0.73
康复医学科	344 276	3.53	280 130	3.66
职业病科	16 131	0.17	9497	0.12
中医科	1 315 381	13.49	1 170 533	15.28
民族医学科	42 751	0.44	42 654	0.56
中西医结合科	161 305	1.65	160 719	2.10
重症医学科	75 073	0.77	75 027	0.98
其他	244 148	2.50	181 531	2.37

注：儿科包括小儿外科、儿童保健科和新生儿科，妇产科包括妇女保健科。下表同。

3-1-6　2022年各地区医院分科床位数

单位：张

地区	总计	预防保健科	全科医疗科	内科	外科	儿科	妇产科	眼科	耳鼻咽喉科	口腔科	皮肤科
总　计	7 662 929	4789	84 264	1 880 274	1 335 756	355 140	424 408	145 529	89 131	38 176	27 415
北　京	126 309	1	962	28 842	22 707	4212	5717	1815	1315	993	492
天　津	62 185	29	488	15 450	10 487	2461	3622	1141	877	373	217
河　北	382 583	390	3305	107 986	70 391	20 925	22 659	7811	3359	1659	769
山　西	186 214	69	1238	51 469	38 209	8658	11 161	4134	2058	1207	1108
内蒙古	135 193	86	822	32 458	21 309	5450	8211	2356	1068	690	390
辽　宁	284 073	112	1737	81 232	52 305	9906	14 719	6432	2976	1348	865
吉　林	154 158	113	1048	42 681	26 536	5207	7614	2813	1496	672	355
黑龙江	223 245	142	1529	70 409	36 795	7533	9478	4218	2054	1160	549
上　海	148 243	103	3976	55 697	22 241	4282	5772	1434	1673	606	354
江　苏	443 686	210	6295	138 431	75 505	16 799	19 888	7818	4378	2362	825
浙　江	339 270	228	3238	92 891	62 994	10 462	16 455	4572	2964	3714	1892
安　徽	339 157	923	3137	75 033	60 734	14 973	20 322	7528	4434	1966	1271
福　建	184 774	23	1314	34 643	33 446	12 268	14 372	4500	2271	734	189
江　西	227 271	86	2826	50 436	40 603	10 550	10 937	3566	2675	683	816
山　东	538 439	449	3740	133 094	94 955	26 688	28 078	12 011	5892	3742	1952
河　南	561 076	459	8039	143 930	98 252	31 747	29 367	11 564	7314	2128	1506
湖　北	324 090	50	2903	73 989	59 674	14 694	17 285	7540	5214	1657	2216
湖　南	397 502	74	5204	88 682	64 689	17 536	20 379	6836	5385	1935	986
广　东	497 130	211	6405	99 445	95 448	24 818	33 444	9045	5898	2393	1963
广　西	236 649	118	3103	42 434	33 451	11 140	12 298	5457	2880	843	827
海　南	48 555	23	903	10 644	7016	1789	2865	1291	519	364	203
重　庆	186 135	19	2388	39 354	29 270	7772	8254	2995	2759	609	533
四　川	516 961	192	4044	119 594	84 148	18 254	22 110	8023	6274	1546	1902
贵　州	242 023	313	4616	43 900	40 558	13 105	18 305	3798	2911	749	1012
云　南	263 406	92	3109	60 707	46 839	15 221	18 882	5210	3203	952	1297
西　藏	15 371	24	184	3258	2728	1137	2557	144	98	39	15
陕　西	238 281	34	1694	62 957	42 670	15 583	14 770	5339	2777	1262	986
甘　肃	144 533	75	1342	29 362	24 195	9017	8656	2410	1422	621	425
青　海	36 281	31	714	7445	6264	2701	3448	593	493	315	390
宁　夏	36 256	5	256	9270	6285	1994	2246	814	465	270	173
新　疆	143 880	105	3705	34 551	25 052	8258	10 537	2321	2029	584	937

医疗美容科	精神科	传染科	结核病科	肿瘤科	急诊医学科	康复医学科	职业病科	中医科	民族医学科	中西医结合科	重症医学科	其他
17 126	823 517	162 498	19 338	279 644	55 833	280 130	9497	1 170 533	42 654	160 719	75 027	181 531
798	9253	2196	353	6506	548	4505	571	16 612	349	12 448	1473	3641
155	7031	1370		3843	180	793	6	9400		1522	684	2056
483	25 152	7826	671	11 567	3498	7819	477	57 773		14 581	4177	9305
299	11 920	3521	1204	7688	786	5594	638	25 289		3594	1444	4926
169	7665	5262	40	5070	1217	3655	240	16 061	16 898	2013	1017	3046
491	32 676	7366	2181	12 789	684	9111	428	34 917	490	3383	1927	5998
373	14 891	3690	796	8423	510	5118	123	24 421	179	2494	635	3970
249	20 653	6957	480	9459	1605	6723	795	33 615	256	2872	1423	4291
480	13 636	2673	1205	5986	1260	8334	63	8416		4700	1146	4206
1158	29 650	12 210	368	20 363	3224	26 100	301	55 116		6661	4284	11 740
1201	31 020	5141	297	10 666	2544	22 358	280	44 637		9050	5757	6909
953	30 121	7882	1188	13 523	4041	12 654	99	54 868	3	6148	2964	14 392
392	25 646	5166	692	5493	1472	6406	15	25 428	60	3930	1829	4485
313	28 903	5125	646	9346	2891	6755	270	39 415	4	2847	2025	5553
1326	53 519	9838	764	23 516	5422	20 685	1283	84 667	38	6353	6647	13 780
753	33 436	9230	897	23 848	7456	20 225	584	104 119	5	10 197	7978	8042
1124	32 970	5629	1280	13 247	830	13 917	71	51 705		7197	3008	7890
725	58 791	6427	1755	15 502	1823	16 395	239	65 270	55	6412	2898	9504
1674	71 968	12 367	964	18 332	1834	19 904	72	66 419	75	8641	6120	9690
183	48 899	5534	283	7418	680	5597	580	40 562	1926	6514	2232	3690
237	9257	869	55	1789	621	1370		5847		886	395	1612
643	26 264	2531	114	6503	775	7037	170	37 510		6736	1294	2605
1213	93 699	6218	224	13 914	1288	17 234	954	84 123	2151	13 829	4311	11 716
490	43 942	5738	329	4874	2068	5207	620	37 637	546	4426	1853	5026
332	27 412	7113	73	5563	2294	7007	108	46 526	510	2456	1783	6717
20	120	713	4	42	210	134		174	3164	114	115	377
447	15 983	4158	1215	5362	1799	10 089	223	39 181		3611	1837	6304
240	7091	2974	112	3634	1622	5012	217	34 396	1201	4668	1278	4563
17	564	1414	11	1082	946	742		3433	3659	368	358	1293
70	2293	967		791	366	990	30	6713	280	743	275	960
118	9092	4393	1137	3505	1339	2660	40	16 283	10 805	1325	1860	3244

3-2 医院床位数

单位：张

医院分类	2015 年	2018 年	2019 年	2020 年	2021 年	2022 年
总　计	5 330 580	6 519 749	6 866 546	7 131 186	7 414 228	7 662 929
按登记注册类型分						
公立医院	4 296 401	4 802 171	4 975 633	5 090 558	5 207 727	5 363 364
民营医院	1 034 179	1 717 578	1 890 913	2 040 628	2 206 501	2 299 565
按主办单位分						
政府办	3 910 400	4 466 885	4 654 099	4 770 232	4 904 983	5 081 868
社会办	704 108	907 378	969 716	1 027 437	1 087 191	1 107 199
个人办	716 072	1 145 486	1 242 731	1 333 517	1 422 054	1 473 862
按管理类别分						
非营利性	4 785 769	5 598 444	5 817 149	5 975 532	6 120 640	6 277 114
营利性	544 811	921 305	1 049 397	1 155 654	1 293 588	1 385 815
按医院等级分						
其中：三级医院	2 047 819	2 567 138	2 777 932	3 002 503	3 230 629	3 445 405
二级医院	2 196 748	2 554 366	2 665 974	2 718 116	2 743 079	2 773 482
一级医院	481 876	630 281	651 045	712 732	726 054	732 490
按机构类别分						
综合医院	3 721 036	4 378 892	4 532 676	4 622 462	4 699 689	4 791 462
中医医院	715 393	872 052	932 578	981 142	1 022 754	1 078 758
中西医结合医院	78 611	110 579	117 672	124 614	132 094	137 787
民族医医院	25 408	38 917	41 380	42 379	42 184	41 807
专科医院	762 519	1 054 107	1 158 126	1 258 267	1 398 416	1 485 396
护理院（中心）	27 613	65 202	84 114	102 322	119 091	127 719

3-3　基层医疗卫生机构床位数

单位：张

机构分类	2015 年	2018 年	2019 年	2020 年	2021 年	2022 年
总　计	1 413 842	1 583 587	1 631 132	1 649 384	1 699 776	1 751 081
按登记注册类型分						
公立	1 375 150	1 539 991	1 581 726	1 605 616	1 643 882	1 694 305
非公立	38 692	43 596	49 406	43 768	55 894	56 776
按主办单位分						
政府办	1 335 057	1 494 425	1 534 779	1 563 067	1 606 120	1 655 886
社会办	48 383	55 510	57 113	53 801	51 329	52 899
个人办	30 402	33 652	39 240	32 516	42 327	42 296
按管理类别分						
非营利性	1 406 143	1 577 220	1 619 526	1 641 231	1 683 634	1 734 506
营利性	7699	6367	11 606	8153	16 142	16 575
按机构类别分						
社区卫生服务中心（站）	200 979	231 274	237 445	238 343	251 720	263 054
社区卫生服务中心	178 410	209 024	214 559	225 539	239 139	251 453
社区卫生服务站	22 569	22 250	22 886	12 804	12 581	11 601
卫生院	1 204 989	1 345 628	1 381 996	1 402 955	1 429 635	1 469 040
街道卫生院	8867	11 719	12 082	12 630	12 225	13 164
乡镇卫生院	1 196 122	1 333 909	1 369 914	1 390 325	1 417 410	1 455 876
门诊部	7716	6338	11 291	7522	17 078	10 892
护理站	158	337	400	564	1343	1439

3-4　2022年医疗卫生机构万元以上设备台数

机构分类	万元以上设备总价值/万元	万元以上设备台数/台			
		合计	50万元以下	50万~99万元	100万元及以上
总　计	197 889 010	11 520 743	10 849 310	346 290	325 143
一、医院	164 975 908	8 743 802	8 196 262	268 950	278 590
综合医院	121 342 262	6 223 096	5 824 887	192 027	206 182
中医医院	19 359 552	1 117 329	1 051 738	32 323	33 268
中西医结合医院	2 863 737	156 664	146 857	4964	4843
民族医医院	799 874	50 227	47 415	1465	1347
专科医院	20 492 623	1 184 139	1 113 396	37 931	32 812
口腔医院	1 176 363	153 007	149 415	2387	1205
眼科医院	1 696 225	96 325	88 968	4628	2729
耳鼻喉科医院	189 047	9150	8416	402	332
肿瘤医院	4 025 799	131 624	121 027	4582	6015
心血管病医院	990 426	50 852	48 116	1256	1480
胸科医院	400 531	18 133	16 881	569	683
血液病医院	68 405	5162	4950	101	111
妇产（科）医院	1 413 156	99 759	93 992	2909	2858
儿童医院	2 105 912	114 565	107 444	3485	3636
精神病医院	1 997 852	126 040	118 711	4424	2905
传染病医院	1 979 157	105 722	98 890	3295	3537
皮肤病医院	202 796	12 775	11 858	483	434
结核病医院	267 856	11 597	10 620	511	466
麻风病医院	4184	263	243	13	7
职业病医院	104 203	6992	6628	192	172
骨科医院	773 738	41 506	38 543	1511	1452
康复医院	1 076 647	73 958	70 054	2255	1649
整形外科医院	76 995	3880	3481	285	114
美容医院	231 151	15 476	13 839	1418	219
其他专科医院	1 712 180	107 353	101 320	3225	2808
护理院	117 860	12 347	11 969	240	138
二、基层医疗卫生机构	12 419 271	1 320 975	1 276 760	30 029	14 186
社区卫生服务中心（站）	3 899 300	462 822	449 170	8996	4656
社区卫生服务中心	3 774 416	441 636	428 263	8795	4578
社区卫生服务站	124 884	21 186	20 907	201	78
卫生院	8 518 242	857 815	827 254	21 031	9530
街道卫生院	79 107	9241	9005	144	92
乡镇卫生院	8 439 135	848 574	818 249	20 887	9438
中心卫生院	4 299 844	391 222	375 122	10 381	5719
乡卫生院	4 139 291	457 352	443 127	10 506	3719
护理站	1729	338	336	2	
三、专业公共卫生机构	17 633 601	1 260 667	1 190 658	42 005	28 004
疾病预防控制中心	4 984 457	375 203	352 753	16 314	6136
省属	752 338	43 929	40 919	1886	1124
地级市（地区）属	1 947 034	124 924	115 322	6474	3128
县级市（区）属	1 131 273	102 035	96 936	4172	927
县属	942 514	86 629	82 734	3241	654
其他	211 298	17 686	16 842	541	303

注：本表不包括门诊部、诊所、卫生所、医务室和村卫生室数字。

续表

机构分类	万元以上设备总价值／万元	万元以上设备台数／台			
		合计	50万元以下	50万～99万元	100万元及以上
专科疾病防治院（所、站）	607 217	40 068	37 706	1390	972
专科疾病防治院	386 258	21 478	19 942	832	704
传染病防治院	8827	600	565	18	17
结核病防治院	58 398	3293	3054	121	118
职业病防治院	221 534	11 933	11 058	483	392
其他	97 499	5652	5265	210	177
专科疾病防治所（站、中心）	220 959	18 590	17 764	558	268
口腔病防治所（站、中心）	46 543	4873	4744	98	31
精神病防治所（站、中心）	6833	429	402	20	7
皮肤病与性病防治所（中心）	36 834	3254	3106	102	46
结核病防治所（站、中心）	58 606	4218	3986	147	85
职业病防治所（站、中心）	31 467	2224	2078	92	54
地方病防治所（站、中心）	3508	201	189	8	4
血吸虫病防治所（站、中心）	9400	1113	1089	16	8
药物戒毒所（中心）	716	33	29	2	2
其他	27 052	2245	2141	73	31
健康教育所（站、中心）	12 562	2150	2131	16	3
妇幼保健院（所、站）	9 635 572	630 530	595 435	17 243	17 852
省属	829 799	48 558	45 620	1312	1626
地级市（地区）属	3 737 650	221 254	208 458	6014	6782
县级市（区）属	2 789 142	181 870	171 769	5092	5009
县属	2 145 292	169 860	161 070	4615	4175
其他	133 689	8988	8518	210	260
妇幼保健院	9 157 106	593 304	559 977	16 231	17 096
妇幼保健所	226 236	16 772	15 940	459	373
妇幼保健站	171 611	13 953	13 338	347	268
生殖保健中心	1078	130	124	6	
急救中心（站）	675 547	69 956	67 607	2067	282
采供血机构	1 413 580	95 614	87 987	4903	2724
卫生监督所（中心）	276 835	43 814	43 814		
省属	15 075	2486	2486		
地级市（地区）属	40 013	10 688	10 688		
县级市（区）属	81 062	12 332	12 332		
县属	137 371	17 102	17 102		
其他	3314	1206	1206		
计划生育技术服务机构	27 831	3332	3225	72	35
四、其他机构	2 860 230	195 299	185 630	5306	4363
疗养院	155 459	7199	6548	346	305
卫生监督检验（监测）机构	3400	300	293	7	
医学科学研究机构	612 852	33 807	31 305	1448	1054
医学在职培训机构	50 859	7701	7573	92	36
临床检验中心（所、站）	844 336	67 809	65 138	1463	1208
卫生统计信息中心	109 160	8468	8174	174	120
其他	1 084 164	70 015	66 599	1776	1640

3-5-1　2022年医疗卫生机构房屋建筑面积

机构分类	合计	房屋建筑面积 /m²	业务用房面积 /m²	危房面积 /m²	危房 /%	租房面积 /m²
总　计	1 101 581 571	962 545 360	722 056 862	5 134 644	0.71	139 036 211
一、医院	723 936 752	627 616 620	533 475 351	2 531 330	0.47	96 320 132
综合医院	484 029 109	436 550 116	371 328 114	1 764 849	0.48	47 478 993
中医医院	91 892 662	83 866 368	72 283 542	390 315	0.54	8 026 294
中西医结合医院	12 454 064	10 197 640	8 698 247	43 648	0.50	2 256 424
民族医医院	4 680 799	4 279 089	3 667 246	22 445	0.61	401 710
专科医院	122 935 427	88 678 192	74 357 025	306 663	0.41	34 257 235
口腔医院	5 565 411	3 333 425	2 747 083	4182	0.15	2 231 986
眼科医院	8 441 493	4 239 412	3 664 570	3506	0.10	4 202 081
耳鼻喉科医院	754 039	380 949	312 114			373 090
肿瘤医院	8 903 138	8 022 951	7 218 670	25 861	0.36	880 187
心血管病医院	3 391 520	3 126 052	2 656 928			265 468
胸科医院	597 593	533 438	496 591	2890	0.58	64 155
血液病医院	320 631	187 269	105 463			133 362
妇产（科）医院	11 802 126	7 274 768	6 157 489	170		4 527 358
儿童医院	6 392 644	5 925 412	4 920 456	55 624	1.13	467 232
精神病医院	32 421 095	24 157 937	19 997 114	91 902	0.46	8 263 158
传染病医院	6 765 732	6 689 792	5 286 657	43 570	0.82	75 940
皮肤病医院	1 268 500	885 865	696 207	1088	0.16	382 635
结核病医院	643 823	621 944	537 395	14 751	2.74	21 879
麻风病医院	84 059	83 238	64 729	2896	4.47	821
职业病医院	401 875	392 995	282 237	8852	3.14	8880
骨科医院	7 330 836	5 177 791	4 399 250	102		2 153 045
康复医院	11 480 027	7 640 164	6 574 902	24 177	0.37	3 839 863
整形外科医院	513 455	315 129	216 275	8254	3.82	198 326
美容医院	2 705 282	1 145 987	1 029 626	8202	0.80	1 559 295
其他专科医院	13 152 148	8 543 674	6 993 269	10 636	0.15	4 608 474
护理院	7 944 691	4 045 215	3 141 177	3410	0.11	3 899 476
二、基层医疗卫生机构	294 848 063	259 600 497	127 403 699	2 109 654	1.66	35 247 566
社区卫生服务中心（站）	44 529 806	34 083 784	28 949 115	311 432	1.08	10 446 022
社区卫生服务中心	37 382 527	29 998 796	25 361 288	299 493	1.18	7 383 731
社区卫生服务站	7 147 279	4 084 988	3 587 827	11 939	0.33	3 062 291
卫生院	131 459 002	129 227 860	98 375 051	1 798 172	1.83	2 231 142
街道卫生院	1 163 178	1 093 763	905 947	26 051	2.88	69 415
乡镇卫生院	130 295 824	128 134 097	97 469 104	1 772 121	1.82	2 161 727
中心卫生院	59 159 223	58 286 474	43 298 070	811 975	1.88	872 749
乡卫生院	71 136 601	69 847 623	54 171 034	960 146	1.77	1 288 978
村卫生室	53 828 050	51 832 654				1 995 396
门诊部	27 046 914	17 701 544			∞	9 345 370
综合门诊部	9 824 038	6 872 461			∞	2 951 577
中医门诊部	2 151 040	1 421 475			∞	729 565
中西医结合门诊部	310 105	225 061			∞	85 044
民族医门诊部	10 232	7981			∞	2251
专科门诊部	14 751 499	9 174 566			∞	5 576 933
诊所、卫生所、医务室、护理站	37 984 291	26 754 655	79 533	50	0.06	11 229 636
诊所	31 808 813	21 596 561			∞	10 212 252
卫生所、医务室	5 912 999	4 997 624			∞	915 375
护理站（中心）	262 479	160 470	79 533	50	0.06	102 009

机构分类	合计	房屋建筑面积/m²	业务用房面积/m²	危房面积/m²	危房/%	租房面积/m²
三、专业公共卫生机构	69 054 430	65 904 792	54 276 168	413 672	0.76	3 149 638
疾病预防控制中心	16 524 593	16 064 240	12 254 590	111 749	0.91	460 353
省属	1 191 273	1 176 776	700 605	14 307	2.04	14 497
地级市（地区）属	4 252 835	4 166 209	3 124 753	11 561	0.37	86 626
县级市（区）属	5 207 465	4 958 168	3 824 283	34 097	0.89	249 297
县属	5 300 928	5 212 236	4 169 998	48 036	1.15	88 692
其他	572 092	550 851	434 951	3748	0.86	21 241
专科疾病防治院（所、站）	3 302 156	3 000 724	2 427 350	30 471	1.26	301 432
专科疾病防治院	1 531 348	1 416 516	1 221 057	10 905	0.89	114 832
传染病防治院	46 442	45 772	43 124			670
结核病防治院	152 144	148 911	129 136	7890	6.11	3233
职业病防治院	622 969	595 648	508 540			27 321
其他	709 793	626 185	540 257	3015	0.56	83 608
专科疾病防治所（站、中心）	1 770 808	1 584 208	1 206 293	19 566	1.62	186 600
口腔病防治所（站、中心）	121 321	77 424	36 169	30	0.08	43 897
精神病防治所（站、中心）	215 226	163 601	144 575			51 625
皮肤病与性病防治所（中心）	417 977	388 065	306 505	9632	3.14	29 912
结核病防治所（站、中心）	347 364	321 205	268 012	2935	1.10	26 159
职业病防治所（站、中心）	97 615	93 102	66 057	195	0.30	4513
地方病防治所（站、中心）	26 417	26 117	22 702			300
血吸虫病防治所（站、中心）	273 249	266 448	186 737	5782	3.10	6801
药物戒毒所（中心）	41 684	41 184	24 900			500
其他	229 955	207 062	150 636	992	0.66	22 893
健康教育所（站、中心）	151 729	124 002	106 060	1314	1.24	27 727
妇幼保健院（所、站）	40 528 418	38 824 719	33 167 703	234 041	1	1 703 699
省属	2 681 999	2 647 801	2 250 142			34 198
地级市（地区）属	13 339 445	12 817 736	11 135 574	76 861	0.69	521 709
县级市（区）属	11 505 178	10 767 018	9 124 704	63 889	0.70	738 160
县属	12 353 570	11 981 081	10 155 216	93 291	0.92	372 489
其他	648 226	611 083	502 067			37 143
妇幼保健院	37 711 055	36 140 581	31 116 479	224 165	0.72	1 570 474
妇幼保健所	1 057 967	1 012 362	837 408	3619	0.43	45 605
妇幼保健站	1 223 785	1 165 515	787 190	5041	0.64	58 270
生殖保健中心	13 583	13 583	9585			
急救中心（站）	928 903	828 878	692 939	2874	0.41	100 025
采供血机构	3 371 347	3 280 121	2 486 055	7190	0.29	91 226
卫生监督所（中心）	3 695 827	3 250 485	2 703 079	23 071	0.85	445 342
省属	121 691	105 953	73 521	1206	1.64	15 738
地级市（地区）属	741 050	596 953	497 039	845	0.17	144 097
县级市（区）属	1 260 182	1 080 863	901 845	12 502	1.39	179 319
县属	1 440 600	1 353 791	1 138 526	3539	0.31	86 809
其他	132 304	112 925	92 148	4979	5.40	19 379
计划生育技术服务机构	551 457	531 623	438 392	2962	0.68	19 834
四、其他医疗卫生机构	13 742 326	9 423 451	6 901 644	79 988	1.16	4 318 875
疗养院	2 467 016	2 215 902	1 513 205	12 140	0.80	251 114
卫生监督检验（监测）机构	20 933	13 373	10 378			7560
医学科学研究机构	1 093 864	954 500	792 181	40 367	5.10	139 364
医学在职培训机构	1 451 636	1 398 469	1 042 697	18 150	1.74	53 167
临床检验中心（所、站）	2 235 465	956 666	753 629	148	0.02	1 278 799
卫生统计信息中心	84 203	63 366	55 012			20 837
其他	6 389 209	3 821 175	2 734 542	9183	0.34	2 568 034

3-5-2 2022年政府办医疗卫生机构房屋建筑面积

机构分类	合计	房屋建筑面积 /m²	业务用房 /m²	危房 /%	租房面积 /m²	每床占用业务用房面积 /m²
总　　计	718 992 067	692 220 163	571 751 464	0.84	26 771 904	79.41
一、医院	480 447 123	463 910 454	396 859 040	0.58	16 536 669	80.57
综合医院	341 451 700	329 687 327	281 718 103	0.56	11 764 373	86.74
中医医院	76 723 014	74 218 713	64 492 916	0.58	2 504 301	72.93
中西医结合医院	6 826 534	6 573 793	5 783 601	0.75	252 741	72.37
民族医医院	3 845 243	3 770 493	3 231 439	0.68	74 750	94.05
专科医院	51 232 346	49 336 660	41 374 625	0.67	1 895 686	61.37
护理院（中心）	368 286	323 468	258 356		44 818	60.03
二、基层医疗卫生机构	166 383 269	159 446 558	118 479 761	1.73	6 936 711	69.6
其中：社区卫生服务中心（站）	29 794 674	25 240 995	21 444 559	1.27	4 553 679	90.10
社区卫生服务中心	28 649 498	24 396 094	20 675 246	1.3	4 253 404	90.40
社区卫生服务站	1 145 176	844 901	769 313	0.39	300 275	57.52
卫生院	129 675 204	127 606 863	97 034 645	1.84	2 068 341	66.77
街道卫生院	1 132 547	1 068 462	885 095	2.76	64 085	69.76
乡镇卫生院	128 542 657	126 538 401	96 149 550	1.83	2 004 256	66.75
门诊部	353 559	343 933			9626	
三、专业公共卫生机构	66 876 728	63 960 345	52 788 797	0.77	2 916 383	113.8
其中：专科疾病防治院（所、站）	2 831 397	2 617 094	2 103 960	1.39	214 303	57.55
专科疾病防治院	1 267 701	1 169 615	1 005 866	1.03	98 086	64.97
专科疾病防治所（中心）	1 563 696	1 447 479	1 098 094	1.71	116 217	50.39
妇幼保健院（所、站）	40 084 304	38 417 747	32 858 184	0.71	1 666 557	120.43
内：妇幼保健院	37 312 022	35 776 749	30 835 663	0.73	1 535 273	120.38
妇幼保健所（站）	2 256 709	2 152 897	1 605 299	0.54	103 812	121.68
急救中心（站）	805 553	729 524	618 745	0.46	76 029	115.83
四、其他医疗卫生机构	5 284 947	4 902 806	3 623 866	1.31	382 141	74.72
其中：疗养院	1 163 079	1 145 260	793 857	0.54	17 819	75.00
临床检验中心（所、站）	30 715	28 811	23 220		1904	

3-5-3 2022年公立医院信息化基础资源情况

类别	服务器 CPU 核数 / 个	已使用存储容量 /T	电脑终端数量 / 个
总　计	2 630 785	938 494	4 644 160
按医院等级分			
其中：三级医院	1 852 147	663 864	3 204 884
二级医院	723 760	230 272	1 347 651
一级医院	24 495	27 238	47 738
按机构类别分			
其中：综合医院	1 804 834	681 960	3 322 102
中医类医院	473 400	148 420	826 174
专科医院	351 622	107 432	493 672
按机构隶属关系分			
其中：委属	133 805	56 436	179 521
省属	489 912	180 043	828 015
地级市（地区）属	883 213	299 655	1 568 635
县级市（区）属	516 063	187 859	939 972
县属	476 537	159 621	892 379

3-5-4 2022年公立医院信息化基础资源机构分布构成情况

单位：%

类别	服务器CPU核数（个）机构分布构成比				已使用存储容量（T）机构分布构成比				电脑终端数量（个）机构分布构成比			
	50以内	[50,100)	[100,200)	200及以上	10以内	[10,20)	[20,40)	40及以上	100以内	[100,200)	[200,400)	400及以上
总　计	50.41	10.07	11.70	27.82	42.48	9.88	12.09	35.55	36.04	13.35	20.42	30.19
东　部	46.47	8.98	11.37	33.18	40.96	7.91	10.73	40.39	34.70	11.94	16.81	36.54
中　部	55.38	10.67	11.61	22.34	44.67	11.17	12.35	31.81	37.92	13.37	22.02	26.69
西　部	50.41	10.79	12.17	26.64	42.23	10.98	13.42	33.37	35.85	14.97	23.12	26.06
北　京	43.16	5.79	5.26	45.79	41.58	4.21	10.00	44.21	37.89	4.74	13.16	44.21
天　津	46.28	6.61	12.40	34.71	49.17	5.83	8.33	36.67	34.43	13.11	15.57	36.89
河　北	60.29	8.03	11.82	19.85	51.17	8.80	13.34	26.69	45.35	12.30	21.60	20.74
山　西	60.00	9.89	14.25	15.86	50.81	13.86	12.70	22.63	45.56	15.95	23.46	15.03
内蒙古	50.63	13.84	13.21	22.33	43.71	11.64	16.98	27.67	34.70	17.98	23.66	23.66
辽　宁	66.20	7.23	9.56	17.02	51.87	9.11	10.28	28.74	42.89	14.22	17.02	25.87
吉　林	62.86	12.24	11.43	13.47	53.47	12.24	11.02	23.27	36.00	17.60	26.80	19.60
黑龙江	72.95	7.65	8.77	10.63	63.36	11.78	8.41	16.45	58.92	13.94	13.20	13.94
上　海	22.64	10.69	14.47	52.20	25.79	6.29	8.81	59.12	9.43	15.72	20.75	54.09
江　苏	44.75	8.22	9.13	37.90	35.01	5.26	6.41	53.32	35.54	7.74	10.71	46.01
浙　江	26.92	10.51	11.79	50.77	20.51	7.44	13.08	58.97	15.38	9.74	18.72	56.15
安　徽	39.70	12.24	11.64	36.42	34.33	10.15	11.64	43.88	28.40	12.43	23.96	35.21
福　建	42.14	10.36	14.29	33.21	37.50	7.14	10.71	44.64	32.62	13.26	16.13	37.99
江　西	45.72	10.53	14.47	29.28	33.00	11.55	19.47	35.97	23.53	14.38	30.07	32.03
山　东	45.15	9.70	11.77	33.38	41.86	8.34	10.57	39.22	38.74	12.50	14.84	33.93
河　南	52.97	10.85	10.85	25.33	42.82	9.14	12.34	35.70	38.13	11.65	20.43	29.78
湖　北	44.19	11.11	10.85	33.85	35.23	9.59	12.69	42.49	31.01	7.49	23.00	38.50
湖　南	57.43	12.42	12.42	17.74	38.22	12.22	12.89	36.67	28.95	15.59	23.16	32.29
广　东	39.84	10.03	13.41	36.72	38.75	10.03	10.98	40.24	27.78	14.23	17.34	40.65
广　西	45.75	12.90	16.72	24.63	32.84	9.97	14.37	42.82	22.51	11.11	26.90	39.47
海　南	63.48	9.57	4.35	22.61	60.00	6.09	11.30	22.61	55.65	8.70	16.52	19.13
重　庆	49.30	8.92	10.33	31.46	44.13	9.86	8.45	37.56	34.27	10.80	17.37	37.56
四　川	42.12	10.75	13.55	33.58	38.00	11.19	12.81	38.00	30.29	16.47	23.97	29.26
贵　州	34.97	12.59	14.34	38.11	28.67	12.59	15.38	43.36	28.32	9.79	27.97	33.92
云　南	47.09	9.47	14.08	29.37	36.80	10.90	15.25	37.05	30.68	16.67	26.33	26.33
西　藏	78.40	10.40	4.80	6.40	60.80	8.00	5.60	25.60	81.10	8.66	4.72	5.51
陕　西	56.81	11.09	9.24	22.86	48.73	8.78	14.78	27.71	37.70	17.70	22.76	21.84
甘　肃	53.31	11.40	10.29	25.00	38.97	17.28	12.87	30.88	33.94	14.80	29.96	21.30
青　海	60.75	7.48	10.28	21.50	54.21	9.35	11.21	25.23	42.99	25.23	17.76	14.02
宁　夏	31.82	15.15	22.73	30.30	28.79	12.12	21.21	37.88	21.21	15.15	36.36	27.27
新　疆	64.61	7.53	8.45	19.41	57.57	9.86	11.01	21.56	52.82	14.00	15.80	17.38

四、卫生经费

简要说明

一、本章主要介绍全国及31个省、自治区、直辖市卫生经费情况，包括卫生总费用、医疗卫生机构资产与负债、年收入与支出、门诊和住院病人人均医药费用等。

二、卫生总费用系核算数。其他卫生经费数据主要来源于卫生资源与医疗服务统计年报，城乡居民医疗保障支出摘自《中国统计年鉴》。

三、非营利性机构各项指标的统计口径和解释与2017年印发的《政府会计制度》一致；营利性医院与《企业会计制度》一致。

四、统计口径调整

1. 2007年起，卫生总费用按新的统计口径核算。

2. 本章涉及医疗卫生机构的口径变动和指标解释与"医疗卫生机构"章一致。

主要指标解释

卫生总费用　指一个国家或地区在一定时期内，为开展卫生服务活动从全社会筹集的卫生资源的货币总额，按来源法核算。它反映一定经济条件下，政府、社会和居民个人对卫生保健的重视程度和费用负担水平，以及卫生筹资模式的主要特征和卫生筹资的公平性、合理性。

政府卫生支出　指各级政府用于医疗卫生服务、医疗保障补助、卫生和医疗保障行政管理、人口与计划生育事务性支出等各项事业的经费。

社会卫生支出　指政府支出外的社会各界对卫生事业的资金投入。包括社会医疗保障支出、商业健康保险费、社会办医支出、社会捐赠援助、行政事业性收费收入等。

个人现金卫生支出　指城乡居民在接受各类医疗卫生服务时的现金支付，包括享受各种医疗保险制度的居民就医时自付的费用。可分为城镇居民、农村居民个人现金卫生支出，反映城乡居民医疗卫生费用的负担程度。

当年价格　即报告期当年的实际价格，是指用"当年价格"计算的一些以货币表现的物量指标，如国内生产总值、卫生总费用等。在计算增长速度时，一般都使用"可比价格"来消除价格变动的因素，真实地反映经济发展动态。"不变价格"（也叫固定价格）是用某一时期同类产品的平均价格作为固定价格来计算各个时期的产品价值，目的是为了消除各时期价格变动的影响，保证前后时期之间指标的可比性。

人均卫生费用　即某年卫生总费用与同期平均人口数之比。

卫生总费用占GDP比重　指某年卫生总费用与同期国内生产总值（GDP）之比，是用来反映一定时期国家对卫生事业的资金投入力度，以及政府和全社会对卫生对居民健康的重视程度。

总资产　包括流动资产、非流动资产。

负债　包括流动负债、非流动负债。

平均每床固定资产　即固定资产/床位数。

总收入　指单位为开展业务及其他活动依法取得的非偿还性资金。总收入包括医疗收入、财政补助收入、科教项目收入/上级补助收入、其他收入。

财政拨款收入　指单位从主管部门或主办单位取得的财政性事业经费（包括定额和定项补助）。

业务收入　包括医疗收入和其他收入。

医疗收入 指医疗卫生机构在开展医疗服务活动中取得的收入。包括挂号收入、床位收入、诊察收入、检查收入、化验收入、治疗收入、手术收入、卫生材料收入、药品收入、药事服务费收入、护理收入和其他收入。

总费用/支出 指单位在开展业务及其他活动中发生的资金耗费和损失。包括医疗业务成本/医疗卫生支出、财政项目补助支出/财政基建设备补助支出、科教项目支出、管理费用和其他支出。

业务活动费用 指单位为实现其职能目标，依法履职或开展专业业务活动及其辅助活动所发生的各项费用。

单位管理费用 指单位本级行政及后勤管理部门开展管理活动发生的各项费用，包括单位行政及后勤管理部门发生的人员经费、公用经费、资产折旧（摊销）等费用，以及由单位统一负担的离退休人员经费、工会经费、诉讼费、中介费等。

医疗业务成本/医疗卫生支出 指医疗卫生机构开展医疗服务及其辅助活动发生的各项费用，包括人员经费、耗用的药品及卫生材料费、固定资产折旧费、无形资产摊销费、提取医疗风险基金和其他费用。

人员经费支出 包括人员的基本工资、绩效工资、津贴、社会保险缴费等，但不包括对个人家庭的补助支出。基本工资指事业单位工作人员的岗位工资和薪级工资。

门诊病人次均医药费用 又称每诊疗人次医药费用、次均门诊费用。即医疗门诊收入/总诊疗人次数。

住院病人人均医药费用 又称出院者人均医药费用、人均住院费用。即医疗住院收入/出院人数。

住院病人日均医药费 即医疗住院收入/出院者占用总床日数。

每一职工年业务收入 即年业务收入/年平均职工数。

每一医师年业务收入 即年业务收入/年平均医师数。

4-1-1　卫生总费用

年份	卫生总费用 / 亿元				卫生总费用构成 /%			城乡卫生费用 / 亿元		人均卫生费用 / 元			卫生总费用占GDP比重 /%
	合计	政府卫生支出	社会卫生支出	个人卫生支出	政府卫生支出	社会卫生支出	个人卫生支出	城市	农村	合计	城市	农村	
1980	143.23	51.91	60.97	30.35	36.24	42.57	21.19			14.5			3.12
1985	279.00	107.65	91.96	79.39	38.58	32.96	28.46			26.4			3.07
1990	747.39	187.28	293.10	267.01	25.06	39.22	35.73	396.00	351.39	65.4	158.8	38.8	3.96
1991	893.49	204.05	354.41	335.02	22.84	39.67	37.50	482.60	410.89	77.1	187.6	45.1	4.06
1992	1096.86	228.61	431.55	436.70	20.84	39.34	39.81	597.30	499.56	93.6	222.0	54.7	4.03
1993	1377.78	272.06	524.75	580.97	19.75	38.09	42.17	760.30	617.48	116.3	268.6	67.6	3.86
1994	1761.24	342.28	644.91	774.06	19.43	36.62	43.95	991.50	769.74	147.0	332.6	86.3	3.62
1995	2155.13	387.34	767.81	999.98	17.97	35.63	46.40	1239.50	915.63	177.9	401.3	112.9	3.51
1996	2709.42	461.61	875.66	1372.15	17.04	32.32	50.64	1494.90	1214.52	221.4	467.4	150.7	3.77
1997	3196.71	523.56	984.06	1689.09	16.38	30.78	52.84	1771.40	1425.31	258.6	537.8	177.9	4.01
1998	3678.72	590.06	1071.03	2017.63	16.04	29.11	54.85	1906.92	1771.80	294.9	625.9	194.6	4.32
1999	4047.50	640.96	1145.99	2260.56	15.84	28.31	55.85	2193.12	1854.38	321.8	702.0	203.2	4.47
2000	4586.63	709.52	1171.94	2705.17	15.47	25.55	58.98	2624.24	1962.39	361.9	813.7	214.7	4.57
2001	5025.93	800.61	1211.43	3013.88	15.93	24.10	59.97	2792.95	2232.98	393.8	841.2	244.8	4.53
2002	5790.03	908.51	1539.38	3342.14	15.69	26.59	57.72	3448.24	2341.79	450.8	987.1	259.4	4.76
2003	6584.10	1116.94	1788.50	3678.67	16.96	27.16	55.87	4150.32	2433.78	509.5	1108.9	274.7	4.79
2004	7590.29	1293.58	2225.35	4071.35	17.04	29.32	53.64	4939.21	2651.08	583.9	1261.9	301.6	4.69
2005	8659.91	1552.53	2586.40	4520.98	17.93	29.87	52.21	6305.57	2354.34	662.3	1126.4	315.8	4.62
2006	9843.34	1778.86	3210.92	4853.56	18.07	32.62	49.31	7174.73	2668.61	748.8	1248.3	361.9	4.49
2007	11 573.97	2581.58	3893.72	5098.66	22.31	33.64	44.05	8968.70	2605.27	876.0	1516.3	358.1	4.29
2008	14 535.40	3593.94	5065.60	5875.86	24.73	34.85	40.42	11 251.90	3283.50	1094.5	1861.8	455.2	4.55
2009	17 541.92	4816.26	6154.49	6571.16	27.46	35.08	37.46	13 535.61	4006.31	1314.3	2176.6	562.0	5.03
2010	19 980.39	5732.49	7196.61	7051.29	28.69	36.02	35.29	15 508.62	4471.77	1490.1	2315.5	666.3	4.85
2011	24 345.91	7464.18	8416.45	8465.28	30.66	34.57	34.77	18 571.87	5774.04	1804.5	2697.5	879.4	4.99
2012	28 119.00	8431.98	10 030.70	9656.32	29.99	35.67	34.34	21 280.46	6838.54	2068.8	2999.3	1064.8	5.22
2013	31 668.95	9545.81	11 393.79	10 729.34	30.14	35.98	33.88	23 644.95	8024.00	2316.2	3234.1	1274.4	5.34
2014	35 312.40	10 579.23	13 437.75	11 295.41	29.96	38.05	31.99	26 575.60	8736.80	2565.5	3558.3	1412.2	5.49
2015	40 974.64	12 475.28	16 506.71	11 992.65	30.45	40.29	29.27	31 297.85	9676.79	2962.2	4058.5	1603.6	5.95
2016	46 344.88	13 910.31	19 096.68	13 337.90	30.01	41.21	28.78	35 458.01	10 886.87	3328.6	4471.5	1846.1	6.21
2017	52 598.28	15 205.87	22 258.81	15 133.60	28.91	42.32	28.77			3756.7			6.32
2018	59 121.91	16 399.13	25 810.78	16 911.99	27.74	43.66	28.61			4206.7			6.43
2019	65 841.39	18 016.95	29 150.57	18 673.87	27.36	44.27	28.36			4669.3			6.67
2020	72 175.00	21 941.90	30 273.67	19 959.43	30.40	41.94	27.65			5111.1			7.12
2021	76 844.99	20 676.06	34 963.26	21 205.67	26.91	45.50	27.60			5440.0			6.69
2022	85 327.49	24 040.89	38 345.67	22 940.94	28.17	44.94	26.89			6044.1			7.05

注：①本表系核算数，2022年为初步核算数；②按当年价格计算；③2001年起卫生总费用不含高等医学教育经费，2006年起包括城乡医疗救助经费。

4-1-2　2021年各地区卫生总费用

地区	卫生总费用 / 亿元				卫生总费用构成 /%			卫生总费用占GDP比重 /%	人均卫生总费用 / 元
	合计	政府卫生支出	社会卫生支出	个人卫生支出	政府卫生支出	社会卫生支出	个人卫生支出		
全　国	76 844.99	20 676.06	34 963.26	21 205.67	26.91	45.50	27.60	6.69	5439.97
北　京	3351.91	784.02	2127.22	440.67	23.39	63.46	13.15	8.32	15 315.34
天　津	1072.40	200.12	571.29	300.98	18.66	53.27	28.07	6.83	7810.62
河　北	3308.62	849.92	1466.63	992.07	25.69	44.33	29.98	8.19	4442.29
山　西	1569.42	437.06	643.26	489.10	27.85	40.99	31.16	6.95	4509.19
内蒙古	1330.51	389.79	543.74	396.98	29.30	40.87	29.84	6.49	5543.80
辽　宁	1950.21	415.94	949.52	584.75	21.33	48.69	29.98	7.07	4611.08
吉　林	1164.48	310.01	505.47	349.00	26.62	43.41	29.97	8.80	4902.29
黑龙江	1748.74	455.21	769.64	523.89	26.03	44.01	29.96	11.75	5595.98
上　海	3326.57	720.32	2001.81	604.44	21.65	60.18	18.17	7.70	13 362.78
江　苏	5779.38	1255.86	3122.28	1401.24	21.73	54.02	24.25	4.97	6794.95
浙　江	4290.35	974.32	2278.04	1037.99	22.71	53.10	24.19	5.84	6560.17
安　徽	2516.13	759.53	1021.60	734.99	30.19	40.60	29.21	5.86	4116.03
福　建	2076.82	569.17	988.37	519.27	27.41	47.59	25.00	4.25	4960.16
江　西	1860.70	656.73	684.37	519.61	35.29	36.78	27.93	6.28	4118.97
山　东	5374.74	1172.53	2685.86	1516.35	21.82	49.97	28.21	6.47	5284.90
河　南	4083.68	1091.58	1767.31	1224.79	26.73	43.28	29.99	6.93	4132.02
湖　北	3051.01	759.19	1379.86	911.96	24.88	45.23	29.89	6.10	5233.30
湖　南	3051.45	819.09	1383.59	848.77	26.84	45.34	27.82	6.62	4608.05
广　东	8063.98	1966.39	4014.07	2083.52	24.38	49.78	25.84	6.48	6357.60
广　西	1941.60	635.12	766.47	540.02	32.71	39.48	27.81	7.85	3854.68
海　南	555.86	207.58	228.06	120.22	37.34	41.03	21.63	8.58	5447.16
重　庆	1692.41	457.31	763.68	471.42	27.02	45.12	27.86	6.07	5268.31
四　川	4254.71	1110.28	1970.84	1173.58	26.10	46.32	27.58	7.90	5082.07
贵　州	1536.90	569.49	588.76	378.65	37.05	38.31	24.64	7.85	3989.88
云　南	2065.11	762.88	743.92	558.31	36.94	36.02	27.04	7.61	4403.22
西　藏	254.69	172.98	59.16	22.55	67.92	23.23	8.85	12.24	6958.61
陕　西	2145.49	593.26	919.74	632.49	27.65	42.87	29.48	7.20	5426.12
甘　肃	1110.71	412.92	382.47	315.31	37.18	34.44	28.39	10.84	4460.63
青　海	388.07	190.96	111.38	85.73	49.21	28.70	22.09	11.60	6533.09
宁　夏	372.92	118.13	150.54	104.25	31.68	40.37	27.95	8.25	5143.74
新　疆	1584.73	535.67	668.07	380.98	33.80	42.16	24.04	9.91	6121.00

4-1-3 政府卫生支出

单位：亿元

年份	政府卫生支出				
	合计	医疗卫生 服务支出	医疗保障 支出	行政管理 事务支出	人口与计划 生育事务支出
1990	187.28	122.86	44.34	4.55	15.53
1991	204.05	132.38	50.41	5.15	16.11
1992	228.61	144.77	58.10	6.37	19.37
1993	272.06	164.81	76.33	8.04	22.89
1994	342.28	212.85	92.02	10.94	26.47
1995	387.34	230.05	112.29	13.09	31.91
1996	461.61	272.18	135.99	15.61	37.83
1997	523.56	302.51	159.77	17.06	44.23
1998	590.06	343.03	176.75	19.90	50.38
1999	640.96	368.44	191.27	22.89	58.36
2000	709.52	407.21	211.00	26.81	64.50
2001	800.61	450.11	235.75	32.96	81.79
2002	908.51	497.41	251.66	44.69	114.75
2003	1116.94	603.02	320.54	51.57	141.82
2004	1293.58	679.72	371.60	60.90	181.36
2005	1552.53	805.52	453.31	72.53	221.18
2006	1778.86	834.82	602.53	84.59	256.92
2007	2581.58	1153.30	957.02	123.95	347.32
2008	3593.94	1397.23	1577.10	194.32	425.29
2009	4816.26	2081.09	2001.51	217.88	515.78
2010	5732.49	2565.60	2331.12	247.83	587.94
2011	7464.18	3125.16	3360.78	283.86	694.38
2012	8431.98	3506.70	3789.14	323.29	812.85
2013	9545.81	3838.93	4428.82	373.15	904.92
2014	10 579.23	4288.70	4958.53	436.95	895.05
2015	12 475.28	5191.25	5822.99	625.94	835.10
2016	13 910.31	5867.38	6497.20	804.31	741.42
2017	15 205.87	6550.45	7007.51	933.82	714.10
2018	16 399.13	6908.05	7795.57	1005.79	689.72
2019	18 016.95	7986.42	8459.16	883.77	687.61
2020	21 941.90	11 415.83	8844.93	1021.15	660.00
2021	20 676.06	9564.18	9416.78	1048.13	646.97
2022	24 040.89	12 754.14	9538.57	1137.77	610.42

注：①本表按当年价格计算；②2022年为初步核算数；③政府卫生支出是指各级政府用于医疗卫生服务、医疗保障补助、卫生和医疗保险行政管理事务、人口与计划生育事务支出等各项事业的经费。

4-1-4　政府卫生支出所占比重

年份	政府卫生支出 / 亿元	占财政支出比重 /%	占卫生总费用比重 /%	占国内生产总值比重 /%
1990	187.28	6.07	25.06	0.99
1991	204.05	6.03	22.84	0.93
1992	228.61	6.11	20.84	0.84
1993	272.06	5.86	19.75	0.76
1994	342.28	5.91	19.43	0.70
1995	387.34	5.68	17.97	0.63
1996	461.61	5.82	17.04	0.64
1997	523.56	5.67	16.38	0.66
1998	590.06	5.46	16.04	0.69
1999	640.96	4.86	15.84	0.71
2000	709.52	4.47	15.47	0.71
2001	800.61	4.24	15.93	0.72
2002	908.51	4.12	15.69	0.75
2003	1116.94	4.53	16.96	0.81
2004	1293.58	4.54	17.04	0.80
2005	1552.53	4.58	17.93	0.83
2006	1778.86	4.40	18.07	0.81
2007	2581.58	5.19	22.31	0.96
2008	3593.94	5.74	24.73	1.13
2009	4816.26	6.31	27.46	1.38
2010	5732.49	6.38	28.69	1.39
2011	7464.18	6.83	30.66	1.53
2012	8431.98	6.69	29.99	1.57
2013	9545.81	6.81	30.14	1.61
2014	10 579.23	6.97	29.96	1.64
2015	12 475.28	7.09	30.45	1.81
2016	13 910.31	7.41	30.01	1.86
2017	15 205.87	7.49	28.91	1.83
2018	16 399.13	7.42	27.74	1.78
2019	18 016.95	7.54	27.36	1.83
2020	21 941.90	8.41	30.40	2.16
2021	20 676.06	8.35	26.91	1.80
2022	24 040.89	9.22	28.17	1.99

注：①本表按当年价格计算；②2022年为初步核算数；③为保证支出口径均为一般公共预算支出及历史时间序列数据可比，2020年、2021年、2022年政府卫生支出占财政支出比重中政府卫生支出不含政府性基金支出下抗疫特别国债安排的支出。

4-1-5　城乡居民医疗保健支出

年份/地区	城镇居民			农村居民		
	人均年消费支出/元	人均医疗保健支出/元	医疗保健支出占消费性支出百分比/%	人均年消费支出/元	人均医疗保健支出/元	医疗保健支出占消费性支出百分比/%
2000	4998.0	318.1	6.4	1670.1	87.6	5.2
2005	7942.9	600.9	7.6	2555.4	168.1	6.6
2010	13 471.5	871.8	6.5	4381.8	326.0	7.4
2015	21 392.4	1443.4	6.7	9222.6	846.0	9.2
2016	23 078.9	1630.8	7.1	10 129.8	929.2	9.2
2017	24 445.0	1777.4	7.3	10 954.5	1058.7	9.7
2018	26 112.3	2045.7	7.8	12 124.3	1240.1	10.2
2019	28 063.4	2282.7	8.1	13 327.7	1420.8	10.7
2020	27 007.4	2172.2	8.0	13 713.4	1417.5	10.3
2021	30 307.2	2521.3	8.3	15 915.6	1579.6	9.9
北　京	46 775.7	4609.8	9.9	23 574.0	2211.9	9.4
天　津	36 066.9	4021.0	11.1	19 285.5	2427.2	12.6
河　北	24 192.4	2205.3	9.1	15 390.7	1745.5	11.3
山　西	21 965.5	2497.2	11.4	11 410.1	1254.6	11.0
内蒙古	27 194.2	2617.7	9.6	15 691.4	1950.7	12.4
辽　宁	28 438.4	2904.8	10.2	14 605.9	1644.9	11.3
吉　林	24 420.9	2701.1	11.1	13 411.0	1922.9	14.3
黑龙江	24 422.1	2850.5	11.7	15 225.0	1938.8	12.7
上　海	51 294.6	4063.1	7.9	27 204.8	2216.4	8.1
江　苏	36 558.0	2800.5	7.7	21 130.1	1781.9	8.4
浙　江	42 193.5	2865.6	6.8	25 415.2	1751.8	6.9
安　徽	26 495.1	1891.2	7.1	17 163.3	1672.1	9.7
福　建	33 942.0	1939.4	5.7	19 290.4	1484.3	7.7
江　西	24 586.5	2015.4	8.2	15 663.1	1347.4	8.6
山　东	29 314.3	2403.9	8.2	14 298.7	1505.8	10.5
河　南	23 177.5	2058.0	8.9	14 073.2	1542.1	11.0
湖　北	28 505.6	2541.1	8.9	17 646.9	1836.5	10.4
湖　南	28 293.8	2399.2	8.5	16 950.7	1827.5	10.8
广　东	36 621.1	2143.7	5.9	20 011.8	1342.2	6.7
广　西	22 555.3	2163.1	9.6	14 165.3	1392.5	9.8
海　南	27 564.8	2012.3	7.3	15 487.3	1264.9	8.2
重　庆	29 849.6	2661.9	8.9	16 095.7	1781.8	11.1
四　川	26 970.8	2281.1	8.5	16 444.0	1877.3	11.4
贵　州	25 333.0	1952.1	7.7	12 557.0	940.8	7.5
云　南	27 440.7	2551.8	9.3	12 386.3	1059.2	8.6
西　藏	28 159.2	1565.8	5.6	10 576.6	489.8	4.6
陕　西	24 783.7	2758.6	11.1	13 158.0	1702.3	12.9
甘　肃	25 756.6	2291.7	8.9	11 206.1	1362.2	12.2
青　海	24 512.5	2454.1	10.0	13 300.2	1400.7	10.5
宁　夏	25 385.6	2559.2	10.1	13 535.7	1603.2	11.8
新　疆	25 724.0	2850.3	11.1	12 821.4	1210.6	9.4

注：①本表按当年价格计算；②分地区系2021年数字。

4-2-1　2022年各类医疗卫生机构资产与负债

单位：万元

机构分类	总资产			负债	净资产
	合计	流动资产	非流动资产		
总　计	732 480 006	295 322 261	418 883 921	335 757 549	369 870 356
一、医院	575 537 864	239 845 159	334 582 849	289 605 100	285 932 764
综合医院	402 390 965	166 542 000	234 872 460	207 315 353	195 075 612
中医医院	75 400 152	30 161 703	45 212 556	38 844 436	36 555 716
中西医结合医院	9 993 020	4 380 890	5 606 066	5 213 389	4 779 630
民族医医院	2 757 054	733 525	2 022 843	838 346	1 918 709
专科医院	83 578 218	37 317 050	46 164 630	36 377 240	47 200 978
口腔医院	5 953 288	2 772 760	3 179 614	1 592 452	4 360 836
眼科医院	6 003 886	2 928 907	3 070 233	3 292 872	2 711 014
耳鼻喉科医院	436 076	179 736	255 762	197 528	238 548
肿瘤医院	14 666 850	8 234 561	6 423 685	6 110 803	8 556 047
心血管病医院	3 218 251	1 533 732	1 684 302	1 645 280	1 572 971
胸科医院	978 594	489 064	489 226	430 596	547 997
血液病医院	374 809	240 198	134 610	257 083	117 726
妇产（科）医院	6 170 187	2 394 160	3 770 080	3 542 513	2 627 675
儿童医院	7 259 953	2 189 467	5 066 695	2 507 924	4 752 029
精神病医院	13 821 388	6 185 599	7 627 571	4 180 362	9 641 026
传染病医院	6 703 033	2 255 949	4 437 765	2 628 275	4 074 759
皮肤病医院	807 035	407 023	399 965	264 465	542 569
结核病医院	893 871	358 943	518 807	265 661	628 210
麻风病医院	32 785	9321	23 464	2131	30 654
职业病医院	345 496	106 122	239 374	97 760	247 737
骨科医院	3 191 769	1 408 476	1 777 834	1 969 630	1 222 139
康复医院	4 450 908	1 715 889	2 716 207	2 404 872	2 046 036
整形外科医院	409 326	184 550	224 715	208 075	201 251
美容医院	1 602 570	989 028	613 410	1 221 022	381 549
其他专科医院	6 258 144	2 733 565	3 511 310	3 557 939	2 700 205
护理院（中心）	1 418 455	709 992	704 295	1 016 336	402 119
二、基层医疗卫生机构	80 634 798	24 763 707	38 740 953	19 323 311	34 459 385
社区卫生服务中心（站）	17 155 103	9 872 467	7 255 235	6 714 281	10 440 822
社区卫生服务中心	15 790 635	9 175 939	6 594 616	6 289 018	9 501 616
社区卫生服务站	1 364 469	696 528	660 618	425 263	939 206
卫生院	36 490 466	14 807 740	21 587 297	12 554 355	23 936 111
街道卫生院	365 033	153 958	210 662	121 888	243 145
乡镇卫生院	36 125 433	14 653 782	21 376 636	12 432 467	23 692 966
中心卫生院	16 920 841	6 807 345	10 081 511	5 932 219	10 988 623
乡卫生院	19 204 591	7 846 437	11 295 125	6 500 248	12 704 343
门诊部	18 341 779		4 948 967		
诊所、卫生所、医务室、护理站	8 647 450	83 500	4 949 455	54 675	82 452
内：护理站	137 127	83 500	52 674	54 675	82 452
三、专业公共卫生机构	55 017 732	19 060 913	35 922 988	17 079 746	37 937 986
疾病预防控制中心	15 939 164	7 074 039	8 865 125	5 257 402	10 681 762
省属	2 733 812	1 296 508	1 437 304	555 046	2 178 767
地级市（地区）属	4 176 191	1 227 528	2 948 663	778 810	3 397 381
县级市（区）属	4 819 951	2 628 637	2 191 314	2 511 184	2 308 767
县属	3 614 775	1 573 127	2 041 648	1 314 292	2 300 483
其他	594 435	348 240	246 195	98 070	496 365

注：①本表不含村卫生室数字；②门诊部、诊所、卫生所、医务室只统计总资产及非流动资产，下表同。

续表

机构分类	总资产			负债	净资产
	合计	流动资产	非流动资产		
专科疾病防治院（所、站）	2 046 276	953 608	1 092 668	524 807	1 521 468
专科疾病防治院	1 141 455	518 111	623 344	335 296	806 159
传染病防治院	33 357	8871	24 486	25 065	8292
结核病防治院	182 128	52 950	129 178	46 795	135 333
职业病防治院	543 139	267 143	275 996	167 446	375 693
其他	382 831	189 147	193 685	95 990	286 841
专科疾病防治所（站、中心）	904 821	435 497	469 324	189 512	715 309
口腔病防治所（站、中心）	189 418	117 096	72 323	30 157	159 261
精神病防治所（站、中心）	64 503	42 518	21 985	14 200	50 303
皮肤病与性病防治所（中心）	194 747	105 800	88 947	42 616	152 131
结核病防治所（站、中心）	177 353	70 413	106 939	38 824	138 528
职业病防治所（站、中心）	46 289	17 894	28 395	8283	38 006
地方病防治所（站、中心）	21 417	6710	14 707	1226	20 191
血吸虫病防治所（站、中心）	63 685	27 489	36 196	13 093	50 592
药物戒毒所（中心）	14 294	1035	13 259	2805	11 489
其他	133 116	46 544	86 573	38 308	94 809
健康教育所（站、中心）	62 688	24 751	37 937	6852	55 836
妇幼保健院（所、站）	30 933 676	9 377 979	21 521 866	10 393 258	20 540 418
省属	3 630 668	1 583 650	2 046 989	665 215	2 965 453
地级市（地区）属	11 237 875	3 061 407	8 174 553	3 942 844	7 295 031
县级市（区）属	8 021 829	2 367 349	5 643 136	2 955 631	5 066 199
县属	7 577 652	2 212 994	5 344 116	2 718 476	4 859 176
其他	465 652	152 579	313 072	111 092	354 560
妇幼保健院	29 831 986	9 088 312	20 710 146	10 206 645	19 625 341
妇幼保健所	424 334	130 690	293 582	78 190	346 144
妇幼保健站	430 770	101 645	328 884	62 867	367 903
生殖保健中心	2040	641	1399	472	1568
急救中心（站）	982 921	171 704	811 217	107 037	875 884
采供血机构	2 680 333	973 461	1 706 873	549 378	2 130 955
卫生监督所（中心）	2 287 351	461 847	1 825 504	228 920	2 058 431
省属	65 012	13 726	51 286	2222	62 791
地级市（地区）属	125 379	22 587	102 792	11 335	114 045
县级市（区）属	820 913	89 673	731 240	132 685	688 227
县属	1 243 925	317 861	926 064	64 913	1 179 012
其他	32 122	18 000	14 122	17 765	14 357
计划生育技术服务机构	85 323	23 525	61 799	12 092	73 232
四、其他医疗卫生机构	21 289 612	11 652 482	9 637 131	9 749 392	11 540 221
疗养院	1 212 728	388 561	824 168	222 250	990 478
卫生监督检验（监测）机构	35 815	26 145	9670	17 568	18 247
医学科学研究机构	2 361 610	1 152 249	1 209 361	485 672	1 875 938
医学在职培训机构	345 105	87 666	257 439	54 772	290 333
临床检验中心（所、站）	7 716 016	5 792 374	1 923 642	4 819 700	2 896 317
卫生统计信息中心	187 506	43 046	144 460	12 197	175 309
其他	9 430 832	4 162 440	5 268 392	4 137 232	5 293 600

4-2-2　2022年医疗卫生机构资产与负债

单位：万元

分类	总资产			负债	净资产
	合计	流动资产	非流动资产		
总　　计	**732 480 006**	**295 322 261**	**418 883 921**	**335 757 549**	**369 870 356**
按登记注册类型分					
公立	592 659 827	242 385 661	348 127 468	258 285 895	331 950 563
其中：国有	574 272 510	233 787 930	338 514 973	251 708 693	320 517 881
非公立	139 820 179	52 936 599	70 756 454	77 471 654	37 919 793
其中：私营	74 358 509	25 845 879	36 306 603	36 464 541	19 230 698
按主办单位分					
政府办	571 300 546	233 172 659	337 496 097	248 265 332	322 855 178
其中：卫生健康部门	556 653 053	227 892 347	328 235 985	244 118 013	312 510 452
社会办	83 427 635	35 511 773	42 777 875	50 278 578	26 148 568
个人办	77 751 825	26 637 829	38 609 950	37 213 638	20 866 610
按地区分					
东　部	335 232 892	140 185 568	186 089 035	153 740 856	168 843 408
中　部	211 304 829	85 505 737	120 906 117	103 877 685	99 246 519
西　部	185 942 285	69 630 955	111 888 770	78 139 007	101 780 429
北　京	30 398 272	15 850 642	14 043 558	13 897 041	15 863 334
天　津	9 552 177	4 297 614	4 826 850	4 025 191	4 877 242
河　北	29 171 412	11 996 647	16 510 135	14 715 025	13 585 541
山　西	15 011 819	4 983 625	9 811 613	5 364 572	9 270 062
内蒙古	10 924 092	3 331 232	7 520 057	4 929 066	5 685 597
辽　宁	18 023 757	8 390 284	9 482 273	10 754 522	6 822 835
吉　林	15 181 913	5 743 571	9 302 165	6 591 405	8 005 530
黑龙江	14 010 792	5 206 960	8 650 474	6 819 610	6 904 351
上　海	24 303 534	9 473 845	13 616 776	9 926 785	12 781 129
江　苏	45 903 698	19 360 698	25 761 795	22 730 605	21 906 628
浙　江	41 324 652	15 607 837	23 073 853	13 827 112	23 976 141
安　徽	29 682 166	12 067 814	17 054 212	14 606 832	14 078 994
福　建	20 688 293	7 991 589	12 245 434	7 405 858	12 442 719
江　西	20 876 021	9 429 601	11 309 704	10 703 150	9 743 507
山　东	48 792 087	19 831 139	28 561 229	26 587 017	21 419 140
河　南	52 071 172	20 384 706	28 360 624	27 564 752	19 674 317
湖　北	34 562 803	14 922 222	19 414 860	16 054 153	18 155 940
湖　南	29 908 143	12 767 239	17 002 464	16 173 213	13 413 819
广　东	60 766 777	25 382 289	33 815 386	26 908 480	32 029 041
广　西	20 936 528	7 160 273	13 637 618	9 821 635	10 888 175
海　南	6 308 235	2 002 985	4 151 746	2 963 222	3 139 658
重　庆	16 287 017	6 043 605	10 058 967	6 590 947	9 350 150
四　川	40 719 016	17 531 255	22 695 105	17 143 779	22 820 696
贵　州	16 312 648	7 679 692	8 532 272	8 592 971	7 579 944
云　南	21 870 418	8 525 394	13 126 131	8 776 518	12 670 911
西　藏	2 771 750	580 605	2 168 632	299 644	2 450 051
陕　西	20 418 231	8 154 749	12 118 338	9 401 308	10 741 347
甘　肃	11 338 496	3 586 158	7 673 466	4 612 693	6 605 921
青　海	4 343 372	1 485 927	2 633 381	1 625 840	2 208 910
宁　夏	3 098 741	895 284	2 163 436	1 200 081	1 827 075
新　疆	16 921 977	4 656 782	9 561 367	5 144 526	8 951 651

4-2-3　2022年政府办医疗卫生机构资产与负债

单位：万元

机构分类	总资产			负债	净资产	平均每床固定资产
	合计	流动资产	非流动资产			
总　计	571 300 546	233 172 659	337 496 097	248 265 332	322 855 178	30.6
一、医院	463 533 529	190 652 577	272 498 691	213 455 413	250 078 116	35.9
综合医院	330 050 906	135 718 466	194 039 705	157 070 934	172 979 973	39.7
中医医院	67 776 901	26 668 327	41 086 682	34 517 405	33 259 496	27.2
中西医结合医院	7 462 345	3 109 524	4 352 420	3 676 145	3 786 200	30.9
民族医医院	2 462 089	626 812	1 834 591	699 824	1 762 265	41.2
专科医院	55 717 277	24 505 680	31 145 051	17 474 945	38 242 332	29.7
护理院（中心）	64 010	23 768	40 240	16 160	47 850	7.7
二、基层医疗卫生机构	49 966 701	22 493 652	27 257 353	17 469 153	32 317 512	12.0
其中：社区卫生服务中心（站）	13 707 242	7 843 592	5 844 238	5 084 608	8 622 634	16.9
社区卫生服务中心	13 458 319	7 752 702	5 687 756	5 034 251	8 424 068	17.0
社区卫生服务站	248 923	90 890	156 482	50 357	198 566	5.9
卫生院	36 079 415	14 650 060	21 333 999	12 384 545	23 694 870	11.3
街道卫生院	360 587	151 914	208 286	120 557	240 030	11.0
乡镇卫生院	35 718 828	14 498 146	21 125 712	12 263 988	23 454 840	11.3
三、专业公共卫生机构	53 774 310	18 460 169	35 280 311	16 696 065	37 078 245	43.5
其中：疾病预防控制中心	15 705 329	6 905 328	8 800 001	5 202 070	10 503 259	
专科疾病防治院（所、站）	1 763 439	772 430	991 009	437 716	1 325 723	16.0
专科疾病防治院	918 492	370 194	548 298	271 540	646 953	23.0
专科疾病防治所（中心）	844 947	402 236	442 711	166 177	678 770	9.3
妇幼保健院（所、站）	30 621 340	9 265 558	21 321 951	10 318 173	20 303 167	46.8
内：妇幼保健院	29 528 213	8 978 135	20 516 550	10 133 313	19 394 900	47.0
妇幼保健所（站）	849 138	230 498	618 338	139 675	709 463	41.1
急救中心（站）	932 841	155 161	777 679	93 484	839 357	12.8
四、其他医疗卫生机构	4 026 006	1 566 261	2 459 745	644 701	3 381 305	16.4
其中：疗养院	441 413	187 480	253 933	100 874	340 539	16.4
临床检验中心（所、站）	90 388	63 837	26 551	29 383	61 006	

4-3-1　2022年各类医疗卫生机构收入与支出

单位：万元

机构分类	总收入	财政拨款收入	事业收入	医疗收入	总费用总支出	业务活动费用和单位管理费用	财政拨款费用	总费用中：人员经费
总　计	564 023 865	103 604 960	429 752 846	418 789 502	540 799 138	508 153 996	25 170 749	203 235 613
一、医院	419 884 841	51 820 981	355 360 819	352 184 123	408 529 598	398 348 148	16 522 303	148 520 477
综合医院	297 456 074	34 773 155	253 872 968	251 627 851	291 046 583	285 118 078	10 937 991	104 368 779
中医医院	52 164 701	7 905 727	42 851 612	42 595 421	50 352 787	49 328 423	2 467 587	18 771 011
中西医结合医院	8 245 020	978 126	7 075 185	7 018 819	8 169 454	7 918 619	362 676	2 989 199
民族医医院	1 637 186	540 870	842 577	838 360	1 414 717	1 388 865	168 666	599 851
专科医院	59 526 180	7 602 111	50 007 747	49 394 184	56 662 740	53 780 614	2 581 603	21 508 355
口腔医院	3 875 480	302 133	3 446 978	3 414 156	3 463 908	3 221 316	77 982	1 777 280
眼科医院	4 493 706	79 833	4 265 359	4 239 899	4 020 572	3 506 418	35 415	1 219 000
耳鼻喉科医院	395 329	18 019	362 494	354 920	420 288	400 233	10 786	159 947
肿瘤医院	10 499 078	656 263	9 502 330	9 240 058	10 051 272	9 946 003	229 615	3 136 277
心血管病医院	2 020 037	185 881	1 769 998	1 731 569	2 068 452	2 033 714	98 703	659 533
胸科医院	1 079 101	164 624	890 264	879 862	1 038 163	1 026 155	46 631	352 155
血液病医院	502 163	12 687	478 364	455 130	512 574	501 709	2 949	117 558
妇产（科）医院	3 952 020	282 989	3 556 619	3 541 676	4 056 513	3 778 267	96 541	1 670 481
儿童医院	5 032 844	950 921	3 865 973	3 825 157	4 913 663	4 838 663	351 879	2 132 816
精神病医院	8 932 695	1 950 323	6 693 225	6 655 499	8 076 573	7 707 870	477 805	3 995 523
传染病医院	4 425 423	1 879 274	2 363 255	2 323 554	4 083 759	4 042 622	767 160	1 556 262
皮肤病医院	665 761	70 402	572 224	557 914	626 719	592 307	24 955	245 837
结核病医院	722 906	158 616	518 238	511 901	672 933	661 335	46 750	240 082
麻风病医院	18 734	10 105	8203	8123	18 220	17 295	2818	8792
职业病医院	184 621	27 370	150 167	149 707	182 870	181 212	15 225	81 421
骨科医院	2 484 898	90 237	2 362 841	2 353 712	2 499 362	2 364 896	30 943	697 505
康复医院	2 602 472	352 242	2 122 357	2 118 918	2 620 863	2 456 240	103 047	1 063 667
整形外科医院	349 996	20 819	322 306	317 559	325 485	251 196	6376	121 299
美容医院	1 999 243	329	1 972 680	1 968 418	1 698 887	1 253 248	6491	419 676
其他专科医院	5 289 674	389 046	4 783 871	4 746 452	5 311 662	4 999 912	149 532	1 853 244
护理院（中心）	855 680	20 992	710 730	709 488	883 318	813 550	3782	283 282
二、基层医疗卫生机构	89 542 866	28 081 473	54 345 570	52 645 525	82 839 639	63 912 368	2402	36 598 416
社区卫生服务中心（站）	27 455 399	10 368 679	15 916 603	15 315 203	27 279 445	26 312 799		10 430 029
社区卫生服务中心	25 351 651	9 961 772	14 298 759	13 826 368	24 920 994	24 282 686		9 658 549
社区卫生服务站	2 103 749	406 908	1 617 845	1 488 835	2 358 451	2 030 113		771 481
卫生院	38 505 911	17 704 963	19 232 223	18 785 092	38 415 600	37 427 268		17 530 069
街道卫生院	477 561	219 322	227 373	220 493	469 037	461 107		215 944
乡镇卫生院	38 028 351	17 485 641	19 004 849	18 564 599	37 946 564	36 966 162		17 314 125
中心卫生院	17 733 246	7 699 556	9 331 972	9 166 955	17 402 499	17 040 203		7 972 241
乡卫生院	20 295 105	9 786 085	9 672 878	9 397 644	20 544 065	19 925 958		9 341 884
村卫生室	4 888 886		3 162 021	2 510 828	4 010 125			1 977 547
门诊部	10 018 083		9 028 376	9 028 376	7 265 428			3 501 196
综合门诊部	3 564 527		2 988 947	2 988 947	2 600 839			1 121 779
中医门诊部	1 243 646		1 186 081	1 186 081	1 012 693			332 569
中西医结合门诊部	83 514		66 390	66 390	69 408			27 444
民族医门诊部	2035		1022	1022	1327			829
专科门诊部	5 124 361		4 785 936	4 785 936	3 581 160			2 018 575
诊所、卫生所、医务室、护理站	8 674 587	7831	7 006 346	7 006 027	5 869 041	172 301	2402	3 159 576
诊所	7 690 478		6 473 496	6 473 496	5 141 298			2 776 889
卫生所、医务室	786 766		516 859	516 859	540 852			300 687
护理站	197 343	7831	15 992	15 672	186 891	172 301	2402	81 999

机构分类	总收入	财政拨款收入	事业收入	医疗收入	总费用总支出	业务活动费用和单位管理费用	财政拨款费用	总费用中：人员经费
三、专业公共卫生机构	41 900 101	21 364 450	17 835 596	13 817 266	39 478 260	38 307 241	7 862 462	15 557 936
疾病预防控制中心	15 208 234	10 795 720	2 957 153		13 969 941	13 348 279	4 931 811	3 731 565
省属	2 115 941	1 294 126	407 293		1 693 364	1 672 404	658 668	338 537
地级市（地区）属	3 674 001	2 868 234	522 676		3 187 210	3 010 865	1 038 880	1 152 454
县级市（区）属	5 476 494	3 877 399	1 142 661		5 380 718	5 139 428	2 061 256	1 207 350
县属	3 387 655	2 394 232	798 789		3 312 069	3 154 387	1 059 698	915 724
其他	554 143	361 730	85 734		396 580	371 196	113 310	117 500
专科疾病防治院（所、站）	1 645 145	671 440	883 671	839 703	1 539 144	1 505 505	205 844	685 283
专科疾病防治院	854 049	320 265	474 465	432 389	792 484	780 552	121 503	332 586
传染病防治院	16 549	5172	11 294	11 292	19 131	19 128	3622	7020
结核病防治院	130 961	66 898	60 806	60 689	101 765	101 646	22 734	44 683
职业病防治院	346 727	110 522	188 389	160 608	351 037	345 230	42 841	152 488
其他	359 813	137 673	213 976	199 801	320 551	314 547	52 306	128 395
专科疾病防治所（站、中心）	791 096	351 176	409 206	407 314	746 660	724 953	84 341	352 696
口腔病防治所（站、中心）	132 732	18 552	110 564	110 353	125 562	124 848	5179	76 860
精神病防治所（站、中心）	52 603	18 585	32 806	32 806	50 281	47 674	6061	25 106
皮肤病与性病防治所（中心）	208 181	75 550	128 595	128 477	198 123	195 099	19 685	81 135
结核病防治所（站、中心）	143 309	83 035	57 569	57 531	132 152	130 067	14 405	62 541
职业病防治所（站、中心）	40 131	20 654	8705	8094	42 180	37 113	3929	17 563
地方病防治所（站、中心）	12 422	11 052	1277	687	11 556	10 911	6547	1977
血吸虫病防治所（站、中心）	89 113	66 272	20 272	20 261	89 272	82 923	13 348	42 077
药物戒毒所（中心）	2595	2519	76	76	2368	2320	767	1347
其他	110 010	54 956	49 343	49 030	95 167	93 999	14 423	44 091
健康教育所（站、中心）	133 150	126 194	1085		130 564	125 959	48 801	55 178
妇幼保健院（所、站）	19 583 389	5 930 493	13 079 423	12 977 563	18 523 431	18 244 419	1 811 237	8 445 727
省属	2 105 109	469 555	1 562 551	1 551 653	1 804 371	1 780 433	111 520	829 242
地级市（地区）属	7 185 705	1 560 625	5 455 541	5 440 512	6 911 041	6 819 091	457 693	3 169 380
县级市（区）属	5 625 963	1 974 558	3 483 980	3 418 270	5 410 120	5 333 666	664 701	2 524 535
县属	4 307 349	1 771 027	2 379 659	2 369 578	4 120 487	4 035 614	553 404	1 798 052
其他	359 263	154 729	197 693	197 550	277 412	275 615	23 919	124 519
妇幼保健院	18 661 256	5 238 019	12 875 936	12 776 501	17 632 641	17 379 981	1 633 570	8 007 432
妇幼保健所	446 092	334 500	100 000	98 914	429 518	418 463	80 977	217 625
妇幼保健站	279 830	203 751	68 004	67 282	277 056	265 205	53 895	125 456
生殖保健中心	4067	3317	740	740	4130	4130	1525	2261
急救中心（站）	855 005	676 682	132 304		787 632	769 892	221 825	405 436
采供血机构	2 181 056	1 012 127	751 971		2 208 317	2 070 481	421 064	696 886
卫生监督所（中心）	2 106 641	2 031 904	11 989		2 176 221	2 108 177	192 915	1 458 406
省属	84 375	83 849	37		88 244	86 774	15 488	60 554
地级市（地区）属	392 372	389 702	328		416 179	402 164	38 204	307 598
县级市（区）属	854 542	802 859	3075		986 522	942 310	80 585	583 743
县属	712 082	697 929	3975		621 322	613 357	44 123	460 786
其他	63 270	57 565	4573		63 954	63 572	14 515	45 726
计划生育技术服务机构	187 480	119 889	18 001		143 010	134 529	28 965	79 455
四、其他医疗卫生机构	12 696 056	2 338 055	2 210 861	142 588	9 951 641	7 586 238	783 582	2 558 784
疗养院	330 795	114 047	144 161	142 588	313 430	287 051	29 458	147 026
卫生监督检验（监测）机构	45 232	4651	610		31 779	15 321	909	5252
医学科学研究机构	864 335	531 010	160 038		868 435	725 489	244 513	255 544
医学在职培训机构	185 879	147 750	27 473		171 687	165 534	42 399	105 332
临床检验中心（所、站）	5 964 924	111 436	1 121 464		4 363 235	3 018 756	23 043	880 537
卫生统计信息中心	119 093	110 845	6357		127 987	127 259	66 367	37 063
其他	5 185 799	1 318 317	750 758		4 075 089	3 246 827	376 893	1 128 029

4-3-2　2022年医疗卫生机构收入与支出

单位：万元

分类	总收入	财政拨款收入	事业收入	医疗收入	总费用总支出	业务活动费用和单位管理费用	财政拨款费用	总费用中：人员经费
总　计	564 023 865	103 604 960	429 752 846	418 789 502	540 799 138	508 153 996	25 170 749	203 235 613
按登记注册类型分								
公立	474 420 337	102 677 416	353 607 314	344 672 012	459 687 722	447 830 477	25 008 662	177 211 543
其中：国有	450 748 832	94 896 357	339 886 686	331 610 082	437 042 047	428 849 293	24 762 797	167 621 169
非公立	89 603 528	927 544	76 145 532	74 117 490	81 111 416	60 323 519	162 087	26 024 070
其中：私营	48 047 107	491 316	40 146 598	39 207 905	41 826 126	28 512 953	94 173	13 868 795
按主办单位分								
政府办	453 452 324	99 803 138	337 846 329	329 714 811	439 305 841	431 424 273	24 588 726	169 519 208
内：卫生健康部门	443 998 314	97 064 446	331 565 352	323 538 337	430 168 639	422 553 740	23 986 185	165 736 866
社会办	62 330 929	3 272 468	50 322 039	48 317 785	59 589 648	47 916 066	473 755	19 440 618
个人办	48 240 612	529 354	41 584 478	40 756 906	41 903 649	28 813 657	108 267	14 275 787
按地区分								
东　部	297 032 070	51 135 855	228 526 239	222 232 406	287 509 545	270 215 417	13 459 916	107 897 515
中　部	134 963 481	24 199 602	103 905 235	101 401 078	128 751 899	121 276 320	5 458 143	46 394 221
西　部	132 028 314	28 269 504	97 321 372	95 156 019	124 537 694	116 662 260	6 252 690	48 943 877
北　京	30 618 573	5 391 315	23 361 684	22 164 775	29 646 840	28 178 264	1 421 768	10 226 831
天　津	8 924 410	1 068 876	7 483 919	7 246 450	9 403 148	8 406 052	323 665	3 208 201
河　北	21 628 343	3 751 690	17 050 710	16 810 650	21 099 601	20 073 089	1 093 072	6 916 168
山　西	9 997 140	2 752 319	6 771 707	6 656 433	9 388 412	8 892 636	711 314	3 273 089
内蒙古	7 307 506	2 108 654	4 941 256	4 802 009	7 245 260	6 921 826	513 378	2 805 804
辽　宁	13 620 219	1 484 379	11 589 659	11 394 242	13 589 410	12 978 047	416 409	4 774 530
吉　林	8 260 116	1 879 183	6 044 069	5 882 690	8 150 622	7 786 812	502 672	2 836 390
黑龙江	10 200 828	2 309 358	7 458 579	7 351 925	9 943 474	9 473 463	539 325	3 622 428
上　海	26 198 700	5 152 914	19 463 593	18 540 155	25 885 657	24 758 785	1 232 621	9 271 842
江　苏	40 854 102	6 272 191	31 951 858	31 321 028	40 178 986	37 657 178	1 531 853	15 106 790
浙　江	39 524 534	6 962 533	29 772 092	29 307 370	36 729 300	33 898 980	1 753 481	14 701 622
安　徽	19 065 331	3 410 910	13 905 447	13 556 095	17 901 574	16 683 847	684 809	6 785 573
福　建	15 781 285	3 440 290	11 510 153	11 291 861	14 284 528	13 352 136	822 550	5 519 982
江　西	14 199 278	2 893 349	10 786 913	10 543 090	13 464 908	12 779 308	548 879	4 925 275
山　东	36 560 316	5 557 444	29 317 240	28 771 660	35 571 661	33 522 721	1 170 339	13 661 718
河　南	30 253 950	4 202 192	24 621 376	23 856 145	28 479 142	26 912 101	886 456	9 595 239
湖　北	22 119 799	3 812 265	17 410 142	17 019 336	20 837 916	19 668 802	949 269	7 764 267
湖　南	20 867 038	2 940 026	16 907 001	16 535 364	20 585 851	19 079 352	635 420	7 591 960
广　东	59 324 224	10 787 013	44 423 197	42 817 571	57 461 777	54 054 618	3 369 595	23 238 178
广　西	15 997 389	2 456 533	12 900 127	12 607 190	15 396 109	14 592 627	643 700	6 285 235
海　南	3 997 363	1 267 211	2 602 136	2 566 644	3 658 637	3 335 547	324 563	1 271 654
重　庆	13 162 218	2 297 100	10 413 603	10 075 858	12 218 382	11 309 806	515 307	4 618 655
四　川	31 936 335	5 621 107	24 774 977	24 291 441	30 404 665	28 464 463	1 465 622	11 819 390
贵　州	11 000 632	1 997 750	8 466 273	8 302 990	10 545 667	9 861 715	338 229	4 377 300
云　南	15 344 368	3 044 235	11 591 722	11 344 774	14 488 066	13 371 254	629 857	5 695 880
西　藏	1 400 288	718 032	588 141	551 864	1 169 250	1 036 343	143 107	503 476
陕　西	14 659 494	3 190 900	10 562 040	10 350 821	13 569 029	12 769 757	575 271	4 814 825
甘　肃	6 474 528	1 886 239	4 369 630	4 280 408	6 063 989	5 749 391	345 462	2 310 201
青　海	2 730 446	819 574	1 485 671	1 458 286	2 085 611	1 923 953	149 083	923 945
宁　夏	2 514 658	687 051	1 675 852	1 639 579	2 449 754	2 331 183	183 652	966 594
新　疆	9 500 451	3 442 329	5 552 081	5 450 801	8 901 913	8 329 943	750 021	3 822 574

4-4-1 公立医院收入与支出

指标名称	2015 年	2018 年	2019 年	2020 年	2021 年	2022 年
机构数 / 个	12 633	11 600	11 465	11 363	11 343	11 746
平均每所医院总收入 / 万元	16 498.5	24 182.9	27 552.1	28 289.9	31 193.2	30 830.2
财政拨款收入 *	1480.1	2306.1	2670.0	4503.8	3782.1	4390.8
事业收入	—	—	24 276.3	22 859.7	26 583.3	25 482.6
其中：医疗收入	14 612.4	21 200.8	24 159.9	22 723.8	26 394.0	25 217.0
门急诊收入	5048.3	7158.1	8205.5	7864.2	9249.8	9317.2
内：药品收入	2441.1	3019.3	3450.1	3188.6	3591.6	3573.5
住院收入	9564.1	14 042.7	15 950.8	14 847.8	16 847.0	15 810.3
内：药品收入	3529.3	3915.8	4342.7	3858.5	4178.4	3782.0
平均每所医院总费用 / 万元	15 996.5	23 546.7	26 271.7	26 482.3	29 746.9	29 893.5
其中：业务活动费用和单位管理费用 #	13 263.2	19 695.4	25 860.2	26 015.0	26 190.0	29 483.4
内：药品费	5322.1	6722.6	7712.5	6957.2	7555.2	7181.9
平均每所医院人员经费 / 万元	4900.6	8092.3	9448.8	9663.2	10 771.5	11 216.6
职工人均年业务收入 / 万元	37.0	43.9	46.9	42.3	47.1	45.3
医师人均年业务收入 / 万元	132.7	154.8	164.5	147.3	162.8	156.3
门诊病人次均医药费 / 元	235.2	272.2	287.6	320.2	320.9	333.6
其中：药费	113.7	114.8	120.9	129.8	124.6	131.6
检查费	44.3	53.0	56.1	64.4	65.3	66.2
住院病人次均医药费 / 元	8833.0	9976.4	10 484.3	11 364.3	11 673.7	11 468.6
其中：药费	3259.6	2781.9	2854.4	2953.2	2895.3	2743.4
检查费	753.4	943.3	1021.1	1131.6	1195.3	1218.9
住院病人日均医药费 / 元	903.1	1067.6	1154.8	1225.7	1304.3	1312.8

注：①本表按当年价格计算；②*2018年及以前系财政补助收入；③#2018年及以前系医疗业务成本。

4-4-2　2022年公立医院收入与支出

指标名称	公立医院	三级医院	二级医院	一级医院	公立医院中政府办医院
机构数 / 个	11 746	2983	5598	2136	9894
平均每所医院总收入 / 万元	30 830.2	92 964.2	14 131.9	1299.0	35 398.5
财政拨款收入	4390.8	11 071.3	2982.9	419.8	5139.7
事业收入	25 482.6	79 119.2	10 665.3	814.2	29 185.8
医疗收入	25 217.0	78 193.1	10 612.1	796.8	28 873.6
门急诊收入	9317.2	27 673.8	4470.2	458.2	10 628.5
内：检查收入	1797.5	5435.6	836.1	50.8	2064.2
治疗收入	1140.6	3348.2	555.7	67.4	1295.5
手术收入	254.3	815.2	89.8	9.4	290.4
卫生材料收入	303.1	897.4	147.4	12.1	345.1
药品收入	3573.5	10 661.3	1680.6	215.2	4083.5
西药收入	2461.4	7433.3	1108.9	141.9	2815.7
中药收入	1112.1	3228.0	571.7	73.3	1267.7
住院收入	15 810.3	50 246.1	6101.0	337.3	18 142.0
内：床位收入	527.6	1531.7	270.6	24.0	602.7
检查收入	1680.4	5269.0	691.9	30.7	1929.5
治疗收入	2341.6	7064.2	1082.9	81.8	2671.9
手术收入	1334.6	4454.8	411.5	14.7	1541.1
护理收入	486.6	1378.3	268.0	22.7	557.3
卫生材料收入	3203.8	11 150.6	750.3	19.0	3699.1
药品收入	3782.0	11 916.2	1516.1	81.5	4332.4
西药收入	3382.6	10 806.6	1280.4	65.7	3874.7
中药收入	399.4	1109.6	235.7	15.8	457.7
科教收入	177.7	686.9	6.2	0.3	208.7
上级补助收入	56.9	89.6	64.3	15.3	54.5
其他收入	510.3	1450.5	273.9	29.9	570.7
平均每所医院总费用 / 万元	29 893.5	90 503.5	13 545.4	1273.4	34 283.3
业务活动费用	26 289.0	80 398.6	11 543.4	1025.5	30 176.9
单位管理费用	3194.4	9018.9	1750.3	201.3	3647.3
其他费用	410.1	1085.9	251.6	46.6	459.1
业务活动费用和单位管理费用	29 483.4	89 417.5	13 293.7	1226.7	33 824.3
内：财政拨款经费	2321.8	5710.8	1606.8	333.9	2699.5
药品费	7181.9	22 105.1	3092.2	287.4	8220.2
科教经费	142.0	532.0	12.4	2.6	166.3
平均每所医院人员经费 / 万元	11 216.6	33 692.0	5183.7	534.8	12 894.7
职工人均年业务收入 / 元	452 920.6	554 759.7	278 248.2	147 365.4	458 497.0
医师人均年业务收入 / 元	1 562 601.5	1 885 381.8	995 732.6	466 185.6	1 581 427.8
门诊病人次均医药费 / 元	333.6	381.6	241.2	182.5	333.4
内：检查费	66.2	76.5	47.5	21.3	66.6
治疗费	42.0	47.1	31.6	28.2	41.8
药费	131.6	150.1	95.5	90.1	131.7
住院病人次均医药费 / 元	11 468.6	13 711.4	6790.5	5424.0	11 493.8
内：床位费	382.7	418.0	301.3	385.2	381.8
检查费	1218.9	1437.8	770.1	493.3	1222.5
治疗费	1698.6	1927.7	1205.2	1315.2	1692.8
手术费	968.1	1215.6	458.0	236.4	976.3
护理费	353.0	376.1	298.3	365.1	353.1
卫生材料费	2324.0	3042.8	835.1	306.1	2343.5
药费	2743.4	3251.7	1687.4	1310.5	2744.8
住院病人日均医药费 / 元	1312.8	1644.0	732.3	351.7	1327.6

4-4-3　综合医院收入与支出

指标名称	2015 年	2018 年	2019 年	2020 年	2021 年	2022 年
机构数 / 个	4519	4522	4505	4503	4507	4519
平均每所医院总收入 / 万元	31 210.1	42 507.3	48 203.4	48 956.4	53 845.5	54 952.4
财政拨款收入	2555.3	3617.3	4140.9	7109.7	5897.4	7220.5
事业收入	—	—	43 052.1	40 280.8	46 588.1	46 157.2
其中：医疗收入	27 962.6	37 764.9	42 872.5	40 060.7	46 279.3	45 677.6
门急诊收入	9132.1	12 082.4	13 828.6	13 186.9	15 865.5	16 091.6
内：药品收入	4200.3	4784.8	5492.1	5008.3	5604.3	5782.6
住院收入	18 830.4	25 682.4	29 030.6	26 846.9	30 327.4	29 415.5
内：药品收入	6870.2	7086.6	7804.2	6928.0	7467.0	6972.5
平均每所医院总费用 / 万元	30 317.5	41 368.2	45 980.4	46 093.6	51 590.9	53 456.3
其中：业务活动费用和单位管理费用	25 542.2	35 137.2	45 423.1	45 383.3	50 896.7	52 762.6
内：药品费	10 038.2	11 648.1	13 148.4	11 696.2	12 864.8	12 621.0
平均每所医院人员经费 / 万元	9170.8	13 997.0	16 149.7	16 495.7	18 274.5	19 627.4
职工人均年业务收入 / 万元	40.0	47.1	50.5	45.5	50.6	48.6
医师人均年业务收入 / 万元	145.0	167.5	177.7	159.3	175.5	168.1
门诊病人次均医药费 / 元	237.5	271.4	286.4	319.6	318.7	333.1
其中：药费	109.3	107.5	113.8	121.4	116.0	123.2
检查费	50.1	59.3	62.3	71.4	72.0	73.4
住院病人次均医药费 / 元	8953.3	10 124.6	10 644.2	11 605.0	11 919.0	11 706.2
其中：药费	3266.6	2793.7	2861.4	2994.7	2934.6	2774.8
检查费	775.6	978.7	1056.7	1171.7	1237.8	1260.0
住院病人日均医药费 / 元	1009.7	1203.0	1300.5	1403.3	1502.3	1539.0

注：①本表系卫生健康部门综合医院数字；②本表按当年价格计算。

4-4-4　2022年各级综合医院收入与支出

指标名称	合计	委属	省属	地级市属	县级市属	县属
机构数／个	4519	25	258	938	1523	1775
平均每所医院总收入／万元	54 952.4	640 228.6	233 238.3	91 895.5	30 656.7	22 118.6
财政拨款收入	7220.5	30 265.6	21 609.6	11 981.9	5139.9	4073.4
事业收入	46 157.2	574 710.5	204 964.3	77 626.6	24 568.0	17 523.8
医疗收入	45 677.6	555 493.5	202 340.7	77 127.9	24 232.9	17 506.0
门急诊收入	16 091.6	193 902.3	63 503.4	26 112.2	9946.4	6673.2
内：检查收入	3447.4	37 700.8	13 373.6	5748.9	2080.4	1478.9
治疗收入	1801.3	21 331.8	6677.8	2911.0	1127.8	808.9
手术收入	449.8	6284.4	2183.1	752.2	232.0	142.7
卫生材料收入	541.6	6828.7	2183.9	832.2	323.8	247.6
药品收入	5782.6	74 475.7	24 183.5	9376.0	3384.0	2299.6
西药收入	4536.8	62 042.4	19 763.8	7210.7	2617.5	1747.4
中药收入	1245.8	12 433.3	4419.7	2165.3	766.5	552.2
住院收入	29 415.5	358 545.3	137 950.7	50 761.1	14 198.7	10 780.5
内：床位收入	897.7	8482.4	3376.1	1533.6	528.8	411.1
检查收入	3166.1	30 044.5	13 461.9	5723.0	1612.2	1273.1
治疗收入	3813.2	34 083.5	14 613.8	6936.5	2088.6	1646.3
手术收入	2627.1	41 216.2	12 937.2	4466.7	1211.4	827.6
护理收入	842.9	5743.5	2957.0	1441.9	497.9	446.2
卫生材料收入	6552.9	110 674.4	39 585.7	11 027.7	2417.8	1468.4
药品收入	6972.5	83 080.9	32 804.2	11 865.4	3352.6	2666.1
西药收入	6461.2	80 384.0	31 108.0	10 920.3	3050.1	2407.9
中药收入	511.3	2696.9	1696.2	945.1	302.5	258.2
科教收入	296.2	16 224.4	2201.9	332.0	26.4	7.6
上级补助收入	72.3		50.6	87.8	86.8	55.7
其他收入	826.4	10 483.0	3804.7	1193.4	555.5	295.9
平均每所医院总费用／万元	53 456.3	627 944.7	231 697.0	89 043.2	29 715.3	21 021.8
业务活动费用	47 349.5	571 219.1	210 410.5	78 740.7	25 858.9	18 120.5
单位管理费用	5413.2	52 080.7	18 905.8	9174.4	3419.3	2517.9
其他费用	693.7	4644.8	2380.6	1128.1	437.1	383.3
业务活动费用和单位管理费用	—	—	—	—	—	—
内：财政拨款经费	4533.2	25 886.5	13 072.0	7258.7	3416.5	2509.1
药品费	12 621.0	155 966.8	56 641.8	21 027.7	6676.8	4861.4
科教经费	254.4	15 170.1	1743.9	263.5	31.6	14.0
平均每所医院人员支出／万元	19 627.4	215 935.8	81 153.9	33 269.0	11 504.3	7680.5
职工人均年业务收入／元	486 395.4	971 640.2	757 286.5	522 014.5	370 787.7	301 762.8
医师人均年业务收入／元	1 680 594.6	3 722 941.9	2 564 306.7	1 751 063.6	1 260 149.7	1 105 189.5
门诊病人次均医药费／元	333.1	624.8	470.8	347.9	270.0	236.4
内：检查费	73.4	122.3	100.3	78.5	59.3	54.8
治疗费	38.4	69.2	50.1	39.7	32.2	30.0
药费	123.2	241.6	181.5	128.0	96.5	85.3
住院病人次均医药费／元	11 706.2	25 379.7	19 325.0	13 174.1	8577.4	6325.3
内：床位费	357.2	600.4	472.9	398.0	319.4	241.2
检查费	1260.0	2126.7	1885.8	1485.3	973.9	747.0
治疗费	1517.5	2412.6	2047.2	1800.2	1261.7	966.0
手术费	1045.5	2917.5	1812.3	1159.2	731.8	485.6
护理费	335.5	406.6	414.2	374.2	300.8	261.8
卫生材料费	2607.8	7834.1	5545.4	2862.0	1460.6	861.6
药费	2774.8	5880.9	4595.4	3079.5	2025.3	1564.3
住院病人日均医药费／元	1539.0	3661.3	2592.8	1648.5	1137.6	857.9

注：①本表系卫生健康部门综合医院数字；②地级市属含地区和省辖市区属，县级市属包括地级市辖区属。

4-5-1　医院门诊病人次均医药费用

年份	门诊病人次均医药费/元	药费	检查费	占门诊医药费比例/% 药费	检查费
医院合计					
2015	233.9	110.5	42.7	47.3	18.3
2018	274.1	112.0	51.0	40.9	18.6
2019	290.8	118.1	54.1	40.6	18.6
2020	324.4	126.9	61.6	39.1	19.0
2021	329.1	123.2	62.7	37.5	19.0
2022	342.7	130.3	63.1	38.0	18.4
其中：公立医院					
2015	235.2	113.7	44.3	48.4	18.8
2018	272.2	114.8	53.0	42.2	19.5
2019	287.6	120.9	56.1	42.0	19.5
2020	320.2	129.8	64.4	40.5	20.1
2021	320.9	124.6	65.3	38.8	20.4
2022	333.6	131.6	66.2	39.5	19.8
内：三级医院					
2015	283.7	139.8	51.1	49.3	18.0
2018	322.1	135.8	61.5	42.2	19.1
2019	337.6	141.3	65.3	41.8	19.4
2020	373.6	150.8	74.9	40.4	20.1
2021	370.0	142.9	75.4	38.6	20.4
2022	381.6	150.1	76.5	39.3	20.1
二级医院					
2015	184.1	85.0	39.2	46.2	21.3
2018	204.3	85.2	43.0	41.7	21.0
2019	214.5	90.4	44.1	42.1	20.5
2020	238.4	96.8	49.7	40.6	20.9
2021	232.1	90.9	48.3	39.1	20.8
2022	241.2	95.5	47.5	39.6	19.7
一级医院					
2015	132.9	70.6	17.6	53.1	13.3
2018	156.8	80.5	20.5	51.3	13.1
2019	162.2	82.6	19.8	50.9	12.2
2020	175.5	90.2	21.8	51.4	12.4
2021	174.6	85.4	22.4	48.9	12.8
2022	182.5	90.1	21.3	49.3	11.6

注：本表按当年价格计算。

4-5-2　医院住院病人次均医药费用

年份	住院病人次均医药费/元	药费	检查费	占住院医药费比例 /% 药费	占住院医药费比例 /% 检查费
医院合计					
2015	8268.1	3042.0	697.2	36.8	8.4
2018	9291.9	2621.6	861.3	28.2	9.3
2019	9848.4	2710.5	938.5	27.5	9.5
2020	10 619.2	2786.6	1033.7	26.2	9.7
2021	11 002.3	2759.4	1099.1	25.1	10.0
2022	10 860.6	2640.5	1120.3	24.3	10.3
其中：公立医院					
2015	8833.0	3259.6	753.4	36.9	8.5
2018	9976.4	2781.9	943.3	27.9	9.5
2019	10 484.3	2854.4	1021.1	27.2	9.7
2020	11 364.3	2953.2	1131.6	26.0	10.0
2021	11 673.7	2895.3	1195.3	24.8	10.2
2022	11 468.6	2743.4	1218.9	23.9	10.6
内：三级医院					
2015	12 599.3	4641.6	1078.1	36.8	8.6
2018	13 313.3	3678.1	1254.9	27.6	9.4
2019	13 670.0	3699.9	1321.8	27.1	9.7
2020	14 442.0	3749.7	1423.5	26.0	9.9
2021	14 283.6	3523.3	1449.1	24.7	10.1
2022	13 711.4	3251.7	1437.8	23.7	10.5
二级医院					
2015	5358.2	1981.2	456.2	37.0	8.5
2018	6002.2	1713.1	576.8	28.5	9.6
2019	6232.4	1726.9	624.1	27.7	10.0
2020	6760.5	1765.3	700.1	26.1	10.4
2021	6842.4	1737.6	730.8	25.4	10.7
2022	6790.5	1687.4	770.1	24.8	11.3
一级医院					
2015	3844.5	1525.3	304.4	39.7	7.9
2018	4937.0	1530.8	412.3	31.0	8.4
2019	5100.4	1470.8	443.4	28.8	8.7
2020	5447.9	1395.3	488.9	25.6	9.0
2021	5490.9	1343.7	504.8	24.5	9.2
2022	5424.0	1310.5	493.3	24.2	9.1

注：本表按当年价格计算。

4-5-3 综合医院门诊病人次均医药费用

级别	年份	门诊病人次均医药费/元	药费	检查费	占门诊医药费比例/% 药费	检查费
医院合计	2015	237.5	109.3	50.1	46.0	21.1
	2018	271.4	107.5	59.3	39.6	21.9
	2019	286.8	113.8	62.4	39.7	21.8
	2020	319.6	121.4	71.4	38.0	22.4
	2021	318.7	116.0	72.1	36.4	22.6
	2022	333.1	123.2	73.4	37.0	22.0
委属	2015	441.1	234.6	69.9	53.2	15.8
	2018	506.5	218.2	90.5	43.1	17.9
	2019	523.4	220.7	95.2	42.2	18.2
	2020	592.4	241.6	111.4	40.8	18.8
	2021	596.4	227.9	117.2	38.2	19.6
	2022	624.8	241.6	122.3	38.7	19.6
省属	2015	332.6	161.2	59.6	48.5	17.9
	2018	383.3	157.7	75.9	41.1	19.8
	2019	400.4	163.3	81.4	40.8	20.3
	2020	457.5	181.8	95.6	39.7	20.9
	2021	445.3	166.2	95.9	37.3	21.5
	2022	470.8	181.5	100.3	38.5	21.3
地级市属	2015	246.7	116.3	51.8	47.1	21.0
	2018	281.7	111.5	61.9	39.6	22.0
	2019	298.2	118.1	65.7	39.6	22.0
	2020	337.9	127.8	76.4	37.8	22.6
	2021	331.8	120.5	76.6	36.3	23.1
	2022	347.9	128.0	78.5	36.8	22.6
县级市属	2015	191.0	82.3	42.2	43.1	22.1
	2018	216.9	83.0	49.0	38.3	22.6
	2019	229.3	88.6	50.7	38.7	22.1
	2020	256.7	94.0	58.7	36.6	22.9
	2021	256.5	90.6	58.7	35.3	22.9
	2022	270.0	96.5	59.3	35.7	22.0
县属	2015	170.5	68.7	46.0	40.3	27.0
	2018	191.7	71.6	49.1	37.4	25.6
	2019	203.7	78.0	50.1	38.3	24.6
	2020	225.0	81.9	55.4	36.4	24.6
	2021	224.0	80.0	54.2	35.7	24.2
	2022	236.4	85.3	54.8	36.1	23.2

注：①本表系卫生健康部门办综合医院数字；②按当年价格计算。

4-5-4　综合医院住院病人次均医药费用

级别	年份	住院病人次均 医药费 / 元	药费	检查费	占住院医药费比例 /% 药费	检查费
医院合计	2015	8953.3	3266.6	775.6	36.5	8.7
	2018	10 124.6	2793.7	978.7	27.6	9.7
	2019	10 646.6	2861.5	1056.7	26.9	9.9
	2020	11 605.0	2994.7	1171.7	25.8	10.1
	2021	11 919.0	2934.6	1237.8	24.6	10.4
	2022	11 706.2	2774.8	1260.0	23.7	10.8
委属	2015	21 544.8	7705.0	1518.8	35.8	7.0
	2018	23 192.0	6141.1	1829.1	26.5	7.9
	2019	24 281.1	6360.5	1925.8	26.2	7.9
	2020	27 212.0	6876.3	2160.4	25.3	7.9
	2021	25 881.2	6302.1	2148.8	24.4	8.3
	2022	25 379.7	5880.9	2126.7	23.2	8.4
省属	2015	16 709.4	6055.7	1350.8	36.2	8.1
	2018	18 014.6	4983.6	1614.2	27.7	9.0
	2019	18 523.2	4955.9	1716.8	26.8	9.3
	2020	20 186.4	5278.2	1858.7	26.1	9.2
	2021	19 734.5	4838.5	1884.0	24.5	9.5
	2022	19 325.0	4595.4	1885.8	23.8	9.8
地级市属	2015	10 972.9	4085.7	1018.4	37.2	9.3
	2018	11 914.0	3279.7	1223.7	27.5	10.3
	2019	12 395.4	3334.1	1298.8	26.9	10.5
	2020	13 562.9	3496.4	1440.0	25.8	10.6
	2021	13 443.2	3291.7	1467.2	24.5	10.9
	2022	13 174.1	3079.5	1485.3	23.4	11.3
县级市属	2015	6641.1	2401.2	587.5	36.2	8.8
	2018	7445.1	2061.7	739.8	27.7	9.9
	2019	7702.0	2080.4	795.9	27.0	10.3
	2020	8559.5	2193.6	904.1	25.6	10.6
	2021	8625.7	2131.7	943.9	24.7	10.9
	2022	8577.4	2025.3	973.9	23.6	11.4
县属	2015	4656.3	1670.3	401.2	35.9	8.6
	2018	5401.4	1510.9	535.8	28.0	9.9
	2019	5715.5	1553.8	582.9	27.2	10.2
	2020	6246.6	1605.9	669.4	25.7	10.7
	2021	6369.3	1603.8	707.5	25.2	11.1
	2022	6325.3	1564.3	747.0	24.7	11.8

注：①本表系卫生健康部门综合医院数字；②按当年价格计算。

4-5-5 2022年各地区医院门诊和住院病人次均医药费用

单位：元

地区	门诊病人次均医药费	药费	检查费	住院病人次均医药费	药费	检查费	手术费
总　计	342.7	130.3	63.1	10 860.6	2640.5	1120.3	925.2
北　京	716.6	315.1	87.2	25 927.2	5529.9	1791.8	2302.3
天　津	490.3	248.7	69.1	19 870.1	4891.0	1777.1	1688.6
河　北	310.5	124.6	60.9	10 860.9	3204.3	1300.8	608.7
山　西	313.3	120.0	61.8	9582.2	2338.8	902.5	690.6
内蒙古	319.4	111.3	74.6	8903.7	2258.2	1073.9	751.5
辽　宁	382.1	142.9	81.2	11 567.4	2951.8	1253.1	1119.0
吉　林	339.3	117.3	70.0	12 471.5	3631.0	1198.5	898.9
黑龙江	341.3	96.6	86.8	10 609.1	3177.8	962.0	614.1
上　海	445.8	190.2	59.9	25 268.3	6121.0	1851.0	2004.8
江　苏	375.5	149.9	66.8	12 841.8	3654.4	1141.3	924.1
浙　江	319.8	112.8	42.6	12 208.8	2739.9	832.2	1292.4
安　徽	299.8	122.6	61.4	8687.9	2203.8	906.9	744.7
福　建	338.2	122.9	62.8	10 874.9	2418.5	1241.0	1253.9
江　西	318.9	139.7	58.7	9346.0	2527.2	842.2	710.4
山　东	325.6	125.0	69.8	11 083.3	2462.0	1221.9	1056.6
河　南	244.4	103.1	51.2	9450.2	2640.1	1140.2	698.7
湖　北	302.2	115.0	56.2	10 747.5	2512.0	1128.5	1100.9
湖　南	341.3	112.9	67.6	9073.1	2355.5	892.9	713.9
广　东	379.6	134.3	72.9	13 856.6	2771.7	1389.4	1443.5
广　西	261.9	88.6	51.4	9399.8	2027.2	1227.2	688.1
海　南	352.7	141.0	62.3	12 779.0	2953.1	1159.9	870.1
重　庆	386.3	148.4	62.5	9766.8	2499.6	1090.6	681.9
四　川	309.7	100.3	67.0	9237.5	2053.4	1065.4	819.9
贵　州	289.6	86.4	62.5	6757.6	1585.6	784.4	637.6
云　南	264.2	95.1	50.6	7346.0	1586.5	968.2	528.2
西　藏	306.9	100.3	58.1	9290.8	2714.6	696.6	660.9
陕　西	304.9	111.3	65.0	9548.9	2629.6	1138.6	811.2
甘　肃	254.4	101.9	53.3	7087.5	1576.1	834.8	582.4
青　海	260.3	82.2	57.0	8710.0	2075.0	1077.3	540.2
宁　夏	264.1	107.0	53.7	8391.6	1748.3	955.6	917.1
新　疆	261.9	97.0	57.5	8294.1	1503.8	1197.1	595.3

4-5-6　2022年各地区公立医院门诊和住院病人次均医药费用

单位：元

地区	门诊病人次均医药费	药费	检查费	住院病人次均医药费	药费	检查费	手术费
总　计	333.6	131.6	66.2	11 468.6	2743.4	1218.9	968.1
北　京	692.0	305.5	91.6	25 372.3	5116.0	1820.3	2234.0
天　津	470.3	223.0	79.7	20 210.3	5058.8	1831.4	1642.2
河　北	310.3	126.6	64.5	11 391.4	3209.3	1407.5	672.2
山　西	305.8	122.6	64.4	10 302.8	2523.4	991.0	715.5
内蒙古	314.5	109.7	77.2	9223.2	2329.9	1130.4	747.8
辽　宁	381.1	149.9	85.2	12 681.3	3310.0	1391.7	1201.3
吉　林	345.6	124.0	74.2	13 543.8	3940.8	1303.5	978.1
黑龙江	338.7	95.6	93.0	11 439.6	3434.9	1065.7	647.3
上　海	425.6	187.0	61.1	23 598.4	5641.3	1821.6	1938.7
江　苏	386.5	161.1	75.0	14 034.5	3843.9	1316.0	1003.9
浙　江	296.9	112.0	42.4	11 996.4	2660.6	859.2	1313.6
安　徽	295.9	126.6	65.7	9193.9	2348.4	975.2	762.3
福　建	319.9	123.4	60.7	11 254.1	2624.3	1338.4	1221.3
江　西	324.3	145.2	62.0	10 062.4	2672.1	918.1	767.1
山　东	324.7	127.6	75.1	11 619.9	2551.8	1304.7	1087.4
河　南	251.8	109.3	54.9	10 391.3	2895.8	1282.0	752.5
湖　北	290.8	117.2	58.5	11 178.3	2664.2	1203.4	1108.1
湖　南	325.6	115.8	72.4	9712.1	2479.6	993.8	744.7
广　东	361.4	136.1	73.7	14 180.5	2876.6	1452.8	1448.6
广　西	259.1	89.6	53.2	9846.3	2171.9	1284.5	691.2
海　南	316.3	139.8	59.3	12 051.5	2897.7	1121.6	876.1
重　庆	363.5	152.8	64.7	10 705.5	2470.4	1254.3	692.1
四　川	290.0	98.6	71.9	10 077.0	2060.7	1205.8	917.6
贵　州	304.4	89.9	70.8	7678.7	1691.9	934.2	724.9
云　南	260.1	97.6	55.0	7937.9	1655.5	1094.4	554.1
西　藏	269.2	99.5	54.1	10 488.5	3210.3	711.8	543.8
陕　西	295.3	113.1	66.4	9952.9	2723.6	1197.8	867.9
甘　肃	253.6	105.0	55.5	7434.3	1668.3	898.6	590.1
青　海	249.4	83.5	53.2	9146.0	2104.0	1164.0	537.5
宁　夏	265.3	108.4	57.7	8813.8	1819.5	1044.1	940.4
新　疆	255.3	95.9	59.2	8571.7	1548.3	1253.8	604.5

4-6-1　2022年公立医院部分病种次均住院医药费用

疾病名称（ICD-10）	平均住院日/天	次均医药费/元	药费	检查费	治疗费	手术费	卫生材料费
病毒性肝炎	9.0	7184.4	2674.6	837.6	426.0	360.3	293.3
浸润性肺结核	13.4	9246.6	2498.9	1033.7	1007.1	847.4	598.9
急性心肌梗死	7.6	23 473.4	3913.5	2028.6	2358.2	5119.3	7515.0
充血性心力衰竭	8.4	8743.4	2927.8	1238.0	1214.5	959.6	453.1
细菌性肺炎	8.0	6983.2	2022.2	880.9	1021.1	407.3	270.4
慢性肺源性心脏病	9.3	8022.4	2543.0	1106.5	1365.7	341.6	270.5
急性上消化道出血	7.2	8398.5	2758.5	1020.4	914.8	541.5	456.8
原发性肾病综合征	7.5	7285.2	2297.2	887.2	400.4	216.7	247.5
甲状腺功能亢进	6.2	5479.0	1018.1	1080.3	433.7	2767.4	431.8
脑出血	13.4	21 017.8	6095.2	2722.4	3933.9	2940.4	2457.5
脑梗死	9.2	9965.8	3497.4	1995.1	1216.9	1611.3	716.8
再生障碍性贫血	7.0	9975.6	3910.4	682.5	574.8	150.0	247.3
急性白血病	14.2	25 877.0	9737.5	1432.1	1779.9	201.8	1051.2
结节性甲状腺肿	5.7	13 219.1	1477.7	1031.8	821.7	3606.1	3742.1
急性阑尾炎	6.1	9391.4	2048.8	633.5	665.9	2823.3	1739.9
急性胆囊炎	7.2	7761.7	2397.3	1181.6	633.1	2016.7	754.9
腹股沟疝	5.2	9839.6	1086.6	627.8	467.8	2828.6	3371.0
胃恶性肿瘤	12.6	30 624.2	6582.4	2571.3	2048.8	5312.1	9787.2
肺恶性肿瘤	10.6	36 133.9	4792.6	3184.2	2027.5	6116.5	13 537.0
食管恶性肿瘤	12.2	22 877.9	5230.0	2530.7	2587.4	4254.9	5806.3
膀胱恶性肿瘤	10.5	19 763.1	4198.6	1960.1	1253.7	4525.7	3605.9
前列腺增生	9.8	12 711.6	2473.8	1373.2	896.7	3950.6	1838.6
颅内损伤	11.2	13 455.8	4265.3	2037.4	1839.8	2239.5	1623.3
腰椎间盘突出症	9.8	11 085.9	1262.8	1228.5	1655.0	4510.8	4190.2
儿童支气管肺炎	6.7	3100.3	817.8	207.9	499.1	133.4	124.8
子宫平滑肌瘤	7.5	14 771.4	1976.1	941.1	1027.1	4880.8	2646.7
剖宫产	5.9	8652.4	1437.5	474.7	877.2	2278.6	1098.9
老年性白内障	2.8	6547.1	263.6	542.6	227.3	2652.6	2081.1

注：本表系卫生健康部门综合医院数字。

4-6-2　2022年各级医院部分病种次均住院医药费用

疾病名称 （ICD-10）	住院病人次均医药费／元					平均住院日／天				
	委属	省属	地级 市属	县级 市属	县属	委属	省属	地级 市属	县级 市属	县属
病毒性肝炎	11 697.0	9186.0	7807.0	6564.7	5152.2	7.3	7.7	8.7	10.1	9.6
浸润性肺结核	17 626.0	12 928.1	11 194.0	9334.5	6264.4	7.4	10.3	12.3	12.9	15.7
急性心肌梗死	33 791.9	30 211.8	25 260.3	20 412.8	16 522.3	6.8	7.4	8.0	7.9	7.1
充血性心力衰竭	18 524.7	12 881.4	11 209.1	7960.0	6350.3	9.0	9.1	9.0	8.3	8.0
细菌性肺炎	19 387.1	11 783.2	8748.3	6237.7	4578.8	11.1	8.9	8.5	7.8	7.4
慢性肺源性心脏病	18 690.9	13 831.4	10 684.9	8128.8	6609.5	10.2	9.9	9.7	9.5	9.1
急性上消化道出血	18 321.4	13 830.3	10 864.0	7487.9	6371.7	8.1	7.6	7.7	7.4	6.9
原发性肾病综合征	11 332.0	9180.8	6986.8	5571.8	4385.7	7.3	7.4	7.9	7.4	7.2
甲状腺功能亢进	8900.5	6677.3	5508.0	4563.0	3890.0	5.6	6.1	6.2	6.0	6.4
脑出血	27 739.9	27 630.8	25 044.9	19 188.7	16 772.7	11.2	12.4	13.8	13.7	13.3
脑梗死	17 991.9	14 548.5	12 580.0	8832.1	7031.9	9.5	9.3	9.7	9.4	8.7
再生障碍性贫血	16 961.2	14 254.7	10 231.2	7722.6	5881.8	7.4	7.7	7.2	6.9	5.7
急性白血病	36 652.8	33 038.5	24 709.0	17 109.4	9785.0	15.0	16.0	14.8	11.4	8.7
结节性甲状腺肿	17 780.5	14 817.6	13 715.4	11 491.6	9386.9	3.8	4.6	5.8	6.2	7.0
急性阑尾炎	17 394.0	13 738.5	11 285.9	8995.9	7128.3	4.8	5.7	6.0	6.3	6.2
急性胆囊炎	20 643.9	15 224.1	10 525.7	6787.5	5267.1	7.8	7.9	7.6	7.5	6.7
腹股沟疝	15 171.5	13 784.5	11 205.8	9139.0	7085.9	3.5	4.2	4.8	5.5	5.8
胃恶性肿瘤	44 770.3	40 458.0	33 022.5	22 573.3	14 726.2	10.4	12.1	13.9	12.8	11.5
肺恶性肿瘤	45 493.4	42 189.9	33 735.9	27 223.7	19 089.0	8.2	9.5	11.4	11.9	12.0
食管恶性肿瘤	30 927.9	29 770.9	26 316.9	18 717.0	13 576.3	8.8	11.4	13.4	12.8	11.6
膀胱恶性肿瘤	23 485.1	23 233.3	20 180.1	16 062.5	12 400.4	6.8	9.5	11.5	11.7	11.0
前列腺增生	19 131.9	16 666.4	14 382.7	11 174.2	8988.1	7.2	8.6	10.0	11.1	9.5
颅内损伤	28 191.7	22 225.2	17 210.5	11 978.0	10 092.7	10.2	11.2	12.0	11.1	10.8
腰椎间盘突出症	34 099.1	24 070.7	14 533.8	7670.2	5362.3	6.5	8.3	9.4	12.7	8.7
儿童支气管肺炎	6255.0	4712.4	3783.8	2958.9	2570.8	6.4	6.6	6.5	7.4	6.4
子宫平滑肌瘤	20 174.0	18 290.0	15 208.9	12 787.1	10 409.4	6.3	6.9	7.4	7.8	8.3
剖宫产	14 671.8	12 146.7	9959.4	7807.4	6323.6	5.8	5.9	5.9	5.9	6.0
老年性白内障	7504.3	7893.9	7125.9	6130.4	5079.4	1.8	2.2	2.7	3.0	3.5

注：本表系卫生健康部门综合医院数字。

五、医疗服务

简要说明

一、本章主要介绍全国及31个省、自治区、直辖市医疗卫生机构门诊、住院和床位利用情况，包括诊疗人次数、住院人数、病床使用率、平均住院日、医师担负工作量、住院病人疾病构成、居民两周就诊率、居民住院率等。

二、诊疗人次数、住院人数、病床使用率、平均住院日、医生人均工作量、住院病人疾病转归情况数据来源于医疗服务统计年报。居民就诊率、住院率、经常就诊单位和医疗保障方式等数据来源于2008年、2013年、2018年国家卫生服务调查。

三、本章涉及的口径变动和指标解释与"医疗卫生机构"章一致。

四、统计口径调整：村卫生室诊疗人次数计入总诊疗人次数中，按此口径调整了各年数据。

五、住院病人疾病转归情况系各级卫生健康部门所属医院汇总数，采用ICD-10国际疾病分类标准。

六、2008年、2013年、2018年国家卫生服务调查采取多阶段分层整群随机抽样法。2008年抽取了94个样本县/市（28个城市、66个县）约5.64万户共17.75万人；2013年抽取了156个样本县/市（78个城市、78个县）约9.36万户共27.37万人；2018年抽取了156个样本县/市（80个城市、76个县）约9.41万户共25.63万人。

主要指标解释

总诊疗人次数 指所有诊疗工作的总人次数，统计界定原则为：①按挂号数统计，包括门诊、急诊、出诊、预约诊疗、单项健康检查、健康咨询指导（不含健康讲座）人次数。患者一次就诊多次挂号，按实际诊疗次数统计，不包括根据医嘱进行的各项检查、治疗、处置工作量以及免疫接种、健康管理服务人次数。②未挂号就诊、本单位职工就诊及外出诊（不含外出会诊）不收取挂号费的，按实际诊疗人次数统计。

急诊病死率 即急诊室死亡人数/急诊人次数×100%。

观察室病死率 即观察室死亡人数/观察室留观人次数×100%。

出院人次数 指报告期内所有住院后出院的人次数，包括医嘱离院、医嘱转其他医疗机构、非医嘱离院、死亡及其他人次数，不含家庭病床撤床人次数。

每百门急诊入院人次数 即入院人次数/门急诊人次数×100。

住院病死率 即出院人次数中的死亡人数/出院人次数×100%。其死亡人数包括：①已办住院手续后死亡人数；②虽未办理住院手续但实际已收容入院后的死亡者，不包括门、急诊室及观察室内的死亡人数。

住院病人手术人次数 指有正规手术单和麻醉单施行手术的住院病人总数（包括产科手术病人次数）。同一病人本次在院就诊期间患有同一疾病或不同疾病施行多次手术者，按实际施行的手术次数统计。

实际开放总床日数 指年内医院各科每日夜晚12点开放病床数总和，不论该床是否被病人占用，都应计算在内。包括消毒和小修理等暂停使用的病床，超过半年的加床。不包括因病房扩建或大修而停用的病床及临时增设病床。

实际占用总床日数 指医院各科每日夜晚12点实际占用病床数（即每日夜晚12点住院人数）总和。包括实际占用的临时加床在内。病人入院后于当晚12点前死亡或因故出院的病人，作为实际占用床位1天进行统计，同时亦应统计"出院者占用总床日数"1床日，入院及出院人次数各1人次。

出院者占用总床日数　指所有出院人数的住院床日之总和。包括正常分娩、未产出院、住院经检查无病出院、未治出院及健康人进行人工流产或绝育手术后正常出院者的住院床日数。

平均开放病床数　即实际开放总床日数/本年日历日数（365天）。

平均就诊次数　即总诊疗人次数/人口数。人口数系国家统计局常住人口。

年住院率　即入院人次数/人口数。人口数系国家统计局公布的常住人口。

病床使用率　即实际占用总床日数/实际开放总床日数×100%。

病床周转次数　即出院人次数/平均开放床位数。

病床工作日　即实际占用总床日数/平均开放病床数。

出院者平均住院日　即出院者占用总床日数/出院人次数。

医生人均每日担负诊疗人次数　即诊疗人次数/平均医师人数/251。

医生人均每日担负住院床日　即实际占用总床日数/平均医师人数/365。

居民两周就诊率　是指调查前两周内居民因病或身体不适到医疗机构就诊的人次数与调查人口数之比。

居民两周未就诊率　是指调查前两周内居民患病而未就诊的人次数与两周患病人次数之比。

居民住院率　是指调查前一年内居民因病住院人次数与调查人口数之比。

5-1-1 医疗卫生机构诊疗人次数

机构分类	2015 年	2018 年	2019 年	2020 年	2021 年	2022 年
总诊疗人次数／万人次	**769 342.5**	**830 801.7**	**871 987.3**	**774 104.8**	**847 203.3**	**841 627.6**
一、医院	308 364.1	357 737.5	384 240.5	332 287.9	388 380.1	382 245.0
综合医院	225 675.2	258 918.8	277 879.5	238 579.9	278 129.9	272 653.4
中医医院	48 502.6	54 840.5	58 620.2	51 847.8	59 667.8	59 937.2
中西医结合医院	5401.4	6821.0	7456.6	6542.4	7790.1	7717.2
民族医医院	966.8	1391.1	1451.5	1309.1	1455.0	1526.7
专科医院	27 702.5	35 553.5	38 588.4	33 753.3	41 058.0	40 141.8
护理院（中心）	115.4	212.6	244.4	255.5	279.2	268.8
二、基层医疗卫生机构	434 192.7	440 632.0	453 087.1	411 614.4	425 023.7	426 609.5
社区卫生服务中心（站）	70 645.0	79 909.4	85 916.4	75 472.1	83 602.5	83 250.2
内：社区卫生服务中心	55 902.6	63 897.9	69 110.7	62 068.4	69 596.6	69 330.3
卫生院	106 256.4	112 835.3	118 644.1	110 695.4	117 416.8	122 334.8
街道卫生院	792.1	1239.6	1190.4	1179.1	1352.6	1563.3
乡镇卫生院	105 464.3	111 595.8	117 453.7	109 516.3	116 064.2	120 771.4
村卫生室	189 406.9	167 207.0	160 461.7	142 753.8	134 184.3	128 176.0
门诊部	9394.2	13 581.4	15 631.7	15 722.1	18 692.1	19 366.9
诊所、卫生所、医务室、护理站	58 490.1	67 098.8	72 433.3	66 971.1	71 128.0	73 481.6
三、专业公共卫生机构	26 391.6	32 153.7	34 470.6	30 052.5	33 671.2	32 648.6
专科疾病防治院（所、站）	2256.8	2197.3	2148.7	1888.7	1902.1	1693.8
内：专科疾病防治院	805.7	778.0	782.3	694.2	668.4	616.5
妇幼保健院（所、站）	23 529.1	29 246.5	31 511.7	27 309.8	30 723.1	29 692.1
内：妇幼保健院	21 472.4	27 331.1	29 714.5	25 782.3	29 246.7	28 573.9
急救中心（站）	605.6	710.0	810.2	853.9	1046.0	1262.6
四、其他医疗卫生机构	394.2	278.5	189.2	150.0	128.3	124.5
疗养院	224.5	203.5	189.2	150.0	128.3	124.5
临床检验中心	169.7					
居民平均就诊次数／次	**5.6**	**6.0**	**6.2**	**5.5**	**6.0**	**6.0**

5-1-2 2022年各类医疗卫生机构门诊服务情况

机构分类	诊疗人次数/人次	门急诊	观察室留观病例数/例	健康检查人次数/人次	急诊病死率/%	观察室病死率/%	医师日均担负诊疗人次数/人次
总　计	8 416 276 311	7 979 548 783	34 111 326	502 680 539	0.09	0.16	7.0
一、医院	3 822 450 052	3 715 082 077	22 614 155	253 801 418	0.11	0.24	6.2
综合医院	2 726 533 726	2 660 629 332	17 492 612	188 960 666	0.12	0.25	6.5
中医医院	599 372 421	574 152 419	2 657 223	36 895 985	0.08	0.27	6.4
中西医结合医院	77 171 664	74 864 460	440 394	6 012 781	0.12	0.28	6.0
民族医医院	15 266 901	12 957 121	41 563	949 935	0.19	0.34	4.0
专科医院	401 417 712	390 132 646	1 977 636	20 829 571	0.05	0.08	5.0
口腔医院	49 458 659	48 657 330	3584	1 683 737		0.06	6.0
眼科医院	41 792 238	40 870 001	15 137	2 262 687	0.01		7.6
耳鼻喉科医院	3 939 098	3 871 428	3169	95 131		0.06	6.9
肿瘤医院	26 143 166	25 306 361	76 039	2 219 350	0.13	0.22	3.4
心血管病医院	6 602 492	6 460 870	105 819	568 437	0.17	0.22	3.6
胸科医院	2 748 725	2 738 036	48 321	99 165	0.32	0.83	3.9
血液病医院	722 059	704 814		500	0.02		4.1
妇产（科）医院	40 585 920	38 988 102	65 180	1 406 937	0.02		5.7
儿童医院	55 401 262	55 285 598	1 118 815	1 095 054	0.01	0.01	9.7
精神病医院	53 522 711	52 204 522	49 966	1 920 829	0.04	0.29	3.8
传染病医院	17 921 284	17 033 970	46 101	2 489 564	0.09	0.40	3.8
皮肤病医院	10 489 897	10 390 658	21 753	100 528	0.09	0.20	11.7
结核病医院	2 130 158	2 041 252	1694	183 186	0.05	0.24	3.6
麻风病医院	389 323	388 247		84			9.0
职业病医院	1 468 624	969 653	17 917	509 960	0.05	0.04	4.1
骨科医院	18 622 910	18 136 878	46 567	1 130 472	0.04	0.06	3.8
康复医院	14 854 360	13 966 692	68 649	2 129 289	0.13	0.01	2.9
整形外科医院	1 517 379	1 411 327	2210	58 786	1.15	0.14	3.1
美容医院	11 037 603	10 729 723	29 436	336 369			5.0
其他专科医院	42 069 844	39 977 184	257 279	2 539 506	0.08	0.09	4.6
护理院（中心）	2 687 628	2 346 099	4727	152 480	2.99	2.05	1.3
二、基层医疗卫生机构	4 266 094 944	3 945 741 931	10 210 484	211 147 777	0.02	0.01	8.5
社区卫生服务中心（站）	832 502 329	770 695 380	3 766 805	63 949 919	0.01	0.01	13.4
社区卫生服务中心	693 303 094	641 890 417	2 959 804	55 279 286	0.01	0.01	14.0
社区卫生服务站	139 199 235	128 804 963	807 001	8 670 633	0.01		11.0
卫生院	1 223 347 712	1 150 110 363	6 443 679	108 840 677	0.02	0.02	9.1
街道卫生院	15 633 320	14 080 266	42 026	1 305 373	0.01		10.5
乡镇卫生院	1 207 714 392	1 136 030 097	6 401 653	107 535 304	0.02	0.02	9.1
中心卫生院	530 054 611	498 914 054	2 828 168	43 114 590	0.03	0.02	9.1
乡卫生院	677 659 781	637 116 043	3 573 485	64 420 714	0.02	0.02	9.0
村卫生室	1 281 759 621	1 178 660 857					
门诊部	193 668 944	152 438 975		37 127 878			3.9
诊所、卫生所、医务室、护理站	734 816 338	693 836 356		1 229 303			6.9
三、专业公共卫生机构	326 485 948	317 683 888	1 286 265	37 089 643		0.02	7.2
专科疾病防治院（所、站）	16 938 307	16 451 411	28 185	3 611 666	0.03	0.04	5.3
妇幼保健院（所、站）	296 921 437	288 606 273	1 258 080	33 477 977	0.01	0.02	7.3
内：妇幼保健院	285 738 554	278 084 665	1 250 521	29 474 603	0.01	0.02	7.6
急救中心	12 626 204	12 626 204					8.4
四、其他医疗卫生机构	1 245 367	1 040 887	422	641 701	0.40		2.0
疗养院	1 245 367	1 040 887	422	641 701	0.40		2.0

5-1-3　2022年各地区医疗卫生机构门诊服务情况

地区	诊疗人次数 /人次	门急诊	观察室留观病例数 / 例	健康检查人次数 / 人次	急诊病死率 /%	观察室病死率 /%	居民年平均就诊次数 / 次
总　计	8 416 276 311	7 979 548 783	34 111 326	502 680 539	0.09	0.16	5.97
东　部	4 133 148 304	3 945 259 773	13 211 552	243 195 899	0.09	0.26	6.80
中　部	2 216 864 577	2 061 922 953	9 588 042	130 954 767	0.09	0.10	5.29
西　部	2 066 263 430	1 972 366 057	11 311 732	128 529 873	0.08	0.10	5.39
北　京	220 113 653	218 674 259	1 216 789	9 052 002	0.20	0.62	10.08
天　津	100 490 675	95 096 245	1 108 178	4 853 214	0.13	0.21	7.37
河　北	386 704 080	359 500 185	955 800	16 927 640	0.21	0.26	5.21
山　西	127 253 664	117 158 455	416 445	9 951 416	0.14	0.31	3.66
内蒙古	98 900 069	90 232 175	363 157	6 704 765	0.16	0.48	4.12
辽　宁	158 432 271	143 992 516	1 316 625	10 384 710	0.19	0.29	3.77
吉　林	90 677 448	76 788 414	408 998	5 439 478	0.15	0.39	3.86
黑龙江	94 862 494	85 788 980	280 520	6 509 296	0.15	0.45	3.06
上　海	225 762 995	221 663 668	92 508	12 437 140	0.21	2.88	9.12
江　苏	561 434 578	545 014 602	1 000 460	38 182 664	0.06	0.11	6.59
浙　江	694 514 695	668 999 970	1 161 753	36 396 873	0.04	0.32	10.56
安　徽	370 003 279	343 129 994	776 198	21 403 351	0.08	0.10	6.04
福　建	262 380 351	247 492 183	470 222	16 088 439	0.04	0.09	6.26
江　西	232 876 875	222 715 246	1 079 446	14 638 333	0.04	0.04	5.14
山　东	666 869 144	620 076 323	2 597 392	32 324 218	0.16	0.26	6.56
河　南	614 014 608	582 703 567	1 480 867	29 205 204	0.12	0.10	6.22
湖　北	343 320 075	322 819 458	1 835 454	21 817 160	0.09	0.07	5.87
湖　南	343 856 134	310 818 839	3 310 114	21 990 529	0.04	0.05	5.21
广　东	806 064 575	778 236 155	3 173 707	63 721 094	0.04	0.11	6.37
广　西	262 608 717	253 571 720	751 308	18 454 349	0.04	0.08	5.20
海　南	50 381 287	46 513 667	118 118	2 827 905	0.04	0.08	4.91
重　庆	196 956 188	189 208 098	1 597 397	9 851 003	0.08	0.02	6.13
四　川	549 245 136	517 128 561	2 108 752	32 371 319	0.11	0.10	6.56
贵　州	192 208 084	187 893 217	1 153 629	11 703 029	0.04	0.04	4.98
云　南	309 721 964	303 022 292	3 171 443	14 214 394	0.04	0.07	6.60
西　藏	13 690 301	11 853 389	62 856	1 640 684	0.06	0.18	3.76
陕　西	181 095 513	176 920 023	232 998	10 946 197	0.10	0.30	4.58
甘　肃	100 849 609	94 572 367	747 826	7 362 290	0.09	0.04	4.05
青　海	23 729 924	21 912 284	205 579	1 738 586	0.16	0.20	3.99
宁　夏	41 310 348	39 408 231	380 047	2 520 369	0.12	0.02	5.67
新　疆	95 947 577	86 643 700	536 740	11 022 888	0.26	0.42	3.71

5-1-4　2022年医疗卫生机构分科门急诊人次数及构成

科室分类	门急诊人次数／人次	医院	构成／%	医院
总计	5 955 582 023	3 715 082 077	100.00	100.00
预防保健科	133 037 410	14 341 902	2.23	0.39
全科医疗科	754 408 976	51 280 256	12.67	1.38
内科	1 314 093 585	803 120 234	22.06	21.62
外科	478 535 263	363 399 492	8.04	9.78
儿科	469 477 383	258 149 440	7.88	6.95
妇产科	483 458 441	271 771 598	8.12	7.32
眼科	126 909 379	118 169 937	2.13	3.18
耳鼻咽喉科	101 222 971	92 657 452	1.70	2.49
口腔科	190 889 897	120 469 839	3.21	3.24
皮肤科	113 197 527	105 670 952	1.90	2.84
医疗美容科	21 281 836	16 598 529	0.36	0.45
精神科	71 282 958	69 745 666	1.20	1.88
传染科	74 228 020	72 447 202	1.25	1.95
结核病科	8 136 788	5 340 092	0.14	0.14
肿瘤科	57 674 367	57 653 644	0.97	1.55
急诊医学科	251 131 286	224 230 769	4.22	6.04
康复医学科	56 528 421	36 647 284	0.95	0.99
职业病科	3 725 937	2 242 243	0.06	0.06
中医科	873 725 028	655 212 678	14.67	17.64
民族医学科	13 698 540	13 664 454	0.23	0.37
中西医结合科	87 393 804	84 592 911	1.47	2.28
重症医学科	2 139 070	2 138 892	0.04	0.06
其他	269 405 136	275 536 611	4.52	7.42

注：本表不包括门诊部、诊所（卫生所、医务室）、村卫生室数字。

5-2-1 医院诊疗人次数

单位：亿人次

年份	诊疗人次数	卫生健康部门	综合医院	中医医院	诊疗人次数中：门急诊	卫生健康部门	综合医院	中医医院
1985	12.55	7.21	5.08	0.87	11.37	7.00	4.93	0.83
1986	13.02	7.76	5.36	1.04	12.18	7.54	5.22	0.99
1987	14.80	8.50	5.61	1.38	14.00	8.30	5.49	1.33
1988	14.63	8.38	5.48	1.44	13.76	8.18	5.36	1.41
1989	14.43	8.16	5.25	1.46	13.52	7.96	5.13	1.43
1990	14.94	8.58	5.47	1.60	14.05	8.32	5.30	1.55
1991	15.33	8.88	5.54	1.78	14.40	8.64	5.42	1.70
1992	15.35	8.84	5.50	1.78	14.31	8.60	5.35	1.74
1993	13.07	7.98	4.95	1.61	12.19	7.70	4.77	1.55
1994	12.69	7.75	4.81	1.58	11.86	7.47	4.62	1.53
1995	12.52	7.76	4.78	1.58	11.65	7.49	4.59	1.53
1996	12.81	8.08	4.78	1.70	11.61	7.55	4.54	1.58
1997	12.27	7.95	4.76	1.65	11.38	7.61	4.57	1.56
1998	12.39	8.17	4.88	1.62	11.51	7.84	4.69	1.57
1999	12.31	8.19	4.93	1.56	11.51	7.90	4.73	1.51
2000	12.86	8.76	5.27	1.64	11.83	8.32	5.00	1.54
2001	12.50	8.74	5.18	1.64	11.74	8.39	4.96	1.57
2002	12.43	9.27	6.69	1.79	11.58	8.78	6.35	1.70
2003	12.13	9.05	6.69	1.85	11.50	8.72	6.44	1.78
2004	13.05	9.73	7.44	1.97	12.45	9.44	7.18	1.90
2005	13.87	10.34	8.12	2.06	13.36	10.13	7.86	1.99
2006	14.71	10.97	8.60	2.19	14.24	10.80	8.35	2.14
2007	16.38	13.00	9.55	2.29	15.82	12.63	9.30	2.21
2008	17.82	14.45	10.54	2.64	17.37	14.12	10.30	2.57
2009	19.22	15.53	11.27	2.87	18.75	15.19	11.02	2.81
2010	20.40	16.60	11.98	3.12	19.92	16.23	11.73	3.03
2011	22.59	18.34	13.28	3.43	22.11	17.99	13.03	3.36
2012	25.42	20.49	14.74	3.85	24.83	20.07	14.45	3.76
2013	27.42	22.12	15.87	4.15	26.79	21.66	15.56	4.04
2014	29.72	23.80	17.17	4.31	29.03	23.32	16.83	4.21
2015	30.84	24.52	17.64	4.42	30.17	24.04	17.30	4.31
2016	32.70	25.88	18.62	4.60	31.97	25.36	18.27	4.49
2017	34.39	27.35	19.74	4.79	33.63	26.83	19.39	4.67
2018	35.77	28.37	20.45	4.94	34.95	27.81	20.08	4.81
2019	38.42	30.54	22.05	5.28	37.53	29.91	21.64	5.11
2020	33.23	26.15	18.79	4.67	32.32	25.53	18.38	4.51
2021	38.84	30.73	22.13	5.34	37.82	30.02	21.68	5.15
2022	38.22	30.04	21.57	5.36	37.15	29.28	21.11	5.13

注：①1993年以前诊疗人次数系推算数字；②2002年以前医院数字包括妇幼保健院、专科疾病防治院数字；③2002年以前综合医院不含高等院校附属医院。

5-2-2 各类医院诊疗人次数

单位：万人次

医院分类	2015 年	2018 年	2019 年	2020 年	2021 年	2022 年
总　　计	**308 364.1**	**357 737.5**	**384 240.5**	**332 287.9**	**388 380.1**	**382 245.0**
按登记注册类型分						
公立医院	271 243.6	305 123.7	327 232.3	279 193.8	327 089.3	318 920.6
民营医院	37 120.5	52 613.8	57 008.2	53 094.1	61 290.8	63 324.5
按主办单位分						
政府办	253 498.0	289 797.5	312 018.8	266 675.3	313 545.9	306 724.7
社会办	32 173.2	37 159.3	39 108.3	34 719.3	39 803.5	39 354.5
个人办	22 692.8	30 780.7	33 113.4	30 893.4	35 030.7	36 165.9
按管理类别分						
非营利性	290 055.6	330 849.1	354 204.6	303 626.3	353 792.8	345 404.8
营利性	18 308.5	26 888.4	30 035.9	28 661.6	34 587.3	36 840.2
按医院等级分						
三级医院	149 764.6	185 478.7	205 701.2	179 824.5	223 144.4	222 855.4
二级医院	117 233.1	128 493.4	134 342.5	115 606.8	125 452.8	120 374.8
一级医院	20 567.9	22 464.4	22 965.2	20 225.9	21 648.8	21 467.9
未定级医院	20 798.5	21 301.1	21 231.7	16 630.8	18 134.1	17 547.0
按机构类别分						
综合医院	225 675.2	258 918.8	277 879.5	238 579.9	278 129.9	272 653.4
中医医院	48 502.6	54 840.5	58 620.2	51 847.8	59 667.8	59 937.2
中西医结合医院	5401.4	6821.0	7456.6	6542.4	7790.1	7717.2
民族医医院	966.8	1391.1	1451.5	1309.1	1455.0	1526.7
专科医院	27 702.5	35 553.5	38 588.4	33 753.3	41 058.0	40 141.8

5-2-3　2022年各地区医院门诊服务情况

单位：人次

地区	诊疗人次数			健康检查人次数		
	合计	公立	民营	合计	公立	民营
总　计	3 822 450 052	3 189 205 516	633 244 536	253 801 418	200 522 216	53 279 202
东　部	1 944 639 056	1 622 314 470	322 324 586	127 953 761	97 653 021	30 300 740
中　部	926 863 070	764 439 880	162 423 190	59 544 144	46 869 819	12 674 325
西　部	950 947 926	802 451 166	148 496 760	66 303 513	55 999 376	10 304 137
北　京	136 521 095	111 378 076	25 143 019	3 895 780	3 133 260	762 520
天　津	60 442 275	48 302 751	12 139 524	3 002 189	2 452 348	549 841
河　北	171 277 418	137 791 989	33 485 429	8 746 813	6 520 666	2 226 147
山　西	69 867 831	59 293 095	10 574 736	5 785 826	4 616 511	1 169 315
内蒙古	53 708 829	47 976 766	5 732 063	3 820 229	3 239 497	580 732
辽　宁	103 536 604	81 005 121	22 531 483	5 874 474	4 197 952	1 676 522
吉　林	52 415 673	42 940 158	9 475 515	3 402 369	2 540 686	861 683
黑龙江	62 575 607	51 846 185	10 729 422	4 866 286	4 119 279	747 007
上　海	147 678 535	134 580 390	13 098 145	7 233 112	6 347 262	885 850
江　苏	260 146 691	192 711 290	67 435 401	17 387 740	10 051 802	7 335 938
浙　江	309 216 483	265 402 746	43 813 737	16 860 963	12 853 448	4 007 515
安　徽	143 598 632	113 343 816	30 254 816	7 400 830	5 138 688	2 262 142
福　建	109 383 202	95 704 503	13 678 699	9 545 144	7 666 648	1 878 496
江　西	91 131 119	78 287 517	12 843 602	5 243 176	4 079 978	1 163 198
山　东	246 330 475	202 069 044	44 261 431	15 681 877	12 413 791	3 268 086
河　南	228 520 997	181 031 957	47 489 040	12 029 659	9 373 595	2 656 064
湖　北	151 135 110	132 166 207	18 968 903	11 033 283	9 121 873	1 911 410
湖　南	127 618 101	105 530 945	22 087 156	9 782 715	7 879 209	1 903 506
广　东	378 178 752	334 505 865	43 672 887	37 959 766	30 658 078	7 301 688
广　西	118 304 888	109 463 190	8 841 698	9 860 782	9 151 129	709 653
海　南	21 927 526	18 862 695	3 064 831	1 765 903	1 357 766	408 137
重　庆	81 705 555	65 599 294	16 106 261	5 485 591	4 284 717	1 200 874
四　川	237 882 156	197 300 730	40 581 426	15 479 813	13 070 139	2 409 674
贵　州	84 047 173	63 954 479	20 092 694	6 629 043	5 544 237	1 084 806
云　南	127 173 863	102 614 829	24 559 034	7 107 784	5 642 518	1 465 266
西　藏	6 740 579	5 298 741	1 441 838	766 524	537 294	229 230
陕　西	99 501 799	81 865 364	17 636 435	6 804 069	5 360 484	1 443 585
甘　肃	49 882 730	45 280 246	4 602 484	3 313 484	2 993 816	319 668
青　海	13 431 118	11 807 131	1 623 987	909 381	659 149	250 232
宁　夏	21 602 487	18 092 034	3 510 453	1 375 078	1 034 771	340 307
新　疆	56 966 749	53 198 362	3 768 387	4 751 735	4 481 625	270 110

5-2-4 2022年各地区医院分科门急诊人次数

单位：万人次

地区	合计	预防保健科	全科医疗科	内科	外科	儿科	妇产科	眼科	耳鼻咽喉科	口腔科	皮肤科
总　计	371 508.2	1434.2	5128.0	80 312.0	36 339.9	25 814.9	27 177.2	11 817.0	9265.7	12 047.0	10 567.1
东　部	191 039.4	718.6	2588.5	41 819.2	19 075.4	12 905.5	13 662.0	6101.0	4883.0	6791.7	5847.2
中　部	88 801.1	434.9	1165.5	20 017.8	8897.5	6039.4	6289.7	2946.6	2203.8	2373.8	2355.7
西　部	91 667.8	280.7	1374.0	18 475.0	8367.1	6870.1	7225.4	2769.4	2178.9	2881.6	2364.2
北　京	13 635.4	13.2	180.5	2830.7	1340.6	814.4	763.9	403.4	304.1	656.6	368.2
天　津	5979.3	11.2	85.2	1704.8	554.4	265.8	348.3	184.7	100.0	234.3	113.2
河　北	16 619.8	41.1	146.2	3882.3	1693.0	974.2	1168.6	657.3	340.7	399.7	391.3
山　西	6572.9	25.8	65.2	1550.2	670.3	421.7	474.3	252.1	144.6	178.6	174.3
内蒙古	5212.3	5.9	63.6	1012.0	481.5	249.8	377.5	169.2	100.6	129.8	108.9
辽　宁	9888.8	13.3	61.1	2457.6	1025.6	458.6	748.2	469.7	212.3	283.1	265.4
吉　林	4970.0	4.8	37.2	1202.4	531.6	228.9	317.2	147.5	96.6	98.7	105.3
黑龙江	6129.3	8.1	37.1	1688.0	680.5	261.6	349.2	243.7	136.1	154.4	142.1
上　海	14 568.4	78.8	295.4	3858.5	1460.3	804.1	828.8	311.2	441.9	489.2	510.4
江　苏	25 734.4	42.9	269.0	5925.6	2808.2	2027.0	1662.0	732.7	604.6	937.1	847.4
浙　江	30 751.2	79.6	679.3	6255.0	3447.5	2111.3	1876.1	1001.4	895.3	1282.3	1187.9
安　徽	13 846.0	100.8	201.9	2959.7	1597.7	950.6	1116.2	442.8	363.3	416.8	395.5
福　建	10 854.7	16.6	134.7	2356.2	947.0	938.3	831.4	338.8	308.1	305.0	288.3
江　西	8803.2	15.3	101.6	2310.6	775.6	560.1	535.5	235.8	222.8	206.9	226.2
山　东	23 822.1	79.9	201.2	4949.4	2524.5	1636.2	1796.1	826.2	555.7	838.7	615.5
河　南	21 939.1	81.1	277.3	5031.5	2037.3	1564.5	1529.4	714.2	493.5	435.8	566.8
湖　北	14 283.6	160.8	253.6	2921.9	1384.9	1052.1	947.6	490.3	417.8	502.3	429.1
湖　南	12 257.0	38.2	191.7	2353.5	1219.6	999.8	1020.4	420.2	329.1	380.3	316.4
广　东	37 077.6	329.2	484.5	7127.6	3074.3	2760.2	3414.6	1113.5	1071.4	1305.3	1204.0
广　西	11 386.4	70.8	163.9	2177.8	866.2	694.0	940.2	329.5	314.4	337.2	303.6
海　南	2107.5	12.8	51.5	471.6	199.9	115.5	224.0	62.2	48.9	60.3	55.7
重　庆	7912.7	23.4	109.1	1615.9	667.3	737.6	491.3	237.0	179.6	303.1	186.3
四　川	22 730.0	35.5	233.7	4620.4	2030.5	1575.7	1503.7	663.3	598.4	703.8	711.9
贵　州	8212.9	4.6	220.4	1657.5	840.2	620.7	825.5	181.6	202.8	257.4	204.5
云　南	12 393.4	41.9	176.1	2563.2	1144.4	1196.5	972.5	380.7	262.3	382.8	281.8
西　藏	623.7	3.8	14.3	131.4	65.4	37.3	66.2	11.0	8.9	11.7	5.3
陕　西	9765.2	43.9	107.1	1845.2	944.9	928.7	945.6	401.4	219.4	338.9	291.1
甘　肃	4780.1	6.5	70.2	958.5	441.4	321.7	348.2	158.9	90.9	146.6	81.7
青　海	1268.4	0.5	9.7	265.3	125.0	76.6	125.3	34.6	21.4	47.3	24.2
宁　夏	2084.2	9.5	32.0	418.0	217.1	124.5	144.9	79.4	48.7	78.2	52.1
新　疆	5298.5	34.4	173.9	1209.7	543.1	306.8	484.5	122.8	131.5	144.8	112.8

医疗美容科	精神科	传染科	结核病科	肿瘤科	急诊医学科	康复医学科	职业病科	中医科	民族医学科	中西医结合科	重症医学科	其他
1659.9	6974.6	7244.7	534.0	5765.4	22 423.1	3664.7	224.2	65 521.3	1366.4	8459.3	213.9	27 553.7
933.6	3503.8	3843.6	277.7	3010.6	10 432.0	1879.0	92.6	33 839.8	54.4	5374.2	78.6	13 327.4
302.2	1650.5	1607.4	131.7	1560.3	5450.0	908.0	39.0	15 577.8	13.9	1287.1	75.0	7473.8
424.0	1820.3	1793.8	124.7	1194.5	6541.0	878.0	92.6	16 103.6	1298.2	1798.0	60.4	6752.5
115.9	193.9	218.6	12.1	219.7	347.0	164.0	11.2	3167.6	9.1	988.5	0.3	511.4
24.2	116.3	69.6	0.5	169.4	141.0	24.0	1.7	1393.9	0.0	99.6	2.9	334.3
32.7	288.3	493.9	12.2	221.0	900.0	93.0	2.4	2699.7	0.3	649.6	11.2	1521.2
10.7	170.5	110.6	9.0	107.2	379.0	55.0	11.4	992.8	0.0	70.7	4.1	694.6
6.3	129.6	95.2	2.3	105.3	375.0	33.0	6.1	608.5	674.9	54.6	3.0	419.8
16.4	238.7	223.7	13.2	267.3	720.0	83.0	2.7	1223.7	19.3	101.8	2.4	982.0
17.6	145.2	68.6	2.7	101.0	393.0	25.0	0.9	827.9	8.6	83.8	3.9	521.7
18.5	149.7	68.4	3.9	157.6	479.0	43.0	8.7	960.3	2.4	46.6	1.7	488.5
55.1	209.4	359.5	122.7	244.9	239.0	127.0	3.9	1762.8	0.0	788.8	2.5	1573.9
147.7	547.2	458.8	11.8	482.2	1477.0	264.0	4.6	4875.2	0.0	482.8	11.8	1115.0
200.9	651.8	682.7	31.8	364.8	1237.0	300.0	5.2	6074.4	0.1	857.3	1.9	1527.9
37.5	232.2	267.3	19.3	236.3	739.0	129.0	5.8	2406.3	0.0	169.0	3.5	1055.7
36.1	163.8	195.7	27.6	110.8	739.0	119.0	3.6	2035.0	6.2	246.1	7.2	700.9
21.5	133.1	208.8	14.4	130.4	547.0	68.0	3.8	1713.4	0.0	87.4	5.7	679.1
86.2	514.4	432.0	16.0	405.2	1441.0	237.0	33.4	3776.0	2.9	268.6	11.0	2575.5
54.2	381.0	455.0	15.1	405.4	1051.0	243.0	5.5	4409.2	0.0	296.6	36.5	1855.1
87.4	222.6	221.4	22.6	194.2	979.0	220.0	1.4	2155.1	0.0	378.6	12.3	1227.9
54.9	216.3	207.3	44.6	228.2	883.0	124.0	1.5	2112.7	2.8	154.5	7.0	951.2
205.2	553.0	688.9	25.9	486.6	3003.0	450.0	23.9	6539.9	16.4	865.9	26.7	2308.1
19.7	212.9	249.8	21.3	123.5	1045.0	77.0	17.9	2129.3	115.2	243.1	5.0	928.3
13.1	27.2	20.1	3.8	38.6	188.0	20.0	0.0	291.6	0.2	25.3	0.7	177.2
67.4	157.5	201.6	9.4	138.8	450.0	88.0	1.1	1669.7	0.0	159.4	0.9	417.9
151.5	668.7	340.1	24.0	305.9	1395.0	251.0	41.0	4383.9	69.7	742.4	17.6	1662.1
35.9	84.2	195.5	22.1	55.4	646.0	41.0	8.8	1321.6	15.3	170.1	3.0	598.2
57.7	225.4	318.1	7.8	147.6	996.0	95.0	3.3	2187.1	30.9	76.9	5.7	839.0
1.0	2.2	35.8	0.1	1.3	42.0	3.0	0.0	6.9	105.8	4.2	0.0	65.9
56.1	132.4	140.3	9.4	110.4	628.0	126.0	5.3	1639.5	0.0	144.2	6.3	701.1
11.6	69.4	66.5	3.7	78.5	300.0	88.0	6.9	1074.7	25.2	123.6	14.1	293.3
1.9	10.4	32.7	1.0	9.0	84.0	8.0	0.0	128.8	65.7	10.3	0.3	186.8
3.0	23.6	32.1	0.3	30.8	142.0	14.0	1.2	409.8	7.4	37.1	0.2	177.5
12.0	104.1	86.1	23.1	87.9	438.0	52.0	1.0	543.8	188.1	32.1	4.2	462.5

5-2-5 综合医院分科门诊人次数及构成

年份	合计	内科	外科	妇产科	儿科	中医科
门诊人次数 / 万人次						
2000	79 544.5	24 546.5	9764.3	6649.4	5475.8	6603.2
2005	93 248.9	28 608.4	12 582.6	9655.5	7553.0	5850.7
2006	98 373.8	30 041.4	13 612.4	10 627.4	8191.1	5921.3
2007	119 227.3	33 531.2	14 661.3	12 294.2	9797.7	4886.0
2008	130 677.3	36 075.8	15 356.1	13 484.5	11 589.5	5247.1
2009	140 012.5	38 910.3	15 977.7	14 320.3	13 009.5	5769.5
2010	147 730.4	40 660.9	16 754.0	15 456.2	13 811.9	6185.4
2011	163 983.3	44 772.6	18 394.3	17 422.2	15 235.0	6822.1
2012	183 339.6	51 344.9	22 691.4	20 196.9	17 607.4	8031.6
2013	197 235.6	55 338.5	24 576.2	21 514.0	19 234.3	8577.6
2014	213 359.2	60 136.7	26 618.6	23 960.6	20 709.9	9152.9
2015	220 867.6	62 965.9	27 847.3	23 870.9	20 969.2	9109.8
2016	233 455.5	65 887.6	29 052.2	27 347.6	22 134.3	9210.3
2017	244 949.5	69 026.8	30 518.3	27 335.3	24 220.1	9211.1
2018	253 300.7	72 162.0	32 024.5	27 164.9	24 206.9	9215.7
2019	271 883.7	77 803.6	34 039.3	27 766.9	26 934.7	9981.2
2020	232 567.4	68 575.3	30 795.3	23 121.3	16 602.5	8574.7
2021	271 526.2	78 002.9	36 201.3	24 682.3	21 095.1	9398.2
2022	266 062.9	78 223.8	34 588.6	23 086.2	19 186.6	9029.8
占比 /%						
2000	100.0	31.0	12.3	8.5	7.2	8.2
2005	100.0	30.7	13.5	10.4	8.1	6.3
2006	100.0	30.5	13.8	10.8	8.3	6.0
2007	100.0	28.1	12.3	10.3	8.2	4.1
2008	100.0	27.6	11.8	10.3	8.9	4.0
2009	100.0	27.8	11.4	10.2	9.3	4.1
2010	100.0	27.5	11.3	10.5	9.3	4.2
2011	100.0	27.3	11.2	10.6	9.3	4.2
2012	100.0	28.0	12.4	11.0	9.6	4.4
2013	100.0	28.1	12.5	10.9	9.8	4.3
2014	100.0	28.2	12.5	11.2	9.7	4.3
2015	100.0	28.5	12.6	10.8	9.5	4.1
2016	100.0	28.2	12.4	11.7	9.5	3.9
2017	100.0	28.2	12.5	11.2	9.9	3.8
2018	100.0	28.5	12.6	10.7	9.6	3.6
2019	100.0	28.6	12.5	10.2	9.9	3.7
2020	100.0	29.5	13.2	9.9	7.1	3.7
2021	100.0	28.7	13.3	9.1	7.8	3.5
2022	100.0	29.4	13.0	8.7	7.2	3.4

注：本表2007年起系分科门急诊人次数及构成。

5-3-1　医疗卫生机构入院人次数

机构分类	2015 年	2018 年	2019 年	2020 年	2021 年	2022 年
入院人次数／万人次	**21 053**	**25 453**	**26 596**	**23 013**	**24 732**	**24 686**
医院	16 087	20 017	21 183	18 352	20 155	20 099
综合医院	12 335	15 040	15 842	13 588	14 827	14 761
中医医院	2102	2669	2878	2556	2766	2815
中西医结合医院	203	289	313	276	316	322
民族医医院	56	93	97	79	80	78
专科医院	1380	1900	2024	1821	2129	2084
护理院（中心）	10	26	30	33	37	38
基层医疗卫生机构	4036	4376	4295	3707	3592	3619
社区卫生服务中心（站）	322	354	350	299	325	338
内：社区卫生服务中心	306	340	340	293	319	334
卫生院	3694	4010	3934	3402	3241	3258
街道卫生院	18	25	25	18	18	19
乡镇卫生院	3676	3985	3909	3383	3223	3239
门诊部	20	12	11	6	26	23
专业公共卫生机构	887	1029	1091	931	963	948
妇幼保健院（所、站）	836	981	1047	894	928	914
内：妇幼保健院	802	958	1030	879	915	905
专科疾病防治院（所、站）	51	48	44	37	36	34
内：专科疾病防治院	27	25	22	19	18	18
其他医疗卫生机构	43	32	27	22	22	21
康复医疗机构	43	32	27	22	22	21
居民年住院率 /%	**15.32**	**18.27**	**19.03**	**16.32**	**17.53**	**17.51**

注：诊所、卫生所、医务室和村卫生室无住院数字。

5-3-2 2022年医疗卫生机构住院服务情况

机构分类	入院人次数/人次	出院人次数/人次	住院病人手术人次数/人次	病死率/%	每床出院人次数/人次	每百门急诊入院人次数/人次	医师日均担负住院床日数/床日
总　计	246 862 141	244 847 589	82 717 497	0.47	25.2	4.2	1.5
一、医院	200 985 670	199 280 914	77 406 561	0.56	26.0	5.4	2.1
综合医院	147 614 843	146 433 329	58 137 393	0.58	30.6	5.5	1.9
中医医院	28 153 187	27 828 296	8 747 052	0.49	25.8	4.9	1.9
中西医结合医院	3 219 284	3 189 239	1 120 821	0.98	23.2	4.3	1.7
民族医医院	777 877	771 706	92 731	0.35	18.5	6.0	1.4
专科医院	20 836 516	20 685 924	9 304 512	0.36	14.0	5.3	3.2
口腔医院	105 020	105 411	83 868	0.04	5.5	0.2	0.1
眼科医院	2 304 897	2 287 850	2 069 264	0.01	34.1	5.6	1.0
耳鼻喉科医院	188 354	186 285	124 226	0.04	25.3	4.9	1.2
肿瘤医院	3 881 292	3 889 342	1 357 128	0.34	39.6	15.3	2.6
心血管病医院	573 091	569 833	306 142	0.48	26.8	8.9	1.7
胸科医院	249 093	247 475	178 516	0.86	29.3	9.1	2.4
血液病医院	80 931	90 125	49 478	0.25	33.3	11.5	3.2
妇产（科）医院	1 543 911	1 538 253	923 288	0.06	25.1	4.0	0.9
儿童医院	1 847 966	1 852 493	1 269 238	0.08	37.9	3.3	1.4
精神病医院	3 442 105	3 396 773	176 422	0.35	4.8	6.6	10.5
传染病医院	1 128 772	1 114 266	299 320	0.96	15.2	6.6	2.0
皮肤病医院	132 682	132 272	27 703	0.13	14.0	1.3	0.9
结核病医院	246 148	245 891	129 082	0.37	24.5	12.1	2.9
麻风病医院	1035	1082			1.0	0.3	2.9
职业病医院	62 131	61 596	15 311	1.70	14.4	6.4	1.7
骨科医院	1 539 718	1 523 791	816 689	0.18	19.8	8.5	2.2
康复医院	1 099 928	1 085 070	119 507	1.05	9.2	7.9	3.5
整形外科医院	40 545	40 420	31 231	0.57	12.4	2.9	0.3
美容医院	168 508	138 697	93 282		12.9	1.6	0.1
其他专科医院	2 200 389	2 178 999	1 234 817	0.67	16.3	5.5	1.9
护理院（中心）	383 963	372 420	4052	5.14	3.0	16.4	8.8
二、基层医疗卫生机构	36 190 887	35 889 561	1 544 640	0.09	20.5	1.9	0.5
社区卫生服务中心（站）	3 384 639	3 349 098	196 224	0.37	12.8	0.4	0.4
社区卫生服务中心	3 337 959	3 302 242	194 824	0.37	13.2	0.5	0.5
社区卫生服务站	46 680	46 856	1400	0.09	4.1		
卫生院	32 577 224	32 311 488	1 348 416	0.06	22.0	2.8	1.2
街道卫生院	186 961	185 350	8444	0.09	14.2	1.3	0.8
乡镇卫生院	32 390 263	32 126 138	1 339 972	0.06	22.1	2.9	1.2
中心卫生院	16 042 093	15 925 428	833 127	0.09	24.3	3.2	1.3
乡卫生院	16 348 170	16 200 710	506 845	0.04	20.3	2.6	1.1
门诊部	228 283	228 283			21.1		
护理站	741	692		5.78	0.7	0.1	2.5
三、专业公共卫生机构	9 479 421	9 472 256	3 764 235	0.03	30.3	3.1	0.9
专科疾病防治院（所、站）	342 843	343 773	22 844	0.18	8.8	2.1	2.0
妇幼保健院（所、站）	9 136 578	9 128 483	3 741 391	0.03	33.4	3.2	0.8
内：妇幼保健院	9 051 180	9 043 625	3 725 930	0.03	34.2	3.3	0.9
四、其他医疗卫生机构	206 163	204 858	2061	0.24	9.5	19.8	3.0
疗养院	206 163	204 858	2061	0.24	9.5	19.8	3.0

5-3-3　2022年各地区医疗卫生机构住院服务情况

地区	入院人次数/人次	出院人次数/人次	住院病人手术人次数/人次	病死率/%	每床出院人次数/人次	每百门急诊入院人次数/人次	居民年住院率/%
总　计	246 862 141	244 847 589	82 717 497	0.47	25.2	4.2	17.5
东　部	93 106 864	92 653 348	38 772 670	0.57	25.0	3.1	15.3
中　部	76 003 329	75 143 037	21 693 273	0.41	23.7	5.2	18.1
西　部	77 751 948	77 051 204	22 251 554	0.41	27.0	5.3	20.3
北　京	3 378 842	3 366 340	1 471 233	1.36	25.3	1.6	15.5
天　津	1 592 963	1 577 820	890 247	0.76	23.0	1.9	11.7
河　北	10 027 140	9 924 045	2 525 014	0.48	20.5	4.4	13.5
山　西	4 160 674	4 149 182	1 364 930	0.28	18.2	4.5	12.0
内蒙古	3 046 253	3 024 651	770 359	0.76	18.1	4.2	12.7
辽　宁	6 070 975	6 009 950	1 854 663	1.29	18.5	5.0	14.5
吉　林	3 081 634	3 032 176	836 850	1.29	17.2	5.0	13.1
黑龙江	4 730 910	4 691 313	1 524 032	1.14	18.1	6.4	15.3
上　海	3 624 605	3 628 781	3 596 863	1.71	22.0	1.8	14.6
江　苏	14 346 456	14 295 238	5 637 877	0.23	25.5	3.3	16.8
浙　江	11 409 067	11 344 839	4 395 824	0.37	29.8	2.1	17.3
安　徽	9 747 905	9 633 481	2 950 887	0.41	21.8	4.0	15.9
福　建	5 650 047	5 664 284	2 201 152	0.16	24.6	3.2	13.5
江　西	8 339 276	8 233 589	2 627 585	0.25	26.2	5.5	18.4
山　东	18 209 327	18 098 754	5 671 448	0.48	26.1	4.6	17.9
河　南	18 703 475	18 487 214	4 774 650	0.32	24.6	4.7	18.9
湖　北	12 491 223	12 344 142	4 187 471	0.46	27.4	5.5	21.4
湖　南	14 748 232	14 571 940	3 426 868	0.18	26.8	6.8	22.3
广　东	17 573 380	17 525 822	10 095 559	0.60	28.8	2.9	13.9
广　西	11 229 191	11 135 391	2 568 586	0.37	32.6	5.6	22.2
海　南	1 224 062	1 217 475	432 790	0.33	20.0	3.2	11.9
重　庆	7 359 381	7 281 602	1 901 441	0.56	29.1	6.0	22.9
四　川	19 010 926	18 776 133	6 864 003	0.55	27.5	5.3	22.7
贵　州	8 769 692	8 685 496	2 200 351	0.18	28.1	6.1	22.7
云　南	10 140 761	10 113 141	2 649 544	0.28	29.7	4.6	21.6
西　藏	298 057	297 643	67 700	0.19	14.9	3.3	8.2
陕　西	7 362 796	7 281 607	2 690 811	0.35	25.2	5.7	18.6
甘　肃	4 120 776	4 080 493	801 909	0.20	21.6	5.9	16.5
青　海	876 416	872 328	213 093	0.46	20.3	5.0	14.7
宁　夏	1 079 339	1 074 884	323 942	0.23	25.7	3.3	14.8
新　疆	4 458 360	4 427 835	1 199 815	0.53	24.7	5.8	17.2

5-3-4 2022年医疗卫生机构分科出院人次数及构成

科室分类	出院人次数 / 人次	医院	构成 /%	医院
总计	244 847 589	199 280 914	100.00	100.00
预防保健科	178 402	65 336	0.07	0.03
全科医疗科	9 367 800	1 663 173	3.83	0.83
内科	71 506 796	55 874 200	29.20	28.04
外科	43 410 323	39 245 138	17.73	19.69
儿科	18 849 744	13 010 442	7.70	6.53
妇产科	21 212 259	14 568 749	8.66	7.31
眼科	6 311 134	6 133 692	2.58	3.08
耳鼻咽喉科	3 433 339	3 347 788	1.40	1.68
口腔科	668 343	553 012	0.27	0.28
皮肤科	642 029	587 408	0.26	0.29
医疗美容科	289 675	263 679	0.12	0.13
精神科	4 257 442	4 183 796	1.74	2.10
传染科	2 811 090	2 715 824	1.15	1.36
结核病科	485 498	408 834	0.20	0.21
肿瘤科	12 318 081	12 318 081	5.03	6.18
急诊医学科	1 656 726	1 524 730	0.68	0.77
康复医学科	4 487 943	3 532 445	1.83	1.77
职业病科	180 685	123 235	0.07	0.06
中医科	32 595 660	29 509 506	13.31	14.81
民族医学科	790 780	790 058	0.32	0.40
中西医结合科	3 770 942	3 768 240	1.54	1.89
重症医学科	1 165 059	1 164 821	0.48	0.58
其他	4 457 839	3 928 727	1.82	1.97

5-4-1 医院入院人次数

年份	入院人次数／万人次	卫生健康部门	综合医院	中医医院	每百门急诊入院人次数／人次
1980	2247	1667	1383	41	2.4
1985	2560	1862	1485	79	2.3
1990	3182	2341	1769	195	2.3
1991	3276	2433	1825	223	2.3
1992	3262	2428	1799	232	2.3
1993	3066	2325	1723	231	2.5
1994	3079	2344	1728	241	2.6
1995	3073	2358	1710	251	2.6
1996	3100	2379	1704	267	2.7
1997	3121	2425	1725	274	2.7
1998	3238	2538	1794	287	2.8
1999	3379	2676	1884	298	2.9
2000	3584	2862	1996	321	3.0
2001	3759	3030	2100	349	3.2
2002	3997	3209	2577	394	3.5
2003	4159	3339	2727	438	3.6
2004	4673	3752	3108	498	3.8
2005	5108	4101	3394	544	3.8
2006	5562	4465	3656	610	3.9
2007	6487	5336	4257	693	4.1
2008	7392	6193	4874	847	4.3
2009	8488	7048	5525	986	4.5
2010	9524	7890	6172	1113	4.8
2011	10 755	8849	6896	1285	4.9
2012	12 727	10 324	7978	1564	5.1
2013	14 007	11 251	8639	1736	5.2
2014	15 375	12 275	9398	1889	5.2
2015	16 087	12 583	9595	1946	5.2
2016	17 528	13 591	10 351	2101	5.4
2017	18 915	14 588	11 072	2282	5.5
2018	20 017	15 345	11 567	2425	5.7
2019	21 183	16 483	12 394	2610	5.6
2020	18 352	14 006	10 459	2296	5.7
2021	20 155	15 526	11 555	2480	5.3
2022	20 099	15 474	11 511	2513	5.4

注：①1993年以前入院人数系推算数；②2002年以前医院数字包括妇幼保健院、专科疾病防治院；③2002年以前综合医院不含高校附属医院。

5-4-2 各类医院入院人次数

单位：万人

医院分类	2015 年	2018 年	2019 年	2020 年	2021 年	2022 年
总入院人数	16 086.8	20 016.9	21 183.1	18 352.0	20 155.1	20 098.6
按登记注册类型分						
公立医院	13 721.4	16 351.3	17 487.2	14 835.4	16 409.9	16 304.1
民营医院	2365.4	3665.7	3695.9	3516.6	3745.3	3794.5
按主办单位分						
政府办	12 905.2	15 609.1	16 770.8	14 219.3	15 781.2	15 722.4
社会办	1595.5	2065.3	2106.8	1935.9	2077.0	2073.3
个人办	1586.1	2342.5	2305.5	2196.8	2297.0	2302.8
按管理类别分						
非营利性	14 894.9	18 140.2	19 244.8	16 456.4	18 058.9	17 904.1
营利性	1192.0	1876.8	1938.3	1895.6	2096.3	2194.5
按医院等级分						
三级医院	6828.9	9292.2	10 482.7	9372.7	11 252.3	11 634.5
二级医院	7121.2	8176.7	8380.1	6965.2	6890.1	6521.0
一级医院	965.2	1209.5	1151.0	1116.7	1120.0	1105.5
未评级医院	1171.7	1338.7	1169.3	897.5	892.8	837.5
按机构类别分						
综合医院	12 335.4	15 040.3	15 841.6	13 587.5	14 827.3	14 761.5
中医医院	2101.8	2668.9	2878.0	2556.1	2765.7	2815.3
中西医结合医院	203.3	289.1	313.0	276.1	316.2	321.9
民族医医院	56.2	92.6	96.7	79.0	80.2	77.8
专科医院	1380.5	1899.6	2023.6	1820.5	2128.8	2083.7
护理院（中心）	9.6	26.5	30.0	32.8	36.9	38.4

5-4-3　2022年各地区医院住院服务情况

单位：人次

地区	入院人次数			出院人次数			住院病人手术人次数		
	合计	公立	民营	合计	公立	民营	合计	公立	民营
总　计	200 985 670	163 041 057	37 944 613	199 280 914	161 926 397	37 354 517	77 406 561	67 002 917	10 403 644
东　部	80 704 066	66 671 658	14 032 408	80 295 973	66 423 684	13 872 289	36 111 025	31 692 657	4 418 368
中　部	60 516 495	48 669 820	11 846 675	59 773 624	48 165 121	11 608 503	20 342 888	17 133 845	3 209 043
西　部	59 765 109	47 699 579	12 065 530	59 211 317	47 337 592	11 873 725	20 952 648	18 176 415	2 776 233
北　京	3 284 573	2 782 861	501 712	3 271 972	2 771 283	500 689	1 431 815	1 273 810	158 005
天　津	1 576 395	1 477 471	98 924	1 561 728	1 464 495	97 233	885 585	843 558	42 027
河　北	8 871 442	7 162 834	1 708 608	8 774 515	7 093 276	1 681 239	2 397 967	2 061 674	336 293
山　西	3 866 939	3 178 902	688 037	3 856 440	3 173 142	683 298	1 312 929	1 109 133	203 796
内蒙古	2 748 943	2 500 513	248 430	2 726 377	2 482 593	243 784	724 998	659 213	65 785
辽　宁	5 758 249	4 486 372	1 271 877	5 699 464	4 448 138	1 251 326	1 830 125	1 506 540	323 585
吉　林	2 951 849	2 305 987	645 862	2 902 965	2 274 090	628 875	825 451	691 341	134 110
黑龙江	4 439 631	3 487 062	952 569	4 400 853	3 464 456	936 397	1 499 352	1 291 963	207 389
上　海	3 488 552	3 230 770	257 782	3 492 118	3 237 218	254 900	3 520 510	3 324 579	195 931
江　苏	11 978 816	8 751 001	3 227 815	11 941 381	8 731 969	3 209 412	5 164 848	4 205 680	959 168
浙　江	10 509 759	9 050 580	1 459 179	10 450 486	9 011 778	1 438 708	4 085 152	3 622 077	463 075
安　徽	8 446 586	6 612 106	1 834 480	8 334 525	6 543 905	1 790 620	2 821 960	2 256 154	565 806
福　建	4 900 933	4 102 614	798 319	4 913 905	4 111 694	802 211	2 090 472	1 772 515	317 957
江　西	6 237 116	4 965 759	1 271 357	6 167 528	4 914 066	1 253 462	2 433 362	2 157 959	275 403
山　东	14 836 160	12 206 722	2 629 438	14 738 569	12 173 829	2 564 740	5 235 073	4 534 465	700 608
河　南	14 848 816	11 540 606	3 308 210	14 654 217	11 428 602	3 225 615	4 410 313	3 660 078	750 235
湖　北	9 320 352	8 083 667	1 236 685	9 193 691	7 984 824	1 208 867	3 937 632	3 303 109	634 523
湖　南	10 405 206	8 495 731	1 909 475	10 263 405	8 382 036	1 881 369	3 101 889	2 664 108	437 781
广　东	14 422 813	12 510 926	1 911 887	14 381 519	12 474 538	1 906 981	9 073 006	8 212 189	860 817
广　西	7 305 813	6 420 093	885 720	7 234 731	6 365 179	869 552	2 330 943	2 059 452	271 491
海　南	1 076 374	909 507	166 867	1 070 316	905 466	164 850	396 472	335 570	60 902
重　庆	5 086 855	3 628 401	1 458 454	5 030 664	3 592 958	1 437 706	1 724 576	1 355 060	369 516
四　川	13 888 745	10 536 667	3 352 078	13 724 478	10 421 690	3 302 788	6 503 925	5 736 519	767 406
贵　州	6 850 932	4 783 246	2 067 686	6 782 084	4 744 382	2 037 702	2 038 942	1 644 471	394 471
云　南	8 008 518	6 388 096	1 620 422	7 988 409	6 383 278	1 605 131	2 498 275	2 130 200	368 075
西　藏	286 581	192 648	93 933	286 073	193 442	92 631	67 148	38 101	29 047
陕　西	6 549 092	5 122 582	1 426 510	6 474 873	5 069 078	1 405 795	2 625 968	2 278 417	347 551
甘　肃	3 340 591	2 967 200	373 391	3 300 095	2 936 300	363 795	742 727	680 959	61 768
青　海	798 606	699 072	99 534	794 749	698 966	95 783	210 818	188 005	22 813
宁　夏	990 313	841 670	148 643	986 439	839 308	147 131	303 712	268 142	35 570
新　疆	3 910 120	3 619 391	290 729	3 882 345	3 610 418	271 927	1 180 616	1 137 876	42 740

5-4-4 2022年各地区医院分科出院人次数

单位：人次

地区	合计	预防保健科	全科医疗科	内科	外科	儿科	妇产科	眼科	耳鼻咽喉科	口腔科	皮肤科
总　计	199 280 914	65 336	1 663 173	55 874 200	39 245 138	13 010 442	14 568 749	6 133 692	3 347 788	553 012	587 408
东　部	80 295 973	11 991	548 118	22 187 230	17 083 251	4 748 069	6 256 779	2 788 628	1 314 707	271 743	184 792
中　部	59 773 624	44 486	481 698	17 723 586	11 234 202	3 941 765	3 717 994	1 635 209	1 022 939	157 527	177 929
西　部	59 211 317	8859	633 357	15 963 384	10 927 685	4 320 608	4 593 976	1 709 855	1 010 142	123 742	224 687
北　京	3 271 972		13 933	798 802	728 528	145 321	323 145	142 863	53 219	11 325	5314
天　津	1 561 728		9516	386 572	315 504	101 780	116 806	83 918	24 940	5118	1783
河　北	8 774 515	1481	63 050	2 947 179	1 755 930	535 356	596 355	247 807	100 753	21 204	14 127
山　西	3 856 440	246	23 947	1 271 822	790 072	283 064	305 549	112 994	50 873	9299	18 985
内蒙古	2 726 377	305	11 318	826 205	469 252	135 222	183 362	81 078	25 195	5005	2871
辽　宁	5 699 464	250	27 678	2 102 963	1 063 193	205 792	333 249	193 283	81 352	17 977	13 743
吉　林	2 902 965	13	12 977	1 061 255	567 692	96 837	161 192	74 544	31 096	5691	3780
黑龙江	4 400 853	104	19 602	1 829 579	712 385	154 337	171 655	136 425	46 533	14 552	9642
上　海	3 492 118	1245	28 681	841 626	821 993	146 686	304 430	104 693	84 907	16 741	10 527
江　苏	11 941 381	1904	72 961	3 274 960	2 489 341	632 325	744 075	352 113	176 276	47 332	15 225
浙　江	10 450 486	44	86 860	2 744 218	2 621 738	491 994	808 421	323 053	177 584	33 193	50 394
安　徽	8 334 525	35 697	57 029	2 121 880	1 748 325	556 482	607 909	241 512	151 832	26 942	16 070
福　建	4 913 905	7	20 625	1 105 754	1 117 625	430 195	463 081	224 724	100 695	10 729	3783
江　西	6 167 528	436	63 972	1 767 379	1 199 887	458 761	349 483	146 511	111 770	9858	17 282
山　东	14 738 569	6958	71 875	4 247 584	2 858 020	920 268	1 010 903	576 969	222 308	62 439	32 830
河　南	14 654 217	6976	131 253	4 258 592	2 562 049	1 075 030	943 178	377 660	226 840	38 624	30 561
湖　北	9 193 691	846	55 196	2 572 078	1 804 607	616 125	554 791	293 566	202 572	28 149	63 534
湖　南	10 263 405	168	117 722	2 841 001	1 849 185	701 129	624 237	251 997	201 423	24 412	18 075
广　东	14 381 519	102	139 280	3 443 514	3 117 577	1 075 704	1 440 658	493 914	277 307	42 759	32 691
广　西	7 234 731	1	81 914	1 742 319	1 225 504	561 575	577 074	303 973	143 473	21 842	23 527
海　南	1 070 316		13 659	294 058	193 802	62 648	115 656	45 291	15 366	2926	4375
重　庆	5 030 664	1	61 688	1 259 700	917 903	335 347	273 173	136 177	111 430	7590	13 465
四　川	13 724 478	2313	104 107	3 827 365	2 654 204	822 582	827 603	371 990	258 649	23 855	55 914
贵　州	6 782 084	3920	137 487	1 660 960	1 298 962	574 330	684 932	163 430	116 315	15 488	27 047
云　南	7 988 409	524	83 877	2 135 410	1 548 946	663 183	669 218	234 541	136 530	14 874	39 380
西　藏	286 073	6	1764	63 179	57 190	20 136	62 996	3031	3158	248	42
陕　西	6 474 873	60	33 141	2 091 457	1 154 938	552 624	491 366	209 524	90 693	10 213	18 568
甘　肃	3 300 095	1079	36 823	786 918	583 476	248 228	249 996	72 904	35 171	5988	6831
青　海	794 749	357	8783	206 111	123 068	60 285	104 436	18 795	10 555	2717	6507
宁　夏	986 439		6760	262 505	186 362	72 100	83 548	34 916	15 961	4239	3095
新　疆	3 882 345	293	65 695	1 101 255	707 880	274 996	386 272	79 496	63 012	11 683	27 440

医疗美容科	精神科	传染科	结核病科	肿瘤科	急诊医学科	康复医学科	职业病科	中医科	民族医学科	中西医结合科	重症医学科	其他
263 679	4 183 796	2 715 824	408 834	12 318 081	1 524 730	3 532 445	123 235	29 509 506	790 058	3 768 240	1 164 821	3 928 727
137 848	1 501 164	1 054 669	182 781	6 019 352	573 386	1 338 868	26 959	10 319 770	12 837	1 756 484	454 944	1 521 603
62 580	1 235 233	756 856	168 398	3 996 951	564 347	1 119 506	37 556	9 229 468	6424	881 120	392 617	1 185 233
63 251	1 447 399	904 299	57 655	2 301 778	386 997	1 074 071	58 720	9 960 268	770 797	1 130 636	317 260	1 221 891
18 555	29 354	39 762	8899	316 506	8303	42 206	2764	283 530	1028	184 221	16 375	98 019
477	27 113	17 884		189 330	3327	9461		178 649		47 846	11 073	30 631
3800	133 836	72 653	9644	389 591	83 151	75 156	1968	1 151 374		336 632	64 354	169 114
2073	53 379	36 199	14 249	248 591	18 720	58 987	8001	396 693		51 757	18 480	82 460
482	32 819	60 312	487	182 412	22 041	26 265	1145	239 737	32 1121	21 806	13 784	64 153
2885	119 047	87 386	30 205	572 316	15 581	82 925	2599	554 161	9063	58 047	29 982	95 787
2045	70 117	35 445	3729	244 837	9896	44 032	895	362 235	2678	52 318	9921	49 740
1538	109 757	61 123	5596	331 289	33 452	55 282	5274	556 966	2375	44 596	23 655	75 136
6732	20 377	75 827	89 293	275 868	46 030	58 469	1484	245 655		165 904	11 662	133 288
15 420	198 341	212 404	5926	1 097 946	96 179	310 339	2687	1 718 250		175 093	62 413	239 871
27 520	285 396	130 286	6313	654 243	68 111	176 025	1324	1 306 862		257 205	53 163	146 539
10 419	143 031	137 282	35 235	582 489	126 866	158 953	733	1 301 314		115 743	37 837	120 945
11 985	80 395	56 943	12 755	310 678	39 891	66 053	132	642 126	942	110 191	21 586	83 010
3633	127 307	95 936	13 251	383 284	84 226	107 586	4422	993 135	4	63 938	31 976	133 491
20 270	299 040	147 259	7813	1 169 697	158 739	233 149	13 315	2 173 310	206	127 827	95 321	282 469
16 878	248 034	126 322	10 755	954 144	229 398	257 180	10 455	2 439 461		219 136	177 315	314 376
14 571	211 506	125 914	24 508	601 475	24 029	235 427	957	1 329 944		188 049	55 857	189 990
11 423	272 102	138 635	61 075	650 842	37 760	202 059	6819	1 849 720	1367	145 583	37 576	219 095
27 682	261 791	198 526	10 493	961 483	39 004	271 410	686	1 951 297	1598	282 711	82 894	228 438
3214	241 365	135 039	5965	359 242	22 587	101 636	6044	1 331 066	54 402	165 405	43 727	83 837
2522	46 474	15 739	1440	81 694	15 070	13 675		114 556		10 807	6121	14 437
11 166	95 148	84 514	1328	251 336	18 772	119 313	3205	1 088 343		146 002	23 371	71 692
24 705	576 381	133 103	7240	547 914	25 076	298 171	31 574	2 370 201	27 748	385 615	71 181	276 987
5560	125 770	125 398	7858	139 782	71 646	90 127	4485	1 211 473	10 024	128 079	30 060	148 951
4862	170 910	150 324	751	266 252	73 928	150 892	2280	1 362 368	10 564	44 155	27 690	196 950
2342	567	11 123	8	1637	2105	2774		1577	42 071	2918	915	6286
8086	95 312	49 130	13 724	233 573	44 984	148 935	3047	961 918		101 524	28 143	133 913
1553	42 780	40 058	1736	101 474	32 967	56 352	4609	743 491	18 201	91 417	25 749	112 294
	4310	24 326	156	30 768	20 860	7351		80 079	49 653	4390	6055	25 187
360	6329	16 697		45 529	10 898	19 676	922	169 138	2862	16 309	4634	23 599
921	55 708	74 275	18 402	141 859	41 133	52 579	1409	400 877	234 151	23 016	41 951	78 042

5-5　2022年医疗卫生机构床位利用情况

机构分类	实际开放总床日数/天	平均开放病床数/张	实际占用总床日数/天	出院者占用总床日数/天	病床周转次数/次	病床工作日/天	病床使用率/%	平均住院日/天
总　　计	3 350 318 882	9 178 956	2 215 527 141	2 127 204 626	26.67	241.4	66.13	8.7
一、医院	2 656 008 304	7 276 735	1 886 294 739	1 824 136 479	27.39	259.2	71.02	9.2
综合医院	1 677 528 978	4 595 970	1 189 675 265	1 159 306 545	31.86	258.9	70.92	7.9
中医医院	372 879 661	1 021 588	261 404 205	254 255 104	27.24	255.9	70.10	9.1
中西医结合医院	47 479 040	130 080	32 336 183	31 386 518	24.52	248.6	68.11	9.8
民族医医院	14 043 929	38 477	7 726 049	7 392 270	20.06	200.8	55.01	9.6
专科医院	504 843 008	1 383 132	368 799 910	347 524 530	14.96	266.6	73.05	16.8
口腔医院	4 382 429	12 007	686 444	672 297	8.78	57.2	15.66	6.4
眼科医院	22 068 261	60 461	7 708 134	7 240 397	37.84	127.5	34.93	3.2
耳鼻喉科医院	2 470 940	6770	1 043 280	967 608	27.52	154.1	42.22	5.2
肿瘤医院	35 072 014	96 088	28 965 984	29 216 944	40.48	301.5	82.59	7.5
心血管病医院	7 330 584	20 084	4 584 096	4 467 237	28.37	228.2	62.53	7.8
胸科医院	3 005 176	8233	2 489 888	2 505 348	30.06	302.4	82.85	10.1
血液病医院	929 343	2546	819 708	803 751	35.40	321.9	88.20	8.9
妇产（科）医院	20 816 081	57 030	8 886 466	8 488 074	26.97	155.8	42.69	5.5
儿童医院	17 368 320	47 584	11 758 621	11 708 432	38.93	247.1	67.70	6.3
精神病医院	245 585 046	672 836	215 599 917	199 570 418	5.05	320.4	87.79	58.8
传染病医院	24 318 962	66 627	14 178 235	14 155 457	16.72	212.8	58.30	12.7
皮肤病医院	2 963 968	8120	1 123 269	1 112 843	16.29	138.3	37.90	8.4
结核病医院	3 524 864	9657	2 502 046	2 529 995	25.46	259.1	70.98	10.3
麻风病医院	513 799	1408	152 654	93 382	0.77	108.4	29.71	86.3
职业病医院	1 455 583	3988	866 188	866 190	15.45	217.2	59.51	14.1
骨科医院	26 035 598	71 330	16 182 501	15 324 162	21.36	226.9	62.16	10.1
康复医院	39 125 609	107 193	25 874 936	24 214 671	10.12	241.4	66.13	22.3
整形外科医院	894 648	2451	221 081	214 015	16.49	90.2	24.71	5.3
美容医院	2 877 900	7885	430 060	383 390	17.59	54.5	14.94	2.8
其他专科医院	44 103 883	120 833	24 726 402	22 989 919	18.03	204.6	56.06	10.6
护理院（中心）	39 233 688	107 490	26 353 127	24 271 512	3.46	245.2	67.17	65.2
二、基层医疗卫生机构	581 262 469	1 592 500	267 444 113	243 897 658	22.54	167.9	46.01	6.8
社区卫生服务中心（站）	82 887 516	227 089	33 971 438	33 030 361	14.75	149.6	40.98	9.9
社区卫生服务中心	80 577 059	220 759	33 113 735	32 763 499	14.96	150.0	41.10	9.9
社区卫生服务站	2 310 457	6330	857 703	266 862	7.40	135.5	37.12	5.7
卫生院	498 098 213	1 364 653	233 372 172	210 850 356	23.68	171.0	46.85	6.5
街道卫生院	4 472 697	12 254	1 671 499	1 485 057	15.13	136.4	37.37	8.0
乡镇卫生院	493 625 516	1 352 399	231 700 673	209 365 299	23.75	171.3	46.94	6.5
中心卫生院	224 331 988	614 608	113 278 454	104 119 988	25.91	184.3	50.50	6.5
乡卫生院	269 293 528	737 790	118 422 219	105 245 311	21.96	160.5	43.98	6.5
护理站	276 740	758	100 503	16 941	0.91	132.6	36.32	24.5
三、专业公共卫生机构	106 807 211	292 622	59 091 724	56 788 325	32.37	201.9	55.33	6.0
专科疾病防治院（所、站）	13 157 633	36 048	8 649 699	7 556 160	9.54	239.9	65.74	22.0
妇幼保健院（所、站）	93 649 578	256 574	50 442 025	49 232 165	35.58	196.6	53.86	5.4
内：妇幼保健院	91 155 821	249 742	49 879 356	48 746 403	36.21	199.7	54.72	5.4
四、其他医疗卫生机构	6 240 898	17 098	2 696 565	2 382 164	11.98	157.7	43.21	11.6
疗养院	6 240 898	17 098	2 696 565	2 382 164	11.98	157.7	43.21	11.6

5-6-1 医院病床使用情况

年份	病床使用率 /%	卫生健康部门	综合医院	中医医院	平均住院日 / 天	卫生健康部门	综合医院	中医医院
1980	82.5	85.7	84.2	86.9	14.0	13.7	11.7	23.7
1985	82.7	87.9	87.0	83.9	15.8	15.4	13.3	23.3
1990	80.7	85.6	85.7	73.6	15.9	15.5	13.5	18.0
1991	81.2	85.8	86.2	74.0	16.0	15.5	13.4	17.4
1992	78.4	83.1	83.7	69.2	16.2	15.8	13.7	17.5
1993	70.9	75.7	76.3	62.5	15.6	15.2	13.3	15.4
1994	68.8	72.1	72.6	58.9	15.0	14.5	12.9	14.4
1995	66.9	70.2	70.8	57.4	14.8	14.2	12.6	13.9
1996	64.4	67.9	69.1	54.5	14.3	13.7	12.3	13.4
1997	61.5	65.0	65.4	52.1	13.8	13.3	11.9	13.1
1998	60.0	63.1	63.3	49.8	13.1	12.6	11.3	12.4
1999	59.6	63.1	63.2	50.5	12.7	12.1	11.0	12.0
2000	60.6	64.5	65.0	50.7	12.2	11.6	10.5	11.4
2001	61.1	65.3	65.6	51.5	11.8	11.3	10.3	10.9
2002	64.6	68.6	70.5	57.7	10.9	10.6	9.6	10.8
2003	65.3	69.3	70.6	59.4	11.0	10.8	10.0	10.9
2004	68.4	73.2	74.4	63.0	10.8	10.5	9.8	10.4
2005	70.3	75.3	76.6	65.7	10.9	10.6	9.8	10.8
2006	72.4	77.9	79.2	67.7	10.9	10.5	9.8	10.4
2007	78.2	84.3	85.6	73.2	10.8	10.5	9.8	10.4
2008	81.5	88.1	89.6	78.6	10.7	10.6	9.9	10.5
2009	84.7	91.5	93.0	83.1	10.5	10.4	9.7	10.4
2010	86.7	93.4	94.9	85.7	10.5	10.4	9.7	10.7
2011	88.5	95.2	96.6	88.1	10.3	10.2	9.6	10.5
2012	90.1	96.9	98.2	90.4	10.0	10.0	9.3	10.1
2013	89.0	95.9	96.9	90.5	9.8	9.8	9.1	10.1
2014	88.0	94.9	95.8	89.1	9.6	9.6	8.9	9.9
2015	85.4	92.2	93.1	86.6	9.6	9.5	8.9	9.9
2016	85.3	92.8	93.7	87.1	9.4	9.3	8.6	9.8
2017	85.0	93.1	94.0	87.8	9.3	9.2	8.5	9.6
2018	84.2	92.9	93.5	88.1	9.3	9.1	8.4	9.5
2019	83.6	93.0	94.1	87.3	9.1	8.9	8.2	9.4
2020	72.3	78.5	78.7	75.4	9.5	9.0	8.3	9.5
2021	74.6	81.4	81.7	77.2	9.2	8.7	7.9	9.3
2022	71.0	76.3	76.4	72.9	9.2	8.5	7.6	9.1

注：2002年以前医院数字包括妇幼保健院、专科疾病防治院数字，综合医院不含高校附属医院。

5-6-2　医院病床使用率

单位：%

医院分类	2015 年	2018 年	2019 年	2020 年	2021 年	2022 年
总　计	**85.4**	**84.2**	**83.6**	**72.3**	**74.6**	**71.0**
按登记注册类型分						
公立医院	90.4	91.1	91.2	77.4	80.3	75.6
民营医院	62.8	63.2	61.4	58.3	59.9	59.7
按主办单位分						
政府办	91.9	92.4	92.5	78.2	81.1	76.1
社会办	72.6	70.9	69.2	63.6	65.4	64.1
个人办	59.9	60.1	58.2	55.8	57.4	57.4
按管理类别分						
其中：非营利性	88.3	87.9	87.7	75.2	77.8	73.6
营利性	56.9	59.3	57.8	55.7	57.8	58.2
按医院等级分						
其中：三级医院	98.8	97.5	97.5	81.3	85.3	79.8
二级医院	84.1	83.0	81.6	70.7	71.1	67.7
一级医院	58.8	56.9	54.7	52.1	52.1	51.6
按机构类别分						
综合医院	86.1	85.1	84.8	72.5	74.9	70.9
中医医院	84.7	84.8	83.4	72.3	73.9	70.1
中西医结合医院	81.5	80.0	78.2	67.9	71.2	68.1
民族医医院	71.4	71.6	70.9	58.9	59.2	55.0
专科医院	83.2	81.3	80.2	72.9	75.1	73.1
护理院（中心）	76.5	72.7	71.7	68.9	69.7	65.2

5-6-3 医院平均住院日

单位：天

医院分类	2015 年	2018 年	2019 年	2020 年	2021 年	2022 年
总 计	**9.6**	**9.3**	**9.1**	**9.5**	**9.2**	**9.2**
按登记注册类型分						
公立医院	9.8	9.3	9.1	9.3	9.0	8.7
民营医院	8.5	8.9	9.4	10.3	10.5	11.0
按主办单位分						
政府办	9.6	9.3	9.0	9.2	8.9	8.7
社会办	10.5	9.9	10.0	10.8	10.8	11.0
个人办	8.3	8.7	9.2	10.1	10.4	10.9
按管理类别分						
其中：非营利性	9.7	9.4	9.1	9.4	9.1	8.9
营利性	7.9	8.4	9.0	9.9	10.4	10.9
按医院等级分						
其中：三级医院	10.4	9.6	9.2	9.3	8.8	8.4
二级医院	8.9	8.8	8.8	9.3	9.4	9.7
一级医院	9.0	8.8	9.2	10.2	9.9	10.2
按机构类别分						
综合医院	8.9	8.5	8.3	8.5	8.2	7.9
中医医院	9.9	9.5	9.3	9.5	9.3	9.1
中西医结合医院	10.4	10.4	9.9	10.2	9.9	9.8
民族医医院	10.4	9.8	10.0	10.1	9.9	9.6
专科医院	14.5	14.3	14.3	15.7	15.7	16.8
护理院（中心）	56.8	47.2	49.1	50.6	52.8	65.2

5-6-4　2022年各地区医院床位利用情况

地区	病床工作日／天			病床使用率／%			平均住院日／天		
	合计	公立	民营	合计	公立	民营	合计	公立	民营
总　计	259.2	275.8	217.8	71.0	75.6	59.7	9.2	8.7	11.0
东　部	256.8	272.5	218.9	70.4	74.7	60.0	9.1	8.4	12.1
中　部	255.1	271.5	211.4	69.9	74.4	57.9	9.3	9.0	10.4
西　部	267.0	284.9	222.7	73.1	78.1	61.0	9.1	8.8	10.2
北　京	247.9	264.6	199.8	67.9	72.5	54.7	8.8	8.3	11.4
天　津	231.1	248.4	155.0	63.3	68.1	42.5	8.0	7.7	12.0
河　北	234.7	252.1	189.9	64.3	69.1	52.0	9.1	8.8	10.3
山　西	228.4	248.7	171.0	62.6	68.1	46.9	10.1	9.9	10.9
内蒙古	202.0	219.6	111.7	55.4	60.2	30.6	9.1	9.2	8.2
辽　宁	213.2	229.3	177.2	58.4	62.8	48.5	9.6	9.5	10.2
吉　林	213.8	222.9	191.4	58.6	61.1	52.4	9.8	9.3	11.7
黑龙江	203.3	201.6	208.6	55.7	55.2	57.1	9.6	8.9	12.0
上　海	290.8	292.6	286.9	79.7	80.2	78.6	17.2	13.5	64.7
江　苏	271.9	292.8	240.1	74.5	80.2	65.8	8.9	8.3	10.7
浙　江	290.5	311.1	248.0	79.6	85.2	68.0	8.5	7.3	16.4
安　徽	249.7	278.0	189.5	68.4	76.2	51.9	8.8	8.5	9.8
福　建	265.5	278.8	225.5	72.7	76.4	61.8	8.7	8.5	9.4
江　西	266.5	278.2	237.4	73.0	76.2	65.1	9.0	8.6	10.5
山　东	250.7	267.1	204.7	68.7	73.2	56.1	8.4	8.1	9.5
河　南	266.7	282.1	226.1	73.1	77.3	61.9	9.3	9.2	9.6
湖　北	281.7	299.9	211.5	77.2	82.2	57.9	9.2	9.1	10.1
湖　南	272.9	293.6	222.2	74.8	80.4	60.9	9.5	9.2	11.2
广　东	263.5	278.0	220.8	72.2	76.2	60.5	8.3	7.8	11.8
广　西	290.2	306.2	242.4	79.5	83.9	66.4	8.8	8.1	13.2
海　南	232.2	245.9	194.9	63.6	67.4	53.4	9.3	9.0	11.0
重　庆	277.1	309.6	214.7	75.9	84.8	58.8	9.6	10.0	8.6
四　川	288.7	314.1	240.4	79.1	86.1	65.9	10.2	9.8	11.6
贵　州	274.6	294.4	247.1	75.2	80.6	67.7	8.5	8.2	9.4
云　南	278.2	305.3	215.7	76.2	83.6	59.1	8.6	8.3	9.7
西　藏	177.4	174.0	188.4	48.6	47.7	51.6	7.9	8.8	6.0
陕　西	255.5	274.4	209.5	70.0	75.2	57.4	9.1	8.9	9.8
甘　肃	230.0	235.7	197.8	63.0	64.6	54.2	8.6	8.4	9.6
青　海	217.8	226.3	165.6	59.7	62.0	45.4	8.8	9.1	7.3
宁　夏	234.9	252.5	179.2	64.3	69.2	49.1	8.2	8.0	9.7
新　疆	245.8	258.2	152.0	67.4	70.7	41.7	8.3	8.3	8.0

5-7-1　2022年各地区医院医师担负工作量

地区	医师日均担负诊疗人次数／人次			医师日均担负住院床日数／床日		
	合计	公立	民营	合计	公立	民营
总　计	**6.2**	**6.6**	**4.8**	**2.1**	**2.0**	**2.3**
东　部	7.0	7.5	5.2	1.8	1.8	2.1
中　部	5.4	5.6	4.1	2.2	2.2	2.2
西　部	6.0	6.3	4.7	2.4	2.3	2.9
北　京	7.4	8.0	5.7	1.1	1.2	1.0
天　津	7.4	7.7	6.6	1.1	1.3	0.6
河　北	4.8	5.2	3.8	1.6	1.7	1.5
山　西	4.4	4.7	3.0	1.7	1.7	1.5
内蒙古	4.5	4.6	4.2	1.5	1.5	1.2
辽　宁	4.8	5.0	4.2	1.9	1.8	1.9
吉　林	4.3	4.6	3.4	1.8	1.7	2.0
黑龙江	4.1	4.2	3.5	2.0	1.8	2.5
上　海	11.3	12.0	7.1	2.2	1.8	4.6
江　苏	7.2	7.6	6.4	2.1	2.0	2.5
浙　江	9.2	10.3	5.6	1.9	1.8	2.3
安　徽	5.8	6.4	4.3	2.1	2.2	1.8
福　建	7.3	8.0	4.6	2.1	2.0	2.2
江　西	5.8	6.2	4.2	2.5	2.3	3.3
山　东	5.2	5.4	4.4	1.8	1.8	1.9
河　南	5.3	5.6	4.4	2.2	2.3	2.1
湖　北	6.2	6.5	4.7	2.4	2.5	2.3
湖　南	4.9	5.2	3.8	2.7	2.7	2.9
广　东	8.5	8.9	6.1	1.9	1.8	2.6
广　西	6.6	7.0	3.7	2.5	2.3	4.0
海　南	5.5	5.8	4.0	1.8	1.7	2.1
重　庆	6.7	7.5	4.6	2.8	2.9	2.6
四　川	6.9	7.6	4.8	2.9	2.7	3.4
贵　州	5.2	5.3	4.9	2.7	2.3	4.0
云　南	6.9	7.2	6.0	2.6	2.6	2.8
西　藏	4.3	4.2	4.6	1.0	0.9	1.3
陕　西	5.4	5.7	4.3	2.2	2.2	2.4
甘　肃	4.7	5.0	3.2	2.0	2.0	1.9
青　海	4.4	4.4	4.9	1.7	1.7	1.7
宁　夏	6.4	6.6	5.9	1.7	1.7	1.7
新　疆	4.9	5.1	3.2	1.9	2.0	1.4

5-7-2　2022年各地区综合医院医师担负工作量

地区	医师日均担负诊疗人次数／人次						医师日均担负住院床日数／床日					
	合计	委属	省属	地级市属	县级市属	县属	合计	委属	省属	地级市属	县级市属	县属
总　计	**6.8**	**8.1**	**6.7**	**6.6**	**7.2**	**6.7**	**1.9**	**1.8**	**1.8**	**1.9**	**1.8**	**2.2**
东　部	7.6	8.5	7.6	7.3	8.0	7.0	1.7	1.4	1.6	1.7	1.6	1.8
中　部	5.9	7.5	5.5	5.6	5.8	6.0	2.1	2.2	2.1	2.1	2.0	2.3
西　部	6.6	8.9	6.0	6.3	6.5	7.2	2.2	1.9	1.9	2.1	2.1	2.4
北　京	8.2	8.3	7.6	8.8			1.1	1.2	1.1	1.0		
天　津	7.8		7.8	7.7			1.2		1.4	0.9		
河　北	5.4		4.4	4.4	6.2	6.1	1.7		1.7	1.7	1.5	1.7
山　西	5.1		4.8	4.5	5.1	6.0	1.7		1.8	1.7	1.6	1.7
内蒙古	4.9		4.9	4.4	4.3	5.8	1.5		1.6	1.4	1.3	1.6
辽　宁	5.0		5.0	4.9	4.9	5.3	1.7		1.6	1.8	1.7	1.7
吉　林	4.6	5.2	4.3	4.1	4.7	4.5	1.6	1.6	1.4	1.8	1.5	1.6
黑龙江	4.4		3.9	4.3	4.7	5.2	1.7		1.9	1.7	1.4	1.8
上　海	12.4	11.6	12.4	12.6			1.4	1.5	1.5	1.4		
江　苏	7.5		8.5	7.4	7.6	6.8	1.9		2.0	2.0	1.8	2.1
浙　江	10.6		11.1	8.9	11.3	11.0	1.7		1.8	1.8	1.5	1.8
安　徽	6.6		7.6	5.9	6.6	6.6	2.0		2.2	2.0	1.9	2.1
福　建	8.2		6.7	8.0	9.0	8.8	1.9		1.8	2.0	1.7	1.9
江　西	6.6		5.6	5.8	7.2	7.3	2.2		2.4	2.1	2.1	2.2
山　东	5.6	4.9	6.1	5.3	5.8	5.4	1.7	1.7	1.7	1.6	1.6	1.9
河　南	5.6		4.8	5.6	5.8	5.9	2.2		2.3	2.1	2.0	2.5
湖　北	6.8	8.8	7.1	6.8	6.4	6.3	2.4	2.8	2.2	2.4	2.2	2.8
湖　南	5.7	9.2	5.4	5.6	5.3	5.3	2.4	2.3	2.4	2.4	2.3	2.5
广　东	8.6	8.8	7.0	8.4	9.2	8.8	1.7	1.6	1.8	1.8	1.5	1.9
广　西	7.7		7.2	6.9	8.3	8.8	2.2		2.0	2.1	2.2	2.5
海　南	5.8		5.9	5.0	6.0	6.6	1.6		1.8	1.4	1.3	1.5
重　庆	7.6		6.6	8.1		7.5	2.5		2.1	2.5		2.9
四　川	7.9	10.4	8.8	7.4	8.2	7.7	2.4	1.7	2.1	2.3	2.4	2.6
贵　州	5.6		5.2	4.8	5.5	6.3	2.2		2.0	2.3	2.1	2.4
云　南	7.4		7.1	6.2	6.8	8.7	2.5		2.1	2.4	2.2	2.8
西　藏	4.4		4.3	3.3	4.6	5.3	1.0		1.0	1.2	0.4	0.9
陕　西	5.8	7.2	4.9	5.4	6.0	6.1	2.1	2.0	1.7	2.0	2.1	2.4
甘　肃	5.2		3.2	5.1	6.0	6.5	1.9		1.3	2.0	1.7	2.3
青　海	4.7		3.3	3.9	5.5	6.9	1.8		1.5	2.1	1.7	1.9
宁　夏	6.6		6.4	6.7	7.3	6.5	1.7		1.6	1.5	2.0	1.8
新　疆	5.4		5.2	5.4	4.5	6.2	2.1		1.8	1.7	1.8	2.9

注：本表系卫生健康部门医院数字。

5-7-3 综合医院工作效率

医院级别	年份	医师日均担负		医师人均年业务收入 / 万元	病床使用率 /%	平均住院日 / 天
		诊疗人次数 / 人次	住院床日数 / 床日			
医院合计	2015	7.8	2.6	145.1	93.1	8.9
	2018	7.7	2.6	167.5	93.5	8.4
	2019	7.9	2.5	177.8	94.1	8.2
	2020	6.5	2.1	159.3	78.7	8.3
	2021	7.2	2.1	175.5	81.7	7.9
	2022	6.8	1.9	168.1	76.4	7.6
委属	2015	10.2	2.3	322.1	102.1	9.1
	2018	10.1	2.3	386.1	106.1	8.1
	2019	10.5	2.3	407.1	106.3	7.7
	2020	7.6	1.7	331.6	80.4	7.8
	2021	8.7	1.9	392.4	96.1	7.1
	2022	8.1	1.8	372.3	86.0	6.9
省属	2015	8.6	2.6	235.2	101.1	9.8
	2018	8.1	2.5	265.8	100.6	8.8
	2019	8.2	2.4	278.2	100.9	8.5
	2020	6.4	1.9	245.1	81.1	8.5
	2021	7.5	2.0	278.6	87.7	7.8
	2022	6.7	1.8	256.4	79.8	7.5
地级市（地区）属	2015	7.7	2.6	151.3	97.0	10.1
	2018	7.5	2.5	172.4	96.2	9.3
	2019	7.7	2.5	183.2	97.0	8.9
	2020	6.3	2.0	166.6	81.4	8.9
	2021	7.1	2.1	181.5	84.9	8.4
	2022	6.6	1.9	175.1	79.6	8.0
县级市（区）属	2015	8.1	2.4	109.5	89.0	8.5
	2018	8.0	2.4	124.5	89.3	8.2
	2019	8.3	2.4	131.4	89.6	8.0
	2020	6.8	1.9	118.7	74.4	8.1
	2021	7.5	1.9	127.8	76.4	7.9
	2022	7.2	1.8	126.0	72.3	7.5
县属	2015	6.9	3.0	96.4	88.2	7.6
	2018	7.1	3.0	111.7	89.8	7.6
	2019	7.3	2.9	118.5	90.4	7.5
	2020	6.4	2.5	109.2	78.3	7.6
	2021	6.9	2.4	113.3	78.5	7.6
	2022	6.7	2.2	110.5	73.5	7.4

注：本表系卫生健康部门医院数字。

5-8-1 2022年公立医院出院病人疾病相关情况

疾病名称 （ICD-10）	出院 人次数 / 人次	疾病 构成 /%	病死率 /%	平均 住院日 / 天	次均 医药费用 / 元
总　　计	**103 964 834**	**100.00**	**0.51**	**8.74**	**10 054.48**
1. 传染病和寄生虫病小计	2 435 106	2.34	0.87	8.87	7562.26
其中：肠道传染病	235 330	0.23	0.09	5.67	3572.43
内：伤寒和副伤寒	2124	0.00	0.00	8.40	5891.91
细菌性痢疾	4637	0.00	0.09	8.02	4451.18
结核病	418 226	0.40	0.29	13.07	10 065.60
内：肺结核	311 813	0.30	0.31	13.42	9285.55
百日咳	7162	0.01	0.00	8.67	5186.96
猩红热	3771	0.00	0.00	5.92	2354.97
性传播模式疾病	19 622	0.02	0.07	7.33	5367.38
内：梅毒	7870	0.01	0.15	10.05	7050.26
淋球菌感染	1519	0.00	0.00	7.26	2771.90
乙型脑炎	94	0.00	0.00	15.85	22 688.87
斑疹伤寒	16 461	0.02	0.09	6.64	5064.79
病毒性肝炎	123 132	0.12	0.09	9.04	7184.41
人类免疫缺陷病毒病（HIV）	35 400	0.03	1.65	11.73	8882.15
血吸虫病	18 556	0.02	0.05	8.42	3666.27
丝虫病	39	0.00	0.00	10.97	10 673.38
钩虫病	495	0.00	0.00	6.95	6870.83
2. 肿瘤小计	6 979 931	6.71	1.26	8.71	19 571.01
恶性肿瘤计	3 843 521	3.70	2.22	10.89	25 193.90
其中：鼻咽恶性肿瘤	27 182	0.03	2.69	9.83	13 552.60
食管恶性肿瘤	114 712	0.11	3.17	12.25	22 879.60
胃恶性肿瘤	241 671	0.23	2.80	12.61	30 625.62
小肠恶性肿瘤	13 656	0.01	3.54	14.54	33 647.57
结肠恶性肿瘤	204 690	0.20	2.45	13.92	36 601.07
直肠乙状结肠连接处、直肠、肛门和 肛管恶性肿瘤	192 060	0.18	1.64	13.60	35 060.61
肝和肝内胆管恶性肿瘤	250 638	0.24	4.14	10.20	24 569.61
喉恶性肿瘤	25 106	0.02	1.33	12.95	22 944.00
气管、支气管、肺恶性肿瘤	756 376	0.73	3.06	10.40	28 127.46
骨、关节软骨恶性肿瘤	9976	0.01	2.57	11.26	24 401.09
乳房恶性肿瘤	286 068	0.28	0.84	10.23	19 724.97
女性生殖器官恶性肿瘤	213 965	0.21	1.37	11.99	24 021.11
男性生殖器官恶性肿瘤	130 621	0.13	0.94	9.82	21 468.97
泌尿道恶性肿瘤	178 823	0.17	1.06	11.15	25 748.89
脑恶性肿瘤	28 974	0.03	3.92	15.30	44 185.07
白血病	116 212	0.11	3.44	13.07	22 946.37
原位癌计	210 572	0.20	0.08	6.68	16 962.42
其中：子宫颈原位癌	111 075	0.11	0.02	5.48	9704.71
良性肿瘤计	2 583 349	2.48	0.01	5.68	11 950.90
其中：皮肤良性肿瘤	77 118	0.07	0.00	3.20	4594.82

注：本表系卫生健康部门综合医院数字。

疾病名称（ICD-10）	出院人次数/人次	疾病构成/%	病死率/%	平均住院日/天	次均医药费用/元
乳房良性肿瘤	421 198	0.41	0.00	3.00	7356.84
子宫平滑肌瘤	442 352	0.43	0.02	7.45	14 771.37
卵巢良性肿瘤	130 300	0.13	0.01	6.98	14 968.94
前列腺良性肿瘤	263	0.00	0.00	9.22	12 610.63
甲状腺良性肿瘤	58 505	0.06	0.00	6.57	14 038.67
交界恶性和动态未知的肿瘤	342 041	0.33	0.61	8.27	15 564.19
3. 血液、造血器官及免疫疾病小计	935 895	0.90	0.27	6.58	8100.21
其中：贫血	614 278	0.59	0.26	6.27	7370.75
4. 内分泌、营养和代谢疾病小计	3 606 230	3.47	0.19	7.94	7892.61
其中：甲状腺功能亢进	125 664	0.12	0.07	6.15	5478.98
糖尿病	2 720 074	2.62	0.16	8.52	7337.85
5. 精神和行为障碍小计	638 563	0.61	0.06	20.60	8228.68
其中：依赖性物质引起的精神和行为障碍	30 024	0.03	0.29	14.99	4866.64
酒精引起的精神和行为障碍	28 923	0.03	0.29	14.64	4748.96
精神分裂症、分裂型和妄想性障碍	108 642	0.10	0.04	56.74	11 979.41
情感障碍	96 278	0.09	0.01	17.36	9272.82
6. 神经系统疾病小计	3 335 875	3.21	0.24	9.32	8738.11
其中：中枢神经系统炎性疾病	84 756	0.08	0.85	10.91	14 899.18
帕金森病	97 539	0.09	0.08	9.05	7915.58
癫痫	248 215	0.24	0.29	6.06	6928.14
7. 眼和附器疾病小计	2 623 131	2.52	0.01	3.45	6410.45
其中：晶状体疾患	1 293 144	1.24	0.00	2.87	6739.14
内：老年性白内障	1 048 848	1.01	0.00	2.83	6547.88
视网膜脱离和断裂	77 782	0.07	0.00	4.77	13 805.25
青光眼	136 184	0.13	0.01	5.94	6503.80
8. 耳和乳突疾病小计	1 029 125	0.99	0.02	7.05	5658.03
其中：中耳和乳突疾病	194 468	0.19	0.04	6.04	8286.42
9. 循环系统疾病小计	17 168 541	16.51	0.94	8.33	11 900.31
其中：急性风湿热	5895	0.01	0.03	8.58	4946.03
慢性风湿性心脏病	62 109	0.06	0.87	8.85	10 247.71
高血压	1 012 188	0.97	0.10	7.57	6040.33
内：高血压性心脏、肾脏病	137 800	0.13	0.55	8.15	8183.15
缺血性心脏病	5 096 110	4.90	0.87	7.29	13 417.38
内：心绞痛	2 428 572	2.34	0.06	6.62	12 835.85
急性心肌梗死	848 819	0.82	3.89	7.65	23 471.14
肺栓塞	77 825	0.07	4.34	9.63	16 166.09
心律失常	572 975	0.55	0.31	6.13	20 205.64
心力衰竭	1 460 205	1.40	1.76	8.29	9137.49
脑血管病	7 028 216	6.76	0.85	9.63	11 202.29
内：颅内出血	805 371	0.77	3.78	12.74	20 858.08
脑梗死	4 798 973	4.62	0.54	9.24	9966.46
大脑动脉闭塞和狭窄	109 972	0.11	0.39	8.39	11 633.05

续表

疾病名称 (ICD-10)	出院 人次数 / 人次	疾病 构成 /%	病死率 /%	平均 住院日 / 天	次均 医药费用 / 元
静脉炎和血栓形成	140 591	0.14	0.10	8.89	21 143.84
下肢静脉曲张	234 922	0.23	0.00	6.26	11 040.28
10. 呼吸系统疾病小计	12 713 709	12.23	0.87	7.67	6692.25
其中：急性上呼吸道感染	1 567 626	1.51	0.01	4.72	2170.10
流行性感冒	91 435	0.09	0.03	4.55	2730.82
内：人感染高致病性禽流感	5	0.00	0.00	5.60	8660.87
肺炎	4 311 087	4.15	1.39	7.67	6252.91
慢性鼻窦炎	212 721	0.20	0.00	6.41	11 008.61
慢性扁桃体和腺样体疾病	449 654	0.43	0.00	5.09	8780.08
慢性下呼吸道疾病	2 694 190	2.59	0.55	9.62	8154.88
内：哮喘	221 238	0.21	0.13	7.04	6067.38
外部物质引起的肺病	85 644	0.08	3.00	14.29	13 826.10
11. 消化系统疾病小计	11 227 116	10.80	0.30	6.75	9300.89
其中：口腔疾病	285 928	0.28	0.02	6.02	7449.26
胃及十二指肠溃疡	577 555	0.56	0.47	7.67	8968.67
阑尾疾病	989 393	0.95	0.01	6.14	9369.22
疝	775 540	0.75	0.03	5.50	10 593.29
内：腹股沟疝	702 701	0.68	0.02	5.20	9839.69
肠梗阻	540 702	0.52	0.38	6.74	8080.53
酒精性肝病	58 288	0.06	1.13	9.48	10 446.50
肝硬化	454 902	0.44	1.07	9.30	11 796.30
胆石病和胆囊炎	1 588 514	1.53	0.07	7.64	13 683.14
急性胰腺炎	489 170	0.47	0.26	8.28	10 568.53
12. 皮肤和皮下组织疾病小计	863 283	0.83	0.08	8.41	6550.78
其中：皮炎及湿疹	123 683	0.12	0.01	7.48	4854.11
牛皮癣	51 088	0.05	0.01	6.79	6081.35
荨麻疹	65 243	0.06	0.01	5.55	3024.56
13. 肌肉骨骼系统和结缔组织疾病小计	4 191 116	4.03	0.03	8.79	13 541.15
其中：炎性多关节炎	401 197	0.39	0.02	8.23	7371.10
内：类风湿关节炎	218 589	0.21	0.03	8.47	7740.16
痛风	132 059	0.13	0.01	7.62	5835.39
其他关节病	431 096	0.41	0.01	9.61	20 535.21
系统性结缔组织病	360 102	0.35	0.18	7.45	8939.80
内：系统性红斑狼疮	158 381	0.15	0.13	6.52	8010.11
脊椎关节强硬	394 663	0.38	0.01	9.35	10 545.84
椎间盘疾病	995 714	0.96	0.01	9.58	11 923.19
骨密度和骨结构疾病	346 916	0.33	0.02	7.20	14 552.25
内：骨质疏松	299 882	0.29	0.02	6.64	13 843.26
骨髓炎	27 354	0.03	0.12	16.70	19 016.32
14. 泌尿生殖系统疾病小计	6 766 800	6.51	0.20	7.01	9267.21
其中：肾小球疾病	338 970	0.33	0.04	7.25	7217.74
肾盂肾炎	73 260	0.07	0.08	8.42	6454.64
肾衰竭	1 162 977	1.12	1.07	10.80	11 401.47
尿石病	439 070	0.42	0.01	6.72	10 800.77
膀胱炎	56 712	0.05	0.02	7.12	7512.25
尿道狭窄	23 700	0.02	0.00	7.65	9078.23

疾病名称 （ICD-10）	出院 人次数／人次	疾病 构成／%	病死率／%	平均 住院日／天	次均 医药费用／元
男性生殖器官疾病	945 431	0.91	0.01	6.83	8036.65
内：前列腺增生	430 901	0.41	0.01	9.81	12 711.60
乳房疾患	248 022	0.24	0.01	4.25	6935.49
女性盆腔器官炎性疾病	304 471	0.29	0.02	6.43	5943.18
子宫内膜异位	175 960	0.17	0.02	7.02	14 833.93
女性生殖器脱垂	94 415	0.09	0.02	9.20	14 654.73
15. 妊娠、分娩和产褥期小计	6 332 528	6.09	0.01	4.60	5377.38
其中：异位妊娠	287 582	0.28	0.02	5.65	8252.76
医疗性流产	610 969	0.59	0.01	3.03	2330.91
妊娠高血压	163 471	0.16	0.01	5.99	8175.45
前置胎盘、胎盘早剥和产前出血	92 825	0.09	0.02	6.19	8522.61
梗阻性分娩	120 821	0.12	0.00	5.64	7687.02
分娩时会阴、阴道裂伤	409 734	0.39	0.00	3.56	4437.96
产后出血	99 408	0.10	0.02	5.05	7970.95
顺产	420 649	0.40	0.01	3.58	3626.32
16. 起源于围生期疾病小计	1 248 316	1.20	0.10	6.47	7667.57
其中：产伤	3202	0.00	0.09	5.24	5368.80
出生窒息	35 227	0.03	0.42	6.70	8575.55
新生儿吸入综合征	53 032	0.05	0.05	6.20	7256.56
围生期的感染	76 988	0.07	0.10	6.77	7731.30
胎儿和新生儿的溶血性疾病	49 067	0.05	0.01	5.54	5816.18
新生儿硬化病	164	0.00	0.61	6.51	5679.31
17. 先天性畸形、变形和染色体异常小计	490 993	0.47	0.08	6.47	15 697.92
其中：神经系统其他先天性畸形	6234	0.01	0.06	12.05	19 911.19
循环系统先天性畸形	193 891	0.19	0.16	6.33	21 232.61
内：先天性心脏病	158 601	0.15	0.14	6.16	20 728.19
唇裂和腭裂	5403	0.01	0.00	6.24	9285.67
消化系统先天性畸形	29 090	0.03	0.11	7.68	14 445.09
生殖泌尿系统先天性畸形	102 061	0.10	0.01	6.05	9098.93
肌肉骨骼系统先天性畸形	52 227	0.05	0.03	6.94	16 675.68
18. 症状、体征和检验异常小计	1 810 813	1.74	1.20	6.22	6562.64
19. 损伤、中毒小计	7 332 247	7.05	0.56	10.25	14 286.92
其中：骨折	4 076 747	3.92	0.29	11.39	17 827.80
内：颅骨和面骨骨折	175 347	0.17	0.06	8.26	9545.28
股骨骨折	575 823	0.55	0.28	13.30	26 841.89
多部位骨折	11 486	0.01	1.56	16.09	27 609.72
颅内损伤	824 631	0.79	3.01	11.21	13 455.88
烧伤和腐蚀伤	135 261	0.13	0.28	11.80	10 810.96
药物、药剂和生物制品中毒	94 581	0.09	0.69	3.70	5206.46
非药用物质的毒性效应	239 720	0.23	1.24	4.93	6631.65
医疗并发症计	230 372	0.22	0.14	10.37	12 369.39
内：手术和操作并发症	93 813	0.09	0.11	12.79	10 242.41
假体装置、植入物和移植物并发症	104 206	0.10	0.10	8.33	14 058.35
20. 其他接受医疗服务小计	12 235 516	11.77	0.13	5.73	9015.06

5-8-2　2022年城市及县级公立医院出院病人疾病相关情况

疾病名称 （ICD-10）	城市医院			县级医院		
	出院人 次数/人次	疾病 构成/%	平均 住院日/天	出院人 次数/人次	疾病 构成/%	平均 住院日/天
总　　计	61 466 371	100.00	7.35	42 498 463	100.00	7.78
1. 传染病和寄生虫病小计	1 323 949	2.15	9.00	1 111 157	2.61	8.72
其中：肠道传染病	98 878	0.16	5.65	136 498	0.32	5.69
内：伤寒和副伤寒	967	0.00	9.04	1157	0.00	7.86
细菌性痢疾	1064	0.00	7.20	3573	0.01	8.26
结核病	209 840	0.34	11.65	208 379	0.49	14.50
内：肺结核	145 326	0.24	11.47	166 487	0.39	15.11
百日咳	4409	0.01	8.84	2753	0.01	8.40
猩红热	1479	0.00	6.04	2292	0.01	5.84
性传播模式疾病	12 436	0.02	7.24	7186	0.02	7.48
内：梅毒	6162	0.01	9.40	1708	0.00	12.41
淋球菌感染	629	0.00	7.40	890	0.00	7.17
乙型脑炎	64	0.00	15.27	30	0.00	17.10
斑疹伤寒	4330	0.01	6.92	12 131	0.03	6.54
病毒性肝炎	71 333	0.12	8.48	51 799	0.12	9.80
人类免疫缺陷病毒病（HIV）	13 431	0.02	12.73	21 969	0.05	11.12
血吸虫病	5052	0.01	10.07	13 504	0.03	7.80
丝虫病	26	0.00	12.15	13	0.00	8.62
钩虫病	262	0.00	7.02	233	0.00	6.88
2. 肿瘤小计	5 326 625	8.67	8.70	1 653 306	3.89	8.72
恶性肿瘤计	2 972 186	4.84	10.86	871 335	2.05	10.98
其中：鼻咽恶性肿瘤	20 322	0.03	10.22	6860	0.02	8.67
食管恶性肿瘤	72 802	0.12	12.25	41 910	0.10	12.24
胃恶性肿瘤	169 655	0.28	12.87	72 016	0.17	12.01
小肠恶性肿瘤	10 419	0.02	14.72	3237	0.01	13.95
结肠恶性肿瘤	152 962	0.25	13.99	51 728	0.12	13.73
直肠乙状结肠连接处、直肠、肛门和 肛管恶性肿瘤	140 010	0.23	13.78	52 050	0.12	13.13
肝和肝内胆管恶性肿瘤	189 480	0.31	10.27	61 158	0.14	9.96
喉恶性肿瘤	21 304	0.03	13.15	3802	0.01	11.86
气管、支气管、肺恶性肿瘤	580 513	0.94	10.32	175 863	0.41	10.68
骨、关节软骨恶性肿瘤	8263	0.01	11.47	1713	0.00	10.26
乳房恶性肿瘤	225 880	0.37	10.21	60 188	0.14	10.29
女性生殖器官恶性肿瘤	160 342	0.26	12.29	53 623	0.13	11.11
男性生殖器官恶性肿瘤	102 173	0.17	9.67	28 448	0.07	10.35
泌尿道恶性肿瘤	144 076	0.23	11.01	34 747	0.08	11.73
脑恶性肿瘤	23 964	0.04	15.46	5010	0.01	14.51
白血病	91 195	0.15	14.02	25 017	0.06	9.61
原位癌计	169 825	0.28	6.53	40 747	0.10	7.32
其中：子宫颈原位癌	84 768	0.14	5.13	26 307	0.06	6.60
良性肿瘤计	1 948 376	3.17	5.62	634 973	1.49	5.88
其中：皮肤良性肿瘤	58 827	0.10	3.05	18 291	0.04	3.70

注：县级医院包括县和县级市医院。

续表

疾病名称 （ICD-10）	城市医院			县级医院		
	出院人 次数／人次	疾病 构成／%	平均 住院日／天	出院人 次数／人次	疾病 构成／%	平均 住院日／天
乳房良性肿瘤	337 573	0.55	2.86	83 625	0.20	3.55
子宫平滑肌瘤	305 784	0.50	7.19	136 568.00	0.32	8.04
卵巢良性肿瘤	97 533	0.16	6.81	32 767.00	0.08	7.49
前列腺良性肿瘤	141	0.00	7.04	122	0.00	11.73
甲状腺良性肿瘤	40 399	0.07	6.36	18 106	0.04	7.05
交界恶性和动态未知的肿瘤	236 223	0.38	8.54	105 818	0.25	7.68
3. 血液、造血器官及免疫疾病小计	552 838	0.90	6.88	383 057	0.90	6.15
其中：贫血	341 897	0.56	6.56	272 381	0.64	5.90
4. 内分泌、营养和代谢疾病小计	2 217 955	3.61	7.74	1 388 275	3.27	8.26
其中：甲状腺功能亢进	87 986	0.14	6.08	37 678	0.09	6.34
糖尿病	1 608 340	2.62	8.43	1 111 734	2.62	8.65
5. 精神和行为障碍小计	382 315	0.62	20.03	256 248	0.60	21.44
其中：依赖性物质引起的精神和行为障碍	11 021	0.02	17.26	19 003	0.04	13.67
酒精引起的精神和行为障碍	10 438	0.02	16.86	18 485	0.04	13.39
精神分裂症、分裂型和妄想性障碍	59 070	0.10	55.93	49 572	0.12	57.71
情感障碍	69 926	0.11	17.02	26 352	0.06	18.28
6. 神经系统疾病小计	1 933 282	3.15	9.67	1 402 593	3.30	8.83
其中：中枢神经系统炎性疾病	56 112	0.09	12.05	28 644	0.07	8.67
帕金森病	66 997	0.11	9.11	30 542	0.07	8.91
癫痫	148 563	0.24	6.11	99 652	0.23	5.99
7. 眼和附器疾病小计	1 766 683	2.87	3.19	856 448	2.02	3.97
其中：晶状体疾患	827 189	1.35	2.58	465 955	1.10	3.39
内：老年性白内障	647 784	1.05	2.53	401 064	0.94	3.33
视网膜脱离和断裂	72 153	0.12	4.67	5629	0.01	5.96
青光眼	92 458	0.15	5.75	43 726	0.10	6.33
8. 耳和乳突疾病小计	573 530	0.93	6.71	455 595	1.07	7.49
其中：中耳和乳突疾病	127 488	0.21	5.99	66 980	0.16	6.15
9. 循环系统疾病小计	9 564 300	15.56	8.19	7 604 241	17.89	8.50
其中：急性风湿热	1488	0.00	9.07	4407	0.01	8.41
慢性风湿性心脏病	31 474	0.05	8.84	30 635	0.07	8.86
高血压	570 691	0.93	7.28	441 497	1.04	7.95
内：高血压性心脏、肾脏病	81 056	0.13	8.50	56 744	0.13	7.65
缺血性心脏病	3 083 591	5.02	6.91	2 012 519	4.74	7.86
内：心绞痛	1 634 787	2.66	6.65	793 785	1.87	6.57
急性心肌梗死	538 123	0.88	7.76	310 696	0.73	7.46
肺栓塞	53 707	0.09	9.79	24 118	0.06	9.27
心律失常	391 381	0.64	6.01	181 594	0.43	6.39
心力衰竭	683 752	1.11	8.72	776 453	1.83	7.91
脑血管病	3 598 214	5.85	9.86	3 430 002	8.07	9.38
内：颅内出血	399 983	0.65	12.68	405 388	0.95	12.80
脑梗死	2 425 731	3.95	9.51	2 373 242	5.58	8.97
大脑动脉闭塞和狭窄	68 217	0.11	8.48	41 755	0.10	8.24

续表

疾病名称 （ICD-10）	城市医院			县级医院		
	出院人 次数／人次	疾病 构成／%	平均 住院日／天	出院人 次数／人次	疾病 构成／%	平均 住院日／天
静脉炎和血栓形成	96 640	0.16	8.77	43 951	0.10	9.16
下肢静脉曲张	152 701	0.25	5.83	82 221	0.19	7.05
10. 呼吸系统疾病小计	5 923 276	9.64	7.63	6 790 433	15.98	7.71
其中：急性上呼吸道感染	550 575	0.90	4.65	1 017 051	2.39	4.76
流行性感冒	35 821	0.06	4.77	55 614	0.13	4.41
内：人感染高致病性禽流感	3	0.00	7.33	2	0.00	3.00
肺炎	2 068 516	3.37	7.97	2 242 571	5.28	7.40
慢性鼻窦炎	133 244	0.22	6.26	79 477	0.19	6.65
慢性扁桃体和腺样体疾病	308 762	0.50	4.76	140 892	0.33	5.80
慢性下呼吸道疾病	1 192 777	1.94	9.04	1 501 413	3.53	10.09
内：哮喘	121 560	0.20	6.85	99 678	0.23	7.27
外部物质引起的肺病	53 746	0.09	15.27	31 898	0.08	12.64
11. 消化系统疾病小计	6 418 423	10.44	6.64	4 808 693	11.31	6.88
其中：口腔疾病	187 770	0.31	5.83	98 158	0.23	6.39
胃及十二指肠溃疡	290 157	0.47	7.54	287 398	0.68	7.81
阑尾疾病	474 005	0.77	5.94	515 388	1.21	6.32
疝	420 693	0.68	5.28	354 847	0.83	5.78
内：腹股沟疝	375 222	0.61	4.86	327 479	0.77	5.59
肠梗阻	280 915	0.46	7.24	259 787	0.61	6.21
酒精性肝病	32 269	0.05	8.89	26 019	0.06	10.21
肝硬化	272 570	0.44	9.29	182 332	0.43	9.30
胆石病和胆囊炎	948 486	1.54	7.43	640 028	1.51	7.94
急性胰腺炎	266 149	0.43	8.50	223 021	0.52	8.02
12. 皮肤和皮下组织疾病小计	536 434	0.87	8.32	326 849	0.77	8.57
其中：皮炎及湿疹	80 711	0.13	7.47	42 972	0.10	7.49
牛皮癣	39 910	0.06	6.82	11 178	0.03	6.69
荨麻疹	35 484	0.06	5.82	29 759	0.07	5.22
13. 肌肉骨骼系统和结缔组织疾病小计	2 645 209	4.30	8.47	1 545 907	3.64	9.33
其中：炎性多关节炎	259 298	0.42	7.96	141 899	0.33	8.72
内：类风湿关节炎	152 771	0.25	8.12	65 818	0.15	9.29
痛风	73 748	0.12	7.63	58 311	0.14	7.61
其他关节病	286 654	0.47	9.28	144 442	0.34	10.28
系统性结缔组织病	300 667	0.49	7.52	59 435	0.14	7.10
内：系统性红斑狼疮	133 921	0.22	6.53	24 460	0.06	6.47
脊椎关节强硬	209 036	0.34	9.04	185 627	0.44	9.69
椎间盘疾病	527 233	0.86	9.06	468 481	1.10	10.16
骨密度和骨结构疾病	219 847	0.36	7.07	127 069	0.30	7.43
内：骨质疏松	189 094	0.31	6.53	110 788	0.26	6.84
骨髓炎	19 239	0.03	17.15	8115	0.02	15.63
14. 泌尿生殖系统疾病小计	4 110 131	6.69	6.75	2 656 669	6.25	7.41
其中：肾小球疾病	254 078	0.41	7.16	84 892	0.20	7.53
肾盂肾炎	44 388	0.07	8.60	28 872	0.07	8.16
肾衰竭	726 383	1.18	10.39	436 594	1.03	11.48
尿石病	240 341	0.39	5.87	198 729	0.47	7.75
膀胱炎	33 157	0.05	7.23	23 555	0.06	6.96
尿道狭窄	15 899	0.03	7.87	7801	0.02	7.21

疾病名称 （ICD-10）	城市医院			县级医院		
	出院人 次数/人次	疾病 构成/%	平均 住院日/天	出院人 次数/人次	疾病 构成/%	平均 住院日/天
男性生殖器官疾病	535 496	0.87	6.59	409 935	0.96	7.14
内：前列腺增生	255 441	0.42	9.46	175 460	0.41	10.33
乳房疾患	179 476	0.29	3.84	68 546	0.16	5.34
女性盆腔器官炎性疾病	160 616	0.26	6.24	143 855	0.34	6.65
子宫内膜异位	126 193	0.21	6.91	49 767	0.12	7.28
女性生殖器脱垂	58 369	0.09	9.09	36 046	0.08	9.36
15. 妊娠、分娩和产褥期小计	3 345 257	5.44	4.66	2 987 271	7.03	4.54
其中：异位妊娠	168 481	0.27	5.44	119 101	0.28	5.96
医疗性流产	336 997	0.55	2.97	273 972	0.64	3.09
妊娠高血压	90 541	0.15	6.17	72 930	0.17	5.76
前置胎盘、胎盘早剥和产前出血	57 005	0.09	6.46	35 820	0.08	5.76
梗阻性分娩	54 444	0.09	5.74	66 377	0.16	5.55
分娩时会阴、阴道裂伤	206 531	0.34	3.68	203 203	0.48	3.44
产后出血	54 641	0.09	5.21	44 767	0.11	4.85
顺产	131 206	0.21	3.76	289 443	0.68	3.50
16. 起源于围生期疾病小计	642 700	1.05	7.06	605 616	1.43	5.84
其中：产伤	1506	0.00	5.55	1696	0.00	4.97
出生窒息	14 525	0.02	7.48	20 702	0.05	6.14
新生儿吸入综合征	20 393	0.03	6.89	32 639	0.08	5.77
围生期的感染	44 642	0.07	7.02	32 346	0.08	6.42
胎儿和新生儿的溶血性疾病	30 533	0.05	5.51	18 534	0.04	5.59
新生儿硬化病	56	0.00	6.79	108	0.00	6.36
17. 先天性畸形、变形和染色体异常小计	385 751	0.63	6.50	105 242	0.25	6.34
其中：神经系统其他先天性畸形	4765	0.01	12.42	1469	0.00	10.84
循环系统先天性畸形	159 078	0.26	6.40	34 813	0.08	6.00
内：先天性心脏病	127 843	0.21	6.24	30 758	0.07	5.81
唇裂和腭裂	4836	0.01	6.19	567	0.00	6.64
消化系统先天性畸形	22 351	0.04	8.34	6739	0.02	5.50
生殖泌尿系统先天性畸形	77 412	0.13	5.98	24 649	0.06	6.28
肌肉骨骼系统先天性畸形	39 742	0.06	6.97	12 485	0.03	6.87
18. 症状、体征和检验异常小计	1 010 685	1.64	6.01	800 128	1.88	6.50
19. 损伤、中毒小计	3 664 598	5.96	10.19	3 667 649	8.63	10.31
其中：骨折	2 091 659	3.40	11.04	1 985 088	4.67	11.76
内：颅骨和面骨骨折	93 859	0.15	8.14	81 488	0.19	8.41
股骨骨折	296 760	0.48	13.03	279 063	0.66	13.60
多部位骨折	6943	0.01	15.36	4543	0.01	17.22
颅内损伤	368 021	0.60	11.42	456 610	1.07	11.05
烧伤和腐蚀伤	76 849	0.13	12.75	58 412	0.14	10.55
药物、药剂和生物制品中毒	43 221	0.07	3.46	51 360	0.12	3.90
非药用物质的毒性效应	86 925	0.14	5.69	152 795	0.36	4.50
医疗并发症计	163 025	0.27	10.40	67 347	0.16	10.30
内：手术和操作并发症	62 049	0.10	13.25	31 764	0.07	11.89
假体装置、植入物和移植物并发症	77 304	0.13	8.07	26 902	0.06	9.10
20. 其他接受医疗服务小计	9 142 430	14.87	5.45	3 093 086	7.28	6.56

5-9-1　2022年医院出院病人年龄别疾病构成（合计）

单位：%

疾病名称 （ICD-10）	5岁以下	5～14岁	15～44岁	45～59岁	60岁及以上
总　　计	6.3	4.2	21.6	25.8	42.2
1.传染病和寄生虫病小计	18.2	8.1	19.9	20.8	33.0
其中：肠道传染病	44.4	9.0	12.4	12.2	22.0
伤寒和副伤寒	20.3	14.9	32.7	15.3	16.8
细菌性痢疾	18.9	10.4	21.4	23.1	26.3
结核病	0.2	1.4	27.7	27.7	43.1
内：肺结核	0.1	1.1	25.5	28.0	45.4
百日咳	56.7	41.3	1.1	0.5	0.5
猩红热	29.9	67.8	1.8	0.2	0.2
性传播模式疾病	2.2	0.9	49.9	28.3	18.7
内：梅毒	4.6	0.5	39.1	33.6	22.3
淋球菌感染	1.7	2.4	71.9	14.7	9.3
乙型脑炎	8.5	23.4	25.5	16.0	26.6
斑疹伤寒	6.7	6.4	20.9	33.5	32.5
病毒性肝炎	0.2	0.6	44.4	38.5	16.4
人类免疫缺陷病毒病（HIV）	0.1	0.6	27.8	38.5	33.1
血吸虫病	0.0	0.1	10.6	33.0	56.2
丝虫病	0.0	0.0	5.1	15.4	79.5
钩虫病	0.4	0.4	4.8	13.7	80.6
2.肿瘤小计	0.4	0.9	21.8	35.3	41.6
恶性肿瘤计	0.2	0.4	12.5	32.0	54.8
其中：鼻咽恶性肿瘤	0.0	0.3	22.2	46.0	31.5
食管恶性肿瘤	0.0	0.0	0.7	20.2	79.1
胃恶性肿瘤	0.0	0.0	4.0	23.9	72.0
小肠恶性肿瘤	0.0	0.0	6.7	30.9	62.4
结肠恶性肿瘤	0.0	0.0	6.1	26.7	67.1
直肠乙状结肠连接处、直肠、肛门和肛管恶性肿瘤	0.0	0.0	5.0	28.3	66.7
肝和肝内胆管恶性肿瘤	0.1	0.1	9.1	39.2	51.4
喉恶性肿瘤	0.0	0.0	1.5	30.0	68.4
气管、支气管、肺恶性肿瘤	0.0	0.0	5.6	28.8	65.5
骨、关节软骨恶性肿瘤	0.5	10.8	27.2	25.5	36.0
乳房恶性肿瘤	0.0	0.0	20.0	49.6	30.3
女性生殖器官恶性肿瘤	0.0	0.2	15.6	49.7	34.5
男性生殖器官恶性肿瘤	0.1	0.0	1.8	7.9	90.2
泌尿道恶性肿瘤	0.1	0.1	5.5	24.5	69.8
脑恶性肿瘤	1.5	6.3	25.4	34.8	32.0
白血病	2.6	6.3	23.0	26.9	41.3
原位癌计	0.0	0.0	33.1	40.1	26.8
其中：子宫颈原位癌	0.0	0.0	48.4	40.6	11.0
良性肿瘤计	0.7	1.7	35.2	40.4	21.9
其中：皮肤良性肿瘤	6.1	15.3	43.3	21.2	14.0

注：本表系卫生健康部门综合医院数字。

疾病名称 （ICD-10）	5 岁以下	5 ～ 14 岁	15 ～ 44 岁	45 ～ 59 岁	60 岁及以上
乳房良性肿瘤	0.0	0.6	69.5	26.0	3.8
子宫平滑肌瘤	0.0	0.0	40.3	56.6	3.2
卵巢良性肿瘤	0.1	1.9	59.5	25.0	13.5
前列腺良性肿瘤	0.0	0.0	1.9	10.3	87.8
甲状腺良性肿瘤	0.0	0.5	28.1	45.0	26.3
交界恶性和动态未知的肿瘤	0.4	1.2	17.9	30.0	50.6
3. 血液、造血器官及免疫疾病小计	5.5	15.5	18.5	21.8	38.7
其中：贫血	3.7	11.0	17.6	22.6	45.0
4. 内分泌、营养和代谢疾病小计	0.6	2.5	17.2	35.6	44.0
其中：甲状腺功能亢进	0.1	1.8	42.6	37.5	18.0
糖尿病	0.1	0.6	14.2	36.7	48.4
5. 精神和行为障碍小计	4.7	7.0	31.2	30.1	27.1
其中：依赖性物质引起的精神和行为障碍	0.4	1.9	42.1	39.2	16.3
酒精引起的精神和行为障碍	0.3	1.8	42.1	39.8	16.0
精神分裂症、分裂型和妄想性障碍	0.2	0.7	45.4	38.6	15.1
情感障碍	0.1	9.2	50.1	22.4	18.2
6. 神经系统疾病小计	2.3	4.2	12.8	28.0	52.6
其中：中枢神经系统炎性疾病	14.3	22.4	21.3	20.0	21.9
帕金森病	0.0	0.0	1.2	14.9	83.9
癫痫	8.4	17.0	23.7	20.6	30.3
7. 眼和附器疾病小计	0.9	2.6	9.1	23.4	64.0
其中：晶状体疾患	0.1	0.2	2.1	16.0	81.8
内：老年性白内障			0.3	12.7	87.0
视网膜脱离和断裂	0.5	1.7	22.5	42.1	33.1
青光眼	0.2	0.9	7.7	24.9	66.3
8. 耳和乳突疾病小计	1.8	4.7	23.0	33.4	37.2
其中：中耳和乳突疾病	6.6	13.4	32.9	30.0	17.2
9. 循环系统疾病小计	0.2	0.4	6.6	24.3	68.5
其中：急性风湿热	0.4	10.4	27.3	27.8	34.1
慢性风湿性心脏病	0.1	0.2	4.6	30.0	65.1
高血压	0.1	0.1	12.2	31.2	56.4
内：高血压性心脏、肾脏病	0.0	0.0	7.9	21.1	70.9
缺血性心脏病	0.1	0.0	3.8	25.2	71.0
内：心绞痛	0.0	0.0	3.4	26.5	70.1
急性心肌梗死	0.0	0.0	6.5	27.2	66.2
肺栓塞	0.0	0.1	6.7	17.3	75.9
心律失常	0.2	1.3	12.3	27.2	58.9
心力衰竭	0.3	0.2	2.6	11.6	85.2
脑血管病	0.1	0.1	3.7	24.1	72.1
内：颅内出血	0.3	0.4	7.2	30.7	61.4
脑梗死	0.0	0.0	2.5	22.1	75.4
大脑动脉闭塞和狭窄	0.0	0.0	4.4	26.0	69.6

续表

疾病名称 （ICD-10）	5岁以下	5～14岁	15～44岁	45～59岁	60岁及以上
静脉炎和血栓形成	0.0	0.1	10.1	25.3	64.4
下肢静脉曲张	0.0	0.0	10.9	43.2	45.8
10. 呼吸系统疾病小计	27.9	14.5	9.1	12.0	36.5
其中：急性上呼吸道感染	53.3	27.5	9.9	4.7	4.6
流行性感冒	47.9	31.7	8.4	3.8	8.2
内：人感染高致病性禽流感	0.0	20.0	0.0	40.0	40.0
肺炎	42.8	15.5	6.5	8.9	26.3
慢性鼻窦炎	1.0	8.7	39.2	33.0	18.2
慢性扁桃体和腺样体疾病	16.0	63.4	16.1	3.5	1.0
慢性下呼吸道疾病	1.6	1.5	4.1	14.3	78.5
内：哮喘	4.8	8.8	18.2	32.4	35.7
外部物质引起的肺病	2.4	0.7	4.8	23.1	69.0
11. 消化系统疾病小计	3.2	3.8	22.9	30.6	39.5
其中：口腔疾病	7.8	16.3	33.6	20.5	21.8
胃及十二指肠溃疡	0.1	0.7	16.1	29.4	53.7
阑尾疾病	0.9	14.2	43.7	22.9	18.2
疝	13.6	9.4	10.1	21.1	45.8
内：腹股沟疝	14.9	10.3	10.1	20.8	43.8
肠梗阻	6.7	3.3	12.2	23.9	53.9
酒精性肝病	0.0	0.0	17.8	48.3	33.9
肝硬化	0.0	0.1	11.4	42.5	46.1
胆石病和胆囊炎	0.0	0.2	20.7	33.0	46.0
急性胰腺炎	0.1	0.7	40.5	30.4	28.4
12. 皮肤和皮下组织疾病小计	4.6	8.4	32.2	23.6	31.1
其中：皮炎及湿疹	4.5	6.5	23.6	24.4	41.0
牛皮癣	0.4	3.0	42.7	32.4	21.6
荨麻疹	14.2	27.8	32.8	15.6	9.6
13. 肌肉骨骼系统和结缔组织疾病小计	0.8	1.7	18.8	33.7	45.0
其中：炎性多关节炎	0.3	1.9	17.3	35.1	45.4
内：类风湿关节炎	0.0	0.1	12.3	39.5	48.0
痛风	0.0	0.1	24.8	30.1	45.0
其他关节病	0.1	0.1	4.0	27.3	68.5
系统性结缔组织病	5.3	4.9	35.2	29.8	24.8
内：系统性红斑狼疮	0.1	7.0	57.2	25.7	10.0
脊椎关节强硬	0.0	0.1	18.9	45.2	35.8
椎间盘疾病	0.0	0.1	20.2	38.0	41.8
骨密度和骨结构疾病	0.1	0.8	3.9	11.6	83.6
内：骨质疏松	0.0	0.0	0.5	9.3	90.1
骨髓炎	1.2	8.0	20.5	33.4	36.9
14. 泌尿生殖系统疾病小计	1.1	3.8	31.4	31.7	32.0
其中：肾小球疾病	1.6	6.1	31.1	32.1	29.1
肾盂肾炎	0.5	1.0	30.3	28.1	40.1
肾衰竭	0.0	0.2	15.8	31.4	52.6
尿石病	0.2	0.4	28.4	38.5	32.6
膀胱炎	0.4	1.1	16.6	30.4	51.6
尿道狭窄	0.4	2.4	13.5	25.7	58.1

续表

疾病名称 （ICD-10）	5 岁以下	5～14 岁	15～44 岁	45～59 岁	60 岁及以上
男性生殖器官疾病	4.5	21.1	15.0	9.9	49.5
内：前列腺增生	0.0	0.0	0.1	8.3	91.5
乳房疾患	0.1	0.6	57.4	34.7	7.3
女性盆腔器官炎性疾病	0.1	0.7	58.6	31.7	8.9
子宫内膜异位			62.6	37.1	0.4
女性生殖器脱垂			6.1	31.6	62.2
15. 妊娠、分娩和产褥期小计			99.6	0.4	
其中：异位妊娠			99.1	0.9	
医疗性流产			99.1	0.9	
妊娠高血压			99.3	0.7	
前置胎盘、胎盘早剥和产前出血			99.5	0.5	
梗阻性分娩			99.8	0.2	
分娩时会阴、阴道裂伤			99.9	0.1	
产后出血			99.7	0.3	
顺产			99.9	0.1	
16. 起源于围生期疾病小计	100.0				
其中：产伤	100.0				
出生窒息	100.0				
新生儿吸入综合征	100.0				
围生期的感染	100.0				
胎儿和新生儿的溶血性疾病	100.0				
新生儿硬化病	100.0				
17. 先天性畸形、变形和染色体异常小计	17.6	22.0	27.5	20.1	12.7
其中：神经系统其他先天性畸形	41.6	14.7	22.0	16.6	5.1
循环系统先天性畸形	7.3	7.7	29.3	33.5	22.2
内：先天性心脏病	6.4	5.8	27.7	36.3	23.7
唇裂和腭裂	72.7	15.4	11.1	0.6	0.2
消化系统先天性畸形	48.1	17.6	13.7	11.9	8.8
生殖泌尿系统先天性畸形	20.7	49.3	20.5	6.2	3.3
肌肉骨骼系统先天性畸形	34.5	23.0	21.5	11.7	9.3
18. 症状、体征和检验异常小计	8.4	5.9	16.6	24.6	44.5
19. 损伤、中毒小计	2.1	5.3	27.1	31.0	34.4
其中：骨折	1.0	4.9	23.3	31.1	39.7
内：颅骨和面骨骨折	3.8	11.6	45.8	25.5	13.2
股骨骨折	0.6	1.7	6.5	13.0	78.2
多部位骨折	0.4	3.8	25.6	34.9	35.4
颅内损伤	2.2	5.7	23.8	29.6	38.6
烧伤和腐蚀伤	20.1	7.2	26.6	26.9	19.1
药物、药剂和生物制品中毒	11.3	12.2	38.6	13.7	24.2
非药用物质的毒性效应	4.7	7.9	26.1	26.8	34.4
医疗并发症计	1.1	3.7	25.9	32.8	36.5
内：手术和操作并发症	1.1	6.1	28.8	30.4	33.6
假体装置、植入物和移植物并发症	0.3	1.1	21.0	34.6	42.8
20. 其他接受医疗服务小计	0.8	1.3	14.5	37.1	46.4

5-9-2 2022年医院出院病人年龄别疾病构成（男）

单位：%

疾病名称（ICD-10）	5岁以下	5～14岁	15～44岁	45～59岁	60岁及以上
总　　计	7.4	5.1	15.8	25.9	45.8
1. 传染病和寄生虫病小计	18.4	8.3	20.0	20.8	32.4
其中：肠道传染病	48.2	10.0	12.2	10.7	19.0
内：伤寒和副伤寒	21.6	16.0	30.3	16.2	15.9
细菌性痢疾	21.8	12.7	23.2	20.9	21.3
结核病	0.1	1.0	24.8	29.5	44.6
内：肺结核	0.0	0.7	22.8	30.2	46.3
百日咳	58.5	40.0	0.8	0.3	0.4
猩红热	29.5	68.4	1.8	0.1	0.2
性传播模式疾病	2.0	0.5	49.8	26.5	21.2
内：梅毒	3.8	0.3	35.7	35.0	25.3
淋球菌感染	1.6	1.5	79.9	11.1	5.9
乙型脑炎	10.0	30.0	32.0	12.0	16.0
斑疹伤寒	7.3	8.1	24.6	31.5	28.5
病毒性肝炎	0.1	0.6	46.8	37.6	14.8
人类免疫缺陷病毒病（HIV）	0.1	0.4	31.0	35.8	32.8
血吸虫病	0.0	0.1	11.3	32.8	55.7
丝虫病	0.0	0.0	10.5	10.5	78.9
钩虫病	0.0	1.0	6.8	14.1	78.2
2. 肿瘤小计	0.4	1.1	11.9	30.8	55.9
恶性肿瘤计	0.2	0.4	8.0	27.1	64.3
其中：鼻咽恶性肿瘤	0.0	0.3	21.2	46.9	31.6
食管恶性肿瘤	0.0	0.0	0.7	22.6	76.6
胃恶性肿瘤	0.0	0.0	2.6	22.9	74.5
小肠恶性肿瘤	0.0	0.1	6.6	30.8	62.6
结肠恶性肿瘤	0.0	0.0	5.9	26.6	67.6
直肠乙状结肠连接处、直肠、肛门和肛管恶性肿瘤	0.0	0.0	4.5	27.9	67.6
肝和肝内胆管恶性肿瘤	0.1	0.1	9.9	41.8	48.1
喉恶性肿瘤	0.0	0.0	1.4	30.4	68.1
气管、支气管、肺恶性肿瘤	0.0	0.0	3.1	25.0	71.9
骨、关节软骨恶性肿瘤	0.5	10.1	28.1	24.2	37.1
乳房恶性肿瘤	0.0	0.2	4.5	29.1	66.3
男性生殖器官恶性肿瘤	0.1	0.0	1.8	7.9	90.2
泌尿道恶性肿瘤	0.1	0.1	5.3	24.4	70.2
脑恶性肿瘤	1.6	6.2	25.2	34.8	32.2
白血病	2.6	6.5	23.3	25.5	42.1
原位癌计	0.0	0.0	9.1	34.2	56.6
良性肿瘤计	1.0	2.6	21.2	40.5	34.7
其中：皮肤良性肿瘤	6.7	17.7	38.4	21.2	16.0

注：本表系卫生健康部门综合医院数字。

疾病名称 （ICD-10）	5 岁以下	5～14 岁	15～44 岁	45～59 岁	60 岁及以上
乳房良性肿瘤	0.5	1.2	27.9	34.0	36.4
前列腺良性肿瘤	0.0	0.0	1.9	10.3	87.8
甲状腺良性肿瘤	0.1	0.5	22.8	43.8	32.8
交界恶性和动态未知的肿瘤	0.4	1.2	12.6	27.3	58.4
3. 血液、造血器官及免疫疾病小计	6.7	18.1	16.4	18.5	40.2
其中：贫血	4.7	13.0	14.7	19.3	48.2
4. 内分泌、营养和代谢疾病小计	0.7	2.1	19.6	37.7	39.9
其中：甲状腺功能亢进	0.1	1.3	47.4	35.2	16.0
糖尿病	0.1	0.5	18.2	39.8	41.5
5. 精神和行为障碍小计	7.2	7.9	33.3	27.3	24.3
其中：依赖性物质引起的精神和行为障碍	0.4	1.4	40.9	41.2	16.1
酒精引起的精神和行为障碍	0.3	1.4	40.7	41.6	16.0
精神分裂症、分裂型和妄想性障碍	0.2	0.4	47.0	38.5	13.9
情感障碍	0.1	5.5	54.3	22.8	17.2
6. 神经系统疾病小计	2.6	4.9	14.6	27.5	50.4
其中：中枢神经系统炎性疾病	14.5	22.6	21.4	19.9	21.6
帕金森病	0.0	0.0	1.3	15.1	83.6
癫痫	7.4	15.8	23.3	22.5	31.0
7. 眼和附器疾病小计	1.0	3.2	10.5	24.6	60.6
其中：晶状体疾患	0.1	0.2	3.0	18.1	78.6
内：老年性白内障			0.4	14.1	85.5
视网膜脱离和断裂	0.6	2.2	25.4	42.2	29.5
青光眼	0.2	1.4	12.1	27.7	58.6
8. 耳和乳突疾病小计	2.3	6.3	24.8	31.1	35.5
其中：中耳和乳突疾病	7.8	17.1	33.8	25.3	16.0
9. 循环系统疾病小计	0.2	0.4	8.1	26.9	64.4
其中：急性风湿热	0.6	14.8	29.2	22.5	32.8
慢性风湿性心脏病	0.2	0.4	5.3	30.8	63.4
高血压	0.1	0.2	17.8	32.9	49.1
内：高血压性心脏、肾脏病	0.0	0.0	11.9	24.7	63.4
缺血性心脏病	0.0	0.0	5.7	29.6	64.7
内：心绞痛	0.0	0.0	5.0	30.8	64.2
急性心肌梗死	0.0	0.0	8.8	33.1	58.1
肺栓塞	0.0	0.1	8.6	19.0	72.3
心律失常	0.3	1.5	13.4	27.2	57.6
心力衰竭	0.3	0.3	3.6	14.4	81.4
脑血管病	0.1	0.1	4.5	26.4	68.9
内：颅内出血	0.3	0.4	8.8	31.9	58.6
脑梗死	0.0	0.0	3.3	25.3	71.3
大脑动脉闭塞和狭窄	0.0	0.0	5.6	29.1	65.3

续表

疾病名称 （ICD-10）	5 岁以下	5～14 岁	15～44 岁	45～59 岁	60 岁及以上
静脉炎和血栓形成	0.1	0.2	11.3	27.8	60.7
下肢静脉曲张	0.0	0.0	10.8	41.5	47.7
10. 呼吸系统疾病小计	27.5	14.4	8.4	11.0	38.7
其中：急性上呼吸道感染	54.4	29.2	8.8	3.8	3.8
流行性感冒	49.5	33.2	6.6	3.0	7.7
内：人感染高致病性禽流感	0.0	25.0	0.0	50.0	25.0
肺炎	44.2	15.1	5.9	8.2	26.7
慢性鼻窦炎	1.0	9.2	43.4	30.4	16.1
慢性扁桃体和腺样体疾病	16.7	67.1	13.9	1.9	0.6
慢性下呼吸道疾病	1.4	1.4	3.2	12.6	81.3
内：哮喘	7.3	13.2	18.0	29.1	32.3
外部物质引起的肺病	1.8	0.5	4.3	25.1	68.3
11. 消化系统疾病小计	3.7	4.2	24.5	29.7	38.0
其中：口腔疾病	8.1	18.9	31.8	20.2	21.0
胃及十二指肠溃疡	0.1	0.8	18.5	30.4	50.3
阑尾疾病	1.0	16.3	43.6	21.9	17.1
疝	13.5	7.7	9.9	21.8	47.0
内：腹股沟疝	14.0	8.0	9.8	21.7	46.5
肠梗阻	7.0	3.5	11.6	22.6	55.3
酒精性肝病	0.0	0.0	17.7	48.6	33.7
肝硬化	0.0	0.0	14.6	47.8	37.5
胆石病和胆囊炎	0.0	0.3	19.4	32.4	48.0
急性胰腺炎	0.1	0.6	48.7	29.4	21.2
12. 皮肤和皮下组织疾病小计	4.6	8.6	32.3	23.1	31.4
其中：皮炎及湿疹	5.0	6.9	18.8	21.4	48.0
牛皮癣	0.4	2.3	43.0	32.1	22.2
荨麻疹	18.7	36.9	25.2	10.9	8.2
13. 肌肉骨骼系统和结缔组织疾病小计	1.1	2.2	22.6	32.5	41.6
其中：炎性多关节炎	0.3	2.1	21.2	31.0	45.5
内：类风湿关节炎	0.0	0.3	9.0	32.8	57.9
痛风	0.0	0.1	26.4	31.2	42.3
其他关节病	0.1	0.2	6.3	26.1	67.3
系统性结缔组织病	14.4	6.4	23.0	23.2	33.0
内：系统性红斑狼疮	0.2	9.8	53.4	21.7	14.9
脊椎关节强硬	0.0	0.1	18.7	41.8	39.3
椎间盘疾病	0.0	0.1	24.3	36.0	39.5
骨密度和骨结构疾病	0.2	2.5	11.1	13.7	72.4
内：骨质疏松	0.0	0.1	1.2	6.7	91.9
骨髓炎	1.0	6.9	21.8	35.0	35.2
14. 泌尿生殖系统疾病小计	1.8	7.2	22.6	27.1	41.4
其中：肾小球疾病	1.9	7.0	31.0	31.5	28.6
肾盂肾炎	1.1	1.4	17.3	28.7	51.5
肾衰竭	0.0	0.2	17.2	32.1	50.5
尿石病	0.2	0.4	30.1	37.4	32.0
膀胱炎	0.6	1.1	15.2	26.3	56.8
尿道狭窄	0.4	2.4	13.4	25.3	58.5

续表

疾病名称 （ICD-10）	5 岁以下	5～14 岁	15～44 岁	45～59 岁	60 岁及以上
男性生殖器官疾病	4.5	21.1	15.0	9.9	49.5
内：前列腺增生	0.0	0.0	0.2	8.3	91.5
乳房疾患	0.4	3.8	56.8	16.8	22.2
15. 起源于围生期疾病小计	100.0				
其中：产伤	100.0				
出生窒息	100.0				
新生儿吸入综合征	100.0				
围生期的感染	100.0				
胎儿和新生儿的溶血性疾病	100.0				
新生儿硬化病	100.0				
16. 先天性畸形、变形和染色体异常小计	21.3	30.2	22.9	15.6	10.1
其中：神经系统其他先天性畸形	51.8	17.1	17.6	10.1	3.5
循环系统先天性畸形	7.8	8.2	29.6	32.9	21.4
内：先天性心脏病	7.4	6.4	28.1	35.7	22.5
唇裂和腭裂	73.2	15.4	10.6	0.6	0.2
消化系统先天性畸形	53.0	20.1	11.4	8.4	7.1
生殖泌尿系统先天性畸形	24.0	57.1	13.4	3.5	2.0
肌肉骨骼系统先天性畸形	35.9	26.6	23.6	8.5	5.5
17. 症状、体征和检验异常小计	9.4	6.4	15.0	23.0	46.2
18. 损伤、中毒小计	2.2	6.1	31.9	31.8	28.0
其中：骨折	1.1	6.2	30.0	32.9	29.7
内：颅骨和面骨骨折	3.3	11.5	47.3	25.3	12.6
股骨骨折	1.0	2.9	12.4	18.2	65.5
多部位骨折	0.4	4.4	32.8	37.0	25.5
颅内损伤	2.1	5.9	25.2	29.4	37.4
烧伤和腐蚀伤	19.3	7.1	29.9	27.7	16.0
药物、药剂和生物制品中毒	18.0	8.1	32.1	14.5	27.3
非药用物质的毒性效应	5.5	7.7	26.9	26.9	33.0
医疗并发症计	1.3	4.7	25.7	30.6	37.7
内：手术和操作并发症	1.2	7.2	29.2	28.9	33.6
假体装置、植入物和移植物并发症	0.5	1.7	17.7	31.4	48.8
19. 其他接受医疗服务小计	0.8	1.6	11.3	31.6	54.6

5-9-3 2022年医院出院病人年龄别疾病构成（女）

单位：%

疾病名称（ICD-10）	5岁以下	5～14岁	15～44岁	45～59岁	60岁及以上
总　　计	**5.1**	**3.2**	**27.3**	**25.7**	**38.7**
1. 传染病和寄生虫病小计	17.8	7.9	19.8	20.7	33.8
其中：肠道传染病	39.9	7.8	12.5	14.1	25.6
伤寒和副伤寒	18.8	13.6	35.5	14.1	17.9
细菌性痢疾	15.9	7.9	19.5	25.4	31.4
结核病	0.2	2.0	33.4	24.1	40.3
内：肺结核	0.1	1.8	31.5	23.2	43.4
百日咳	54.7	42.7	1.5	0.6	0.5
猩红热	30.4	66.9	2.0	0.4	0.3
性传播模式疾病	2.4	1.4	50.1	30.5	15.5
内：梅毒	5.8	0.8	44.4	31.6	17.3
淋球菌感染	2.0	4.4	53.0	23.2	17.4
乙型脑炎	7.0	16.3	18.6	20.9	37.2
斑疹伤寒	6.0	4.7	17.4	35.5	36.3
病毒性肝炎	0.2	0.7	38.9	40.2	20.0
人类免疫缺陷病毒病（HIV）	0.1	0.9	19.8	45.2	34.0
血吸虫病	0.0	0.1	9.6	33.3	57.1
丝虫病	0.0	0.0	0.0	20.0	80.0
钩虫病	0.7	0.0	3.5	13.5	82.3
2. 肿瘤小计	0.3	0.8	29.6	38.8	30.5
恶性肿瘤计	0.2	0.4	17.5	37.5	44.4
其中：鼻咽恶性肿瘤	0.0	0.3	25.1	43.3	31.3
食管恶性肿瘤	0.0	0.0	0.4	11.2	88.4
胃恶性肿瘤	0.0	0.0	7.7	26.6	65.7
小肠恶性肿瘤	0.0	0.0	6.8	31.0	62.1
结肠恶性肿瘤	0.0	0.0	6.5	26.9	66.5
直肠乙状结肠连接处、直肠、肛门和肛管恶性肿瘤	0.0	0.0	5.8	29.0	65.2
肝和肝内胆管恶性肿瘤	0.3	0.2	6.3	29.1	64.2
喉恶性肿瘤	0.1	0.1	3.7	22.8	73.4
气管、支气管、肺恶性肿瘤	0.0	0.0	9.4	34.5	56.1
骨、关节软骨恶性肿瘤	0.4	11.9	26.0	27.3	34.4
乳房恶性肿瘤	0.0	0.0	20.1	49.7	30.1
女性生殖器官恶性肿瘤	0.0	0.2	15.6	49.7	34.5
泌尿道恶性肿瘤	0.3	0.2	6.1	24.7	68.7
脑恶性肿瘤	1.4	6.5	25.5	34.9	31.7
白血病	2.6	5.9	22.7	28.6	40.3
原位癌计	0.0	0.0	39.0	41.6	19.4
其中：子宫颈原位癌	0.0	0.0	48.4	40.6	11.0
良性肿瘤计	0.5	1.3	41.8	40.4	16.0
其中：皮肤良性肿瘤	5.6	13.5	47.2	21.2	12.5

注：本表系卫生健康部门综合医院数字。

续表

疾病名称（ICD-10）	5 岁以下	5～14 岁	15～44 岁	45～59 岁	60 岁及以上
乳房良性肿瘤	0.0	0.6	69.6	26.0	3.8
子宫平滑肌瘤	0.0	0.0	40.2	56.6	3.2
卵巢良性肿瘤	0.1	1.9	59.5	25.0	13.5
甲状腺良性肿瘤	0.0	0.5	29.5	45.3	24.6
交界恶性和动态未知的肿瘤	0.3	1.1	22.9	32.6	43.1
3. 血液、造血器官及免疫疾病小计	4.3	13.1	20.4	24.9	37.4
其中：贫血	2.9	9.2	20.1	25.5	42.2
4. 内分泌、营养和代谢疾病小计	0.6	3.0	14.8	33.5	48.2
其中：甲状腺功能亢进	0.1	2.1	40.0	38.7	19.0
糖尿病	0.1	0.7	9.3	33.0	57.0
5. 精神和行为障碍小计	2.5	6.2	29.3	32.5	29.5
其中：依赖性物质引起的精神和行为障碍	0.8	4.5	49.6	27.6	17.6
酒精引起的精神和行为障碍	0.5	4.1	50.8	28.2	16.4
精神分裂症、分裂型和妄想性障碍	0.1	1.0	43.2	38.8	16.8
情感障碍	0.0	11.1	48.2	22.1	18.6
6. 神经系统疾病小计	2.0	3.5	10.9	28.5	55.0
其中：中枢神经系统炎性疾病	14.1	22.2	21.2	20.2	22.3
帕金森病	0.0	0.0	1.0	14.6	84.3
癫痫	10.0	19.0	24.4	17.4	29.1
7. 眼和附器疾病小计	0.8	2.1	8.0	22.4	66.7
其中：晶状体疾患	0.1	0.1	1.4	14.4	84.1
内：老年性白内障			0.2	11.7	88.1
视网膜脱离和断裂	0.4	1.1	18.7	42.0	37.9
青光眼	0.1	0.5	4.8	23.1	71.5
8. 耳和乳突疾病小计	1.4	3.4	21.6	35.1	38.4
其中：中耳和乳突疾病	5.5	10.0	32.0	34.2	18.2
9. 循环系统疾病小计	0.2	0.4	4.7	21.1	73.7
其中：急性风湿热	0.3	7.5	26.0	31.3	34.9
慢性风湿性心脏病	0.1	0.1	4.3	29.6	65.9
高血压	0.1	0.1	6.8	29.6	63.5
内：高血压性心脏、肾脏病	0.0	0.0	3.2	16.9	79.9
缺血性心脏病	0.1	0.0	1.4	19.4	79.1
内：心绞痛	0.0	0.0	1.4	21.2	77.4
急性心肌梗死	0.0	0.0	1.1	13.2	85.7
肺栓塞	0.0	0.0	4.8	15.7	79.5
心律失常	0.2	1.1	11.3	27.2	60.2
心力衰竭	0.3	0.2	1.5	8.5	89.4
脑血管病	0.1	0.1	2.5	20.9	76.5
内：颅内出血	0.3	0.5	4.6	28.5	66.1
脑梗死	0.0	0.0	1.3	17.6	81.0
大脑动脉闭塞和狭窄	0.0	0.0	2.9	22.1	75.0

续表

疾病名称 （ICD-10）	5岁以下	5～14岁	15～44岁	45～59岁	60岁及以上
静脉炎和血栓形成	0.0	0.1	8.8	22.7	68.3
下肢静脉曲张	0.0	0.0	11.1	45.3	43.6
10. 呼吸系统疾病小计	28.3	14.8	10.2	13.4	33.3
其中：急性上呼吸道感染	51.7	25.3	11.4	6.0	5.6
流行性感冒	45.7	29.6	10.9	4.9	8.9
内：人感染高致病性禽流感	0.0	0.0	0.0	0.0	100.0
肺炎	40.9	16.2	7.4	9.8	25.8
慢性鼻窦炎	1.0	7.8	32.6	37.0	21.6
慢性扁桃体和腺样体疾病	15.1	57.9	19.4	6.0	1.6
慢性下呼吸道疾病	1.8	1.7	5.7	17.6	73.2
内：哮喘	2.9	5.3	18.4	35.0	38.4
外部物质引起的肺病	5.2	1.3	7.1	14.4	72.0
11. 消化系统疾病小计	2.5	3.4	20.8	31.8	41.6
其中：口腔疾病	7.5	13.4	35.6	20.8	22.7
胃及十二指肠溃疡	0.1	0.5	10.7	27.4	61.3
阑尾疾病	0.8	12.0	43.9	23.9	19.5
疝	14.2	18.8	10.9	16.9	39.3
内：腹股沟疝	22.6	30.1	13.3	13.3	20.6
肠梗阻	6.2	3.0	13.0	25.8	52.0
酒精性肝病	0.1	0.0	22.2	39.0	38.7
肝硬化	0.0	0.1	5.3	32.6	61.9
胆石病和胆囊炎	0.0	0.2	21.6	33.6	44.6
急性胰腺炎	0.1	0.8	25.5	32.2	41.3
12. 皮肤和皮下组织疾病小计	4.6	8.2	32.2	24.4	30.6
其中：皮炎及湿疹	3.9	6.1	29.8	28.3	32.0
牛皮癣	0.5	4.3	41.9	32.9	20.4
荨麻疹	10.5	20.3	39.1	19.4	10.7
13. 肌肉骨骼系统和结缔组织疾病小计	0.6	1.3	16.2	34.6	47.3
其中：炎性多关节炎	0.3	1.7	13.5	39.1	45.4
内：类风湿关节炎	0.0	0.1	13.4	41.7	44.7
痛风	0.0	0.1	6.2	17.0	76.6
其他关节病	0.1	0.1	3.1	27.8	69.0
系统性结缔组织病	2.7	4.4	38.8	31.7	22.4
内：系统性红斑狼疮	0.0	6.6	57.8	26.2	9.4
脊椎关节强硬	0.0	0.1	19.0	47.4	33.5
椎间盘疾病	0.0	0.0	16.7	39.6	43.6
骨密度和骨结构疾病	0.0	0.3	1.8	11.0	86.9
内：骨质疏松	0.0	0.0	0.4	9.9	89.7
骨髓炎	1.7	10.8	17.3	29.3	40.9
14. 泌尿生殖系统疾病小计	0.4	0.9	39.3	35.7	23.7
其中：肾小球疾病	1.3	4.9	31.2	32.9	29.8
肾盂肾炎	0.3	0.8	34.6	27.9	36.3
肾衰竭	0.0	0.2	13.7	30.3	55.6
尿石病	0.2	0.5	24.2	41.1	34.1
膀胱炎	0.3	1.0	17.5	32.9	48.3
尿道狭窄	0.3	1.0	14.3	34.4	50.0

续表

疾病名称（ICD-10）	5岁以下	5～14岁	15～44岁	45～59岁	60岁及以上
乳房疾患	0.1	0.3	57.4	35.9	6.3
女性盆腔器官炎性疾病	0.1	0.7	58.6	31.7	8.9
子宫内膜异位			62.6	37.1	0.4
女性生殖器脱垂			6.1	31.6	62.2
15. 妊娠、分娩和产褥期小计			99.6	0.4	
其中：异位妊娠			99.1	0.9	
医疗性流产			99.1	0.9	
妊娠高血压			99.3	0.7	
前置胎盘、胎盘早剥和产前出血			99.5	0.5	
梗阻性分娩			99.8	0.2	
分娩时会阴、阴道裂伤			99.9	0.1	
产后出血			99.7	0.3	
顺产			99.9	0.1	
16. 起源于围生期疾病小计	100.0				
其中：产伤	100.0				
出生窒息	100.0				
新生儿吸入综合征	100.0				
围生期的感染	100.0				
胎儿和新生儿的溶血性疾病	100.0				
新生儿硬化病	100.0				
17. 先天性畸形、变形和染色体异常小计	13.3	12.5	33.1	25.4	15.8
其中：神经系统其他先天性畸形	32.1	12.4	26.2	22.7	6.6
循环系统先天性畸形	6.8	7.2	29.1	34.0	22.8
内：先天性心脏病	5.7	5.4	27.4	36.8	24.6
唇裂和腭裂	72.3	15.2	11.6	0.7	0.2
消化系统先天性畸形	40.3	13.6	17.3	17.4	11.4
生殖泌尿系统先天性畸形	5.2	12.0	54.1	19.0	9.7
肌肉骨骼系统先天性畸形	33.0	18.9	19.1	15.4	13.6
18. 症状、体征和检验异常小计	7.3	5.3	18.4	26.5	42.5
19. 损伤、中毒小计	2.0	4.2	20.3	29.9	43.6
其中：骨折	0.9	3.2	14.6	28.8	52.5
内：颅骨和面骨骨折	5.0	12.0	41.7	26.2	15.1
股骨骨折	0.4	0.9	2.4	9.3	87.0
多部位骨折	0.4	2.9	14.6	31.6	50.5
颅内损伤	2.5	5.3	21.3	30.0	40.8
烧伤和腐蚀伤	21.7	7.4	20.8	25.5	24.6
药物、药剂和生物制品中毒	7.7	14.4	42.1	13.2	22.5
非药用物质的毒性效应	4.0	8.0	25.2	26.7	36.1
医疗并发症计	0.9	2.6	26.1	35.0	35.3
内：手术和操作并发症	0.9	4.5	28.3	32.7	33.6
假体装置、植入物和移植物并发症	0.2	0.7	23.5	37.0	38.5
20. 其他接受医疗服务小计	0.7	1.0	17.8	42.9	37.7

5-10-1 调查地区居民两周就诊率情况

分类	合计			城市			农村		
	2008 年	2013 年	2018 年	2008 年	2013 年	2018 年	2008 年	2013 年	2018 年
调查人数 / 人	177 501	273 688	256 304	46 510	133 393	134 080	130 991	140 295	122 224
就诊人次数 / 人次	25 813	35 681	61 412	5914	17 728	31 103	19 899	17 953	30 309
两周就诊率 /%	14.5	13.0	24.0	12.7	13.3	23.2	15.2	12.8	24.8
分性别两周就诊率 /%									
男性	13.1	11.9	21.9	11.3	12.2	21.5	13.8	11.7	22.4
女性	16.0	14.1	26.0	14.0	14.3	24.9	16.7	13.9	27.2
年龄别两周就诊率 /%									
0～4 岁	24.8	14.6	24.9	19.1	15.3	23.9	26.0	14.1	25.9
5～14 岁	9.1	6.2	11.8	6.8	6.3	11.5	9.6	6.1	12.1
15～24 岁	4.7	3.4	8.0	3.2	3.3	7.5	5.1	3.5	8.5
25～34 岁	6.1	4.8	10.7	4.5	4.9	9.6	6.7	4.5	12.2
35～44 岁	11.4	8.5	14.3	7.0	8.0	12.5	12.8	8.9	16.7
45～54 岁	16.0	13.7	23.3	10.9	13.2	21.5	18.1	14.1	25.0
55～64 岁	21.6	19.7	32.7	18.4	19.1	31.2	22.9	20.4	34.5
65 岁及以上	30.3	26.4	42.6	30.3	27.8	43.6	30.3	24.8	41.4
文化程度别两周就诊率 /%									
文盲半文盲	25.6	22.8	39.2	25.3	25.8	42.8	25.6	21.4	37.6
小学	18.4	18.6	33.4	22.2	21.5	36.0	17.8	16.9	31.7
初中	10.7	11.5	23.4	12.0	13.2	24.6	10.3	10.1	22.1
高中、技校	9.2	9.8	19.6	9.1	10.3	20.2	9.3	8.6	18.4
中专	10.7	10.7	18.1	12.6	11.9	19.1	7.0	7.5	15.4
大专	8.0	7.9	13.6	8.8	8.2	13.9	5.0	6.5	12.4
大学及以上	8.2	5.9	12.4	8.4	6.3	12.6	6.8	2.7	11.6
医疗保障形式别两周就诊率 /%									
城镇职工基本医保	14.6	13.4	22.8	14.5	13.4	22.9	15.1	13.6	22.2
城镇居民医疗保险	10.5	12.4	—	10.4	12.4	—	11.1	12.5	—
新型农村合作医疗	15.5	13.3	—	20.2	15.4	—	15.3	12.5	—
城乡居民基本医保	—	—	24.6	—	—	23.9	—	—	25.0
其他社会医疗保险	8.1	14.8	25.9	7.3	16.6	25.1	10.3	12.3	31.6
无社会医疗保险	10.8	8.4	17.4	8.2	6.7	13.9	14.2	12.5	23.1
就业状况别两周就诊率 /%									
在岗	13.3	11.5	19.3	6.9	10.2	15.8	14.6	12.4	22.6
离退休	24.3	21.4	37.1	23.9	21.6	37.2	26.6	20.3	36.1
学生	4.9	3.1	7.2	3.0	3.2	7.1	5.6	3.0	7.4
无业、失业、半失业	19.3	19.9	35.3	12.9	18.1	33.5	23.7	21.8	36.7

5-10-2 2018年调查地区居民两周就诊率情况

分类	合计	城市				农村			
		小计	东部	中部	西部	小计	东部	中部	西部
调查人数 / 人	256 304	134 080	52 826	40 099	41 155	122 224	34 675	41 492	46 057
就诊人次数 / 人次	61 412	31 103	12 809	7698	10 596	30 309	9172	9744	11 393
两周就诊率 /%	24.0	23.2	24.2	19.2	25.7	24.8	26.5	23.5	24.7
分性别两周就诊率 /%									
男性	21.9	21.5	22.8	18.3	22.8	22.4	24.3	21.6	21.7
女性	26.0	24.9	25.7	20.0	28.5	27.2	28.6	25.4	27.9
年龄别两周就诊率 /%									
0～4 岁	24.9	23.9	21.8	22.9	27.2	25.9	27.5	27.8	23.0
5～14 岁	11.8	11.5	11.4	9.5	13.4	12.1	13.4	12.4	11.0
15～24 岁	8.0	7.5	8.0	5.6	8.8	8.5	9.8	8.7	7.9
25～34 岁	10.7	9.6	9.1	8.6	11.5	12.2	12.4	13.0	11.6
35～44 岁	14.3	12.5	11.4	10.9	15.6	16.7	15.7	17.0	17.2
45～54 岁	23.3	21.5	21.2	17.0	26.2	25.0	24.5	22.8	27.5
55～64 岁	32.7	31.2	34.2	25.6	32.9	34.5	35.9	30.8	37.0
65 岁及以上	42.6	43.6	48.2	34.3	47.3	41.4	45.2	35.6	44.3
文化程度别两周就诊率 /%									
文盲半文盲	39.2	42.8	41.8	35.1	48.9	37.6	41.4	36.8	36.0
小学	33.4	36.0	37.7	28.3	40.1	31.7	36.5	28.5	31.3
初中	23.4	24.6	26.6	21.2	25.3	22.1	22.8	20.7	22.9
高中、技校	19.6	20.2	24.0	16.4	19.3	18.4	21.0	16.6	17.6
中专	18.1	19.1	20.4	16.2	20.8	15.4	14.6	15.0	16.9
大专	13.6	13.9	15.7	12.3	13.1	12.4	12.5	12.4	12.4
大学及以上	12.4	12.6	13.0	11.2	13.1	11.6	13.1	13.8	7.6
医疗保障形式别两周就诊率 /%									
城镇职工基本医保	22.8	22.9	25.0	20.4	22.0	22.2	21.9	19.5	27.6
城乡居民基本医保	24.6	23.9	24.2	18.9	27.9	25.0	27.2	23.8	24.6
其他社会医疗保险	25.9	25.1	26.3	19.1	31.5	31.6	40.0	24.1	14.8
无社保	17.4	13.9	13.4	12.9	16.1	23.1	22.4	20.1	28.3
就业状况别两周就诊率 /%									
在岗	19.3	15.8	14.4	11.9	20.8	22.6	22.6	19.8	24.9
离退休	37.1	37.2	45.1	28.5	36.2	36.1	37.7	29.1	44.4
学生	7.2	7.1	8.1	6.7	6.4	7.4	10.0	6.9	6.5
失业	30.9	28.3	26.8	21.6	36.9	35.1	44.4	26.7	37.8
无业	35.6	34.2	35.1	28.8	38.9	36.8	40.3	36.1	34.6

5-11-1 调查地区居民疾病别两周就诊率

单位：‰

疾病名称	合计			城市			农村		
	2008 年	2013 年	2018 年	2008 年	2013 年	2018 年	2008 年	2013 年	2018 年
传染病计	1.9	0.4	0.9	1.2	0.5	0.9	2.1	0.4	0.9
寄生虫病计	0.0	0.0	0.0	0.0	0.0	0.0	0.0	0.0	0.0
恶性肿瘤计	1.7	0.8	2.0	1.9	0.9	2.3	1.6	0.6	1.7
良性肿瘤计	0.7	0.3	0.7	0.9	0.3	0.5	0.7	0.3	0.9
内分泌、营养和代谢疾病计	3.9	6.3	16.7	8.7	8.8	21.0	2.1	3.9	12.1
其中：糖尿病	2.9	5.6	13.9	7.6	7.8	17.4	1.3	3.4	10.1
血液、造血器官疾病	1.3	0.4	1.4	0.8	0.3	1.3	1.5	0.5	1.6
精神病小计	0.8	0.4	1.4	0.9	0.4	1.6	0.8	0.5	1.1
神经系统疾病计	2.2	1.0	4.5	1.8	1.1	4.6	2.4	1.0	4.4
眼及附器疾病	1.3	0.7	2.7	1.2	0.7	3.2	1.3	0.6	2.1
耳和乳突疾病	0.5	0.3	1.4	0.5	0.3	1.4	0.5	0.3	1.3
循环系统疾病	26.4	27.5	63.3	36.4	30.1	64.1	22.8	24.9	62.4
其中：心脏病	7.9	3.1	8.2	11.9	3.4	8.0	6.5	2.8	8.5
高血压	12.3	21.4	46.1	19.3	23.8	48.2	9.9	19.2	43.9
脑血管病	4.3	2.2	6.0	3.6	2.3	5.1	4.6	2.2	7.0
呼吸系统疾病	46.9	27.0	58.2	29.1	25.4	51.7	53.2	28.5	65.3
其中：急性上呼吸道感染	37.2	23.1	48.2	21.7	21.5	42.3	42.7	24.6	54.6
肺炎	2.0	0.6	1.3	1.0	0.5	1.2	2.4	0.6	1.4
老年人慢性支气管炎	3.3	1.3	2.9	2.4	1.3	2.4	3.6	1.4	3.5
消化系统疾病	22.1	8.6	26.7	14.3	7.6	23.7	24.9	9.6	30.1
其中：急性胃炎	11.9	4.3	12.7	6.3	3.8	10.9	13.9	4.9	14.7
肝硬化	0.4	0.1	0.5	0.4	0.2	0.5	0.5	0.1	0.5
胆囊疾病	1.8	0.8	1.6	1.5	0.7	1.3	1.9	0.9	1.9
泌尿生殖系统疾病	6.4	3.2	9.6	5.9	3.3	9.4	6.6	3.1	10.0
妊娠、分娩病及产褥期并发症	0.1	0.1	0.5	0.1	0.1	0.6	0.1	0.1	0.5
皮肤皮下组织	3.4	1.5	7.4	2.8	1.5	7.8	3.7	1.5	6.9
肌肉、骨骼结缔组织	17.1	7.2	27.9	13.7	6.5	24.8	18.2	7.8	31.3
其中：类风湿关节炎	5.3	1.7	4.1	2.2	1.4	3.3	6.4	2.0	4.9
先天异常	0.0	0.0	0.1		0.0	0.1	0.1	0.0	0.1
围生期疾病	0.0	0.0	0.0	0.0	0.0	0.1	0.0	0.0	0.0
损伤和中毒	6.2	2.9	5.1	4.9	2.5	4.3	6.6	3.4	5.9
其他	0.5	0.4	6.3	0.5	0.4	6.2	0.6	0.3	6.4
不详	1.8	0.7	2.8	1.5	0.8	2.7	2.0	0.6	2.9

5-11-2　2018年调查地区居民疾病别两周就诊率

单位：‰

疾病名称	合计	城市				农村			
		小计	东部	中部	西部	小计	东部	中部	西部
传染病计	0.9	0.9	1.1	0.6	0.9	0.9	1.3	0.6	0.9
寄生虫病计	0.0	0.0	0.1		0.1	0.0		0.0	0.0
恶性肿瘤计	2.0	2.3	2.4	2.5	1.9	1.7	1.8	2.3	1.0
良性肿瘤计	0.7	0.5	0.4	0.6	0.5	0.9	1.0	1.1	0.8
内分泌、营养和代谢疾病计	16.7	21.0	27.1	15.7	18.2	12.1	17.3	11.9	8.4
其中：糖尿病	13.9	17.4	23.2	12.9	14.4	10.1	14.4	10.5	6.5
血液、造血器官疾病	1.4	1.3	0.9	0.9	2.1	1.6	1.2	1.9	1.6
精神病小计	1.4	1.6	1.9	1.1	1.7	1.1	1.4	0.9	1.1
神经系统疾病计	4.5	4.6	4.5	5.0	4.4	4.4	5.1	3.1	5.1
眼及附器疾病	2.7	3.2	3.2	3.2	3.2	2.1	2.3	1.7	2.2
耳和乳突疾病	1.4	1.4	1.4	1.4	1.5	1.3	1.4	1.5	1.1
循环系统疾病	63.3	64.1	82.6	55.7	48.4	62.4	71.9	66.3	51.8
其中：心脏病	8.2	8.0	8.7	8.3	6.8	8.5	9.8	8.9	7.1
高血压	46.1	48.2	65.6	39.7	34.0	43.9	52.8	45.0	36.3
脑血管病	6.0	5.1	5.2	5.6	4.4	7.0	6.7	9.3	5.1
呼吸系统疾病	58.2	51.7	46.0	38.7	71.7	65.3	67.7	61.6	67.0
其中：急性上呼吸道感染	48.2	42.3	37.5	31.8	58.7	54.6	58.0	51.4	54.8
肺炎	1.3	1.2	1.2	0.9	1.4	1.4	1.1	1.7	1.2
老年人慢性支气管炎	2.9	2.4	1.7	1.2	4.3	3.5	2.7	2.5	4.9
消化系统疾病	26.7	23.7	21.2	18.7	31.6	30.1	27.3	27.7	34.5
其中：急性胃炎	12.7	10.9	9.4	7.8	15.9	14.7	14.5	13.1	16.3
肝病硬化	0.5	0.5	0.6	0.3	0.6	0.5	0.3	0.7	0.6
胆囊疾病	1.6	1.3	0.8	1.3	1.8	1.9	0.9	1.2	3.4
泌尿生殖系统疾病	9.6	9.4	8.5	9.0	10.9	10.0	9.5	10.8	9.6
妊娠、分娩病及产褥期并发症	0.5	0.6	0.6	0.5	0.6	0.5	0.6	0.4	0.5
皮肤皮下组织	7.4	7.8	6.9	7.3	9.4	6.9	7.5	6.1	7.1
肌肉、骨骼结缔组织	27.9	24.8	21.0	21.0	33.4	31.3	32.3	22.3	38.6
其中：类风湿关节炎	4.1	3.3	1.9	2.0	6.5	4.9	4.1	3.2	7.0
先天异常	0.1	0.1	0.1	0.0	0.2	0.1	0.2	0.1	0.0
围生期疾病	0.0	0.1	0.1	0.0	0.0	0.0	0.0		0.0
损伤和中毒	5.1	4.3	4.6	3.0	5.1	5.9	7.0	5.2	5.7
其他	6.3	6.2	5.8	4.6	8.2	6.4	5.0	6.5	7.3
不详	2.8	2.7	2.2	2.3	3.6	2.9	2.7	2.9	3.1

5-12-1 调查地区居民住院率

分类	合计			城市			农村		
	2008 年	2013 年	2018 年	2008 年	2013 年	2018 年	2008 年	2013 年	2018 年
住院人次数 / 人次	12 139	24 740	35 223	3293	12 110	17 246	8846	12 630	17 977
住院率 /%	6.8	9.0	13.7	7.1	9.1	12.9	6.8	9.0	14.7
分性别住院率 /%									
男性	6.0	8.0	12.5	6.6	8.2	11.6	5.9	7.8	13.4
女性	7.6	10.1	15.0	7.6	9.9	14.0	7.7	10.2	16.0
年龄别住院率 /%									
0～4 岁	8.1	8.6	13.0	3.3	7.4	11.2	9.1	9.5	14.8
5～14 岁	2.1	2.2	3.8	1.2	1.9	3.0	2.3	2.4	4.4
15～24 岁	4.6	5.0	6.2	2.0	4.1	4.8	5.3	5.7	7.5
25～34 岁	6.9	7.3	11.1	5.6	6.9	10.6	7.4	7.8	11.9
35～44 岁	4.7	5.5	8.0	3.3	4.8	7.4	5.2	6.1	8.8
45～54 岁	6.2	7.3	11.0	5.2	6.9	9.6	6.6	7.6	12.4
55～64 岁	9.3	12.4	17.4	9.7	11.8	15.7	9.2	13.1	19.3
65 岁及以上	15.3	19.9	27.2	19.4	21.5	26.4	12.9	18.0	28.1
文化程度别住院率 /%									
文盲半文盲	10.0	14.7	22.4	14.5	16.3	21.8	9.4	14.0	22.7
小学	8.8	12.8	19.1	12.3	14.4	18.8	8.1	11.8	19.2
初中	6.5	8.7	13.4	7.1	9.6	13.7	6.4	7.9	13.1
高中、技校	4.9	6.8	11.1	5.2	6.9	11.1	4.6	6.5	11.2
中专	7.6	9.2	14.2	7.6	9.2	14.0	7.1	8.7	14.7
大专	6.8	6.8	10.5	6.9	6.8	10.4	6.4	6.5	10.7
大学及以上	5.5	6.2	10.1	5.8	6.4	10.5	3.3	4.8	7.3
医疗保障形式别住院率 /%									
城镇职工基本医保	9.2	11.2	14.8	9.2	11.3	15.0	8.8	10.5	13.8
城镇居民基本医保	5.1	7.1	—	4.9	7.1	—	6.3	6.9	—
新型农村合作医疗	6.9	9.0	—	7.8	8.6	—	6.9	9.1	—
城乡居民基本医保	—	—	13.7	—	—	11.8	—	—	14.9
其他社会医疗保险	5.1	8.0	12.2	4.4	8.0	11.1	7.1	7.9	19.1
无社保	4.3	5.1	7.4	4.0	4.5	6.2	4.8	6.6	9.3
就业状况别住院率 /%									
在岗	6.5	7.7	10.2	3.9	6.3	8.4	7.0	8.7	11.8
离退休	14.8	17.7	22.7	14.8	17.6	22.3	15.2	18.0	25.8
学生	1.4	1.3	2.2	0.6	1.3	1.8	1.7	1.2	2.6
无业、失业、半失业	9.9	15.0	23.6	7.8	13.4	20.4	11.4	16.8	26.3

5-12-2　2018年调查地区居民住院率

分类	合计	城市				农村			
		小计	东部	中部	西部	小计	东部	中部	西部
住院人次数 / 人次	35 223	17 246	5834	5192	6220	17 977	3973	6849	7155
住院率 /%	13.7	12.9	11.0	12.9	15.1	14.7	11.5	16.5	15.5
分性别住院率 /%									
男性	12.5	11.6	10.0	11.8	13.5	13.4	10.1	15.5	13.9
女性	15.0	14.0	12.0	14.1	16.6	16.0	12.8	17.5	17.2
年龄别住院率 /%									
0～4 岁	13.0	11.2	8.7	12.7	12.9	14.8	9.1	17.2	16.9
5～14 岁	3.8	3.0	2.4	2.7	4.0	4.4	2.4	4.5	5.6
15～24 岁	6.2	4.8	3.7	3.8	7.0	7.5	5.6	7.1	8.6
25～34 岁	11.1	10.6	9.4	9.7	13.4	11.9	10.5	11.8	13.1
35～44 岁	8.0	7.4	6.4	7.0	9.0	8.8	6.7	9.3	9.7
45～54 岁	11.0	9.6	7.3	9.8	12.0	12.4	8.8	14.3	13.5
55～64 岁	17.4	15.7	13.3	16.4	18.6	19.3	15.4	21.1	20.9
65 岁及以上	27.2	26.4	23.2	26.2	30.8	28.1	21.8	31.2	30.5
文化程度别住院率 /%									
文盲半文盲	22.4	21.8	19.6	21.6	23.8	22.7	18.6	25.7	22.6
小学	19.1	18.8	18.1	17.4	20.6	19.2	15.1	22.7	18.9
初中	13.4	13.7	11.6	14.6	15.7	13.1	10.5	13.9	14.7
高中、技校	11.1	11.1	9.9	11.6	12.2	11.2	10.6	12.3	10.5
中专	14.2	14.0	10.8	14.0	18.8	14.7	11.7	16.8	15.8
大专	10.5	10.4	8.7	10.2	13.3	10.7	9.5	10.3	12.4
大学及以上	10.1	10.5	8.0	11.7	13.5	7.3	8.2	7.8	5.7
医疗保障形式别住院率 /%									
城镇职工基本医保	14.8	15.0	12.0	17.1	18.1	13.8	11.3	16.6	17.4
城乡居民基本医保	13.7	11.8	10.6	10.7	14.1	14.9	11.6	16.7	15.6
其他社会医疗保险	12.2	11.1	7.2	20.1	19.2	19.1	15.0	44.8	3.7
无社保	7.4	6.2	7.0	5.0	6.8	9.3	7.8	9.8	10.8
就业状况别住院率 /%									
在岗	10.2	8.4	6.7	7.7	11.0	11.8	8.8	12.9	13.2
离退休	22.7	22.3	18.8	22.7	27.4	25.8	18.4	29.6	30.7
学生	2.2	1.8	1.3	1.1	2.9	2.6	1.6	1.9	3.5
失业	22.9	17.0	15.4	14.1	21.9	32.3	26.5	34.4	34.0
无业	23.7	20.8	20.1	18.9	23.8	25.9	21.7	28.0	27.1

5-13-1 调查地区居民疾病别住院率

单位：‰

疾病名称	合计			城市			农村		
	2008 年	2013 年	2018 年	2008 年	2013 年	2018 年	2008 年	2013 年	2018 年
传染病计	1.1	1.0	0.8	0.6	0.8	0.5	1.3	1.2	1.1
寄生虫病计	0.1	0.1	0.1	0.0	0.1	0.1	0.1	0.0	0.2
恶性肿瘤计	2.9	3.9	5.8	4.4	4.9	6.0	2.3	3.0	5.6
良性肿瘤计	1.7	2.0	2.0	1.8	2.0	1.8	1.7	2.0	2.2
内分泌、营养和代谢疾病计	2.0	3.5	5.8	4.5	4.7	7.0	1.1	2.3	4.5
其中：糖尿病	1.6	2.6	4.4	3.9	3.6	5.4	0.7	1.6	3.3
血液、造血器官疾病	0.5	0.6	1.3	0.3	0.5	1.3	0.6	0.7	1.4
精神病小计	0.5	0.5	0.8	0.5	0.5	0.6	0.5	0.4	0.9
神经系统疾病计	1.1	1.6	3.1	1.2	1.7	3.4	1.0	1.5	2.8
眼及附器疾病	1.2	1.9	3.1	1.5	2.0	3.1	1.0	1.7	3.1
耳和乳突疾病	0.1	0.3	0.7	0.1	0.3	0.8	0.1	0.2	0.6
循环系统疾病	13.7	20.4	29.1	21.7	21.9	26.5	10.8	18.9	32.1
其中：心脏病	5.5	6.9	10.2	9.6	8.1	9.1	4.0	5.8	11.4
高血压	3.2	4.9	6.8	4.6	5.1	7.0	2.7	4.7	6.7
脑血管病	4.1	6.9	9.6	5.9	7.1	7.7	3.4	6.7	11.7
呼吸系统疾病	10.2	13.3	21.9	6.1	11.5	18.4	11.7	15.1	25.7
其中：急性上呼吸道感染	3.8	5.4	8.7	1.4	3.9	6.1	4.7	6.9	11.6
肺炎	2.6	2.9	5.0	1.4	2.8	5.0	3.0	3.1	4.9
老年人慢性支气管炎	1.6	1.9	3.5	1.5	1.8	2.9	1.6	2.0	4.2
消化系统疾病	9.1	10.2	13.9	8.1	9.8	13.0	9.5	10.5	14.9
其中：急性胃炎	1.9	2.3	3.3	1.1	1.9	2.8	2.2	2.8	3.9
肝硬化	0.4	0.5	0.7	0.2	0.6	0.5	0.5	0.3	0.9
胆囊疾病	1.9	1.9	2.3	2.4	2.0	2.1	1.8	1.9	2.4
泌尿生殖系统疾病	3.9	5.4	8.2	3.5	5.2	7.3	4.0	5.6	9.3
妊娠、分娩病及产褥期并发症	9.0	9.8	12.0	6.3	9.5	13.3	9.9	10.0	10.7
皮肤皮下组织	0.6	1.2	2.2	0.6	1.2	1.9	0.6	1.1	2.5
肌肉、骨骼结缔组织	2.7	6.0	13.7	3.0	6.1	12.5	2.6	5.8	14.9
其中：类风湿关节炎	0.6	1.0	1.4	0.5	0.8	0.9	0.6	1.2	1.9
先天异常	0.1	0.2	0.2	0.0	0.1	0.1	0.1	0.2	0.2
围生期疾病	0.2	0.3	0.3	0.1	0.3	0.2	0.2	0.3	0.3
损伤和中毒	6.2	6.9	6.6	4.4	5.8	4.8	6.8	7.9	8.6
其他	0.6	0.9	4.6	0.5	1.0	5.2	0.6	0.7	4.0
不详	1.2	0.6	1.1	1.5	0.7	0.9	1.1	0.6	1.3

5-13-2　2018年调查地区居民疾病别住院率

单位：‰

疾病名称	合计	城市				农村			
		小计	东部	中部	西部	小计	东部	中部	西部
传染病计	0.8	0.5	0.5	0.5	0.5	1.1	0.5	1.2	1.6
寄生虫病计	0.1	0.1	0.0	0.1	0.0	0.2	0.1	0.4	0.1
恶性肿瘤计	5.8	6.0	6.4	5.6	6.1	5.6	7.0	6.4	3.8
良性肿瘤计	2.0	1.8	2.0	1.7	1.7	2.2	2.6	2.2	2.1
内分泌、营养和代谢疾病计	5.8	7.0	5.9	8.3	7.2	4.5	4.0	5.4	4.0
其中：糖尿病	4.4	5.4	4.1	6.6	5.8	3.3	2.6	4.4	2.9
血液、造血器官疾病	1.3	1.3	1.2	1.3	1.4	1.4	0.8	1.5	1.7
精神病小计	0.8	0.6	0.4	0.6	0.8	0.9	0.7	0.9	1.2
神经系统疾病计	3.1	3.4	2.6	4.3	3.6	2.8	2.2	3.0	3.1
眼及附器疾病	3.1	3.1	2.7	3.2	3.6	3.1	3.2	3.0	3.1
耳和乳突疾病	0.7	0.8	0.7	0.8	0.8	0.6	0.4	0.7	0.7
循环系统疾病	29.1	26.5	23.2	31.2	26.1	32.1	26.5	42.3	27.1
其中：心脏病	10.2	9.1	7.6	10.8	9.4	11.4	8.6	16.0	9.4
高血压	6.8	7.0	5.9	8.0	7.4	6.7	4.4	7.8	7.4
脑血管病	9.6	7.7	7.0	9.9	6.4	11.7	10.9	16.1	8.3
呼吸系统疾病	21.9	18.4	14.8	15.7	25.6	25.7	14.8	28.5	31.4
其中：急性上呼吸道感染	8.7	6.1	4.5	4.8	9.4	11.6	5.2	13.9	14.4
肺炎	5.0	5.0	5.2	4.2	5.6	4.9	3.3	5.1	6.0
老年人慢性支气管炎	3.5	2.9	2.2	1.9	4.8	4.2	2.9	4.5	5.0
消化系统疾病	13.9	13.0	10.6	13.1	15.9	14.9	10.8	15.6	17.4
其中：急性胃炎	3.3	2.8	1.8	2.7	4.4	3.9	2.0	4.0	5.1
肝病硬化	0.7	0.5	0.4	0.5	0.8	0.9	1.2	0.9	0.8
胆囊疾病	2.3	2.1	1.7	2.3	2.4	2.4	1.5	2.5	3.0
泌尿生殖系统疾病	8.2	7.3	6.1	6.5	9.4	9.3	6.5	10.9	9.9
妊娠、分娩病及产褥期并发症	12.0	13.3	13.2	11.2	15.3	10.7	11.2	9.3	11.6
皮肤皮下组织	2.2	1.9	1.4	1.9	2.7	2.5	1.6	2.6	3.0
肌肉、骨骼结缔组织	13.7	12.5	8.2	12.3	18.3	14.9	9.3	15.7	18.4
其中：类风湿关节炎	1.4	0.9	0.5	0.7	1.5	1.9	0.8	1.9	2.8
先天异常	0.2	0.1	0.0	0.1	0.2	0.2	0.2	0.2	0.2
围生期疾病	0.3	0.2	0.2	0.1	0.2	0.3	0.3	0.1	0.5
损伤和中毒	6.6	4.8	4.0	5.0	5.6	8.6	7.6	9.3	8.9
其他	4.6	5.2	5.7	5.0	4.7	4.0	3.3	4.3	4.4
不详	1.1	0.9	0.5	0.8	1.4	1.3	1.0	1.7	1.3

5-14-1　调查地区居民经常就诊单位构成

单位：%

就诊单位名称	合计	城市	农村
2008 年			
患者两周首诊单位			
私人诊所	16.5	12.5	17.8
卫生室（站）	33.0	12.3	39.5
卫生院、社区中心	24.2	23.5	24.4
县／市／区医院	17.3	23.7	15.3
地／市医院	4.7	15.4	1.3
省医院	3.2	11.2	0.7
其他医院	1.0	1.4	0.9
2013 年			
患者一般性疾病就诊单位			
卫生室	47.4	30.4	64.4
卫生服务站	11.2	18.5	3.8
卫生院	13.9	5.4	22.4
社区中心	8.6	14.6	2.6
综合医院	15.6	25.8	5.3
中医院	1.6	2.2	1.0
其他	1.8	3.0	0.7
2018 年			
患者两周首诊单位			
卫生室（站）	41.5	31.6	51.9
社区卫生服务站	5.8	9.6	1.8
社区卫生服务中心	7.6	13.4	1.6
卫生院	12.6	7.1	18.3
县／市／区级医院	19.5	19.9	19.2
地／市级医院	5.0	8.3	1.7
省医院	3.5	5.8	1.0
民营医院	2.4	2.6	2.3
其他	2.0	1.8	2.2

5-14-2　2018年调查地区两周患者首诊机构构成

单位：%

首诊机构	合计	城市				农村			
		小计	东部	中部	西部	小计	东部	中部	西部
卫生室（站）	41.5	31.6	20.4	38.9	41.4	51.9	50.7	55.0	50.1
社区卫生服务站	5.8	9.6	16.7	4.7	3.5	1.8	3.6	0.5	1.5
社区卫生服务中心	7.6	13.4	19.9	7.9	8.8	1.6	3.7	0.8	0.7
卫生院	12.6	7.1	6.4	4.8	9.9	18.3	18.8	18.0	18.1
县／市／区级医院	19.5	19.9	20.2	21.9	17.9	19.2	17.7	18.4	21.2
地／市级医院	5.0	8.3	8.2	10.5	6.6	1.7	1.9	1.7	1.6
省医院	3.5	5.8	5.3	6.3	6.2	1.0	0.6	1.3	1.1
民营医院	2.4	2.6	1.5	3.8	3.2	2.3	1.4	2.3	2.9
其他	2.0	1.8	1.4	1.3	2.6	2.2	1.6	2.0	2.9

5-15-1　调查地区住户距最近医疗单位距离和时间构成

单位：%

项目	合计	城市	农村
2008 年			
到最近医疗点距离			
不足 1 千米	65.6	83.5	58.0
1～<2 千米	15.5	10.0	17.9
2～<3 千米	8.4	4.3	10.1
3～<4 千米	3.9	1.3	5.0
4～<5 千米	2.0	0.5	2.6
5 千米及以上	4.5	0.5	6.3
到最近医疗点所需时间			
10 分钟以内	69.9	80.2	65.6
10～<20 分钟	19.0	16.9	19.8
20～<30 分钟	6.9	2.3	8.8
30 分钟以上	4.2	0.7	5.7
2013 年			
到最近医疗点距离			
不足 1 千米	63.9	71.0	56.7
1～<2 千米	16.7	15.1	18.3
2～<3 千米	9.7	7.7	11.6
3～<4 千米	4.2	3.1	5.3
4～<5 千米	2.1	1.3	3.0
5 千米及以上	3.4	1.8	5.0
到最近医疗点所需时间			
15 分钟及以内	84.0	87.8	80.2
16～20 分钟	7.9	6.9	8.9
20 分钟以上	8.1	5.3	10.9
2018 年			
到最近医疗点距离			
不足 1 千米	58.2	62.5	53.1
1～<2 千米	22.1	21.8	22.5
2～<3 千米	10.8	9.6	12.1
3～<4 千米	4.0	3.3	4.7
4～<5 千米	1.5	1.1	2.0
5 千米及以上	3.4	1.6	5.6
到最近医疗点所需时间			
15 分钟及以内	89.9	91.9	87.6
16～<20 分钟	5.2	4.8	5.6
20～<30 分钟	3.6	2.7	4.7
30 分钟以上	1.3	0.6	2.1

5-15-2　2018年调查地区住户距最近医疗单位距离和时间构成

单位：%

项目	合计	城市				农村			
		小计	东部	中部	西部	小计	东部	中部	西部
到最近医疗点距离									
不足 1 千米	58.2	62.5	61.8	65.5	60.5	53.1	60.4	56.4	44.0
1～<2 千米	22.1	21.8	23.1	20.0	22.0	22.5	21.7	21.8	23.8
2～<3 千米	10.8	9.6	9.7	8.7	10.5	12.1	9.4	12.6	13.8
3～<4 千米	4.0	3.3	2.9	3.2	3.8	4.7	3.2	4.3	6.4
4～<5 千米	1.5	1.1	0.9	1.1	1.3	2.0	1.5	1.3	3.1
5 千米及以上	3.4	1.6	1.5	1.5	1.8	5.6	3.7	3.6	8.9
到最近医疗点所需时间									
15 分钟及以内	89.9	91.9	94.6	91.6	89.0	87.6	93.3	88.1	82.6
16～<20 分钟	5.2	4.8	3.6	5.0	6.1	5.6	3.6	5.3	7.5
20～<30 分钟	3.6	2.7	1.7	2.9	3.9	4.7	2.4	4.6	6.7
30 分钟以上	1.3	0.6	0.3	0.6	1.0	2.1	0.7	2.0	3.2

5-16-1 调查地区居民医疗保障制度构成

单位：%

项目	合计	城市	农村
2008 年			
城镇职工基本医保	12.7	44.2	1.5
公费医疗	1.0	3.0	0.3
城镇居民基本医保	3.8	12.5	0.7
新型农村合作医疗	68.7	9.5	89.7
其他社会医疗保险	1.0	2.8	0.4
无社会医疗保险	12.9	28.1	7.5
2013 年			
城镇职工医疗保险	21.0	38.1	4.6
城镇居民医疗保险	13.2	22.0	4.7
新型农村合作医疗	51.1	26.9	74.1
城乡居民合作医疗	9.9	5.7	13.8
其他社会医疗保险	0.5	0.9	0.1
无社会医疗保险	4.4	6.4	2.6
2018 年			
城镇职工基本医保	23.4	38.8	6.6
城乡居民基本医保	73.3	57.1	91.1
其他社会医疗保险	0.4	0.7	0.1
无社会医疗保险	2.9	3.5	2.3

5-16-2 2018年调查地区居民社会医疗保障制度构成

单位：%

项目	合计	城市				农村			
		小计	东部	中部	西部	小计	东部	中部	西部
城镇职工基本医保	23.4	38.8	45.1	38.1	31.2	6.6	12.7	5.5	2.9
城乡居民基本医保	73.3	57.1	50.5	57.1	65.5	91.1	84.2	92.0	95.4
其他社会医疗保险	0.4	0.7	1.2	0.5	0.2	0.1	0.2	0.1	0.1
无社会医疗保险	2.9	3.5	3.2	4.2	3.0	2.3	2.9	2.5	1.6

六、基层医疗卫生服务

简要说明

一、本章主要介绍全国及31个省、自治区、直辖市基层医疗卫生机构门诊、住院和床位利用情况，包括诊疗人次数、入院人次数、病床使用率、平均住院日、医师人均工作量、医药费用等。

二、本章数据来源于卫生资源与医疗服务统计年报。

三、本章及其他有关社区卫生服务中心（站）数据系登记注册机构数，均不包括医疗机构下设的未注册的社区卫生服务站数。

主要指标解释

家庭卫生服务人次数　是指医生赴病人家中提供医疗、预防和保健服务的人次数。

6-1-1 基层医疗卫生机构医疗服务量

机构分类	诊疗人次数 / 万人次					入院人次数 / 万人次				
	2018 年	2019 年	2020 年	2021 年	2022 年	2018 年	2019 年	2020 年	2021 年	2022 年
总　计	440 632.0	453 087.1	411 614.4	425 023.7	426 609.5	4375.1	4295.1	3707.5	3591.7	3619.1
按主办单位分										
政府办	187 324.8	196 973.7	180 292.3	190 440.1	192 305.0	4254.0	4183.9	3596.4	3485.9	3517.2
非政府办	253 307.2	256 113.3	231 322.1	234 583.6	234 304.5	122.2	111.2	111.0	105.8	101.9
按机构类别分										
社区卫生服务中心	63 897.9	69 110.7	62 068.4	69 596.6	69 330.3	339.5	339.5	292.7	319.3	333.8
其中：政府办	52 848.1	56 709.7	51 211.9	56 603.9	55 816.5	273.2	278.2	238.0	264.9	279.9
社区卫生服务站	16 011.5	16 805.7	13 403.7	14 005.9	13 919.9	14.5	10.4	6.6	5.8	4.7
其中：政府办	3487.4	3510.0	2352.3	2680.0	2016.7	4.5	3.3	2.5	1.8	1.6
街道卫生院	1239.6	1190.4	1179.1	1352.6	1563.3	24.9	24.9	18.4	17.7	18.7
乡镇卫生院	111 595.8	117 453.6	109 516.3	116 064.2	120 771.4	3985.1	3909.4	3383.3	3223.0	3239.0
其中：政府办	110 649.2	116 443.7	108 398.4	115 145.3	119 857.3	3951.9	3879.2	3338.0	3200.6	3216.8
村卫生室	167 207.0	160 461.7	142 753.8	134 184.3	128 176.0					
门诊部	13 581.4	15 631.7	15 722.1	18 692.1	19 366.9	12.2	10.9	6.4	25.7	22.8
诊所（卫生所、医务室、护理站）	67 098.8	72 433.2	66 971.1	71 128.0	73 481.6			0.0	0.2	0.1
构成 /%	100.0	100.0	100.0	100.0	100.0	100.0	100.0	100.0	100.0	100.0
按主办单位分										
政府办	42.5	43.5	43.8	44.8	45.1	97.2	97.4	97.0	97.1	97.2
非政府办	57.5	56.5	56.2	55.2	54.9	2.8	2.6	3.0	2.9	2.8
按机构类别分										
社区卫生服务中心	14.5	15.3	15.1	16.4	16.3	7.8	7.9	7.9	8.9	9.2
社区卫生服务站	3.6	3.7	3.3	3.3	3.3	0.3	0.2	0.2	0.2	0.1
街道卫生院	0.3	0.3	0.3	0.3	0.4	0.6	0.6	0.5	0.5	0.5
乡镇卫生院	25.3	25.9	26.6	27.3	28.3	91.1	91.0	91.3	89.7	89.5
村卫生室	37.9	35.4	34.7	31.6	30.0					
门诊部	3.1	3.5	3.8	4.4	4.5	0.3	0.3	0.2	0.7	0.6
诊所（卫生所、医务室、护理站）	15.2	16.0	16.3	16.7	17.2					

6-1-2　2022年各地区基层医疗卫生机构工作情况

地区	机构数／个	床位数／张	人员数／人	诊疗人次数／万人次	入院人次数／万人次
总　计	979 768	1 751 081	4 550 607	426 609	3619
东　部	379 690	535 341	1 952 481	203 242	851
中　部	309 108	646 306	1 310 569	121 148	1262
西　部	290 970	569 434	1 287 557	102 220	1506
北　京	9915	5229	91 830	7773	2
天　津	5686	5833	41 159	3795	1
河　北	87 019	87 319	239 057	20 228	79
山　西	37 816	37 073	113 667	5320	19
内蒙古	23 751	27 504	79 589	4122	21
辽　宁	30 549	35 756	105 234	5269	27
吉　林	23 844	19 254	84 722	3650	10
黑龙江	18 805	32 337	79 826	3000	23
上　海	5726	14 890	81 888	7367	2
江　苏	33 947	106 090	307 705	28 637	196
浙　江	33 806	29 273	219 152	36 081	34
安　徽	28 205	92 410	187 008	21 891	108
福　建	27 940	38 349	129 782	14 303	56
江　西	34 111	68 054	122 197	12 846	155
山　东	82 485	126 471	360 434	39 498	266
河　南	78 320	161 552	326 805	36 532	308
湖　北	35 030	106 762	190 203	17 682	265
湖　南	52 977	128 864	206 141	20 227	375
广　东	56 635	76 087	342 974	37 751	181
广　西	33 086	86 621	182 591	12 172	311
海　南	5982	10 044	33 266	2539	7
重　庆	21 161	59 183	108 484	10 778	204
四　川	70 671	151 184	300 572	29 085	457
贵　州	27 294	56 261	125 067	10 144	160
云　南	25 512	65 797	162 591	16 767	177
西　藏	6597	4181	18 212	672	1
陕　西	32 978	41 222	126 541	7528	58
甘　肃	24 072	34 976	75 496	4586	58
青　海	5993	5966	19 608	988	7
宁　夏	4277	3950	20 863	1730	3
新　疆	15 578	32 589	67 943	3649	49

6-2 社区卫生服务机构数、床位数、人员数

项目	2015 年	2018 年	2019 年	2020 年	2021 年	2022 年
机构数合计 / 个	34 321	34 997	35 013	35 365	36 160	36 448
社区卫生服务中心	8806	9352	9561	9826	10 122	10 353
社区卫生服务站	25 515	25 645	25 452	25 539	26 038	26 095
按主办单位分						
政府办	18 246	17 715	17 374	17 330	17 673	17 525
非政府办	16 075	17 282	17 639	18 035	18 487	18 923
按床位分						
无床	27 357	27 769	27 769	28 253	28 622	28 845
1～9 张	2053	1962	1939	1652	1877	1823
10～49 张	3573	3630	3688	3718	3811	3795
50～99 张	1057	1282	1299	1376	1447	1548
100 张及以上	281	354	352	366	403	437
床位数合计 / 张	200 979	231 274	237 445	238 343	251 720	263 054
社区卫生服务中心	178 410	209 024	214 559	225 539	239 139	251 453
社区卫生服务站	22 569	22 250	22 886	12 804	12 581	11 601
人员数合计 / 人	504 817	582 852	610 345	647 875	682 912	717 298
卫生技术人员	431 158	499 296	524 709	558 404	592 061	623 476
内：执业（助理）医师	181 670	209 392	220 271	233 761	245 328	254 738
注册护士	153 393	189 207	202 408	219 574	237 441	252 568
其他技术人员	20 305	24 680	25 756	27 263	33 310	34 125
管理人员	20 790	23 455	23 918	24 457	17 082	18 508
工勤技能人员	32 564	35 421	35 962	37 751	40 459	41 189

注：2021 年起，本表未纳入社区卫生服务中心（站）同时担负临床的管理人员，2022 年共 2.2 万人。

6-3 2022 年社区卫生服务中心分科床位数、门急诊人次数、出院人次数及构成

科室分类	床位		门急诊		出院	
	床位数 / 张	构成 /%	人次数 / 万人次	构成 /%	人次数 / 万人次	构成 /%
总　计	251 453	100.0	64 189.0	100.0	330.2	100.0
预防保健科	3304	1.3	6484.4	10.1	1.9	0.6
全科医疗科	85 803	34.1	32 576.4	50.8	85.0	25.7
内科	72 444	28.8	7831.4	12.2	129.3	39.2
外科	20 894	8.3	1998	3.1	30.6	9.3
儿科	5675	2.3	1468.7	2.3	8.3	2.5
妇产科	8813	3.5	1403.9	2.2	10.3	3.1
中医科	19 712	7.8	7090.7	11.0	30.2	9.1
其他	34 808	13.8	5336.1	8.3	34.7	10.5

6-4 社区卫生服务中心收入、支出及病人医药费用

指标名称	2015 年	2018 年	2019 年	2020 年	2021 年	2022 年
机构数 / 个	7932	8631	8937	9184	9574	10 353
平均每个中心总收入 / 万元	1337.1	1845.8	2063.5	2228.5	2388.1	2448.7
其中：医疗收入	794.0	1104.9	1228.3	1234.5	1326.7	1335.5
内：药品收入	519.8	716.2	835.1	880.1	900.3	937.2
财政补助收入	487.8	676.1	746.6	890.0	896.6	962.2
上级补助收入	23.0	23.6	18.7	18.9	22.6	19.3
平均每个中心总费用 / 万元	1276.4	1801.2	2019.9	2170.5	2293.6	2407.1
其中：业务活动费	1015.5	1741.3	1876.0	2014.0	2120.1	2236.6
内：药品费	474.3	685.9	803.5	831.6	851.7	885.2
平均每个中心人员经费 / 万元	489.8	681.0	739.9	802.6	869.3	932.9
职工人均年业务收入 / 万元	16.6	21.5	23.0	22.3	23.6	24.3
医师人均年业务收入 / 万元	47.6	61.9	66.2	63.9	67.9	71.0
门诊病人次均医药费 / 元	97.7	132.3	142.6	165.9	165.8	180.1
其中：药费	67.3	90.5	102.2	124.9	118.9	135.1
药费所占比例 /%	68.9	68.4	71.7	75.3	71.7	75.0
住院病人人均医药费 / 元	2760.6	3194.0	3323.9	3560.3	3649.9	3494.4
其中：药费	1189.7	1169.6	1177.3	1126.7	1088.8	1026.9
药费所占比例 /%	43.1	36.6	35.4	31.6	29.8	29.4

6-5 各地区社区卫生服务中心（站）医疗服务情况

年份／地区	社区卫生服务中心						社区卫生服务站	
	诊疗人次数／人次	入院人次数／人次	病床使用率/%	平均住院日／天	医师日均担负诊疗人次数／人次	医师日均担负住院床日／天	诊疗人次数／人次	医师日均担负诊疗人次数／人次
2015	559 025 520	3 055 499	54.7	9.8	16.3	0.7	147 424 820	14.1
2018	638 978 662	3 395 371	52.0	9.9	16.1	0.6	160 115 334	13.7
2019	691 106 915	3 395 234	49.7	9.7	16.5	0.6	168 056 582	13.9
2020	620 683 853	2 927 288	42.8	10.3	13.9	0.5	134 037 234	10.8
2021	695 966 057	3 192 971	43.2	9.8	14.6	0.5	140 058 791	11.0
2022	693 303 094	3 337 959	41.1	9.9	13.9	0.5	139 199 235	11.0
东　部	482 949 849	919 641	39.3	16.1	15.8	0.3	73 912 604	13.0
中　部	111 016 497	1 116 699	37.7	7.7	10.5	0.6	37 066 421	9.8
西　部	99 336 748	1 301 619	47.9	7.5	11.4	0.8	28 220 210	8.8
北　京	56 497 009	15 293	22.0	23.6	16.5	0.1	8 618 886	20.5
天　津	14 443 076	1459	16.8	22.6	14.7	0.1	1 670 335	18.9
河　北	7 041 762	42 596	27.3	9.4	7.2	0.4	7 548 589	6.1
山　西	4 690 560	19 414	16.8	10.1	7.3	0.2	3 905 521	5.6
内蒙古	5 882 959	20 000	16.8	7.4	7.5	0.2	2 454 795	4.8
辽　宁	8 027 147	25 671	18.7	10.3	7.0	0.2	3 286 438	5.3
吉　林	5 113 915	12 119	20.8	12.6	6.6	0.2	260 036	4.4
黑龙江	5 953 036	23 924	13.4	7.9	5.6	0.2	208 590	3.3
上　海	56 532 716	24 578	64.0	221.0	15.8	0.6		
江　苏	64 274 683	288 002	37.4	9.5	12.7	0.4	10 573 796	15.6
浙　江	107 336 667	90 476	42.8	14.2	20.7	0.2	2 820 882	19.8
安　徽	20 556 715	110 602	27.7	6.2	14.2	0.4	12 640 787	12.1
福　建	24 177 746	44 107	24.3	8.8	19.8	0.2	3 594 230	10.5
江　西	5 013 988	36 787	32.2	6.7	10.9	0.5	3 171 327	11.6
山　东	37 737 283	281 385	43.1	8.7	12.3	0.6	23 863 722	17.0
河　南	24 764 691	255 666	41.4	8.9	10.6	0.7	7 949 957	9.2
湖　北	16 606 127	260 106	45.8	8.6	8.9	0.9	4 798 554	12.6
湖　南	28 317 465	398 081	48.0	6.5	14.0	1.0	4 131 649	10.6
广　东	105 314 551	98 559	34.8	9.4	18.5	0.1	9 468 357	15.7
广　西	9 809 091	78 443	51.9	7.9	12.2	0.6	1 966 028	10.8
海　南	1 567 209	7515	26.2	7.3	9.0	0.5	2 467 369	14.5
重　庆	13 795 664	364 275	61.7	7.6	10.3	1.4	1 889 931	10.4
四　川	34 802 407	490 626	58.5	7.7	14.0	1.1	4 563 448	12.9
贵　州	10 370 092	158 680	39.3	6.0	11.2	0.8	3 997 274	11.2
云　南	9 038 295	112 851	48.5	8.1	12.8	0.9	3 108 733	9.7
西　藏	177 631		7.7		5.7	0.1	31 731	3.7
陕　西	5 287 921	35 334	23.7	7.7	9.5	0.4	2 491 832	7.6
甘　肃	3 279 162	27 736	35.7	7.2	6.8	0.4	2 233 706	7.1
青　海	706 077	4021	19.8	8.9	6.0	0.2	1 168 944	10.4
宁　夏	1 742 038	1127	14.3	10.2	16.4	0.1	2 827 289	22.2
新　疆	4 445 411	8526	16.1	9.2	11.4	0.2	1 486 499	3.6

6-6　2022年各地区家庭卫生服务人次数

单位：人次

地　区	合计	医院	社区卫生 服务中心（站）	乡镇 卫生院	其他医疗 卫生机构
总　计	137 530 886	6 569 671	46 977 608	81 301 791	2 681 816
东　部	54 945 981	1 853 252	24 023 263	27 229 900	1 839 566
中　部	48 799 359	1 728 113	13 801 558	32 849 466	420 222
西　部	33 785 546	2 988 306	9 152 787	21 222 425	422 028
北　京	750 933	56 501	688 614		5818
天　津	1 105 165	4761	724 562	375 822	20
河　北	3 485 092	314 726	978 264	2 189 863	2239
山　西	3 179 454	104 032	1 230 075	1 718 892	126 455
内蒙古	1 888 431	85 655	947 210	855 566	
辽　宁	1 257 373	202 138	838 946	215 344	945
吉　林	1 762 061	112 203	925 881	723 977	
黑龙江	1 566 352	86 011	788 099	676 152	16 090
上　海	583 437	8714	574 723		
江　苏	7 757 333	244 877	4 194 288	3 173 627	144 541
浙　江	7 127 866	88 211	3 483 735	2 714 227	841 693
安　徽	13 352 657	191 603	3 935 624	9 112 239	113 191
福　建	6 557 411	40 705	2 074 910	4 441 655	141
江　西	3 724 302	273 979	616 009	2 815 628	18 686
山　东	18 993 667	762 464	5 747 129	11 712 822	771 252
河　南	10 729 037	408 243	2 410 472	7 843 659	66 663
湖　北	5 871 674	416 166	1 759 964	3 618 809	76 735
湖　南	8 613 822	135 876	2 135 434	6 340 110	2402
广　东	6 896 968	99 006	4 522 482	2 202 803	72 677
广　西	3 566 280	167 657	601 236	2 779 792	17 595
海　南	430 736	31 149	195 610	203 737	240
重　庆	2 887 623	53 339	1 405 079	1 405 469	23 736
四　川	9 174 333	314 746	2 766 125	5 911 213	182 249
贵　州	2 612 844	10 247	660 806	1 830 479	111 312
云　南	2 188 974	533 331	242 477	1 397 345	15 821
西　藏	1 350 108	207 053	69 542	1 053 515	19 998
陕　西	1 353 465	73 616	550 894	712 835	16 120
甘　肃	1 934 644	89 195	451 730	1 387 564	6155
青　海	719 272	10 996	167 502	539 153	1621
宁　夏	1 549 994	34 941	562 883	944 487	7683
新　疆	4 559 578	1 407 530	727 303	2 405 007	19 738

6-7 乡镇卫生院机构数、床位数、人员数情况

项目	2015 年	2018 年	2019 年	2020 年	2021 年	2022 年
机构数合计 / 个	**36 817**	**36 461**	**36 112**	**35 762**	**34 943**	**33 917**
中心卫生院	10 579	10 513	10 519	10 476	10 432	10 376
乡镇卫生院	26 238	25 948	25 593	25 286	24 511	23 541
按主办单位分						
政府办	36 344	35 973	35 655	35 259	34 494	33 487
非政府办	473	488	457	503	449	430
按床位分						
无床	1519	1547	1547	1394	1388	1349
1～9 张	5358	4918	4742	4531	4213	3831
10～49 张	21 785	19 772	19 440	19 031	18 371	17 384
50～99 张	6486	7832	7976	7992	7848	7828
100 张及以上	1669	2392	2611	2814	3123	3525
床位数合计 / 张	**1 196 122**	**1 333 909**	**1 369 914**	**1 390 325**	**1 417 410**	**1 455 876**
中心卫生院	528 268	589 231	608 975	618 983	633 477	656 094
乡镇卫生院	667 854	744 678	760 939	771 342	783 933	799 782
人员数合计 / 人	**1 277 697**	**1 391 324**	**1 445 043**	**1 481 181**	**1 492 416**	**1 530 690**
卫生技术人员	1 078 532	1 181 125	1 232 224	1 267 426	1 284 512	1 325 665
内：执业（助理）医师	440 889	479 025	502 912	520 116	525 274	536 740
注册护士	298 881	359 726	391 384	408 550	424 982	445 826
其他技术人员	57 654	64 549	67 272	69 517	79 071	77 969
管理人员	42 202	43 109	43 008	42 069	24 526	25 892
工勤技能人员	99 309	102 541	102 539	102 169	104 307	101 164

注：2021年起，本表未纳入乡镇卫生院同时担负临床的管理人员，2022年共4.2万人。

6-8 2022年乡镇卫生院分科床位数、门急诊人次数、出院人次数及构成

科室分类	床位		门急诊		出院	
	床位数 / 张	构成 /%	人次数 / 万人次	构成 /%	人次数 / 万人次	构成 /%
总　　计	**1 455 876**	**100.0**	**113 603**	**100.0**	**3213.0**	**100.0**
预防保健科	11 170	0.8	4472	4.1	8.8	0.3
全科医疗科	304 690	20.9	29 010	26.6	671.3	20.9
内科	537 857	36.9	40 910	37.5	1416.2	44.1
外科	194 772	13.4	9358	8.6	382.8	11.9
儿科	87 651	6.0	5887	5.4	193.4	6.0
妇产科	93 259	6.4	4350	4.0	121.9	3.8
中医科	120 501	8.3	10 904	10.0	275.8	8.6
其他	105 976	7.3	8712	4.0	143.0	4.4

6-9 乡镇卫生院收入、支出及病人医药费用

指标名称	2015 年	2018 年	2019 年	2020 年	2021 年	2022 年
机构数 / 个	36 178	35 841	35 667	35 317	34 505	33 495
平均每院总收入 / 万元	619.3	830.3	912.7	974.5	1063.3	1135.3
其中：医疗收入	325.5	426.0	469.6	461.5	501.4	554.2
内：药品收入	163.2	203.5	234.7	230.5	240.3	273.2
财政补助收入	272.3	373.8	399.2	460.6	495.4	522.0
上级补助收入	8.4	11.9	10.7	10.8	14.0	10.6
平均每个中心总费用 / 万元	594.1	816.3	884.1	946.0	1079.3	1132.9
其中：业务活动费用	480.5	783.7	824.2	878.8	988.7	1060.3
内：药品费	150.8	190.1	215.4	213.8	228.2	260.0
平均每院人员经费 / 万元	253.7	367.9	390.9	419.8	479.6	516.9
职工人均年业务收入 / 万元	9.6	11.5	11.8	11.3	12.0	12.4
医师人均年业务收入 / 万元	27.8	33.3	34.7	32.2	34.1	35.4
门诊病人次均医药费 / 元	60.1	71.5	77.3	84.7	89.0	92.2
其中：药费	32.6	39.3	46.2	51.8	51.5	56.4
药费所占比例 /%	54.2	55.0	59.7	61.2	57.9	61.2
住院病人人均医药费 / 元	1487.4	1834.2	1969.6	2083.0	2166.5	2214.8
其中：药费	675.4	730.7	757.5	731.2	719.4	726.3
药费所占比例 /%	45.4	39.8	38.5	35.1	33.2	32.8

注：本表机构数为总收入大于零的机构。

6-10-1　乡镇卫生院医疗服务情况

年份	诊疗人次数／亿人次	入院人次数／万人次	病床周转次数／次	病床使用率／%	平均住院日／天
1985	11.00	1771	26.4	46.0	5.9
1990	10.65	1958	28.6	43.4	5.2
1991	10.82	2016	29.1	43.5	5.1
1992	10.34	1960	28.7	42.9	5.1
1993	8.98	1855	27.9	38.4	4.6
1994	9.73	1913	29.4	40.5	4.6
1995	9.38	1960	29.9	40.2	4.6
1996	9.44	1916	28.6	37.0	4.4
1997	9.16	1918	26.0	34.5	4.5
1998	8.74	1751	24.4	33.3	4.6
1999	8.38	1688	24.2	32.8	4.6
2000	8.24	1708	24.8	33.2	4.6
2001	8.24	1700	23.7	31.3	4.5
2002	7.10	1625	28.0	34.7	4.0
2003	6.91	1608	28.1	36.2	4.2
2004	6.81	1599	27.0	37.1	4.4
2005	6.79	1622	25.8	37.7	4.6
2006	7.01	1836	28.8	39.4	4.6
2007	7.59	2662	36.7	48.4	4.8
2008	8.27	3313	42.0	55.8	4.4
2009	8.77	3808	42.9	60.7	4.8
2010	8.74	3630	38.4	59.0	5.2
2011	8.66	3449	35.2	58.1	5.6
2012	9.68	3908	37.4	62.1	5.7
2013	10.07	3937	36.1	62.8	5.9
2014	10.29	3733	33.2	60.5	6.3
2015	10.55	3676	32.0	59.9	6.4
2016	10.82	3800	32.2	60.6	6.4
2017	11.10	4047	33.0	61.3	6.3
2018	11.20	3985	31.5	59.6	6.4
2019	11.70	3909	30.0	57.5	6.5
2020	10.95	3383	25.6	50.4	6.6
2021	11.61	3223	24.3	48.2	6.6
2022	12.08	3239	23.8	46.9	6.5
中心卫生院	5.30	1604	25.9	50.5	6.5
乡卫生院	6.78	1635	22.0	44.0	6.5

注：1993年以前的诊疗人次数及入院人次数系推算数字。

6-10-2 2022年各地区乡镇卫生院医疗服务情况

地区	诊疗人次数/人次	门急诊人次数	入院人次数/人次	出院人次数/人次	病床使用率/%	平均住院日/天	医师日均担负	
							诊疗人次数/人次	住院床日/床日
总 计	1 207 714 392	1 136 030 097	32 390 263	32 126 138	46.9	6.5	9.1	1.2
东 部	466 835 134	439 118 676	7 419 105	7 384 143	40.9	7.1	9.7	0.8
中 部	392 504 830	369 168 121	11 332 071	11 232 288	45.1	6.5	8.6	1.2
西 部	348 374 428	327 743 300	13 639 087	13 509 707	53.9	6.2	8.7	1.6
北 京								
天 津	7 572 036	7 200 487	9926	9699	8.3	6.4	11.4	0.1
河 北	37 671 962	35 898 144	731 292	728 142	23.6	6.8	5.1	0.6
山 西	14 465 461	13 294 302	155 109	153 907	16.4	9.2	5.1	0.4
内蒙古	10 286 075	9 203 950	183 037	184 231	23.4	6.1	4.1	0.4
辽 宁	10 670 261	10 396 892	238 456	236 274	25.7	8.3	5.1	0.8
吉 林	6 452 810	5 902 841	76 829	76 490	22.0	7.0	3.1	0.4
黑龙江	5 605 652	5 135 258	190 524	189 992	20.1	5.7	2.8	0.5
上 海								
江 苏	92 165 190	90 222 118	1 654 727	1 644 140	50.9	7.8	9.0	0.9
浙 江	103 120 669	99 830 425	238 266	235 375	38.2	9.1	18.3	0.3
安 徽	73 951 176	66 658 229	957 263	957 133	29.8	6.9	9.9	0.7
福 建	38 546 391	34 704 207	515 412	515 922	30.7	6.5	12.0	0.7
江 西	44 325 888	42 847 754	1 491 489	1 457 638	44.9	5.7	10.0	1.4
山 东	88 385 217	78 072 207	2 305 589	2 295 241	52.4	7.4	8.9	1.3
河 南	133 410 866	128 744 787	2 749 364	2 732 759	47.4	7.1	11.9	1.3
湖 北	53 410 738	50 983 343	2 371 046	2 357 595	59.8	6.7	7.4	1.6
湖 南	60 882 239	55 601 607	3 340 447	3 306 774	57.4	6.0	7.3	1.8
广 东	78 544 942	72 755 270	1 683 804	1 677 913	47.2	5.9	10.1	1.0
广 西	54 225 829	52 816 520	3 030 226	3 011 760	57.6	5.4	9.5	2.1
海 南	10 158 466	10 038 926	41 633	41 437	22.0	10.2	9.8	0.4
重 庆	23 843 527	22 359 373	1 663 987	1 647 799	69.5	6.7	7.5	2.4
四 川	88 054 399	78 629 766	4 058 781	3 997 191	67.7	7.1	9.4	2.2
贵 州	40 681 753	39 873 216	1 408 067	1 394 814	45.1	5.1	9.4	1.2
云 南	69 742 221	67 983 889	1 631 461	1 623 665	48.7	5.7	14.2	1.4
西 藏	3 273 230	2 511 749	6464	6605	9.4	3.7	5.5	0.1
陕 西	19 473 765	18 887 226	540 482	534 719	31.0	7.2	6.5	0.9
甘 肃	12 501 456	11 606 012	539 812	535 778	47.2	5.9	4.2	1.0
青 海	2 970 194	2 640 187	65 198	64 502	33.7	6.5	4.8	0.6
宁 夏	5 625 785	5 093 191	28 199	28 029	30.2	7.4	9.6	0.4
新 疆	17 696 194	16 138 221	483 373	480 614	49.2	6.5	8.1	1.4

6-11　2022年各地区村卫生室基本情况

地区	机构数／个	人员总数／人	执业（助理）医师	注册护士	药师（士）	乡村医生和卫生员	诊疗人次数／人次	门急诊人次数／人次
总　计	587 749	1 367 915	502 095	204 126	4237	657 457	1 281 759 621	1 178 660 857
东　部	204 960	485 298	203 219	75 818	1061	205 200	541 258 999	499 230 853
中　部	204 615	505 081	191 588	79 838	2468	231 187	452 242 188	407 875 104
西　部	178 174	377 536	107 288	48 470	708	221 070	288 258 434	271 554 900
北　京	2584	5634	2317	980	13	2324	987 977	936 853
天　津	2199	6536	2533	1105	7	2891	3 755 144	3 318 922
河　北	59 547	111 159	48 208	9969	139	52 843	107 726 134	92 782 506
山　西	25 056	51 289	16 442	5980	65	28 802	17 044 803	15 055 204
内蒙古	12 824	28 684	11 161	4570	130	12 823	12 143 055	9 554 935
辽　宁	16 202	30 858	10 805	4530	17	15 506	17 935 437	11 938 054
吉　林	8831	20 429	6660	3045	27	10 697	11 441 403	6 548 888
黑龙江	9982	26 852	11 285	3037	39	12 491	8 825 104	6 102 868
上　海	1142	4838	3132	1200	41	465	5 377 535	5 269 113
江　苏	14 750	71 878	36 201	15 486	210	19 981	70 021 150	68 254 768
浙　江	11 388	32 754	17 438	8827	120	6369	47 994 988	47 036 648
安　徽	15 601	55 098	23 283	7192	157	24 466	64 553 869	59 748 031
福　建	16 755	33 584	12 420	5132	119	15 913	39 164 919	37 555 484
江　西	26 136	56 552	17 506	9626	858	28 562	54 791 981	51 249 674
山　东	52 387	134 785	48 274	18 211	314	67 986	160 110 300	148 322 281
河　南	59 974	154 563	60 846	23 095	1 031	69 591	164 579 425	151 609 670
湖　北	22 906	63 679	20 993	13 249	86	29 351	66 014 169	61 470 960
湖　南	36 129	76 619	34 573	14 614	205	27 227	64 991 434	56 089 809
广　东	25 304	45 557	19 272	7847	76	18 362	83 520 660	79 565 972
广　西	18 938	35 843	6607	2202	67	26 967	24 671 107	23 978 904
海　南	2702	7715	2619	2531	5	2560	4 664 755	4 250 252
重　庆	9629	21 184	6758	1294	8	13 124	27 238 324	25 390 273
四　川	43 823	85 600	28 525	10 348	252	46 475	76 345 121	72 748 868
贵　州	19 739	34 359	7074	3100	24	24 161	32 919 435	32 060 951
云　南	13 572	47 717	9782	6887	17	31 031	55 542 348	54 654 893
西　藏	5250	11 616	1402	786	34	9394	1 073 629	797 410
陕　西	21 951	35 282	14 693	2809	56	17 724	27 440 694	26 476 553
甘　肃	16 265	34 779	10 802	7849	33	16 095	15 412 636	13 457 965
青　海	4475	9563	2422	1215	8	5918	3 343 412	3 035 111
宁　夏	2150	5730	1775	1325	2	2628	3 434 781	3 244 574
新　疆	9558	27 179	6287	6085	77	14 730	8 693 892	6 154 463

注：本表包括乡镇卫生院在村卫生室工作的执业（助理）医师和注册护士数。

6-12　各地区县及县级市医院工作情况

年份/地区	县医院					县级市医院				
	机构数/个	床位数/张	人员数/人	诊疗人次数/人次	入院人次数/人次	机构数/个	床位数/张	人员数/人	诊疗人次数/人次	入院人次数/人次
2015	8919	1 462 234	1 455 619	644 862 576	49 989 782	4155	741 710	816 226	386 039 266	22 953 907
2018	10 516	1 773 940	1 723 831	745 235 603	59 938 545	4958	910 854	962 162	441 514 104	27 507 689
2019	11 007	1 897 108	1 839 669	802 598 660	62 260 013	5168	958 797	1 023 214	475 407 390	29 089 504
2020	11 322	1 941 802	1 896 806	729 279 479	54 619 427	5482	1 028 348	1 085 769	432 550 490	26 029 744
2021	11 545	2 018 029	1 986 255	817 628 184	55 723 554	5749	1 084 110	1 137 520	498 108 612	28 057 059
2022	11 639	2 118 084	2 062 663	837 445 387	55 952 319	5916	1 128 211	1 191 526	510 514 145	28 503 226
东　部	3187	551 011	577 712	264 225 700	13 940 184	2377	459 793	506 253	259 733 968	11 636 255
中　部	3915	796 260	734 573	274 206 014	20 299 674	1929	371 943	369 875	135 574 613	9 155 473
西　部	4537	770 813	750 378	299 013 673	21 712 461	1610	296 475	315 398	115 205 564	7 711 498
北　京										
天　津										
河　北	1055	143 391	144 467	59 722 639	3 228 074	432	57 414	65 683	29 019 445	1 311 286
山　西	522	57 025	61 458	21 612 495	1 100 073	183	17 823	20 705	6 388 545	370 598
内蒙古	303	44 153	49 928	19 545 456	914 734	75	14 123	17 756	5 396 523	282 581
辽　宁	190	34 114	31 133	10 486 519	650 140	281	47 117	43 561	15 368 037	904 303
吉　林	194	32 724	38 847	12 413 453	707 807	245	39 308	41 639	12 751 596	735 338
黑龙江	271	41 291	38 228	12 115 359	887 132	272	33 810	34 366	9 132 992	580 534
上　海										
江　苏	419	64 116	69 140	34 557 949	1 961 202	460	90 574	96 979	51 476 644	2 338 110
浙　江	310	58 626	72 962	50 517 487	1 627 225	340	75 638	104 126	76 237 983	2 294 511
安　徽	539	134 555	115 238	49 255 611	3 192 826	104	24 197	23 927	12 141 168	589 202
福　建	229	51 774	51 513	24 884 741	1 173 171	116	26 584	26 760	14 927 043	587 716
江　西	412	88 060	81 638	35 965 508	2 493 745	121	24 395	22 437	9 233 179	642 113
山　东	679	136 507	141 998	55 200 721	3 808 081	455	89 389	100 775	40 301 030	2 356 123
河　南	1050	221 401	211 562	79 522 773	5 949 861	360	75 178	82 356	31 720 391	2 008 720
湖　北	227	67 206	55 721	22 805 215	1 878 173	360	92 154	88 599	36 557 178	2 597 553
湖　南	700	153 998	131 881	40 515 600	4 090 057	284	65 078	55 846	17 649 564	1 631 415
广　东	219	48 851	52 668	24 330 266	1 254 212	241	64 492	59 430	28 600 365	1 672 004
广　西	337	80 795	86 767	36 087 196	2 529 580	95	23 183	21 345	8 421 596	596 932
海　南	86	13 632	13 831	4 525 378	238 079	52	8585	8939	3 803 421	172 202
重　庆	202	39 967	35 722	14 480 423	1 144 210					
四　川	915	166 770	140 351	61 571 016	4 472 705	336	67 642	64 216	28 275 555	1 777 564
贵　州	688	105 101	96 061	35 920 366	3 244 714	233	42 598	41 826	15 029 094	1 193 877
云　南	645	115 913	109 788	55 601 841	3 747 165	308	60 717	62 443	23 769 086	1 671 773
西　藏	111	5843	7523	2 592 645	79 810					
陕　西	459	79 541	85 852	26 586 139	2 075 920	115	17 646	23 085	7 492 785	468 414
甘　肃	332	62 378	59 856	21 020 104	1 563 181	32	6863	7393	2 469 053	156 282
青　海	112	12 803	12 603	4 816 014	280 790	29	3591	3976	1 063 144	64 198
宁　夏	59	9452	10 313	4 602 804	249 935	18	2283	2741	1 651 991	52 424
新　疆	374	48 097	55 614	16 189 669	1 409 717	369	57 829	70 617	21 636 737	1 447 453

注：本表包括乡镇卫生院在村卫生室工作的执业（助理）医师和注册护士数。

6-13 各地区县及县级市妇幼保健院（所、站）工作情况

年份／地区	县妇幼保健院（所、站）					县级市妇幼保健院（所、站）				
	机构数／个	床位数／张	人员数／人	诊疗人次数／人次	入院人次数／人次	机构数／个	床位数／张	人员数／人	诊疗人次数／人次	入院人次数／人次
2015	1566	74 303	115 909	63 136 415	2 810 760	392	31 381	56 337	37 832 079	1 371 778
2018	1505	84 976	146 428	76 885 878	2 917 213	402	36 196	71 432	44 308 820	1 535 579
2019	1497	87 039	156 560	82 013 037	3 011 326	406	38 257	76 475	47 736 255	1 600 678
2020	1470	88 464	164 983	74 023 377	2 599 314	417	40 612	80 732	42 693 863	1 393 331
2021	1446	91 464	172 743	79 561 479	2 579 748	422	41 856	86 327	48 119 118	1 417 342
2022	1440	96 286	179 415	80 147 576	2 502 504	426	44 532	89 258	46 784 696	1 404 288
东　部	314	23 350	45 370	22 976 906	549 596	142	18 543	37 324	23 629 860	626 920
中　部	443	37 673	63 398	25 842 682	937 908	152	15 382	29 579	12 117 521	421 197
西　部	683	35 263	70 647	31 327 988	1 015 000	132	10 607	22 355	11 037 315	356 171
北　京										
天　津										
河　北	98	6896	11 623	4 431 591	113 197	23	1973	4008	1 838 559	40 368
山　西	80	1814	5053	1 461 590	19 037	11	499	1285	424 589	12 401
内蒙古	70	2203	4230	1 324 226	21 030	13	292	952	401 200	2146
辽　宁	22	604	1446	389 219	5818	14	479	1131	376 283	6063
吉　林	20	477	1609	189 829	3706	21	811	2574	699 736	9443
黑龙江	46	1203	2495	460 486	6137	26	819	2098	422 239	7367
上　海										
江　苏	19	1337	2539	1 150 830	23 121	23	1672	3396	2 501 762	45 379
浙　江	33	1413	4617	3 729 684	58 553	20	3735	8324	7 551 484	164 818
安　徽	51	3103	5235	2 085 412	49 512	10	684	1010	443 542	6963
福　建	42	2889	4319	2 351 441	39 782	11	1111	2233	1 724 274	26 352
江　西	60	5855	9027	4 401 609	183 240	12	992	2219	1 016 695	38 581
山　东	53	5759	11 821	5 971 474	152 558	26	4279	8541	3 934 378	113 461
河　南	82	13 758	20 553	8 543 793	337 729	21	4113	7127	3 267 261	114 774
湖　北	36	5088	7119	3 444 461	135 982	30	4952	7897	3 587 138	134 982
湖　南	68	6375	12 307	5 255 502	202 565	21	2512	5369	2 256 321	96 686
广　东	36	4200	8385	4 703 162	156 093	20	4606	9021	5 360 653	222 526
广　西	60	7004	13 968	7 725 317	312 605	10	1898	3399	2 062 036	90 028
海　南	11	252	620	249 505	474	5	688	670	342 467	7953
重　庆	14	906	1836	939 063	33 379					
四　川	109	5412	11 637	6 029 163	187 680	22	1802	4425	2 785 171	78 631
贵　州	62	5199	8617	2 571 450	121 847	13	1418	2437	630 305	33 483
云　南	95	4968	11 464	6 607 598	152 558	26	2290	5663	3 155 509	83 397
西　藏	28	175	206	102 120	1609					
陕　西	69	4077	8996	2 358 521	95 477	7	980	1492	573 457	24 897
甘　肃	64	3082	5041	1 768 204	51 062	7	486	787	297 718	15 374
青　海	35	324	693	232 468	3315	7	142	245	46 736	871
宁　夏	11	410	950	371 188	7358	2	30	176	55 820	172
新　疆	66	1503	3009	1 298 670	27 080	25	1269	2779	1 029 363	27 172

6-14　各地区县及县级市专科疾病防治院（所、站）工作情况

年份/地区	县专科疾病防治院（所、站）					县级市专科疾病防治院（所、站）				
	机构数/个	床位数/张	人员数/人	诊疗人次数/人次	入院人次数/人次	机构数/个	床位数/张	人员数/人	诊疗人次数/人次	入院人次数/人次
2010	517	8081	13 061	4 169 366	89 564	263	4468	8347	3 511 977	59 013
2015	497	10 443	12 802	4 415 846	144 283	264	6163	8634	3 727 678	95 425
2018	450	10 544	11 800	4 032 517	136 670	250	6963	8183	3 948 467	109 535
2019	432	11 528	12 075	3 913 819	125 527	254	7457	9010	4 044 001	109 799
2020	378	9893	10 553	3 292 321	92 736	247	8074	9011	3 685 811	87 693
2021	325	9856	9884	3 107 397	85 412	222	8670	8439	3 637 518	97 746
2022	296	9376	9041	2 916 504	82 211	195	8820	8161	3 312 361	96 743
东　部	105	3793	3525	1 452 348	22 223	75	4122	3893	2 338 095	32 980
中　部	138	4577	4139	1 001 343	43 182	99	4349	3471	690 543	56 861
西　部	53	1006	1377	462 813	16 806	21	349	797	283 723	6902
北　京										
天　津										
河　北	3	25	34	35 759		1	15	45	8489	
山　西	3	20	25	4087	16					
内蒙古	4	119	63	14 870		1		8	3993	
辽　宁	13	122	160	20 086	964	11	128	251	11 708	883
吉　林	19	217	500	37 595	620	21	182	458	57 526	209
黑龙江	7	2	115	19 514	2	7	32	100	22 962	82
上　海										
江　苏	3	161	125	22 841	2698	4		134	175 620	
浙　江	3		174	85 144		5	303	370	552 253	1950
安　徽	12	246	592	29 935	3218	6	310	221	25 711	173
福　建	9	503	249	160 183	3826	3	96	71	95 382	733
江　西	49	1720	1345	610 278	22 823	16	1569	782	200 472	11 106
山　东	28	1078	1111	356 093	5815	25	2474	1560	591 376	15 565
河　南	6	145	235	34 485	4836	4	931	371	70 588	9884
湖　北	7	547	261	48 795	2404	28	752	900	195 119	13 500
湖　南	35	1680	1066	216 654	9263	17	573	639	118 165	21 907
广　东	39	1876	1553	723 995	8903	22	1106	1361	841 628	13 849
广　西	14	128	354	189 176	1179	4	50	111	83 290	
海　南	7	28	119	48 247	17	4		101	61 639	
重　庆	2		34	11 081						
四　川	8	130	155	21 271	1772	6	35	95	60 180	
贵　州	1	275	53	7071	560	3		85	4038	
云　南	21	351	667	215 744	13 295	6	234	466	132 222	6902
西　藏										
陕　西	1		43							
甘　肃	2	3	8	3600						
青　海						1	30	32		
宁　夏										
新　疆										

七、中医药服务

简要说明

一、本章主要介绍全国及31个省、自治区、直辖市中医类医疗卫生机构及非中医类医疗机构中医类临床科室的门诊、住院和床位利用情况，包括诊疗人次数、出院人数、病床使用率、平均住院日、医师人均工作量、医药费用等。

二、本章数据来源于卫生资源与医疗服务统计年报。

三、本章涉及的相关指标解释与"医疗卫生机构""医疗服务"章一致。

主要指标解释

中医类医疗卫生机构　　包括中医类医院、中医类门诊部、中医类诊所和中医类研究机构。

中医类医疗机构　　包括中医类医院、中医类门诊部、中医类诊所。

中医类医院　　包括中医医院、中西医结合医院、民族医医院。

中医类门诊部　　包括中医门诊部、中西医结合门诊部、民族医门诊部。

中医类诊所　　包括中医诊所、中西医结合诊所、民族医诊所。

中医类临床科室　　包括中医科各专业、中西医结合科、民族医学科。

7-1-1　中医类医疗机构诊疗人次数

机构分类	2015 年	2018 年	2019 年	2020 年	2021 年	2022 年
中医类总诊疗量 / 万人次	**90 912.4**	**107 147.1**	**116 390.0**	**105 764.1**	**120 233.0**	**122 504.6**
中医类医院	**54 870.9**	**63 052.7**	**67 528.2**	**59 699.2**	**68 912.9**	**69 181.1**
中医医院	48 502.6	54 840.5	58 620.1	51 847.8	59 667.8	59 937.2
中西医结合医院	5401.4	6821.0	7456.6	6542.4	7790.1	7717.2
民族医医院	966.8	1391.1	1451.5	1309.1	1455.0	1526.7
中医类门诊部	**1761.9**	**2821.0**	**3182.7**	**3113.6**	**3505.9**	**3508.4**
中医门诊部	1567.4	2504.8	2816.6	2741.0	3104.9	3128.5
中西医结合门诊部	192.1	310.0	360.8	368.2	394.8	374.2
民族医门诊部	2.4	6.2	5.3	4.4	6.2	5.6
中医类诊所	**11 781.4**	**14 973.2**	**16 469.8**	**15 738.2**	**16 297.2**	**17 704.5**
中医诊所	9215.8	11 993.5	13 363.2	12 808.7	13 256.9	14 602.1
中西医结合诊所	2446.7	2856.9	2987.6	2816.8	2918.3	2999.8
民族医诊所	118.8	122.8	119.0	112.7	122.0	102.6
非中医类医疗机构中医类临床科室	**22 498.3**	**26 300.3**	**29 209.2**	**27 213.2**	**30 938.4**	**32 110.7**
中医类诊疗量占总诊疗量（不包含村卫生室）的比例 /%	**15.7**	**16.1**	**16.4**	**16.8**	**16.9**	**17.2**

7-1-2　非中医类医疗机构中医类临床科室诊疗人次数

机构分类	2015 年	2018 年	2019 年	2020 年	2021 年	2022 年
门急诊量 / 万人次	**22 498.3**	**26 300.3**	**29 209.2**	**27 213.2**	**30 938.4**	**32 110.7**
综合医院	10 069.2	10 269.7	11 112.4	9542.6	10 499.3	10 106.8
专科医院	563.5	682.8	787.8	742.9	862.6	843.8
社区卫生服务中心（站）	5571.7	6939.4	8018.7	7299.2	8286.1	8526.0
乡镇卫生院	5662.9	7323.4	8057.8	8592.7	9731.3	10 904.3
其他机构	631.1	1085.1	1232.5	1035.9	1559.1	1730.0
占同类机构诊疗量的百分比 /%						
综合医院	4.5	4.0	4.0	4.0	3.8	3.7
专科医院	2.0	1.9	2.0	2.2	2.1	2.1
社区卫生服务中心（站）	7.9	8.7	9.3	9.7	9.9	10.2
乡镇卫生院	5.4	6.6	6.9	7.8	8.4	9.0
其他机构	0.7	1.0	1.0	0.9	1.3	1.6

7-1-3　村卫生室中医诊疗人次数

机构分类	2015 年	2018 年	2019 年	2020 年	2021 年	2022 年
中医诊疗量 / 万人次	**76 569.4**	**68 695.9**	**66 354.8**	**60 326.5**	**57 567.1**	**56 057.9**
以中医为主	6187.8	5139.8	4956.1	4444.3	4164.0	3902.5
以中西医结合为主	70 381.6	63 556.1	61 398.7	55 882.2	53 403.0	52 155.4
中医占村卫生室诊疗量的百分比 /%	**40.4**	**41.1**	**41.4**	**42.3**	**42.9**	**43.7**

7-2-1 中医类医院诊疗人次数

单位：万人次

机构分类	2015 年	2018 年	2019 年	2020 年	2021 年	2022 年
中医医院总诊疗人次数	**48 502.6**	**54 840.5**	**58 620.1**	**51 847.8**	**59 667.8**	**59 937.2**
按医院等级分						
其中：三级医院	23 346.6	26 558.6	28 723.2	26 043.8	31 804.9	32 748.2
内：甲等	19 899.2	22 250.7	24 159.6	21 142.9	25 214.1	25 087.5
二级医院	22 292.9	24 971.5	26 288.4	22 696.7	24 430.1	23 808.3
一级医院	1319.1	1744.7	1946.8	1713.4	1920.8	1873.4
按登记注册类型分						
公立医院	46 016.5	51 044.8	54 437.1	47 762.6	54 978.8	55 124.2
民营医院	2486.2	3795.7	4183.0	4085.2	4689.1	4813.1
按医院类别分						
其中：中医综合医院	46 764.7	52 660.5	56 326.4	49 768.6	57 224.8	57 577.1
中医专科医院	1738.0	2179.9	2293.8	2079.2	2443.1	2360.2
中西医结合医院诊疗人次数	**5401.4**	**6821.0**	**7456.6**	**6542.4**	**7790.1**	**7717.2**
民族医医院诊疗人次数	**966.8**	**1391.1**	**1451.5**	**1309.1**	**1455.0**	**1526.7**
蒙医	428.1	753.1	808.2	657.1	751.0	753.3
藏医	280.0	328.2	302.0	321.9	290.7	276.6
维医	134.3	172.7	193.7	177.5	204.3	296.5
傣医	9.8	15.4	17.2	12.1	25.3	20.9
其他	114.6	121.8	130.4	140.4	183.7	179.4

7-2-2 中医医院分科门急诊人次数

科 别	门急诊人次数 / 万人次		构成 /%	
	2021 年	2022 年	2021 年	2022 年
总 计	**57 595.7**	**57 415.2**	**100.0**	**100.0**
内科	17 298.1	17 831.7	30.0	31.1
外科	3416.7	3400.8	5.9	5.9
妇科	4131.0	3935.9	7.2	6.9
儿科	3555.8	3361.5	6.2	5.9
骨伤科	4735.5	4548.0	8.2	7.9
肛肠科	770.8	757.7	1.3	1.3
针灸科	1999.3	1833.4	3.5	3.2
推拿科	865.1	801.6	1.5	1.4
皮肤科	2429.8	2352.9	4.2	4.1
眼科	1163.3	1092.5	2.0	1.9
耳鼻喉科	1478.5	1441.0	2.6	2.5
其他	15 752.0	16 058.2	27.4	28.0

7-2-3　2022年各地区中医类医疗机构诊疗人次数

单位：万人次

地　区	总计	中医类医院	中医医院	中西医结合医院	民族医医院	中医类门诊部	中医类诊所	非中医类医疗机构中医类临床科室
总　计	122 504.6	69 181.1	59 937.2	7717.2	1526.7	3508.4	17 704.5	32 110.7
东　部	62 427.9	35 011.3	29 921.9	5053.0	36.3	2610.1	7200.1	17 606.4
中　部	27 001.1	16 322.8	15 175.6	1140.7	6.5	520.8	3778.3	6379.1
西　部	33 075.6	17 847.0	14 839.7	1523.4	1483.8	377.5	6726.0	8125.1
北　京	5697.7	3674.7	2688.7	976.9	9.1	103.0	61.8	1858.1
天　津	2208.4	1191.7	1106.0	85.6		209.8	23.8	783.1
河　北	4920.1	3025.3	2435.9	589.4		57.3	806.4	1031.0
山　西	1703.2	954.1	888.0	66.1		16.2	298.9	434.0
内蒙古	2050.1	1275.9	530.4	32.9	712.6	27.6	341.1	405.6
辽　宁	2037.0	1483.8	1372.2	90.5	21.1	25.5	169.2	358.5
吉　林	1376.5	1034.6	954.7	76.6	3.4	23.1	170.6	148.2
黑龙江	1348.4	923.5	893.7	27.3	2.4	43.8	170.7	210.5
上　海	3734.7	2230.4	1457.5	772.9		236.0	36.8	1231.5
江　苏	7529.2	4956.6	4480.6	476.0		202.7	520.1	1849.8
浙　江	11 594.9	6011.0	5220.7	790.2		1069.6	1589.1	2925.3
安　徽	4708.6	2527.8	2368.4	159.4		179.0	731.9	1270.0
福　建	3946.4	2053.2	1829.2	217.8	6.2	310.4	756.6	826.3
江　西	2892.1	1761.9	1670.8	91.1		40.0	493.2	597.0
山　东	7623.5	3793.3	3541.1	252.2		51.5	1459.7	2319.0
河　南	7304.8	4490.6	4294.1	196.6		83.7	599.7	2130.8
湖　北	3700.1	2429.3	2023.8	405.5		90.5	441.0	739.3
湖　南	3967.3	2201.1	2082.1	118.2	0.7	44.6	872.4	849.3
广　东	12 677.8	6276.6	5501.6	775.0		333.4	1703.9	4363.9
广　西	3675.1	2346.7	1994.8	238.5	113.4	34.9	478.2	815.4
海　南	458.3	314.8	288.2	26.6		10.9	72.7	59.8
重　庆	3953.7	1707.8	1571.0	136.8		54.8	1396.3	794.8
四　川	10 500.3	4728.0	4029.9	618.8	79.3	108.5	2743.1	2920.7
贵　州	2303.0	1351.2	1194.4	149.4	7.4	7.9	322.3	621.7
云　南	3663.0	2122.7	2050.0	45.2	27.5	79.4	456.3	1004.5
西　藏	202.2	112.4	2.4	1.8	108.2	1.3	59.8	28.7
陕　西	2639.1	1606.6	1474.0	132.6		30.3	413.9	588.3
甘　肃	1925.4	1169.2	1044.0	96.6	28.6	2.4	342.7	411.1
青　海	342.2	203.7	117.6	11.8	74.3	19.5	40.6	78.3
宁　夏	650.2	409.9	365.8	36.9	7.2	4.7	65.8	169.8
新　疆	1171.3	812.9	465.5	22.2	325.2	6.3	65.9	286.2

7-3-1　中医类医疗机构出院人次数

机构分类	2015 年	2018 年	2019 年	2020 年	2021 年	2022 年
中医类医疗机构出院人次数／人次	26 914 631	35 846 857	38 589 419	35 041 909	38 010 680	38 612 715
中医类医院	23 493 099	30 410 418	32 740 411	29 070 582	31 519 303	31 789 241
中医医院	20 915 263	26 612 919	28 666 239	25 521 800	27 564 410	27 828 296
中西医结合医院	2 020 219	2 879 720	3 114 518	2 759 849	3 155 464	3 189 239
民族医医院	557 617	917 779	959 654	788 933	799 429	771 706
中医类门诊部	19 150	7112	6022	3064	7699	4254
中医门诊部	16 340	6214	5030	1996	2808	1117
中西医结合门诊部	2810	898	992	1068	4179	2425
民族医门诊部					712	712
非中医类医疗机构中医类临床科室	3 402 382	5 429 327	5 842 986	5 968 263	6 483 678	6 819 220
中医类出院人次数占总出院人数的百分比／%	12.9	14.1	14.6	15.3	15.4	15.8

7-3-2　非中医类医疗机构中医类临床科室出院人次数

机构分类	2015 年	2018 年	2019 年	2020 年	2021 年	2022 年
出院人次数／人次	3 402 382	5 429 327	5 842 986	5 968 263	6 478 651	6 819 220
综合医院	1 955 243	2 804 286	2 968 186	2 843 526	3 166 152	3 258 123
专科医院	220 710	332 329	344 365	384 047	429 833	400 836
社区卫生服务中心（站）	120 778	191 417	203 104	221 179	251 745	304 373
乡镇卫生院	1 087 064	2 053 437	2 267 987	2 455 667	2 557 005	2 757 984
其他机构	18 587	47 858	59 344	63 844	73 916	97 904
占同类机构出院人次数的百分比／%						
综合医院	1.8	1.9	1.9	2.1	2.1	2.2
专科医院	1.6	1.8	1.7	2.1	2.1	1.9
社区卫生服务中心（站）	3.8	5.4	5.8	7.4	7.8	9.1
乡镇卫生院	3.0	5.2	5.8	7.3	7.9	8.6
其他机构	0.2	0.3	0.4	0.5	0.5	0.9

7-4-1　中医类医院出院人次数

单位：人次

机构分类	2015 年	2018 年	2019 年	2020 年	2021 年	2022 年
中医医院总出院人次数	**20 915 263**	**26 612 919**	**28 666 239**	**25 521 800**	**27 564 410**	**27 828 296**
按医院等级分						
其中：三级医院	7 726 841	10 266 435	11 688 111	10 825 999	13 080 814	13 903 037
内：甲等	6 392 631	8 330 155	9 499 335	8 327 492	9 529 040	9 665 740
二级医院	12 183 571	14 933 157	15 502 153	13 377 547	13 153 905	12 537 079
一级医院	352 744	604 484	663 374	659 325	709 207	752 604
按登记注册类型分						
公立医院	19 670 638	24 492 834	26 321 981	23 225 745	25 054 157	25 155 441
民营医院	1 244 625	2 120 085	2 344 258	2 296 055	2 510 253	2 672 855
按医院类别分						
中医综合医院	20 099 234	25 499 155	27 502 602	24 414 075	26 310 040	26 533 268
中医专科医院	816 029	1 113 764	1 163 637	1 107 725	1 254 370	1 295 028
中西医结合医院出院人次数	**2 020 219**	**2 879 720**	**3 114 518**	**2 759 849**	**3 155 464**	**3 189 239**
民族医医院出院人次数	**557 617**	**917 779**	**959 654**	**788 933**	**799 429**	**771 706**
蒙医	175 376	452 352	439 738	342 003	348 604	351 236
藏医	95 775	113 422	128 959	138 036	142 135	127 070
维医	204 896	263 647	291 872	215 204	215 591	212 085
傣医	5717	5809	7086	6182	6973	7376
其他	75 853	82 549	91 999	87 508	86 126	73 939

7-4-2　中医医院分科出院人次数

科　别	出院人次数 / 人次		构成 /%	
	2021 年	2022 年	2021 年	2022 年
总　计	**27 564 410**	**27 828 296**	**100.0**	**100.0**
内科	9 498 208	9 703 196	34.5	34.9
外科	3 616 535	3 633 118	13.1	13.1
妇科	1 753 590	1 665 868	6.4	6.0
儿科	1 632 891	1 497 175	5.9	5.4
骨伤科	3 619 005	3 574 866	13.1	12.9
肛肠科	907 228	909 957	3.3	3.3
针灸科	1 188 194	1 178 036	4.3	4.2
推拿科	367 145	379 286	1.3	1.4
皮肤科	18 128	14 913	0.1	0.1
眼科	468 876	447 136	1.7	1.6
耳鼻喉科	372 442	360 660	1.4	1.3
其他	4 122 168	4 464 085	15.0	16.0

7-4-3　2022年各地区中医类医疗机构出院人次数

单位：人次

地　区	总计	中医类医院	中医医院	中西医结合医院	民族医院	中医类门诊部	非中医类医疗机构中医类临床科室
总　计	38 612 715	31 789 241	27 828 296	3 189 239	771 706	4254	6 819 220
东　部	13 113 931	11 509 753	9 902 594	1 595 786	11 373	360	1 603 818
中　部	11 460 023	9 641 199	8 949 415	686 802	4982	2431	1 816 393
西　部	14 038 761	10 638 289	8 976 287	906 651	755 351	1463	3 399 009
北　京	480 704	452 239	263 844	187 367	1028		28 465
天　津	237 836	213 356	170 634	42 722			24 480
河　北	1 613 400	1 441 650	1 137 177	304 473			171 750
山　西	484 507	398 959	349 876	49 083		336	85 212
内蒙古	633 557	563 069	221 139	16 333	325 597	891	69 597
辽　宁	660 551	583 478	528 410	45 665	9403		77 073
吉　林	442 675	409 398	360 466	47 692	1240	292	32 985
黑龙江	642 381	563 570	545 102	16 093	2375	10	78 801
上　海	423 331	368 876	208 903	159 973			54 455
江　苏	2 022 464	1 857 845	1 694 245	163 600		150	164 469
浙　江	1 619 304	1 532 844	1 305 774	227 070			86 460
安　徽	1 551 403	1 337 368	1 240 276	97 092		16	214 019
福　建	791 714	688 251	594 074	93 235	942		103 463
江　西	1 204 824	1 032 994	975 250	57 744		16	171 814
山　东	2 689 107	2 155 664	2 047 485	108 179		210	533 233
河　南	3 041 596	2 510 738	2 365 970	144 768		1750	529 108
湖　北	1 719 939	1 423 908	1 256 305	167 603		10	296 021
湖　南	2 372 698	1 964 264	1 856 170	106 727	1367	1	408 433
广　东	2 442 265	2 100 751	1 847 816	252 935			341 514
广　西	1 939 905	1 365 341	1 182 264	143 862	39 215		574 564
海　南	133 255	114 799	104 232	10 567			18 456
重　庆	1 466 071	1 125 992	991 284	134 708		2	340 077
四　川	3 465 073	2 518 095	2 199 049	290 329	28 717	249	946 729
贵　州	1 623 166	1 096 664	994 304	96 115	6245		526 502
云　南	1 688 186	1 292 623	1 257 778	24 974	9871	1	395 562
西　藏	49 415	43 663	59	200	43 404	1	5751
陕　西	1 149 123	1 008 748	919 732	89 016			140 375
甘　肃	976 670	778 027	684 409	74 607	19 011	100	198 543
青　海	148 880	122 434	74 457	2558	45 419	219	26 227
宁　夏	195 293	159 841	144 213	13 278	2350		35 452
新　疆	703 422	563 792	307 599	20 671	235 522		139 630

7-5-1 中医医院病床使用及工作效率

分类	病床使用率/%		平均住院日/天		医师日均担负诊疗人次数/人次		医师日均担负住院床日/床日	
	2021年	2022年	2021年	2022年	2021年	2022年	2021年	2022年
中医医院合计	**73.9**	**70.1**	**9.3**	**9.1**	**6.4**	**6.4**	**2.0**	**1.9**
按医院等级分								
其中：三级医院	82.7	78.5	9.9	9.5	7.5	7.1	2.1	2.0
内：甲等	83.4	78.6	10.2	9.8	7.7	7.3	2.0	1.9
二级医院	70.7	66.1	8.8	8.7	6.0	5.9	2.0	1.9
一级医院	45.1	45.1	9.1	8.9	4.5	4.3	1.1	1.2
按登记注册类型分								
公立医院	77.0	72.6	9.3	9.1	6.9	6.7	2.1	1.9
民营医院	54.2	54.0	9.7	9.7	4.3	4.1	1.6	1.6
按医院类别分								
中医综合医院	74.5	70.6	9.2	9.0	6.7	6.5	2.0	1.9
中医专科医院	65.8	62.5	11.5	11.2	5.0	4.7	2.1	2.0

7-5-2 2022年各地区中医医院病床使用及工作效率

地 区	病床使用率/%	平均住院日/天	医师日均担负诊疗人次数/人次	医师日均担负住院床日/床日
总 计	**70.1**	**9.1**	**6.4**	**1.9**
北 京	54.1	11.1	9.0	0.7
天 津	62.6	10.7	8.2	0.9
河 北	59.9	9.2	4.7	1.5
山 西	54.5	11.2	4.7	1.4
内蒙古	45.5	9.8	4.6	1.3
辽 宁	51.1	10.4	5.2	1.5
吉 林	52.3	10.7	4.7	1.4
黑龙江	49.3	9.6	4.0	1.7
上 海	74.8	9.2	14.7	1.3
江 苏	73.4	8.1	7.8	1.6
浙 江	74.8	8.8	10.2	1.6
安 徽	70.4	8.7	6.3	2.0
福 建	66.9	8.6	8.5	1.6
江 西	69.9	8.9	5.6	2.1
山 东	72.3	9.3	4.6	1.7
河 南	73.9	10.1	5.4	2.1
湖 北	74.1	9.6	5.7	2.4
湖 南	76.4	9.1	4.3	2.4
广 东	74.2	8.4	8.7	1.7
广 西	76.5	7.9	6.4	2.1
海 南	51.4	8.5	5.8	1.3
重 庆	77.6	9.2	6.9	2.8
四 川	80.6	9.6	7.1	2.6
贵 州	76.8	8.1	5.1	2.5
云 南	77.7	8.7	6.9	2.6
西 藏				
陕 西	69.8	9.8	5.3	2.3
甘 肃	64.6	9.0	4.8	2.1
青 海	61.8	9.1	4.2	1.7
宁 夏	67.1	9.1	7.2	1.8
新 疆	67.2	8.8	4.9	1.9

7-6 公立中医类医院病人的医药费用

分类／年份	门诊病人次均医疗费／元	药费	门诊药费占门诊费用／%	住院病人次均医药费／元	药费	住院药费占住院费用／%
中医医院						
2015	208.2	122.5	58.8	6715.9	2564.5	38.2
2018	243.0	132.8	54.6	7510.3	2231.2	29.7
2019	255.3	139.2	54.5	7867.2	2272.7	28.9
2020	284.4	151.5	53.3	8450.5	2277.2	26.9
2021	289.5	150.3	51.9	8739.6	2256.7	25.8
2022	299.0	154.3	51.6	8617.5	2190.9	25.4
其中：三级医院						
2015	254.3	158.9	62.5	10 056.9	3851.0	38.3
2018	297.5	170.9	57.5	10 770.8	3151.9	29.3
2019	311.6	177.0	56.8	10 981.5	3121.2	28.4
2020	342.3	189.6	55.4	11 581.6	3088.9	26.7
2021	347.7	184.2	54.1	11 398.4	2900.6	25.4
2022	346.0	185.5	53.6	10 903.3	2736.6	25.1
二级医院						
2015	163.3	86.2	52.8	4653.0	1770.5	38.1
2018	186.9	93.0	49.8	5291.0	1600.0	30.2
2019	194.8	98.0	50.3	5495.9	1621.3	29.5
2020	218.9	107.7	49.2	5877.0	1607.4	27.4
2021	222.2	105.1	47.3	6026.2	1598.2	26.5
2022	233.3	109.9	47.1	5995.2	1564.5	26.1
中西医结合医院						
2015	248.7	142.5	57.3	10 688.5	4119.8	38.5
2018	290.3	146.7	50.5	12 458.3	3623.5	29.1
2019	301.1	149.6	49.7	13 031.2	3728.5	28.6
2020	329.8	154.7	46.9	14 005.0	3764.3	26.9
2021	333.5	152.8	45.8	14 261.3	3649.2	25.6
2022	348.8	167.4	48.0	14 247.3	3614.9	25.4
民族医医院						
2015	156.6	88.5	56.5	4523.9	1741.0	38.5
2018	187.3	95.5	51.0	5649.4	1622.8	28.7
2019	201.7	97.4	48.3	5992.8	1629.8	27.2
2020	231.7	107.5	46.4	6404.1	1635.4	25.5
2021	228.9	101.0	44.1	6539.2	1567.3	24.0
2022	212.3	94.5	44.5	6425.1	1471.0	22.9

7-7-1　中医类医疗卫生机构数

单位：个

机构名称	2015 年	2018 年	2019 年	2020 年	2021 年	2022 年
总计	**46 541**	**60 738**	**65 809**	**72 355**	**77 336**	**80 319**
中医类医院	**3966**	**4939**	**5232**	**5482**	**5715**	**5862**
中医医院	3267	3977	4221	4426	4630	4779
按登记注册类型分						
公立医院	2335	2293	2311	2332	2347	2361
民营医院	932	1684	1910	2094	2283	2418
按医院级别分						
其中：三级医院	399	448	476	535	593	640
内：甲等	307	326	352	368	377	387
二级医院	1756	1848	1906	1926	1948	1971
一级医院	513	874	986	1155	1263	1323
按医院类别分						
中医综合医院	2752	3345	3570	3748	3929	4064
中医专科医院	515	632	651	678	701	715
肛肠医院	65	88	81	84	81	94
骨伤医院	200	224	226	242	248	246
按摩医院	14	17	16	18	16	18
针灸医院	24	31	31	31	30	28
其他专科医院	212	272	297	303	326	329
中西医结合医院	446	650	699	732	756	762
民族医医院	253	312	312	324	329	321
蒙医医院	69	108	108	110	109	107
藏医医院	41	44	43	44	42	41
维医医院	96	112	116	125	134	135
傣医医院	1	1	1	1	1	1
其他民族医医院	46	47	44	44	43	37
中医类门诊部	**1640**	**2958**	**3267**	**3539**	**3840**	**3786**
中医门诊部	1304	2495	2772	3000	3276	3231
中西医结合门诊部	320	436	468	508	529	519
民族医门诊部	16	27	27	31	35	36
中医类诊所	**40 888**	**52 799**	**57 268**	**63 291**	**67 743**	**70 631**
中医诊所	32 968	43 802	48 289	53 560	54 434	60 396
中西医结合诊所	7386	8389	8360	9090	9424	9625
民族医诊所	534	608	619	641	624	610
中医类研究机构	**47**	**42**	**42**	**43**	**38**	**40**
中医（药）研究院（所）	35	33	33	34	32	33
中西医结合研究所	3	2	2	2	1	1
民族医（药）学研究所	9	7	7	7	5	6

7-7-2 设有中医类临床科室的非中医类医疗卫生机构数

机构名称	2015 年	2018 年	2019 年	2020 年	2021 年	2022 年
设立中医类临床科室的机构数 / 个						
二级及以上公立综合医院	3948	3986	4010	4071	4110	4569
社区卫生服务中心	3013	3630	3940	4590	4944	5345
乡镇卫生院	11 886	13 835	14 654	17 414	18 609	18 649
设有中医类临床科室的机构占同类医疗机构总数的百分比 /%						
二级及以上公立综合医院	82.3	84.4	85.0	86.7	88.3	89.0
社区卫生服务中心	51.1	54.7	56.3	63.1	65.8	68.8
乡镇卫生院	33.4	39.1	41.7	50.1	55.1	56.8

注：本表不含分支机构，下表同。

7-7-3 提供中医服务的基层医疗卫生机构数

机构名称	2015 年	2018 年	2019 年	2020 年	2021 年	2022 年
社区卫生服务中心 / 个	**5899**	**6640**	**6995**	**7271**	**7513**	**7772**
其中：提供中医服务的机构 / 个	5718	6540	6878	7201	7480	7737
所占比重 /%	96.9	98.5	98.3	99.0	99.6	99.5
社区卫生服务站 / 个	**9552**	**10 880**	**11 615**	**11 995**	**12 381**	**12 788**
其中：提供中医服务的机构 / 个	7734	9490	9981	10 868	11 509	11 948
所占比重 /%	81.0	87.2	85.9	90.6	93.0	93.4
乡镇卫生院 / 个	**33 070**	**35 350**	**35 154**	**34 757**	**33 760**	**32 807**
其中：提供中医服务的机构 / 个	33 052	34 304	34 148	34 068	33 470	32 596
所占比重 /%	93.0	97.0	97.1	98.0	99.1	99.4
村卫生室 / 个	**587 472**	**577 553**	**573 186**	**568 590**	**559 992**	**548 188**
其中：提供中医服务的机构 / 个	354 113	398 471	408 588	423 492	447 455	445 072
所占比重 /%	60.3	69.0	71.3	74.5	79.9	81.2

7-7-4　2022年各地区中医类医疗卫生机构数

单位：个

地 区	总计	中医类医院	中医医院	中西医结合医院	民族医医院	中医类门诊部	中医类诊所	中医类研究机构
总　计	80 319	5862	4779	762	321	3786	70 631	40
东　部	31 733	2053	1773	273	7	2102	27 557	21
中　部	20 429	1902	1640	256	6	1100	17 421	6
西　部	28 157	1907	1366	233	308	584	25 653	13
北　京	996	233	176	54	3	129	625	9
天　津	466	61	58	3		166	236	3
河　北	5292	332	281	51		129	4831	
山　西	3371	247	210	37		66	3058	
内蒙古	3295	248	141	14	93	133	2913	1
辽　宁	2621	232	215	14	3	114	2274	1
吉　林	2537	161	150	9	2	156	2220	
黑龙江	1883	198	185	10	3	182	1503	
上　海	551	35	25	10		186	328	2
江　苏	2983	203	162	41		321	2459	
浙　江	3610	224	190	34		437	2948	1
安　徽	2290	196	148	48		157	1935	2
福　建	2268	100	89	10	1	180	1987	1
江　西	1579	151	126	25		75	1352	1
山　东	6340	401	367	34		104	5832	3
河　南	3553	524	455	69		141	2886	2
湖　北	2147	172	150	22		240	1735	
湖　南	3069	253	216	36	1	83	2732	1
广　东	6122	203	189	14		309	5609	1
广　西	2492	145	119	21	5	37	2307	3
海　南	484	29	21	8		27	428	
重　庆	3981	193	138	55		88	3700	
四　川	8532	348	268	38	42	96	8085	3
贵　州	1564	147	122	20	5	20	1397	
云　南	2116	184	165	15	4	52	1878	2
西　藏	224	55	1	1	53	2	167	
陕　西	2443	191	174	17		72	2179	1
甘　肃	1743	170	120	35	15	6	1565	2
青　海	367	60	16	6	38	47	260	
宁　夏	392	38	32	4	2	9	345	
新　疆	1008	128	70	7	51	22	857	1

7-8-1　中医类床位数

单位：张

机构名称	2015 年	2018 年	2019 年	2020 年	2021 年	2022 年
总　计	957 523	1 234 237	1 328 752	1 432 900	1 505 309	1 587 484
中医类医院	819 412	1 021 548	1 091 630	1 148 135	1 197 032	1 258 352
中医医院	715 393	872 052	932 578	981 142	1 022 754	1 078 758
中西医结合医院	78 611	110 579	117 672	124 614	132 094	137 787
民族医医院	25 408	38 917	41 380	42 379	42 184	41 807
中医类门诊部	585	548	536	438	947	922
中医门诊部	370	423	402	294	590	684
中西医结合门诊部	197	112	124	142	303	188
民族医门诊部	18	13	10	2	54	50
非中医类医疗机构中医类临床科室	137 526	212 141	236 586	284 327	307 330	328 210

7-8-2　中医类医院床位数

单位：张

机构名称	2015 年	2018 年	2019 年	2020 年	2021 年	2022 年
总　计	819 412	1 021 548	1 091 630	1 148 135	1 197 032	1 258 352
中医医院	715 393	872 052	932 578	981 142	1 022 754	1 078 758
按登记注册类型分						
公立医院	654 413	762 845	808 825	843 867	874 616	920 561
民营医院	60 980	109 207	123 753	137 275	148 138	158 197
按医院级别分						
其中：三级医院	275 734	331 888	361 544	398 921	439 220	478 604
内：甲等	231 582	272 774	297 379	315 926	325 819	339 088
二级医院	385 656	458 579	484 133	489 999	488 566	500 203
一级医院	21 278	37 468	41 572	49 422	50 820	53 398
按医院类别分						
中医综合医院	672 158	815 208	873 317	916 245	955 544	1 008 477
中医专科医院	43 235	56 844	59 261	64 897	67 210	70 281
肛肠医院	4477	6621	6207	6467	6273	7331
骨伤医院	23 935	30 375	31 818	34 115	36 871	37 903
针灸医院	1552	2115	2120	2169	2158	2285
按摩医院	1357	1819	1844	1858	1969	1991
其他专科医院	11 914	15 914	17 272	20 288	19 939	20 771
中西医结合医院	78 611	110 579	117 672	124 614	132 094	137 787
民族医医院	25 408	38 917	41 380	42 379	42 184	41 807
蒙医医院	8498	18 043	18 603	18 655	18 851	18 671
藏医医院	7409	8933	10 519	10 368	9220	9379
维医医院	6159	7680	8001	9282	9653	9649
傣医医院	214	212	200	200	200	300
其他民族医医院	3128	4049	4057	3874	4260	3808

7-8-3　非中医类医疗机构中医类临床科室床位数

科　别	非中医类医疗机构中医类临床科室床位数 / 张			占同类机构床位数的比例 /%		
	2020 年	2021 年	2022 年	2020 年	2021 年	2022 年
总　计	284 327	307 330	328 210			
综合医院	133 628	142 415	150 774	2.9	3.0	3.0
专科医院	26 333	27 311	26 336	2.1	2.0	1.8
社区卫生服务中心（站）	16 167	18 756	20 663	6.8	7.5	7.1
乡镇卫生院	101 833	111 512	120 501	7.3	7.9	7.7
其他医疗卫生机构	6366	7336	9936	1.1	1.2	1.3

7-8-4　中医医院分科床位数及构成

科　别	床位数 / 张			构成 /%		
	2020 年	2021 年	2022 年	2020 年	2021 年	2022 年
总　计	981 142	1 022 754	1 078 758	100.0	100.0	100.0
内科	325 779	331 379	353 176	33.2	32.4	32.7
外科	120 972	122 819	128 719	12.3	12.0	11.9
儿科	43 976	46 717	46 822	4.5	4.6	4.3
妇产科	58 859	57 554	56 927	6.0	5.6	5.3
眼科	12 038	12 125	12 229	1.2	1.2	1.1
耳鼻喉科	10 940	11 031	11 391	1.1	1.1	1.1
皮肤科	7791	1131	1042	0.8	0.8	0.1
骨伤科	133 882	139 927	143 223	13.7	13.7	13.3
肛肠科	32 601	33 926	35 066	3.3	3.3	3.3
针灸科	51 770	52 800	54 296	5.3	5.2	5.0
推拿科	17 145	17 900	18 787	1.8	1.8	1.7
其他	165 389	188 903	217 080	16.9	18.5	20.1

7-8-5 2022年各地区中医类医疗机构床位数

单位：张

地 区	总计	中医类 医院	中医 医院	中西医 结合医院	民族医 医院	中医类 门诊部	非中医类医疗 机构中医类 临床科室
总　计	1 587 484	1 258 352	1 078 758	137 787	41 807	922	328 210
东　部	542 406	449 472	382 566	65 979	927	81	92 853
中　部	509 551	411 461	376 819	34 222	420	558	97 532
西　部	535 527	397 419	319 373	37 586	40 460	283	137 825
北　京	30 476	29 187	16 251	12 589	347		1289
天　津	11 363	9940	8646	1294			1423
河　北	82 567	67 965	55 195	12 770			14 602
山　西	32 987	25 048	21 687	3361		54	7885
内蒙古	39 746	32 977	14 489	1534	16 954	90	6679
辽　宁	42 557	35 437	32 335	2582	520		7120
吉　林	29 725	25 834	23 334	2376	124	317	3574
黑龙江	40 180	33 576	31 737	1583	256	26	6578
上　海	14 031	11 849	7147	4702			2182
江　苏	69 596	59 443	53 171	6272		20	10 133
浙　江	57 921	53 530	44 701	8829		20	4371
安　徽	70 234	56 660	51 151	5509		14	13 560
福　建	31 873	26 180	22 935	3185	60		5693
江　西	49 424	40 652	38 120	2532		39	8733
山　东	110 751	82 404	76 688	5716		41	28 306
河　南	133 091	105 516	98 466	7050		55	27 520
湖　北	68 436	54 685	48 176	6509		20	13 731
湖　南	85 474	69 490	64 148	5302	40	33	15 951
广　东	83 900	67 737	60 496	7241			16 163
广　西	62 000	42 878	35 633	5824	1421		19 122
海　南	7371	5800	5001	799			1571
重　庆	51 701	39 493	33 302	6191		25	12 183
四　川	123 995	88 124	75 720	10 169	2235	52	35 819
贵　州	52 662	33 960	30 453	3142	365	10	18 692
云　南	58 516	43 810	41 662	1663	485	43	14 663
西　藏	3720	3199	90	52	3057	10	511
陕　西	47 626	40 280	37 045	3235			7346
甘　肃	46 976	35 710	30 590	3861	1259	13	11 253
青　海	8416	6838	3091	216	3531	32	1546
宁　夏	8289	6344	5508	595	241	1	1944
新　疆	31 880	23 806	11 790	1104	10 912	7	8067

7-9-1 中医药人员数

人员类别	2015 年	2018 年	2019 年	2020 年	2021 年	2022 年
中医药人员总数 / 万人	**58.0**	**71.5**	**76.7**	**82.9**	**88.5**	**91.9**
中医类别执业（助理）医师	45.2	57.5	62.5	68.3	73.2	76.4
见习中医师	1.4	1.6	1.5	1.5	1.6	1.6
中药师（士）	11.4	12.4	12.7	13.1	13.7	13.9
占同类人员总数的百分比 /%						
中医类别执业（助理）医师	14.9	16.0	16.2	16.7	17.1	17.2
见习中医师	6.4	7.6	7.9	8.2	9.6	8.8
中药师（士）	26.9	26.5	26.3	26.4	26.3	26.2

7-9-2 2022年各地区中医药人员数

单位：人

地 区	合计	中医类别执业（助理）医师	见习中医师	中药师（士）
总　计	**918 998**	**764 206**	**15 630**	**139 162**
东　部	397 947	328 553	4532	64 862
中　部	247 840	206 360	3478	38 002
西　部	273 211	229 293	7620	36 298
北　京	29 429	23 056	318	6055
天　津	14 530	11 676	184	2670
河　北	53 798	47 046	579	6173
山　西	23 572	19 837	235	3500
内蒙古	24 327	19 204	334	4789
辽　宁	24 149	19 194	280	4675
吉　林	16 671	13 851	124	2696
黑龙江	17 618	14 283	177	3158
上　海	13 602	11 492	30	2080
江　苏	45 957	37 103	616	8238
浙　江	47 526	38 499	478	8549
安　徽	34 056	29 799	468	3789
福　建	26 054	21 458	496	4100
江　西	22 654	18 466	515	3673
山　东	71 222	58 895	866	11 461
河　南	63 315	54 049	893	8373
湖　北	29 640	23 620	494	5526
湖　南	40 314	32 455	572	7287
广　东	67 024	56 162	577	10 285
广　西	30 710	25 522	1593	3595
海　南	4656	3972	108	576
重　庆	24 625	21 299	302	3024
四　川	76 498	67 331	974	8193
贵　州	21 933	18 018	1347	2568
云　南	24 612	20 874	1100	2638
西　藏	3320	2935	46	339
陕　西	23 735	18 466	440	4829
甘　肃	20 521	17 288	659	2574
青　海	4720	3932	131	657
宁　夏	4448	3455	101	892
新　疆	13 762	10 969	593	2200

7-9-3 中医类医疗机构人员数

单位：人

机构类别	2015 年	2018 年	2019 年	2020 年	2021 年	2022 年
总　计	**1 044 242**	**1 321 902**	**1 421 203**	**1 513 024**	**1 602 459**	**1 672 348**
中医类医院	**940 387**	**1 169 359**	**1 250 689**	**1 321 390**	**1 394 421**	**1 457 483**
中医医院	824 022	998 777	1 069 481	1 127 425	1 189 337	1 244 040
中医综合医院	781 741	944 007	1 011 178	1 064 791	1 121 782	1 173 955
中医专科医院	42 281	54 770	58 303	62 634	67 555	70 085
中西医结合医院	93 209	130 085	138 965	149 371	158 319	165 331
民族医医院	23 156	40 497	42 243	44 594	46 765	48 112
中医类门诊部	**21 434**	**40 468**	**44 868**	**48 248**	**51 144**	**50 605**
中医门诊部	17 848	34 588	38 341	41 015	43 862	43 350
中西医结合门诊部	3482	5697	6340	7033	7072	7032
民族医门诊部	104	183	187	200	210	223
中医类诊所	**79 314**	**109 662**	**123 116**	**140 877**	**154 378**	**161 552**
中医诊所	60 344	86 846	99 055	114 017	126 484	132 959
中西医结合诊所	18 185	21 821	23 075	25 824	26 821	27 555
民族医诊所	785	995	986	1036	1073	1038
中医类研究机构	**3107**	**2413**	**2530**	**2509**	**2516**	**2708**
中医（药）研究院（所）	2616	2239	2357	2373	2377	2536
中西医结合研究所	87	84	87	78	82	92
民族医（药）学研究所	404	90	86	58	57	80

7-9-4 中医类医疗机构卫生技术人员数

机构类别	中医类别执业（助理）医师／人		中药师（士）／人		注册护士／人		中医类别占同类机构执业（助理）医师总数的比例／%		中药师（士）占同类机构药师（士）总数的比例／%	
	2021 年	2022 年	2021 年	2022 年	2021 年	2022 年	2021 年	2022 年	2021 年	2022 年
总　计	308 326	327 899	57 596	58 986	584 784	615 744	57.1	57.8	58.2	58.5
中医类医院	216 881	227 727	39 392	40 358	542 962	571 222	50.7	51.1	50.5	50.5
中医医院	189 102	198 422	34 495	35 243	464 899	489 695	52.0	52.4	51.0	50.9
中医综合医院	178 842	187 458	32 717	33 467	440 031	463 679	52.0	52.3	50.9	50.8
中医专科医院	10 260	10 964	1778	1776	24 868	26 016	52.6	53.9	53.0	52.5
中西医结合医院	18 217	19 416	2851	3015	63 933	66 727	36.8	37.6	39.6	40.1
民族医医院	9562	9889	2046	2100	14 130	14 800	63.6	64.0	66.0	66.5
中医类门诊部	19 694	19 701	3307	3272	10 466	10 386	81.0	81.2	79.9	80.0
中医门诊部	18 471	18 516	3116	3097	8010	7834	87.3	87.6	83.4	83.5
中西医结合门诊部	1151	1111	179	163	2409	2504	37.6	36.7	46.4	44.7
民族医门诊部	72	74	12	12	47	48	70.6	69.8	80.0	80.0
中医类诊所	75 955	80 471	14 034	15 356	31 356	34 136	81.6	83.3	91.4	91.7
中医诊所	67 165	71 194	13 030	14 326	21 198	23 533	86.3	87.5	93.0	93.2
中西医结合诊所	8266	8748	931	954	10 023	10 488	58.1	60.3	73.7	73.7
民族医诊所	524	529	73	76	135	115	74.2	77.1	89.0	91.6

7-9-5 非中医类医疗机构中医类人员数

机构类别	中医类别执业（助理）医师／人		中药师（士）／人		中医类别占同类机构执业（助理）医师总数的比例／%		中药师（士）占同类机构药师（士）总数的比例／%	
	2021 年	2022 年	2021 年	2022 年	2021 年	2022 年	2021 年	2022 年
总　计	418 651	444 604	79 123	81 994	11.2	11.5	18.7	19.0
综合医院	131 148	134 580	32 374	32 157	7.9	7.9	15.6	15.4
专科医院	26 989	28 732	6102	6266	8.8	8.9	14.9	14.7
社区卫生服务中心	40 631	43 280	9192	9664	21.1	21.5	25.2	25.1
社区卫生服务站	15 790	16 221	1812	1873	29.9	30.5	33.2	34.3
乡镇卫生院	95 506	98 131	18 651	18 534	18.2	18.3	23.0	22.6
门诊部	13 323	13 756	2248	2290	8.0	7.8	25.5	25.9
诊所	26 960	36 702	3120	5167	9.9	12.4	36.2	46.7
妇幼保健机构	10 264	11 180	2480	2676	6.4	6.8	13.4	13.9
专科疾病防治机构	945	930	341	335	6.9	7.1	14.3	14.6
村卫生室	44 048	47 368	812	918	18.6	18.8	20.7	25.4
其他医疗卫生机构	13 047	13 724	1991	2114	8.0	0.4	21.4	22.3

7-9-6　2022年各地区中医医院人员数

单位：人

地区	合计	卫生技术人员							其他技术人员	仅从事管理人员	工勤技能人员
		小计	执业（助理）医师	执业医师	注册护士	药师（士）	技师（士）	其他			
总　计	1 244 040	1 066 664	378 964	353 739	489 695	69 237	74 063	54 705	53 703	39 881	83 792
东　部	508 521	435 115	163 763	155 003	193 197	30 695	28 483	18 977	22 695	16 009	34 702
中　部	388 193	333 422	117 598	107 944	156 008	20 834	23 884	15 098	17 844	11 998	24 929
西　部	347 326	298 127	97 603	90 792	140 490	17 708	21 696	20 630	13 164	11 874	24 161
北　京	34 037	27 629	11 984	11 483	10 421	2486	1836	902	1523	1704	3181
天　津	14 005	12 189	5452	5303	4515	1065	696	461	699	514	603
河　北	60 165	51 289	20 780	18 478	21 716	2658	3205	2930	3438	1385	4053
山　西	24 032	20 398	7646	7011	8898	1334	1490	1030	1205	708	1721
内蒙古	15 734	13 254	4660	4186	5941	923	1009	721	937	565	978
辽　宁	34 675	28 666	10 522	9926	12 934	2033	2000	1177	1908	1310	2791
吉　林	26 329	21 400	8091	7540	9642	1412	1507	748	1414	1246	2269
黑龙江	30 301	24 491	8963	8248	10 656	1666	1768	1438	1344	1441	3025
上　海	11 676	10 034	3977	3951	4157	826	757	317	611	556	475
江　苏	72 081	62 191	22 997	22 538	28 848	4447	3977	1922	3374	2088	4428
浙　江	64 475	55 363	20 649	19 877	24 943	4094	3570	2107	2296	1717	5099
安　徽	46 610	41 635	15 023	14 073	20 067	2359	2427	1759	1776	1187	2012
福　建	28 766	24 905	8810	8437	11 168	1908	1898	1121	1135	954	1772
江　西	38 597	34 091	11 986	11 228	15 969	2403	2512	1221	1303	806	2397
山　东	95 797	83 453	31 114	28 911	38 272	5001	5566	3500	5407	2202	4735
河　南	108 713	92 250	31 905	28 036	42 299	5216	7417	5413	6105	2948	7410
湖　北	46 694	40 908	14 359	13 363	19 330	2789	3028	1402	1846	1751	2189
湖　南	66 917	58 249	19 625	18 445	29 147	3655	3735	2087	2851	1911	3906
广　东	85 997	73 604	25 481	24 175	33 466	5740	4572	4345	2129	3214	7050
广　西	46 415	39 278	12 520	11 875	19 095	2578	2705	2380	1694	1387	4056
海　南	6847	5792	1997	1924	2757	437	406	195	175	365	515
重　庆	31 863	27 040	9182	8512	13 362	1477	1803	1216	1058	1432	2333
四　川	78 806	67 396	22 867	21 569	32 420	3990	4837	3282	2662	2542	6206
贵　州	34 327	29 629	9472	8888	13 907	1496	2443	2311	1553	1199	1946
云　南	41 247	36 514	11 882	10 888	17 189	2068	2470	2905	1819	817	2097
西　藏	46	30	20	17	5	1	3	1	3	3	10
陕　西	44 347	38 032	11 154	10 407	17 017	2310	2920	4631	542	2648	3125
甘　肃	29 309	25 817	8804	7900	12 337	1298	1761	1617	1550	610	1332
青　海	4364	3795	1134	1007	1669	310	322	360	291	65	213
宁　夏	6849	5975	2037	1930	2639	506	401	392	262	161	451
新　疆	14 019	11 367	3871	3613	4909	751	1022	814	793	445	1414

7-9-7　2021年公立中医医院人员的性别、年龄、学历及职称构成情况

单位：%

分类	卫生技术人员							其他技术人员	管理人员
	合计	执业（助理）医师	执业医师	注册护士	药师（士）	技师（士）	其他		
总　计	100.0	100.0	100.0	100.0	100.0	100.0	100.0	100.0	100.0
按性别分									
男	27.2	53.8	54.1	2.9	32.4	38.9	42.9	38.9	43.2
女	72.8	46.2	45.9	97.1	67.6	61.1	57.1	61.1	56.8
按年龄分									
25 岁以下	9.0	0.6	0.2	13.8	4.3	10.3	19.2	5.0	3.2
25～34 岁	47.1	34.1	33.7	55.4	40.5	48.2	57.6	43.8	32.6
35～44 岁	24.7	33.6	33.9	20.0	26.9	23.3	15.0	28.9	28.1
45～54 岁	14.5	21.8	21.9	9.7	21.8	14.4	6.4	18.2	27.6
55～59 岁	3.3	6.6	6.8	0.9	5.6	3.2	1.3	3.3	7.4
60 岁及以上	1.4	3.4	3.6	0.2	1.0	0.7	0.5	0.7	1.2
按工作年限分									
5 年以下	27.4	19.1	18.5	29.6	18.3	29.5	54.5	26.7	18.7
5～9 年	25.8	21.7	21.8	29.9	23.3	25.2	22.7	25.8	18.6
10～19 年	24.0	25.7	25.9	25.0	24.4	21.4	13.5	23.5	22.1
20～29 年	13.8	19.4	19.3	10.2	19.0	15.0	5.9	14.4	20.8
30 年及以上	9.0	14.1	14.4	5.4	15.0	9.0	3.4	9.6	19.8
按学历分									
研究生	8.0	21.1	22.4	0.2	5.2	2.1	4.8	3.8	7.2
大学本科	43.0	56.0	58.2	31.8	45.5	44.4	49.1	43.9	50.0
大专	36.9	18.1	15.5	51.1	31.7	41.6	35.2	34.7	29.8
中专及中技	11.6	4.5	3.6	16.8	15.1	11.2	9.5	11.5	8.0
技校	0.1	0.0	0.0	0.1	0.2	0.1	0.2	0.9	0.4
高中及以下	0.4	0.3	0.2	0.1	2.3	0.6	1.1	5.3	4.7
按专业技术资格分									
正高	2.6	6.7	7.2	0.4	1.4	0.9	0.3	0.4	3.0
副高	8.1	17.1	18.2	3.6	6.0	5.6	0.9	2.7	8.2
中级	22.6	32.7	34.7	18.6	24.9	19.8	4.4	14.8	17.0
师级／助理	33.9	37.3	36.9	32.4	36.6	34.5	25.6	25.6	16.5
士级	29.6	4.8	1.8	42.9	28.2	35.6	51.9	41.2	14.0
不详	3.2	1.4	1.3	2.1	2.9	3.6	16.9	15.3	41.3
按聘任技术职务分									
正高	2.5	6.5	6.9	0.4	1.3	0.8	0.3	0.4	4.1
副高	7.8	16.6	17.7	3.4	5.8	5.4	0.9	2.5	11.3
中级	21.9	32.2	34.1	17.9	24.1	19.1	4.0	13.0	22.7
师级／助理	33.0	37.2	36.7	31.8	35.4	32.9	20.2	25.6	24.1
士级	27.1	4.8	2.0	40.6	25.8	32.5	38.8	34.6	18.2
待聘	7.7	2.8	2.6	5.9	7.6	9.3	35.9	23.9	19.8

7-9-8　2022年公立中医医院人员性别、年龄、学历及职称构成情况

单位：%

| 分类 | 卫生技术人员 | | | | | | | 其他技术人员 | 管理人员 |
	合计	执业（助理）医师	执业医师	注册护士	药师（士）	技师（士）	其他		
总　　计	100.0	100.0	100.0	100.0	100.0	100.0	100.0	100.0	100.0
按性别分									
男	26.8	53.2	53.4	3.0	32.3	38.7	42.8	39.0	42.9
女	73.2	46.8	46.6	97.0	67.7	61.4	57.2	61.0	57.1
按年龄分									
25 岁以下	7.4	0.4	0.1	11.3	3.5	8.9	16.6	4.1	2.4
25～34 岁	45.2	31.2	30.7	54.2	37.4	47.5	56.5	40.4	30.8
35～44 岁	27.1	35.2	35.6	22.8	30.0	24.6	17.5	31.5	29.7
45～54 岁	15.5	22.7	22.7	10.6	22.7	15.0	7.3	19.8	27.8
55～59 岁	3.3	6.7	7.0	0.9	5.3	3.1	1.4	3.3	7.7
60 岁及以上	1.5	3.8	4.0	0.2	1.2	0.8	0.7	0.9	1.6
按工作年限分									
5 年以下	23.9	16.5	15.9	25.7	15.7	27.0	50.2	22.7	16.2
5～9 年	24.7	21.0	21.0	28.0	21.3	24.8	23.0	24.3	18.3
10～19 年	27.9	28.2	28.6	29.9	28.7	24.0	16.6	27.3	24.6
20～29 年	13.5	18.7	18.7	10.2	18.0	14.4	6.2	14.8	19.4
30 年及以上	10.0	15.6	15.8	6.2	16.1	9.8	4.0	10.8	21.5
按学历分									
研究生	8.6	22.6	23.9	0.2	5.9	2.4	5.6	4.2	8.1
大学本科	45.0	56.0	57.9	35.6	47.8	48.5	48.5	46.1	50.7
大专	36.0	17.1	14.6	49.9	30.8	39.4	35.7	34.0	29.4
中专	10.1	4.0	3.3	14.2	13.6	9.2	9.1	11.1	7.5
高中及以下	0.4	0.3	0.2	0.1	1.9	0.5	1.1	4.6	4.3
按专业技术资格分									
正高	3.0	7.6	8.0	0.5	1.7	0.9	0.4	0.4	3.0
副高	8.7	18.0	19.0	4.0	6.8	5.2	1.2	3.3	8.3
中级	24.1	33.5	35.2	20.7	26.7	19.2	5.7	16.7	17.6
师级／助理	33.9	35.8	35.4	33.4	35.9	36.3	25.5	25.7	15.6
士级	27.7	4.4	1.6	40.3	26.2	34.5	48.6	36.8	12.8
不详	2.6	0.8	0.8	1.1	2.7	3.8	18.6	17.1	42.8
按聘任技术职务分									
正高	2.8	7.2	7.7	0.4	1.6	0.9	0.3	0.4	4.2
副高	8.5	17.7	18.7	3.8	6.5	5.0	1.1	3.1	11.1
中级	23.2	32.5	34.2	19.7	25.6	18.3	5.2	14.7	22.6
师级／助理	32.6	35.2	34.8	32.4	34.5	33.7	20.0	25.4	23.2
士级	25.3	4.5	1.8	37.9	23.7	30.8	36.4	30.7	16.8
待聘	7.6	3.0	2.9	5.6	8.0	11.3	37.0	25.8	22.2

八、妇幼保健

简要说明

一、本章主要介绍全国及31个省、自治区、直辖市孕产妇保健、儿童保健、婚前保健、母婴保健技术服务执业机构与人员等情况。主要包括5岁以下儿童死亡率、孕产妇死亡率，产前检查率、产后访视率、住院分娩率、孕产妇系统管理率，低出生体重率、5岁以下儿童低体重患病率、新生儿访视率、3岁以下儿童系统管理率、7岁以下儿童保健管理率、0～6岁儿童眼保健和视力检查覆盖率，婚前医学检查率、婚前医学检查检出疾病人数，以及各类母婴保健技术服务执业机构与人员数。

二、除全国新生儿死亡率、婴儿死亡率、5岁以下儿童死亡率、孕产妇死亡率系妇幼健康监测地区监测结果外，其他数据来源于妇幼健康年报。

三、妇幼健康监测网：1990年起，在30个省、自治区、直辖市建立孕产妇死亡监测网（247个监测点）和5岁以下儿童死亡监测网（81个监测点），动态监测全国孕产妇死亡和5岁以下儿童死亡情况。1996年起实行孕产妇死亡监测、5岁以下儿童死亡监测和出生缺陷监测三网合一，抽取116个监测点建立全国妇幼健康监测网；2007年起全国妇幼健康监测点扩大到336个。因行政区划调整，目前监测点为327个。

主要指标解释

新生儿死亡率　指年内出生至28天内（0～27天）死亡的新生儿人数与活产数之比。

婴儿死亡率　指年内不满1周岁的婴儿死亡人数与活产数之比。

5岁以下儿童死亡率　指年内不满5周岁的儿童死亡人数与活产数之比。

孕产妇死亡率　指年内孕产妇死亡人数与活产数之比。

活产数　指年内妊娠满28周及以上（如孕周不详，可参考出生体重达1000克及以上），娩出后有心跳、呼吸、脐带搏动、随意肌收缩4项生命体征之一的新生儿数。

孕产妇系统管理率　指年内孕产妇系统管理人数与活产数之比。

产前检查率　指年内接受过1次及以上产前检查的产妇人数与活产数之比。

产后访视率　指年内接受过1次及以上产后访视的产妇人数与活产数之比。

住院分娩率　指年内在取得助产技术资质的机构分娩的活产数与所有活产数之比。

低出生体重率　指年内出生体重低于2500克的婴儿数与活产数之比。

5岁以下儿童低体重患病率　指年内5岁以下低体重儿童数与所有参加体格检查的5岁以下儿童数之比。

新生儿访视率　指年内新生儿出院后1周内接受1次及1次以上访视的新生儿人数与活产数之比。

3岁以下儿童系统管理率　指年内3岁以下儿童系统管理人数与3岁以下儿童数之比。

7岁以下儿童健康管理率　指年内7岁以下儿童健康管理人数与7岁以下儿童数之比。

0～6岁儿童眼保健和视力检查覆盖率　指年内接受1次及以上眼保健和视力检查的0～6岁儿童数与0～6岁儿童数之比。

婚前医学检查率　指年内进行婚前医学检查人数与结婚登记人数之比。

婚前医学检查检出疾病人数　指检出患有指定传染病、严重遗传性疾病、有关精神病、生殖系统疾病、内科系统疾病的人数。如果一人同时检出两种或以上疾病，按一人统计。

　　取得母婴保健技术服务资质的机构数　指年内持有母婴保健技术服务执业许可证可提供相应母婴保健技术服务的医疗机构数。

　　取得母婴保健技术服务资质的人员数　指年内持有母婴保健技术服务执业许可证可提供相应母婴保健技术服务的人员数。如果一人具备多项资质，应按照相应类别分别统计。

8-1 监测地区5岁以下儿童和孕产妇死亡率

年份	新生儿死亡率 /‰			婴儿死亡率 /‰			5岁以下儿童死亡率 /‰			孕产妇死亡率 / (1/10万)		
	合计	城市	农村	合计	城市	农村	合计	城市	农村	合计	城市	农村
2000	22.8	9.5	25.8	32.2	11.8	37.0	39.7	13.8	45.7	53.0	29.3	69.6
2001	21.4	10.6	23.9	30.0	13.6	33.8	35.9	16.3	40.4	50.2	33.1	61.9
2002	20.7	9.7	23.2	29.2	12.2	33.1	34.9	14.6	39.6	43.2	22.3	58.2
2003	18.0	8.9	20.1	25.5	11.3	28.7	29.9	14.8	33.4	51.3	27.6	65.4
2004	15.4	8.4	17.3	21.5	10.1	24.5	25.0	12.0	28.5	48.3	26.1	63.0
2005	13.2	7.5	14.7	19.0	9.1	21.6	22.5	10.7	25.7	47.7	25.0	53.8
2006	12.0	6.8	13.4	17.2	8.0	19.7	20.6	9.6	23.6	41.1	24.8	45.5
2007	10.7	5.5	12.8	15.3	7.7	18.6	18.1	9.0	21.8	36.6	25.2	41.3
2008	10.2	5.0	12.3	14.9	6.5	18.4	18.5	7.9	22.7	34.2	29.2	36.1
2009	9.0	4.5	10.8	13.8	6.2	17.0	17.2	7.6	21.1	31.9	26.6	34.0
2010	8.3	4.1	10.0	13.1	5.8	16.1	16.4	7.3	20.1	30.0	29.7	30.1
2011	7.8	4.0	9.4	12.1	5.8	14.7	15.6	7.1	19.1	26.1	25.2	26.5
2012	6.9	3.9	8.1	10.3	5.2	12.4	13.2	5.9	16.2	24.5	22.2	25.6
2013	6.3	3.7	7.3	9.5	5.2	11.3	12.0	6.0	14.5	23.2	22.4	23.6
2014	5.9	3.5	6.9	8.9	4.8	10.7	11.7	5.9	14.2	21.7	20.5	22.2
2015	5.4	3.3	6.4	8.1	4.7	9.6	10.7	5.8	12.9	20.1	19.8	20.2
2016	4.9	2.9	5.7	7.5	4.2	9.0	10.2	5.2	12.4	19.9	19.5	20.0
2017	4.5	2.6	5.3	6.8	4.1	7.9	9.1	4.8	10.9	19.6	16.6	21.1
2018	3.9	2.2	4.7	6.1	3.6	7.3	8.4	4.4	10.2	18.3	15.5	19.9
2019	3.5	2.0	4.1	5.6	3.4	6.6	7.8	4.1	9.4	17.8	16.5	18.6
2020	3.4	2.1	3.9	5.4	3.6	6.2	7.5	4.4	8.9	16.9	14.1	18.5
2021	3.1	1.9	3.6	5.0	3.2	5.8	7.1	4.1	8.5	16.1	15.4	16.5
2022	3.1	1.8	3.6	4.9	3.1	5.7	6.8	4.2	8.0	15.7	14.3	16.6

8-2 监测地区孕产妇主要疾病死亡率及死因构成情况

年份	主要疾病死亡率 / (1/10万)						占死亡总数 /%					
	产科出血	妊娠期高血压疾病	心脏病	羊水栓塞	产褥感染	肝病	产科出血	妊娠期高血压疾病	心脏病	羊水栓塞	产褥感染	肝病
合计												
2010	8.3	3.7	3.3	2.8	0.4	0.9	27.8	12.3	10.9	9.2	1.2	3.1
2013	6.6	2.6	1.8	3.1	0.2	0.6	28.2	11.4	7.8	13.3	0.6	2.6
2014	5.7	2.0	2.5	3.2	0.2	1.0	26.3	9.1	11.4	14.9	1.1	4.6
2015	4.2	2.3	3.3	1.9	0.1	1.0	21.1	11.6	16.4	9.5	0.7	4.7
2016	4.7	1.6	2.0	2.2	0.2	0.7	23.5	7.8	10.2	10.9	1.0	3.8
2017	5.7	2.0	1.5	2.7	0.1	0.4	29.0	10.4	7.9	13.9	0.6	2.2
2018	4.2	1.7	1.8	2.3	0.2	0.7	23.2	9.5	10.0	12.3	0.9	3.8
2019	3.0	2.0	2.6	1.5	0.3	0.4	16.9	11.1	14.5	8.7	1.9	2.4
2020	4.3	1.8	2.1	1.2	0.5	0.2	25.3	10.8	12.7	7.0	3.2	1.3
2021	3.6	1.3	1.9	1.0	0.3	0.3	22.1	8.0	11.5	6.2	1.8	1.8
2022	4.7	1.3	1.3	1.2	0.3	0.5	29.9	8.5	8.5	7.7	1.7	3.4
城市												
2010	8.0	1.9	2.8	2.5	0.3	0.9	27.1	6.3	9.4	8.3	1.0	3.1
2013	5.6	2.1	2.1	2.7	0.0	0.9	25.0	9.2	9.2	11.8	0.0	3.9
2014	4.3	1.4	2.3	2.7	0.2	0.8	21.2	7.1	11.1	13.1	1.0	4.0
2015	3.5	0.9	5.2	0.7	0.2	0.7	17.9	4.8	26.2	3.6	1.2	3.6
2016	4.0	0.5	2.4	1.6	0.3	0.3	20.3	2.7	12.2	8.1	1.4	1.4
2017	5.1	1.1	1.3	2.1	0.2	0.0	30.7	6.8	8.0	12.5	1.1	0.0
2018	3.8	1.4	2.1	1.9	0.5	0.2	24.2	9.1	13.6	12.1	3.0	1.5
2019	1.5	1.5	3.3	1.0	0.3	0.3	9.2	9.2	20.0	6.2	1.5	1.5
2020	3.0	2.0	1.0	1.6	0.3	0.3	20.9	14.0	7.0	11.6	2.3	2.3
2021	3.3	1.2	2.1	0.8	0.0	0.4	21.6	8.1	13.5	5.4	0.0	2.7
2022	4.1	1.1	1.1	1.5	0.4	0.4	28.9	7.9	7.9	10.5	2.6	2.6
农村												
2010	8.4	4.3	3.4	2.8	0.4	0.9	28.0	14.2	11.3	9.4	1.3	3.1
2013	6.9	2.8	1.7	3.3	0.2	0.5	29.3	12.1	7.3	13.8	0.9	2.2
2014	6.3	2.2	2.6	3.4	0.2	1.1	28.3	10.0	11.6	15.5	1.2	4.8
2015	4.5	3.0	2.4	2.4	0.1	1.1	22.5	14.7	12.0	12.0	0.5	5.2
2016	4.9	1.9	1.9	2.4	0.1	0.9	24.7	9.6	9.6	11.9	0.6	4.6
2017	6.0	2.5	1.7	3.0	0.1	0.6	28.4	11.8	7.9	14.4	0.4	3.1
2018	4.5	1.9	1.6	2.5	0.0	1.0	22.8	9.7	8.3	12.4	0.0	4.8
2019	3.8	2.2	2.2	1.8	0.4	0.5	20.4	12.0	12.0	9.9	2.1	2.8
2020	5.0	1.8	2.7	1.0	0.6	0.2	27.0	9.6	14.8	5.2	3.5	0.9
2021	3.7	1.3	1.7	1.1	0.3	0.2	22.4	7.9	10.5	6.6	2.6	1.3
2022	5.0	1.5	1.5	1.1	0.2	0.6	30.4	8.9	8.9	6.3	1.3	3.8

8-3-1 孕产妇保健情况

年份	活产数/人	系统管理率/%	产前检查率/%	产后访视率/%	住院分娩率/%		
					合计	市	县
1985	…	…	…	…	43.7	73.6	36.4
1990	14 517 207	…	…	…	50.6	74.2	45.1
1991	15 293 237	…	…	…	50.6	72.8	45.5
1992	11 746 275	…	69.7	69.7	52.7	71.7	41.2
1993	10 170 690	…	72.2	71.0	56.5	68.3	51.0
1994	11 044 607	…	76.3	74.5	65.6	76.4	50.4
1995	11 539 613	…	78.7	78.8	58.0	70.7	50.2
1996	11 412 028	65.5	83.7	80.1	60.7	76.5	51.7
1997	11 286 021	68.3	85.9	82.3	61.7	76.4	53.0
1998	10 961 516	72.3	87.1	83.9	66.2	79.0	58.1
1999	10 698 467	75.4	89.3	85.9	70.0	83.3	61.5
2000	10 987 691	77.2	89.4	86.2	72.9	84.9	65.2
2001	10 690 630	78.6	90.3	87.2	76.0	87.0	69.0
2002	10 591 949	78.2	90.1	86.7	78.7	89.4	71.6
2003	10 188 005	75.5	88.9	85.4	79.4	89.9	72.6
2004	10 892 614	76.4	89.7	85.9	82.8	91.4	77.1
2005	11 415 809	76.7	89.8	86.0	85.9	93.2	81.0
2006	11 770 056	76.5	89.7	85.7	88.4	94.1	84.6
2007	12 506 498	77.3	90.9	86.7	91.7	95.8	88.8
2008	13 307 045	78.1	91.0	87.0	94.5	97.5	92.3
2009	13 825 431	80.9	92.2	88.7	96.3	98.5	94.7
2010	14 218 657	84.1	94.1	90.8	97.8	99.2	96.7
2011	14 507 141	85.2	93.7	91.0	98.7	99.6	98.1
2012	15 442 995	87.6	95.0	92.6	99.2	99.7	98.8
2013	15 108 153	89.5	95.6	93.5	99.5	99.9	99.2
2014	15 178 881	90.0	96.2	93.9	99.6	99.9	99.4
2015	14 544 524	91.5	96.5	94.5	99.7	99.9	99.5
2016	18 466 561	91.6	96.6	94.6	99.8	100.0	99.6
2017	17 578 815	89.6	96.5	94.0	99.9	100.0	99.8
2018	15 207 729	89.9	96.6	93.8	99.9	99.9	99.8
2019	14 551 298	90.3	96.8	94.1	99.9	100.0	99.8
2020	12 034 516	92.7	97.4	95.5	99.9	100.0	99.9
2021	10 515 287	92.9	97.6	96.0	99.9	100.0	99.9
2022	9 587 512	93.6	97.9	96.5	99.9	100.0	99.9

注：2016—2022年活产数均源自全国住院分娩月报，包括户籍和非户籍活产数；2015年及以前年份活产数源自全国妇幼卫生年报，仅包括户籍活产数。

8-3-2　2022年各地区孕产妇保健情况

地区	活产数 / 人	系统管理率 /%	产前检查率 /%	产后访视率 /%	住院分娩率 /%		
					合计	市	县
总　计	9 587 512	93.6	97.9	96.5	99.9	100.0	99.9
北　京	134 672	97.9	98.4	98.2	100.0	100.0	
天　津	64 955	94.3	98.8	97.2	100.0	100.0	
河　北	436 227	92.4	97.4	94.6	99.9	99.9	99.9
山　西	240 159	91.9	98.2	95.5	100.0	100.0	100.0
内蒙古	125 678	95.5	98.3	96.8	100.0	100.0	100.0
辽　宁	169 685	93.0	98.4	96.3	100.0	100.0	100.0
吉　林	87 915	95.7	98.3	98.6	100.0	100.0	100.0
黑龙江	91 084	94.9	98.6	97.0	100.0	100.0	99.9
上　海	116 771	95.0	98.3	97.8	100.0	100.0	
江　苏	446 948	91.8	98.7	97.4	100.0	100.0	100.0
浙　江	403 577	97.0	98.3	98.2	100.0	100.0	100.0
安　徽	374 508	92.4	97.4	96.2	100.0	100.0	100.0
福　建	275 594	93.3	98.3	96.2	100.0	100.0	100.0
江　西	305 335	95.0	97.8	96.5	100.0	100.0	100.0
山　东	682 374	96.1	98.2	97.4	100.0	100.0	100.0
河　南	786 891	88.5	96.1	93.6	100.0	100.0	100.0
湖　北	320 341	94.0	97.5	96.0	100.0	100.0	100.0
湖　南	397 954	96.0	98.2	97.2	100.0	100.0	100.0
广　东	1 173 335	94.6	98.1	96.9	99.9	100.0	99.9
广　西	442 677	94.5	98.1	98.2	99.9	99.9	99.9
海　南	90 108	92.3	98.6	97.9	99.9	99.9	99.9
重　庆	195 431	94.0	98.6	96.1	99.9	100.0	99.8
四　川	539 282	95.1	97.8	96.7	99.8	100.0	99.7
贵　州	429 923	92.8	97.3	95.6	99.8	99.9	99.8
云　南	393 387	91.3	98.6	97.3	99.9	99.9	99.8
西　藏	49 692	77.9	88.3	88.7	98.0	99.4	97.7
陕　西	288 085	96.5	98.6	97.4	100.0	100.0	100.0
甘　肃	206 341	92.9	98.2	96.7	99.9	100.0	99.9
青　海	59 498	91.6	97.2	95.1	99.7	100.0	99.5
宁　夏	69 061	97.4	99.0	98.3	100.0	100.0	100.0
新　疆	190 024	94.4	98.9	98.0	99.9	99.9	99.8

8-4　儿童保健情况

单位：%

年份／地区	低出生体重率	5岁以下儿童低体重患病率	新生儿访视率	3岁以下儿童系统管理率	7岁以下儿童保健管理率	0～6岁儿童眼保健和视力检查覆盖率
2010	2.34	1.55	89.6	81.5	83.4	…
2013	2.44	1.37	93.2	89.0	90.7	…
2014	2.61	1.48	93.6	89.8	91.3	…
2015	2.64	1.49	94.3	90.7	92.1	…
2017	2.88	1.40	93.9	91.1	92.6	…
2018	3.13	1.43	93.7	91.2	92.7	…
2019	3.24	1.37	94.1	91.9	93.6	…
2020	3.25	1.19	95.5	92.9	94.3	…
2021	3.70	1.21	96.2	92.8	94.6	93.0
2022	3.97	1.21	96.7	93.3	94.9	93.6
北　京	5.72	0.18	98.0	96.7	99.3	99.0
天　津	5.27	0.55	99.0	96.6	91.5	91.3
河　北	2.81	1.41	94.9	93.0	94.4	92.6
山　西	3.54	0.74	96.2	92.7	93.5	91.5
内蒙古	3.72	0.58	97.5	95.4	95.0	92.6
辽　宁	3.32	0.68	96.9	93.4	94.4	92.8
吉　林	4.02	0.23	98.9	95.8	97.2	96.1
黑龙江	2.94	0.77	97.6	94.8	95.3	93.5
上　海	5.58	0.25	97.8	95.8	99.3	99.5
江　苏	4.04	0.49	96.9	96.0	97.4	95.4
浙　江	4.69	0.56	99.2	97.2	98.4	97.5
安　徽	3.26	0.51	96.8	91.1	93.5	92.7
福　建	4.45	0.84	96.9	94.3	95.8	93.2
江　西	2.97	2.04	96.9	93.8	94.1	93.1
山　东	2.33	0.72	98.0	95.7	96.5	97.3
河　南	3.71	1.16	93.2	90.8	92.0	91.1
湖　北	3.65	1.12	96.4	92.9	94.5	92.5
湖　南	4.28	1.06	98.0	94.3	95.2	94.6
广　东	5.14	2.21	96.6	92.1	95.9	93.7
广　西	6.27	2.95	97.9	87.2	93.8	93.8
海　南	6.02	3.04	98.6	89.1	94.0	93.1
重　庆	3.15	0.73	96.8	93.1	94.6	94.3
四　川	3.75	1.20	97.3	95.2	95.5	93.3
贵　州	3.78	1.07	96.0	93.8	94.3	93.8
云　南	4.82	1.31	97.8	92.7	94.1	94.2
西　藏	2.99	1.74	88.7	87.9	87.3	36.4
陕　西	2.84	0.68	97.9	95.3	96.5	95.6
甘　肃	3.20	0.90	97.0	94.3	94.5	93.3
青　海	3.21	1.15	92.6	93.2	92.4	92.7
宁　夏	3.77	0.42	98.9	95.8	95.9	95.0
新　疆	4.97	1.33	98.0	96.3	95.5	94.5

8-5　婚前保健情况

年份／地区	结婚登记人数／人	婚前医学检查人数／人	婚前医学检查率/%	婚前医学检查检出疾病人数／人
2010	20 373 786	6 257 617	31.0	629 925
2013	22 484 981	11 722 101	52.9	945 631
2014	21 659 134	12 046 543	55.3	957 574
2015	20 391 247	11 815 398	58.7	937 389
2017	18 038 460	10 953 214	61.4	892 876
2018	16 850 892	10 196 029	61.1	860 959
2019	15 420 502	9 532 488	62.4	810 997
2020	13 360 651	9 138 571	68.4	783 337
2021	12 437 355	8 818 874	70.9	774 596
2022	10 963 256	8 203 016	74.8	747 378
北　京	128 642	88 373	68.7	8602
天　津	69 130	34 417	49.8	3998
河　北	465 489	388 563	83.5	14 934
山　西	336 896	282 737	83.9	31 691
内蒙古	175 892	124 819	71.0	5346
辽　宁	349 548	43 441	12.4	3770
吉　林	138 002	85 124	61.7	3785
黑龙江	245 640	109 027	44.4	2704
上　海	131 282	25 197	19.2	2565
江　苏	484 844	440 427	90.8	59 404
浙　江	328 814	298 152	90.7	82 764
安　徽	568 998	533 604	93.8	55 953
福　建	259 109	118 986	45.9	15 776
江　西	422 042	408 967	96.9	56 024
山　东	603 270	555 981	92.2	28 241
河　南	917 684	698 508	76.1	18 636
湖　北	343 911	200 109	58.2	20 004
湖　南	485 200	442 264	91.2	28 984
广　东	998 417	672 240	67.3	61 067
广　西	402 192	399 819	99.4	28 230
海　南	96 960	50 492	52.1	3038
重　庆	330 525	202 189	61.2	27 147
四　川	762 592	708 722	92.9	93 191
贵　州	464 408	167 737	36.1	4697
云　南	531 976	496 117	93.3	44 465
西　藏	51 130	12 115	23.7	142
陕　西	336 232	227 041	67.5	10 114
甘　肃	189 172	80 045	42.3	4801
青　海	54 910	38 308	69.8	2716
宁　夏	56 998	50 191	88.1	9829
新　疆	233 351	219 304	94.0	14 760

8-6　2022年母婴保健技术服务执业机构数

单位：个

年份／地区	婚前医学检查机构数	产前诊断机构数	助产技术机构数	结扎手术机构数	终止妊娠手术机构数
2022	3636	589	20 815	19 041	26 776
北　京	16	10	113	126	259
天　津	17	4	81	68	225
河　北	181	17	1015	977	1362
山　西	131	8	528	588	716
内蒙古	118	10	331	425	548
辽　宁	90	25	310	278	437
吉　林	68	8	161	261	341
黑龙江	106	6	316	333	494
上　海	17	12	87	101	121
江　苏	110	25	638	675	1635
浙　江	110	22	452	528	1204
安　徽	114	18	1373	1284	1473
福　建	88	21	621	259	314
江　西	120	13	1051	1016	1177
山　东	164	39	771	1024	1559
河　南	175	25	1321	943	1492
湖　北	123	36	1150	1304	1445
湖　南	138	29	844	974	1425
广　东	260	71	1727	1387	1781
广　西	105	30	1257	728	1279
海　南	27	6	199	77	151
重　庆	41	6	572	512	775
四　川	222	28	1229	1258	1793
贵　州	107	19	1241	1049	1160
云　南	415	16	1543	1132	1486
西　藏	50	8	95	92	91
陕　西	133	7	453	487	682
甘　肃	100	5	532	513	505
青　海	64	52	216	116	181
宁　夏	23	3	130	110	162
新　疆	203	10	458	416	503

8-7 2022年母婴保健技术服务执业人员数

单位：人

年份／地区	婚前医学检查人员	产前诊断人员	产科医师	助产士	结扎手术人员	终止妊娠手术人员
2022	28 815	16 848	191 573	191 212	184 230	211 393
北　京	289	268	2861	1751	2476	3264
天　津	93	35	1286	1549	1047	1879
河　北	1376	412	11 676	10 097	11 006	12 341
山　西	846	154	5110	4263	5126	5500
内蒙古	677	239	3221	2887	3311	3837
辽　宁	521	428	4532	3165	4037	4785
吉　林	252	212	2599	1646	2912	3127
黑龙江	489	92	3415	2073	3230	3891
上　海	198	448	2309	1678	2142	2209
江　苏	1034	545	9886	7503	9641	12 494
浙　江	939	866	8865	10 102	8370	11 134
安　徽	800	1711	8439	6563	7975	8454
福　建	564	783	5052	9616	3535	3794
江　西	906	250	6682	6217	6639	6874
山　东	1442	1482	12 966	8441	14 859	17 805
河　南	2669	687	13 952	13 110	12 278	14 337
湖　北	1070	667	9271	10 362	10 184	10 336
湖　南	824	774	9489	6318	9538	10 673
广　东	3686	1990	17 128	18 528	16 705	18 018
广　西	765	1059	8719	12 766	7624	8753
海　南	187	88	1543	2243	1195	1444
重　庆	259	298	4547	3734	3696	4293
四　川	1886	1471	9762	8607	9886	11 737
贵　州	759	552	6745	10 844	6066	6732
云　南	2898	499	7982	12 565	6655	8240
西　藏	184	8	375	421	489	493
陕　西	908	146	5369	3943	5650	6161
甘　肃	1282	239	3417	5232	3572	3733
青　海	188	186	913	934	808	1053
宁　夏	113	26	1009	1232	1060	1131
新　疆	711	233	2453	2822	2518	2871

九、人民健康水平

简要说明

一、本章主要介绍全国人民健康水平和营养状况。包括人口出生率、死亡率、预期寿命、患病率、居民长期失能和残障情况、城乡青少年和儿童身体发育情况、居民营养状况等。

二、出生率、死亡率和预期寿命数据摘自《中国统计年鉴》；居民患病率数据来源于2008年、2013年、2018年国家卫生服务调查（调查情况介绍见第五部分医疗服务）；城乡性别年龄别平均身高和体重数据来源于2002年、2012年居民营养与健康状况监测；居民营养状况数据来源于1992年全国营养调查，2002年、2012年居民营养与健康状况监测，2015—2017年中国居民营养与健康状况监测。

主要指标解释

出生率 又称粗出生率。指年内一定地区出生人数与同期平均人数之比，一般用‰表示。出生人数指活产数，年平均人数指年初和年底人口数的平均数，也可用年中人口数代替。

死亡率 又称粗死亡率。指年内一定地区的死亡人数与同期平均人数之比，一般用‰表示。

人口自然增长率 指年内一定地区的人口自然增加数（出生人数—死亡人数）与同期平均人数之比（或者人口自然增长率＝出生率—死亡率），一般用‰表示。

婴儿死亡率 指年内一定地区未满1岁婴儿死亡人数与同年出生的活产数之比，一般用‰表示。

预期寿命 某年某地区新出生的婴儿预期存活的平均年数，又称出生期望寿命、人均预期寿命，一般用"岁"表示。

两周患病率 即调查前两周内患病人数（或例数）/调查人数×100%。

慢性病患病率 两种定义：按人数计算的慢性病患病率，是指调查前半年内慢性病患病人数与调查人数之比；按例数计算的慢性病患病率，是指调查前半年内慢性病患病例数（含一人多次得病）与调查人数之比。"慢性病患病"是指：①调查前半年内经过医生诊断明确有慢性病（包括慢性感染性疾病如结核等和慢性非感染性疾病如冠心病、高血压等）；②半年以前经医生诊断有慢性病，在调查前半年内时有发作，并采取了治疗措施如服药、理疗等。二者有其一者，即认为患慢性病。

9-1-1 人口出生率、死亡率与自然增长率

单位：‰

年份	出生率	死亡率	自然增长率
1955	32.60	12.28	20.32
1960	20.86	25.43	−4.57
1965	37.88	9.50	28.38
1970	33.43	7.60	25.83
1975	23.01	7.32	15.69
1978	18.25	6.25	12.00
1979	17.82	6.21	11.61
1980	18.21	6.34	11.87
1981	20.91	6.36	14.55
1982	22.28	6.60	15.68
1983	20.19	6.90	13.29
1984	19.90	6.82	13.08
1985	21.04	6.78	14.26
1986	22.43	6.86	15.57
1987	23.33	6.72	16.61
1988	22.37	6.64	15.73
1989	21.58	6.54	15.04
1990	21.06	6.67	14.39
1991	19.68	6.70	12.98
1992	18.24	6.64	11.60
1993	18.09	6.64	11.45
1994	17.70	6.49	11.21
1995	17.12	6.57	10.55
1996	16.98	6.56	10.42
1997	16.57	6.51	10.06
1998	15.64	6.50	9.14
1999	14.64	6.46	8.18
2000	14.03	6.45	7.58
2001	13.38	6.43	6.95
2002	12.86	6.41	6.45
2003	12.41	6.40	6.01
2004	12.29	6.42	5.87
2005	12.40	6.51	5.89
2006	12.09	6.81	5.28
2007	12.10	6.93	5.17
2008	12.14	7.06	5.08
2009	11.95	7.08	4.87
2010	11.90	7.11	4.79
2011	13.27	7.14	6.13
2012	14.57	7.13	7.43
2013	13.03	7.13	5.90
2014	13.83	7.12	6.71
2015	11.99	7.07	4.93
2016	13.57	7.04	6.53
2017	12.64	7.06	5.58
2018	10.86	7.08	3.78
2019	10.41	7.09	3.32
2020	8.52	7.07	1.45
2021	7.52	7.18	0.34
2022	6.77	7.37	−0.60

资料来源：有关年份《中国统计年鉴》。

9-1-2 各地区人口出生率和死亡率

单位：‰

地区	出生率							死亡率						
	1990	2000	2005	2010	2015	2020	2021	1990	2000	2005	2010	2015	2020	2021
总　　计	**21.06**	**14.03**	**12.40**	**11.90**	**11.99**	**8.52**	**7.52**	**6.67**	**6.45**	**6.51**	**7.11**	**7.07**	**7.07**	**7.18**
北　京	13.01	8.39	6.29	7.48	7.96	6.99	6.35	5.81	6.99	5.20	4.41	4.95	5.19	5.39
天　津	15.61	7.50	7.44	8.18	5.84	5.99	5.30	5.78	6.67	6.01	5.58	5.61	5.92	6.23
河　北	20.46	13.86	12.84	13.22	11.35	8.16	7.15	6.82	6.65	6.75	6.41	5.79	7.22	7.58
山　西	22.54	21.36	12.02	10.68	9.98	8.26	7.06	6.56	7.32	6.00	5.38	5.56	7.02	7.32
内蒙古	21.19	12.65	10.08	9.30	7.72	7.20	6.26	7.21	6.84	5.46	5.54	5.32	7.30	7.54
辽　宁	16.30	10.67	7.01	6.68	6.17	5.16	4.71	6.59	6.74	6.04	6.26	6.59	8.59	8.89
吉　林	19.49	10.31	7.89	7.91	5.87	4.84	4.70	6.56	5.85	5.32	5.88	5.53	7.81	8.08
黑龙江	18.11	10.54	7.87	7.35	6.00	3.75	3.59	6.35	5.48	5.20	5.03	6.60	8.23	8.70
上　海	10.31	6.02	7.04	7.05	7.52	5.02	4.67	6.64	7.17	6.08	5.07	5.07	5.58	5.59
江　苏	20.54	11.83	9.24	9.73	9.05	6.65	5.65	6.53	6.68	7.03	6.88	7.03	6.49	6.77
浙　江	15.33	13.90	11.10	10.27	10.52	7.13	6.90	6.31	6.61	6.08	5.54	5.50	6.56	5.90
安　徽	24.47	13.06	12.43	12.70	12.92	9.45	8.05	6.25	5.53	6.23	5.95	5.94	7.96	8.00
福　建	24.44	16.96	11.60	11.27	13.90	9.21	8.26	6.71	6.08	5.62	5.16	6.10	6.24	6.28
江　西	24.59	16.85	13.79	13.72	13.20	9.48	8.34	7.54	5.29	5.96	6.06	6.24	6.61	6.71
山　东	18.21	11.38	12.14	11.65	12.55	8.56	7.38	6.96	6.70	6.31	6.26	6.67	7.25	7.36
河　南	24.92	11.60	11.55	11.52	12.70	9.24	8.00	6.52	5.58	6.30	6.57	7.05	7.15	7.36
湖　北	21.60	8.55	8.74	10.36	10.74	8.28	6.98	7.30	5.75	5.69	6.02	5.83	7.67	7.86
湖　南	23.93	10.40	11.90	13.10	13.58	8.53	7.13	7.23	5.94	6.75	6.70	6.86	7.92	8.28
广　东	22.26	18.20	11.70	11.18	11.12	10.28	9.35	5.76	5.43	4.68	4.21	4.32	4.70	4.83
广　西	20.20	16.47	14.26	14.13	14.05	11.36	9.68	6.60	5.06	6.09	5.48	6.15	6.46	6.80
海　南	24.86	26.12	14.65	14.71	14.57	10.36	9.74	6.26	4.74	5.72	5.73	6.00	5.85	6.01
重　庆	19.11	11.43	9.40	9.17	11.05	7.47	6.49	7.66	7.98	6.40	6.40	7.19	7.70	8.04
四　川		10.16	9.70	8.93	10.30	7.60	6.85		6.73	6.80	6.62	6.94	8.48	8.74
贵　州	23.09	20.30	14.59	13.96	13.00	13.70	12.17	7.90	6.29	7.21	6.55	7.20	7.17	7.19
云　南	23.60	17.06	14.72	13.10	12.88	10.96	9.35	7.92	6.60	6.75	6.56	6.48	7.92	8.12
西　藏	23.98	17.70	17.94	15.80	15.75	13.96	14.17	7.55	6.60	7.15	5.55	5.10	5.37	5.47
陕　西	23.48	11.00	10.02	9.73	10.10	8.95	7.89	6.52	5.92	6.01	6.01	6.28	7.11	7.38
甘　肃	20.68	13.23	12.59	12.05	12.36	10.55	9.68	6.20	5.92	6.57	6.02	6.15	7.91	8.26
青　海	24.34	19.85	15.70	14.94	14.72	11.43	11.22	7.47	7.35	6.21	6.31	6.17	6.65	6.91
宁　夏	24.34	15.42	15.93	14.14	12.62	11.59	11.62	5.52	4.92	4.95	5.10	4.58	5.88	6.09
新　疆	26.44	14.50	16.42	14.85	15.59	6.94	6.16	7.82	5.17	5.04	4.14	4.51	5.46	5.60

注：本表数字摘自《中国统计年鉴》。

9-2-1　婴儿死亡率与预期寿命

年份	婴儿死亡率 /‰	预期寿命 / 岁		
		合计	男	女
新中国成立前	200 左右	35.0	…	…
1973—1975	47.0	…	63.6	66.3
1981	34.7	67.9	66.4	69.3
1990	…	68.55	66.84	70.47
1996		70.8		
2000	32.2	71.40	69.63	73.30
2005	19.0	73.0	71.0	74.0
2010	13.1	74.83	72.38	77.37
2015	8.1	76.3	73.6	79.4
2016	7.5	76.5		
2017	6.8	76.7		
2018	6.1	77.0		
2019	5.6	77.3		
2020	5.4	77.93	75.37	80.88
2021	5.0	78.2		
2022	4.9	78.3		

资料来源：①1973—1975年系全国3年肿瘤死亡回顾调查数字；②1981年、1990年、2000年、2010年、2020年预期寿命系人口普查数，2005年、2015年系1%人口抽样调查数；③2000年及以后年份婴儿死亡率系妇幼卫生监测地区数字；④2016年、2017年、2018年、2019年、2021年人均预期寿命系根据生命登记及人口普查数估算。

9-2-2　各地区预期寿命

单位：岁

地区	1990 年预期寿命合计	男	女	2000 年预期寿命合计	男	女	2010 年预期寿命合计	男	女	2020 年预期寿命合计	男	女	2021 年预期寿命合计
总　计	**68.55**	**66.84**	**70.47**	**71.40**	**69.63**	**73.33**	**74.83**	**72.38**	**77.37**	**77.93**	**75.37**	**80.88**	**78.2**
北　京	72.86	71.07	74.93	76.10	74.33	78.01	80.18	78.28	82.21	82.49	80.43	84.62	82.7
天　津	72.32	71.03	73.73	74.91	73.31	76.63	78.89	77.42	80.48	81.30	79.32	83.40	81.5
河　北	70.35	68.47	72.53	72.54	70.68	74.57	74.97	72.70	77.47	77.75	75.20	80.52	78.0
山　西	68.97	67.33	70.93	71.65	69.96	73.57	74.92	72.87	77.28	77.91	75.64	80.47	78.2
内蒙古	65.68	64.47	67.22	69.87	68.29	71.79	74.44	72.04	77.27	77.56	74.98	80.45	77.8
辽　宁	70.22	68.72	71.94	73.34	71.51	75.36	76.38	74.12	78.86	78.68	75.96	81.54	78.9
吉　林	67.95	66.65	69.49	73.10	71.38	75.04	76.18	74.12	78.44	78.41	75.62	81.40	78.6
黑龙江	66.97	65.50	68.73	72.37	70.39	74.66	75.98	73.52	78.81	78.25	75.33	81.42	78.5
上　海	74.90	72.77	77.02	78.14	76.22	80.04	80.26	78.20	82.44	82.55	80.39	84.87	82.8
江　苏	71.37	69.26	73.57	73.91	71.69	76.23	76.63	74.60	78.81	79.32	77.02	81.83	79.7
浙　江	71.38	69.66	74.24	74.70	72.50	77.21	77.73	75.58	80.21	80.19	78.09	82.58	80.4
安　徽	69.48	67.75	71.36	71.85	70.18	73.59	75.08	72.65	77.84	77.96	75.52	80.72	78.2
福　建	68.57	66.49	70.93	72.55	70.30	75.07	75.76	73.27	78.64	78.49	75.81	81.55	78.8
江　西	66.11	64.87	67.49	68.95	68.37	69.32	74.33	71.94	77.06	77.64	78.08	80.52	77.8
山　东	70.57	68.64	72.67	73.92	71.70	76.26	76.46	74.05	79.06	79.18	76.46	82.11	79.5
河　南	70.15	67.96	72.55	71.54	69.67	73.41	74.57	71.84	77.59	77.60	74.59	80.84	77.8
湖　北	67.25	65.51	69.23	71.08	69.31	73.02	74.87	72.68	77.35	78.00	75.73	80.53	78.2
湖　南	66.93	65.41	68.70	70.66	69.05	72.47	74.70	72.28	77.48	77.88	75.36	80.75	78.2
广　东	72.52	69.71	75.43	73.27	70.79	75.93	76.49	74.00	79.37	79.31	76.75	82.22	79.6
广　西	68.72	67.17	70.34	71.29	69.07	73.75	75.11	71.77	79.05	78.06	74.64	81.98	78.3
海　南	70.01	66.93	73.28	72.92	70.66	75.26	76.30	73.20	80.01	79.05	75.83	82.84	79.5
重　庆	}66.33	}65.06	}67.70	71.73	69.84	73.89	75.70	73.16	78.60	78.56	75.86	81.64	78.8
四　川				71.20	69.25	73.39	74.75	72.25	77.59	77.79	75.01	80.93	78.0
贵　州	64.29	63.04	65.63	65.96	64.54	67.57	71.10	68.43	74.11	75.20	72.09	78.71	75.5
云　南	63.49	62.08	64.98	65.49	64.24	66.89	69.54	67.06	72.43	74.02	70.98	77.55	74.4
西　藏	59.64	57.64	61.57	64.37	62.52	66.15	68.17	66.33	70.07	72.19	70.27	74.75	72.5
陕　西	67.40	66.23	68.79	70.07	68.92	71.30	74.68	72.84	76.74	77.80	75.59	80.24	78.1
甘　肃	67.24	66.35	68.25	67.47	66.77	68.26	72.23	70.60	74.06	75.64	73.64	77.85	75.8
青　海	60.57	59.29	61.96	66.03	64.55	67.70	69.96	68.11	72.07	73.96	71.72	76.43	74.3
宁　夏	66.94	65.95	68.05	70.17	68.71	71.84	73.38	71.31	75.71	76.58	74.89	78.40	76.9
新　疆	63.59	61.95	63.26	67.41	65.98	69.14	72.35	70.30	74.86	75.65	73.66	77.89	76.0

资料来源：1990年、2000年、2010年、2020年人口普查数字。2021年为国家卫生健康委与国家统计局联合测算发布。

9-3-1 调查地区居民两周患病率

指标名称	合计			城市			农村		
	2008 年	2013 年	2018 年	2008 年	2013 年	2018 年	2008 年	2013 年	2018 年
调查人数 / 人	177 501	273 688	256 304	46 510	133 393	134 080	130 991	140 295	122 224
患病人次数 / 人次	33 473	66 067	82 563	10 326	37 660	43 226	23 147	28 407	39 337
两周患病率 /%	18.9	24.1	32.2	22.2	28.2	32.2	17.7	20.2	32.2
分性别两周患病率 /%									
男性	17.0	22.4	30.8	20.3	26.8	31.4	15.9	18.3	30.1
女性	20.7	25.9	33.6	24.0	29.6	33.0	19.4	22.2	34.2
年龄别两周患病率 /%									
0～4 岁	17.4	10.6	22.0	14.7	11.5	20.8	18.0	9.9	23.3
5～14 岁	7.7	5.3	13.1	6.4	5.7	12.4	8.0	5.0	13.6
15～24 岁	5.0	3.7	10.6	5.1	4.2	10.5	5.0	3.3	10.7
25～34 岁	7.5	5.7	13.8	6.3	5.9	13.3	8.0	5.3	14.6
35～44 岁	13.6	12.4	19.9	10.2	12.9	18.2	14.8	12.0	22.1
45～54 岁	22.7	24.3	33.1	21.4	26.3	31.9	23.3	22.5	34.3
55～64 岁	32.3	42.0	46.7	35.5	47.0	46.8	31.0	37.0	46.5
65 岁及以上	46.6	62.2	58.4	58.1	73.6	60.7	39.8	48.8	55.7
文化程度别两周患病率 /%									
文盲半文盲	33.8	42.1	49.8	42.7	52.4	52.9	32.5	37.4	48.4
小学	24.6	34.7	44.4	36.9	46.0	48.0	22.4	28.2	42.0
初中	15.5	23.1	33.8	24.0	31.0	37.3	12.9	16.6	30.2
高中、技校	14.3	22.2	29.5	17.6	25.0	30.9	10.9	16.7	26.6
中专	17.9	24.8	27.7	22.1	28.5	29.7	9.9	14.2	22.5
大专	16.1	17.6	20.8	18.1	19.0	21.6	8.1	11.2	17.9
大学及以上	14.3	15.1	18.9	15.5	16.3	19.3	5.9	7.4	16.5
医疗保障形式别两周患病率 /%									
城镇职工基本医保	28.4	38.3	35.7	28.6	38.9	35.7	26.6	33.0	35.1
城镇居民基本医保	14.6	23.6	—	14.2	22.9	—	16.7	26.2	—
新型农村合作医疗	17.8	19.7	—	21.2	22.0	—	17.7	18.8	—
其他社会医疗保险	13.9	22.8	28.5	14.1	25.2	28.2	13.2	19.7	30.9
无医疗保险	14.8	13.1	22.2	14.4	13.3	20.3	15.3	12.4	25.5
就业状况别两周患病率 /%									
在岗	16.8	18.7	27.5	11.5	17.3	23.4	17.9	19.8	31.4
离退休	46.3	63.2	55.5	47.2	64.4	55.5	39.9	53.9	55.4
学生	4.7	3.4	9.7	4.7	3.9	9.7	4.8	2.9	9.7
无业、失业、半失业	28.9	39.5	45.2	22.2	38.7	44.6	33.6	40.2	45.7

资料来源：国家卫生服务调查。2018年医保类型将城镇居民基本医保、新农合、城乡居民合作医疗等合并成城乡居民基本医保。

9-3-2　2018年调查地区居民两周患病率

指标名称	合计	城市				农村			
		小计	东部	中部	西部	小计	东部	中部	西部
调查人数 / 人	256 304	134 080	52 826	40 099	41 155	122 224	34 675	41 492	46 057
患病人次数 / 人次	82 563	43 226	17 063	12 770	13 393	39 337	11 381	13 157	14 799
两周患病率 /%	32.2	32.2	32.3	31.8	32.5	32.2	32.8	31.7	32.1
分性别两周患病率 /%									
男性	30.8	31.4	31.6	31.6	31.0	30.1	31.1	29.9	29.7
女性	33.6	33.0	33.0	32.1	34.0	34.2	34.6	33.5	34.7
年龄别两周患病率 /%									
0～4 岁	22.0	20.8	18.5	19.0	25.0	23.3	23.3	23.0	23.4
5～14 岁	13.1	12.4	11.4	11.0	14.8	13.6	12.6	13.0	14.7
15～24 岁	10.6	10.5	10.7	9.0	11.5	10.7	10.8	10.1	10.9
25～34 岁	13.8	13.3	11.9	13.2	15.5	14.6	14.0	14.3	15.2
35～44 岁	19.9	18.2	15.9	18.9	20.6	22.1	19.1	21.7	24.4
45～54 岁	33.1	31.9	31.4	30.4	34.0	34.3	33.5	32.7	36.4
55～64 岁	46.7	46.8	48.2	45.4	46.4	46.5	47.2	44.3	48.3
65 岁及以上	58.4	60.7	63.6	59.5	58.0	55.7	57.5	53.2	56.8
文化程度别两周患病率 /%									
文盲半文盲	49.8	52.9	54.8	50.5	52.8	48.4	53.2	46.8	46.9
小学	44.4	48.0	49.9	46.2	47.5	42.0	45.2	41.3	40.4
初中	33.8	37.3	38.8	36.8	35.9	30.2	30.1	29.9	30.6
高中、技校	29.5	30.9	32.4	31.4	28.0	26.6	28.5	27.2	24.1
中专	27.7	29.7	28.5	31.7	29.1	22.5	19.8	24.3	23.7
大专	20.8	21.6	20.5	23.5	21.0	17.9	17.6	18.3	17.9
大学及以上	18.9	19.3	18.0	21.7	19.3	16.5	17.4	17.2	14.9
医疗保障形式别两周患病率 /%									
城镇职工基本医保	35.7	35.7	34.6	39.3	33.7	35.1	32.6	37.7	38.8
城乡居民合作医疗	31.5	30.6	31.3	27.7	32.4	32.1	33.2	31.5	32.0
其他社会医疗保险	28.5	28.2	26.0	32.5	34.2	30.9	32.5	37.9	18.5
无社保	22.2	20.3	19.0	20.3	22.1	25.5	23.8	24.4	29.2
就业状况别两周患病率 /%									
在岗	27.5	23.4	21.3	21.9	27.3	31.4	31.1	29.7	33.0
离退休	55.5	55.5	57.8	54.9	52.4	55.4	53.6	54.9	58.8
学生	9.7	9.7	9.1	9.8	10.3	9.7	10.5	8.9	9.9
失业	41.2	37.8	38.0	35.1	40.1	46.6	43.9	42.7	52.9
无业	45.6	45.5	49.9	41.5	44.7	45.8	47.3	45.9	44.3

资料来源：2018年国家卫生服务调查。

9-4-1　调查地区居民疾病别两周患病率

单位：‰

指标名称	合计			城市			农村		
	2008 年	2013 年	2018 年	2008 年	2013 年	2018 年	2008 年	2013 年	2018 年
传染病计	2.1	1.0	1.3	1.7	0.9	1.4	2.2	1.0	1.2
寄生虫病计	0.1	0.1	0.1	0.0	0.0	0.1	0.1	0.1	0.0
恶性肿瘤计	1.4	1.7	2.8	2.2	2.2	3.2	1.1	1.3	2.5
良性肿瘤计	0.8	0.5	0.9	1.0	0.5	0.8	0.7	0.5	1.0
内分泌、营养和代谢疾病计	7.4	28.4	41.7	17.8	41.5	53.6	3.7	15.9	28.7
其中：糖尿病	6.0	26.5	36.5	15.5	38.8	47.1	2.6	14.8	24.9
血液、造血器官疾病	1.4	0.8	1.9	1.0	0.7	1.8	1.6	0.9	1.9
精神病小计	1.3	1.5	3.5	1.7	1.7	3.7	1.2	1.4	3.4
神经系统疾病计	3.4	2.7	6.9	3.1	3.0	7.2	3.5	2.5	6.5
眼及附器疾病	1.6	1.3	3.0	2.0	1.5	3.4	1.4	1.1	2.7
耳和乳突疾病	0.5	0.4	1.1	0.6	0.4	1.2	0.5	0.3	1.1
循环系统病	50.3	116.8	154.3	91.7	144.2	168.0	35.6	90.7	139.3
其中：心脏病	10.7	10.2	19.2	20.4	12.8	20.6	7.2	7.7	17.7
高血压	31.4	98.9	117.7	60.8	123.2	131.6	20.9	75.8	102.4
脑血管病	5.8	6.1	13.0	7.7	6.3	11.4	5.2	5.9	14.8
呼吸系统疾病	47.8	41.3	74.6	40.5	42.4	68.8	50.4	40.2	80.9
其中：急性上呼吸道感染	38.0	34.4	61.6	30.8	35.3	56.0	40.6	33.6	67.7
肺炎	1.1	0.6	0.9	0.8	0.6	0.9	1.2	0.7	1.0
老年人慢性支气管炎	4.1	2.7	4.0	3.3	2.4	3.6	4.4	2.9	4.5
消化系统疾病	26.4	15.0	35.8	20.6	14.1	31.4	28.5	15.8	40.8
其中：急性胃炎	13.6	7.5	17.4	8.6	6.9	14.8	15.4	8.0	20.3
肝硬化	0.6	0.4	1.1	0.8	0.5	1.1	0.6	0.3	1.1
胆囊疾病	2.8	1.6	2.7	2.4	1.6	2.2	3.0	1.7	3.3
泌尿生殖系统疾病	6.6	5.2	10.3	5.7	5.6	9.6	6.9	4.9	11.1
妊娠、分娩病及产褥期并发症	0.1	0.1	0.4	0.1	0.1	0.4	0.1	0.1	0.4
皮肤皮下组织病	3.0	2.1	6.5	2.7	2.1	6.6	3.1	2.0	6.5
肌肉、骨骼结缔组织病	25.0	16.5	36.8	21.1	15.2	30.3	26.4	17.7	44.0
其中：类风湿关节炎	7.6	4.1	6.3	4.8	3.5	4.9	8.6	4.6	7.9
先天异常	0.1	0.1	0.2	0.2	0.1	0.2	0.1	0.2	0.2
围生期疾病	0.0	0.0	0.0	0.0	0.0	0.1	0.0	0.0	0.0
损伤和中毒	5.6	4.2	4.1	4.4	3.9	3.4	6.0	4.5	4.8
其他	0.6	0.6	6.9	0.6	0.7	6.9	0.6	0.4	6.9
不详	3.1	1.1	3.5	3.5	1.4	3.4	2.9	0.9	3.7

资料来源：国家卫生服务调查。

9-4-2　2018年调查地区居民疾病别两周患病率

单位：‰

指标名称	合计	城市				农村			
		小计	东部	中部	西部	小计	东部	中部	西部
传染病计	1.3	1.4	1.4	1.1	1.6	1.2	1.4	0.9	1.4
寄生虫病计	0.1	0.1	0.0	0.0	0.1	0.0		0.1	0.1
恶性肿瘤计	2.8	3.2	3.5	3.1	2.8	2.5	2.9	3.0	1.7
良性肿瘤计	0.9	0.8	0.7	0.9	0.9	1.0	1.0	1.1	1.0
内分泌、营养和代谢疾病计	41.7	53.6	60.9	55.0	42.8	28.7	37.5	31.0	19.9
其中：糖尿病	36.5	47.1	53.7	49.3	36.5	24.9	33.0	27.5	16.5
血液、造血器官疾病计	1.9	1.8	1.5	1.4	2.6	1.9	1.6	2.0	2.0
精神病小计	3.5	3.7	3.7	3.6	3.7	3.4	4.0	3.0	3.3
神经系统疾病计	6.9	7.2	6.9	7.8	6.9	6.5	6.1	6.2	7.2
眼及附器疾病	3.0	3.4	3.3	3.3	3.5	2.7	3.0	2.2	2.9
耳和乳突疾病	1.1	1.2	1.2	1.1	1.3	1.1	1.3	1.2	0.9
循环系统疾病	154.3	168.0	191.3	183.5	123.0	139.3	159.1	156.3	109.0
其中：心脏病	19.2	20.6	20.8	25.8	15.4	17.7	17.6	22.1	13.8
高血压	117.7	131.6	155.6	139.1	93.4	102.4	124.0	110.2	79.2
脑血管病	13.0	11.4	10.5	14.8	9.1	14.8	13.2	20.3	11.0
呼吸系统疾病	74.6	68.8	57.0	59.4	93.2	80.9	76.0	73.1	91.6
其中：急性上呼吸道感染	61.6	56.0	46.5	47.8	76.2	67.7	64.7	60.2	76.7
肺炎	0.9	0.9	0.9	0.8	1.0	1.0	0.8	1.1	1.2
老年人慢性支气管炎	4.0	3.6	2.2	3.0	5.9	4.5	3.5	4.2	5.5
消化系统疾病	35.8	31.4	27.1	27.4	40.7	40.8	36.5	37.1	47.2
其中：急性胃炎	17.4	14.8	12.9	11.0	20.9	20.3	19.4	17.9	23.0
肝硬化	1.1	1.1	1.3	1.0	1.1	1.1	0.8	1.6	1.0
胆囊疾病	2.7	2.2	1.3	2.5	3.1	3.3	1.6	2.4	5.4
泌尿生殖系统疾病	10.3	9.6	8.8	9.6	10.7	11.1	9.3	11.0	12.5
妊娠、分娩病及产褥期并发症	0.4	0.4	0.4	0.4	0.5	0.4	0.5	0.3	0.4
皮肤皮下组织病	6.5	6.6	6.1	6.5	7.4	6.5	6.6	6.2	6.6
肌肉、骨骼结缔组织病	36.8	30.3	25.5	29.5	37.1	44.0	36.3	37.8	55.4
其中：类风湿关节炎	6.3	4.9	3.2	4.4	7.4	7.9	5.8	7.0	10.4
先天异常	0.2	0.2	0.2	0.2	0.2	0.2	0.3	0.3	0.1
围生期疾病	0.0	0.1	0.1	0.0	0.0	0.0	0.0		0.0
损伤和中毒	4.1	3.4	3.0	3.2	4.1	4.8	5.0	4.7	4.8
其他	6.9	6.9	6.1	6.0	8.7	6.9	5.1	6.4	8.6
不详	3.5	3.4	2.5	2.6	5.2	3.7	3.6	3.4	4.1

资料来源：2018年国家卫生服务调查。

9-5-1 调查地区居民慢性病患病率

单位：‰

指标名称	合计			城市			农村		
	2008 年	2013 年	2018 年	2008 年	2013 年	2018 年	2008 年	2013 年	2018 年
慢性病患病率									
按人数计算	157.4	245.2	342.9	205.3	263.2	334.9	140.4	227.2	352.1
分性别慢性病患病率									
男性	142.1	234.5	336.1	196.0	260.1	336.0	123.7	209.6	336.3
女性	172.7	255.5	349.3	214.2	266.1	333.8	157.4	244.5	367.5
年龄别慢性病患病率									
0～4 岁	6.4			7.9			6.1		
5～14 岁	8.6			7.0			9.0		
15～24 岁	19.5	14.4	36.6	14.3	17.0	34.5	21.0	12.2	38.7
25～34 岁	47.0	38.3	70.7	33.0	38.4	62.0	52.6	38.2	82.9
35～44 岁	105.6	115.0	150.6	89.0	111.6	128.5	111.2	118.4	180.0
45～54 岁	214.1	235.4	312.6	220.0	241.6	291.5	211.6	230.0	332.9
55～64 岁	328.8	389.0	483.9	389.6	410.5	481.5	305.0	367.8	486.5
65 岁及以上	467.8	539.9	623.3	562.4	589.8	642.9	412.0	481.7	600.0
疾病别慢性病患病率									
传染病计	2.7	2.3	2.8	1.7	2.2	2.5	3.1	2.3	3.2
寄生虫病计	0.1	0.4	0.2	0.1	0.3	0.1	0.1	0.4	0.2
恶性肿瘤计	2.0	2.9	5.1	3.3	3.5	5.6	1.5	2.3	4.6
良性肿瘤计	1.2	1.1	1.9	1.8	1.2	1.8	1.0	1.0	2.1
内分泌、营养和代谢疾病计	12.9	39.1	62.5	31.4	54.6	77.1	6.3	23.6	45.6
其中：糖尿病	10.7	35.1	53.1	27.5	48.9	65.6	4.8	21.3	38.8
血液、造血器官疾病	2.0	2.1	3.9	1.6	1.9	3.4	2.2	2.2	4.4
精神病小计	2.1	3.0	6.2	2.3	3.1	5.6	2.0	3.0	6.8
神经系统疾病计	4.2	4.3	8.4	4.0	4.5	8.6	4.2	4.2	8.1
眼及附器疾病	2.7	2.8	3.7	4.0	3.0	3.8	2.2	2.5	3.6
耳和乳突疾病	0.5	0.3	0.9	0.5	0.3	0.9	0.5	0.3	0.9
循环系统疾病	85.5	180.3	251.0	153.3	203.7	256.3	61.5	156.8	244.9
其中：心脏病	17.6	22.1	39.0	34.4	25.9	40.2	11.7	18.3	37.6
高血压	54.9	142.5	181.4	100.8	161.8	188.6	38.5	123.1	173.1
脑血管病	9.7	12.2	22.9	13.6	12.1	19.5	8.3	12.3	26.7
呼吸系统疾病	14.7	15.6	26.1	15.7	15.8	24.6	14.3	15.5	27.9
其中：老年人慢性支气管炎	6.9	7.2	9.6	6.6	6.2	8.2	7.1	8.1	11.1
消化系统疾病	24.5	24.9	43.8	21.9	23.7	37.1	25.5	26.1	51.5
其中：急性胃炎	10.7	12.0	20.0	7.9	10.8	16.6	11.7	13.2	23.8
肝硬化	1.2	1.3	3.2	1.5	1.5	2.9	1.0	1.1	3.5
胆囊疾病	5.1	5.0	7.8	5.0	4.9	6.7	5.2	5.1	9.1
泌尿生殖系统疾病	9.3	10.3	16.3	9.4	10.5	14.7	9.3	10.1	18.1
妊娠、分娩病及产褥期并发症	0.0	0.0	0.1	0.0	0.0	0.1	0.0	0.0	0.2
皮肤皮下组织	1.3	1.3	2.9	1.3	1.3	2.7	1.3	1.3	3.0
肌肉、骨骼结缔组织	31.0	37.3	58.6	27.4	34.3	45.9	32.3	40.3	73.3
其中：类风湿关节炎	10.2	9.7	11.6	7.2	8.0	8.3	11.3	11.4	15.3
先天异常	0.4	0.4	0.5	0.5	0.3	0.4	0.4	0.5	0.5
围生期疾病	0.0	0.0	0.0		0.0	0.0	0.1	0.0	0.0
损伤和中毒	1.4	1.3	1.0	1.4	1.4	0.7	1.4	1.2	1.2
其他	0.3	1.0	3.5	0.2	1.1	3.4	0.3	1.0	3.5

资料来源：国家卫生服务调查。2013年、2018年系15岁以上慢性病患病率。此表除疾病别慢性病患病率为按例数计算外，其他慢性病患病率均按人数计算。

9-5-2　2018年调查地区15岁及以上居民慢性病患病率

单位：‰

指标名称	合计	城市				农村			
		小计	东部	中部	西部	小计	东部	中部	西部
慢性病患病率									
按人数计算	342.9	334.9	328.1	346.8	331.8	352.1	338.9	375.0	341.5
分性别慢性病患病率									
男性	336.1	336.0	329.6	356.2	324.2	336.3	327.1	362.3	320.5
女性	349.3	333.8	326.7	338.1	338.8	367.5	350.4	387.0	362.6
年龄别慢性病患病率									
0～4岁									
5～14岁									
15～24岁	36.6	34.5	28.0	27.5	48.0	38.7	36.3	40.9	38.6
25～34岁	70.7	62.0	55.1	58.9	75.6	82.9	56.2	89.6	98.5
35～44岁	150.6	128.5	110.5	137.4	144.2	180.0	136.8	187.8	203.0
45～54岁	312.6	291.5	277.6	299.0	299.1	332.9	301.3	337.6	353.0
55～64岁	483.9	481.5	482.1	489.6	471.6	486.5	474.2	495.1	488.5
65岁及以上	623.3	642.9	650.8	646.3	628.7	600.0	594.9	614.3	588.8
疾病别慢性病患病率									
传染病计	2.8	2.5	1.7	1.8	4.1	3.2	1.9	3.3	4.3
寄生虫病计	0.2	0.1	0.0	0.4	0.0	0.2	0.0	0.5	0.1
恶性肿瘤计	5.1	5.6	6.0	5.6	5.0	4.6	5.5	5.5	3.2
良性肿瘤计	1.9	1.8	1.6	1.7	2.3	2.1	1.8	2.5	2.0
内分泌、营养、代谢及免疫	62.5	77.1	82.8	79.4	67.2	45.6	55.1	50.4	34.0
其中：糖尿病	53.1	65.6	70.0	68.9	56.3	38.8	48.2	43.0	27.8
血液、造血器官疾病计	3.9	3.4	2.4	3.0	5.2	4.4	2.5	4.5	5.7
精神病小计	6.2	5.6	4.9	5.5	6.8	6.8	6.4	7.3	6.8
神经系统疾病计	8.4	8.6	8.0	9.2	8.7	8.1	7.1	9.4	7.8
眼及附器疾病	3.7	3.8	3.6	3.3	4.4	3.6	3.2	3.5	4.0
耳和乳突疾病	0.9	0.9	0.8	0.7	1.3	0.9	0.7	1.2	0.9
循环系统疾病	251.0	256.3	264.8	284.1	217.3	244.9	253.6	278.0	208.0
其中：心脏病	39.0	40.2	35.7	51.2	35.1	37.6	35.1	47.5	30.5
高血压	181.4	188.6	205.6	200.2	154.5	173.1	190.4	185.1	148.8
脑血管病	22.9	19.5	16.7	23.9	18.8	26.7	21.0	38.5	20.4
呼吸系统疾病	26.1	24.6	18.7	21.6	35.4	27.9	21.0	26.9	34.1
其中：老年人慢性支气管炎	9.6	8.2	5.1	6.7	13.9	11.1	7.7	10.8	14.2
消化系统疾病	43.8	37.1	29.8	34.1	49.7	51.5	39.5	51.0	61.2
其中：急性胃炎	20.0	16.6	13.2	12.8	25.0	23.8	19.3	22.3	28.6
肝硬化	3.2	2.9	2.6	2.8	3.4	3.5	3.0	4.7	2.9
胆囊疾病	7.8	6.7	4.5	7.6	8.7	9.1	4.5	8.2	13.6
泌尿生殖系统疾病	16.3	14.7	12.4	15.0	17.4	18.1	13.3	20.6	19.5
妊娠、分娩病及产褥期并发症	0.1	0.1	0.0	0.0	0.1	0.2	0.0	0.2	0.4
皮肤皮下组织	2.9	2.7	2.4	2.8	3.1	3.0	3.0	3.1	3.0
肌肉、骨骼结缔组织	58.6	45.9	35.0	44.7	61.4	73.3	49.4	75.3	89.9
其中：类风湿关节炎	11.6	8.3	5.3	7.3	13.2	15.3	9.2	14.6	20.8
先天异常	0.5	0.4	0.4	0.5	0.5	0.5	0.4	0.7	0.5
围生期疾病	0.0	0.0	0.0			0.0	0.0		
损伤和中毒	1.0	0.7	0.5	0.9	1.0	1.2	1.0	1.4	1.2
其他	3.5	3.4	2.5	3.2	4.8	3.5	2.5	4.6	3.4

　资料来源：2018年国家卫生服务调查。此表除疾病别慢性病患病率为按例数计算外，其他慢性病患病率均按人数计算。

9-6-1　城市6岁以下儿童身体发育情况

年龄	男　性				女　性			
	体重/kg		身高/cm		体重/kg		身高/cm	
	平均值	标准误	平均值	标准误	平均值	标准误	平均值	标准误
1月龄	5.79	0.32	58.67	1.12	5.39	0.24	56.82	0.79
2月龄	6.63	0.11	60.82	0.32	6.22	0.14	60.69	0.37
3月龄	7.41	0.09	64.16	0.32	6.90	0.10	62.40	0.36
4月龄	8.13	0.15	66.71	0.56	7.69	0.17	64.72	0.35
5月龄	8.55	0.15	68.44	0.41	8.00	0.16	66.38	0.29
6月龄	8.86	0.11	69.94	0.29	8.22	0.11	67.97	0.29
7月龄	9.43	0.16	70.67	0.22	8.70	0.14	70.27	0.36
8月龄	9.53	0.12	72.16	0.25	8.82	0.12	70.98	0.32
9月龄	9.74	0.11	73.44	0.30	9.15	0.08	72.13	0.23
10月龄	10.15	0.19	74.92	0.28	9.22	0.08	73.51	0.29
11月龄	10.09	0.18	75.53	0.47	9.86	0.14	74.91	0.40
12月龄	10.54	0.19	76.71	0.39	9.97	0.26	75.98	0.63
13月龄	11.25	0.35	79.60	1.05	10.04	0.30	76.85	0.84
14月龄	11.09	0.16	79.21	0.57	10.56	0.17	78.56	0.46
15月龄	11.25	0.18	79.94	0.48	10.67	0.26	78.86	0.67
16月龄	11.04	0.25	78.28	2.46	10.41	0.25	78.89	0.55
17月龄	11.66	0.15	82.55	0.44	10.90	0.19	81.27	0.45
18月龄	11.70	0.14	82.67	0.59	11.17	0.24	81.99	0.54
19月龄	11.70	0.24	83.77	0.53	10.98	0.13	82.04	0.41
20月龄	11.84	0.17	84.65	0.59	10.55	0.46	80.49	2.03
21月龄	12.15	0.24	84.96	0.35	11.16	0.55	84.81	0.72
22月龄	12.49	0.25	86.00	0.39	11.81	0.25	85.31	0.47
23月龄	12.23	0.36	86.21	0.85	12.67	0.52	86.80	0.53
2岁	13.54	0.11	90.73	0.37	12.78	0.08	89.32	0.34
2.5岁	14.59	0.12	94.52	0.29	14.05	0.17	93.59	0.33
3岁	15.98	0.24	99.01	0.40	15.27	0.22	98.45	0.49
3.5岁	16.51	0.18	101.78	0.32	15.89	0.15	100.44	0.36
4岁	17.60	0.21	105.75	0.26	16.96	0.23	105.00	0.42
4.5岁	19.25	0.48	109.39	0.46	18.16	0.25	108.32	0.61
5岁	20.98	0.47	112.98	0.71	19.27	0.20	111.20	0.36
5.5岁	21.57	0.33	115.83	0.76	20.94	0.39	115.15	0.70

资料来源：2015—2017年中国居民营养与健康状况监测。

9-6-2 农村6岁以下儿童身体发育情况

年龄	男性				女性			
	体重 /kg		身高 /cm		体重 /kg		身高 /cm	
	平均值	标准误	平均值	标准误	平均值	标准误	平均值	标准误
1 月龄	5.91	0.14	58.09	0.66	5.39	0.10	56.65	0.40
2 月龄	6.68	0.09	61.08	0.32	6.22	0.07	59.86	0.25
3 月龄	7.47	0.11	63.30	0.25	6.97	0.09	62.21	0.27
4 月龄	7.99	0.07	65.76	0.21	7.51	0.10	64.40	0.29
5 月龄	8.46	0.09	67.57	0.28	7.88	0.09	65.98	0.22
6 月龄	8.90	0.08	69.68	0.26	8.16	0.09	67.80	0.25
7 月龄	9.13	0.08	70.60	0.35	8.76	0.11	69.12	0.26
8 月龄	9.38	0.10	71.98	0.27	9.04	0.11	71.01	0.27
9 月龄	9.61	0.08	73.20	0.29	9.04	0.09	71.71	0.25
10 月龄	9.84	0.11	74.18	0.33	9.40	0.08	72.99	0.21
11 月龄	9.97	0.10	74.92	0.26	9.63	0.09	74.34	0.21
12 月龄	10.27	0.11	75.94	0.28	9.74	0.10	75.34	0.26
13 月龄	10.79	0.12	77.98	0.47	9.89	0.11	75.86	0.30
14 月龄	10.42	0.15	77.16	0.53	10.18	0.14	77.26	0.35
15 月龄	10.92	0.13	79.42	0.33	10.15	0.13	77.72	0.34
16 月龄	10.95	0.13	80.13	0.34	10.48	0.17	78.29	0.39
17 月龄	11.25	0.13	81.16	0.39	10.60	0.28	79.72	0.66
18 月龄	11.63	0.21	82.02	0.49	10.70	0.20	80.43	0.34
19 月龄	11.37	0.13	82.23	0.34	10.97	0.15	81.47	0.43
20 月龄	11.74	0.16	83.12	0.33	11.38	0.13	82.45	0.24
21 月龄	12.37	0.26	84.29	0.58	11.07	0.17	82.83	0.46
22 月龄	12.01	0.16	84.45	0.74	11.42	0.19	83.92	0.56
23 月龄	12.21	0.13	85.52	0.36	11.88	0.15	85.29	0.34
2 岁	13.09	0.09	88.75	0.20	12.44	0.10	87.52	0.21
2.5 岁	14.19	0.14	93.04	0.23	13.51	0.10	91.85	0.29
3 岁	15.30	0.14	97.16	0.29	14.58	0.15	95.87	0.30
3.5 岁	16.57	0.19	100.94	0.33	15.61	0.15	99.67	0.27
4 岁	17.18	0.11	104.14	0.29	16.52	0.12	103.23	0.24
4.5 岁	18.37	0.15	107.50	0.34	17.57	0.12	106.21	0.26
5 岁	19.37	0.15	110.37	0.34	18.50	0.17	109.51	0.33
5.5 岁	20.48	0.19	113.79	0.40	19.61	0.20	112.51	0.39

资料来源：2015—2017年中国居民营养与健康状况监测。

9-6-3 青少年身体发育情况

年龄/岁	男　　性						女　　性					
	平均体重/kg			平均身高/cm			平均体重/kg			平均身高/cm		
	2002年	2012年	2015—2017年	2002年	2012年	2015—2017年	2002年	2012年	2015—2017年	2002年	2012年	2015—2017年
城市												
6	22.2	24.6	24.2	118.4	122.1	122.2	21.1	23.3	22.9	117.0	120.6	121.4
7	24.8	26.2	26.8	124.0	126.0	126.9	23.2	24.5	24.9	122.6	124.4	125.6
8	27.2	29.7	30.1	129.0	131.4	132.1	26.0	28.0	28.3	128.3	130.5	131.0
9	30.4	33.1	34.0	134.4	136.1	138.2	28.6	31.4	31.8	133.5	136.0	137.8
10	33.8	37.3	37.7	139.6	141.7	143.2	32.8	34.5	36.2	139.9	141.4	144.3
11	37.4	41.8	43.4	144.9	147.5	149.9	36.7	40.1	41.4	145.8	148.5	150.5
12	40.5	45.2	48.0	149.5	153.3	156.1	40.5	43.9	46.2	150.5	152.8	155.6
13	44.9	50.6	55.7	156.6	160.0	163.5	44.5	47.5	49.1	154.5	156.6	158.7
14	49.4	56.2	56.7	162.0	165.6	166.3	47.2	50.5	50.8	157.2	158.6	158.3
15	55.2	57.7	63.0	167.6	167.7	171.3	50.8	51.5	54.1	158.3	158.8	160.2
16	57.2	60.4	64.6	168.4	170.1	172.3	52.2	52.9	54.3	158.8	159.6	160.3
17	58.7	61.7	64.7	170.2	171.0	173.2	51.9	52.7	52.8	158.6	159.3	160.1
农村												
6	19.4	22.4	23.1	113.1	118.4	120.8	18.7	21.6	21.7	112.9	117.5	119.5
7	21.7	24.9	24.6	119.6	123.9	124.1	20.6	23.7	23.3	118.2	122.6	122.8
8	23.9	27.4	28.1	124.6	128.7	130.1	22.9	26.6	26.3	123.8	128.0	128.4
9	26.1	30.8	30.8	129.1	133.3	134.1	25.4	29.0	29.0	128.8	133.1	133.5
10	28.6	34.0	33.5	134.2	138.4	138.7	28.2	33.1	33.3	134.3	139.2	140.1
11	31.9	37.8	37.3	139.2	144.0	144.1	31.8	36.3	37.8	140.0	144.4	146.4
12	35.4	41.8	42.0	144.5	149.6	150.5	35.8	41.0	42.1	145.4	149.8	151.4
13	39.3	46.3	47.2	149.9	155.9	157.6	40.5	44.8	45.3	150.1	153.5	153.5
14	45.1	50.7	51.6	157.2	161.3	162.9	44.1	47.7	47.5	153.2	156.0	155.9
15	48.6	54.0	57.7	161.4	165.2	168.6	46.7	50.0	51.5	154.8	156.9	158.0
16	53.0	56.3	60.1	165.2	166.8	170.4	49.2	50.8	51.8	156.0	157.5	158.5
17	54.9	58.0	59.7	166.3	168.3	170.3	51.2	51.6	52.1	157.0	158.1	157.9

资料来源：2002年、2012年、2015—2017年中国居民营养与健康状况监测。

9-7-1　城乡居民每人每日营养素摄入量

营养素名称	合计				城市				农村			
	1992 年	2002 年	2012 年	2015—2017 年	1992 年	2002 年	2012 年	2015—2017 年	1992 年	2002 年	2012 年	2015—2017 年
能量 /kcal	2328.3	2250.5	2172.1	2007.4	2394.6	2134.0	2052.6	1940.0	2294.0	2295.5	2286.4	2054.3
蛋白质 /g	68.0	65.9	64.5	60.4	75.1	69.0	65.4	62.7	64.3	64.6	63.6	58.7
脂肪 /g	58.3	76.2	79.9	79.1	77.7	85.5	83.8	80.4	48.3	72.7	76.2	78.1
碳水化合物 /g	378.4	321.2	300.8	266.7	340.5	268.3	261.1	245.5	397.9	341.6	338.8	281.5
膳食纤维 /g	13.3	12.0	10.8	10.4	11.6	11.1	10.8	10.8	14.1	12.4	10.9	10.1
视黄醇当量 /μg	476.0	469.2	443.5	432.9	605.5	547.2	514.5	486.7	409.0	439.1	375.4	395.4
硫胺素 /mg	1.2	1.0	0.9	0.8	1.1	1.0	0.9	0.8	1.2	1.0	1.0	0.8
核黄素 /mg	0.8	0.8	0.8	0.7	0.9	0.9	0.8	0.8	0.7	0.7	0.7	0.7
维生素 E/mg		35.6	35.9	37.4		37.3	37.5	35.8		35.0	34.3	38.6
钾 /mg		1700.1	1616.9	1547.2		1722.4	1660.7	1658.2		1691.5	1574.3	1469.9
钠 /mg		6268.2	5702.7	6046.0		6007.7	5858.8	6028.1		6368.8	5554.6	6058.5
钙 /mg	405.4	388.8	366.1	356.3	457.9	438.6	412.4	398.7	378.2	369.6	321.4	326.8
铁 /mg	23.4	23.2	21.5	21.0	25.5	23.7	21.9	21.1	22.4	23.1	21.2	21.0
锌 /mg		11.3	10.7	10.3		11.5	10.6	10.1		11.2	10.8	10.5
硒 / μg		39.9	44.6	41.6		46.5	47.0	45.0		37.4	42.2	39.3

资料来源：1992 年全国营养调查，2002 年、2012 年、2015—2017 年中国居民营养与健康状况监测。

9-7-2 城乡居民膳食结构

单位：%

食物分类	合计			城市			农村		
	2002年	2012年	2015—2017年	2002年	2012年	2015—2017年	2002年	2012年	2015—2017年
能量的食物来源									
谷类	57.9	53.1	51.5	48.5	47.1	47.0	61.5	58.8	54.6
动物性食物类	12.6	15.0	17.2	17.6	17.6	20.3	10.7	12.5	15.0
其他	29.5	31.9	31.3	33.9	35.3	32.7	27.8	28.7	30.4
能量的营养素来源									
蛋白质	11.8	12.1	12.0	13.1	12.9	13.0	11.3	11.2	11.5
脂肪	29.6	32.9	34.6	35.0	36.1	36.4	27.5	29.7	33.2
碳水化合物	58.6	55.0	53.4	51.9	51.0	50.6	61.2	59.1	55.3
蛋白质的食物来源									
谷类	52.0	47.3	46.9	40.7	39.7	40.2	56.5	54.6	51.5
豆类	7.5	5.4	5.9	7.3	6.3	6.4	7.6	4.5	5.6
动物性食物类	25.1	30.7	35.2	35.8	36.2	40.5	21.0	25.4	31.4
其他	15.4	16.6	12.0	16.2	17.8	12.8	14.9	15.5	11.5
脂肪的食物来源									
动物性食物	39.2	35.9	38.6	36.2	34.3	38.8	40.4	37.4	38.4
植物性食物	60.8	64.1	61.4	63.8	65.7	61.2	59.6	62.6	61.6

资料来源：2002年、2012年、2015—2017年中国居民营养与健康状况监测。

9-7-3 城乡居民每人每日食物摄入量

单位：克

食物分类	合计		城市		农村	
	2012 年	2015—2017 年	2012 年	2015—2017 年	2012 年	2015—2017 年
米及其制品	177.7	168.5	130.8	131.6	222.7	193.6
面及其制品	142.8	121.0	134.7	117.3	150.4	123.6
其他谷类	16.8	16.3	15.9	15.0	17.6	17.2
薯类	35.8	41.9	28.4	35.6	42.8	46.2
杂豆类	3.3	4.0	2.9	4.2	3.7	3.9
大豆及其制品	10.9	10.3	12.4	11.3	9.4	9.6
新鲜蔬菜	269.4	265.9	283.3	286.5	256.1	252.0
腌菜	3.9	3.8	4.8	3.2	3.1	4.3
新鲜水果	40.7	38.1	48.8	55.7	32.9	26.2
坚果	3.8	3.6	4.7	4.4	2.8	3.1
乳类及其制品	24.7	25.9	37.8	42.2	12.1	14.8
蛋类	24.3	23.4	29.5	30.4	19.4	18.7
畜肉类	72.5	72.0	79.3	79.5	65.9	66.9
禽肉类	14.7	13.0	16.3	15.5	13.1	11.3
动物内脏	2.5	2.9	2.9	3.0	2.2	2.9
鱼虾类	23.7	24.3	32.4	29.7	15.4	20.6
烹调油	42.1	43.2	43.1	42.0	41.0	44.1
糕点类	7.4	6.5	8.3	9.8	6.6	4.2
淀粉及糖	6.4	7.1	7.0	7.1	5.9	7.1
糖及糖果		2.5		2.6		2.4
淀粉		4.6		4.5		4.7
烹调盐	10.5	9.3	10.3	8.9	10.7	9.6
酱油	7.9	6.1	9.1	7.0	6.8	5.4
酒精	2.1	2.3	2.2	1.8	2.0	2.6
其他		16.6		18.9		15.0

资料来源：2012 年、2015—2017 年中国居民营养与健康状况监测。

十、疾病控制与公共卫生

简要说明

一、本章主要介绍全国及31个省、自治区、直辖市疾病控制与公共卫生情况，包括法定报告传染病发病率及死亡率，高血压病患病率和治疗率，恶性肿瘤死亡率，血吸虫病、寄生虫病和地方病防治情况，农村改水和改厕进展情况等。

二、传染病发病率、死亡率、病死率数据来源于法定报告传染病统计资料；血吸虫病、寄生虫和地方病防治情况来源于寄生虫和地方病统计年报资料；农村改厕情况来源于爱卫会农村改厕统计年报资料；高血压病患病率和治疗率来源于2012年中国居民营养与健康状况监测、2018年中国居民慢性病及危险因素监测；恶性肿瘤死亡率来源于1973—1975年、1990—1992年、2004—2005年《中国恶性肿瘤死亡抽样回顾调查》《2019中国肿瘤登记年报》。

三、随着新的传染性疾病的出现和流行，甲、乙类法定报告传染病病种有所调整。1989年及以前法定报告传染病包括鼠疫、副霍乱、白喉、流脑、百日咳、猩红热、麻疹、流感、痢疾、伤寒和副伤寒、病毒性肝炎、脊髓灰质炎、乙脑、疟疾、黑热病、森林脑炎、恙虫病、出血热和钩端螺旋体病19种。根据1989年颁布的《中华人民共和国传染病防治法》，1990—1995年甲、乙类法定报告传染病包括鼠疫、霍乱、病毒性肝炎、痢疾、伤寒和副伤寒、艾滋病、淋病、梅毒、脊髓灰质炎、麻疹、百日咳、白喉、流脑、猩红热、流行性出血热、狂犬病、钩端螺旋体病、布鲁氏菌病、炭疽、流行性和地方性斑疹伤寒、流行性乙型脑炎、黑热病、疟疾、登革热25种。1996年乙类传染病增加新生儿破伤风和肺结核；2002年增加HIV感染；2003年增加传染性非典型肺炎；2005年增加血吸虫病和人感染高致病性禽流感；2009年增加甲型H1N1流感；2013年乙类传染病增加人感染H7N9禽流感，甲型H1N1流感从乙类调整至丙类；2020年对新型冠状病毒肺炎纳入乙类传染病并按照甲类传染病管理，2022年12月26日更名为新型冠状病毒感染，2023年1月8日起新型冠状病毒感染由乙类甲管调整为乙类乙管。

四、建国初期及20世纪60年代末至70年代初期，各地疫情报告系统不够健全，传染病发病和死亡漏报情况比较严重。

主要指标解释

甲乙类法定报告传染病发病率　是指某年某地区每10万人口中甲、乙类法定报告传染病发病数。即法定报告传染病发病率＝甲、乙类法定报告传染病发病数／人口数×100 000。

甲乙类法定报告传染病死亡率　是指某年某地区每10万人口中甲、乙类法定报告传染病死亡数。即法定报告传染病死亡率＝甲、乙类法定报告传染病死亡数／人口数×100 000。

大骨节病临床Ⅰ度以上病人数　是指年底实有Ⅰ度以上病人总数及病人总数中12岁以下病人数。

碘缺乏病消除县数　是指通过国家评估组评估达到消除标准的县数。

地方性砷中毒（水型）轻病区　0.05mg/L＜水砷含量≤0.2mg/L，患病率＜10%的病区村。

地方性砷中毒（水型）中病区　0.2mg/L＜水砷含量≤0.5mg/L，患病率在10%～30%的病区村。

地方性砷中毒（水型）重病区　水砷含量＞0.5mg/L以上，患病率＞30%的病区村。

10-1-1　2022年甲乙类法定报告传染病发病数及死亡数排序

单位：人

顺位	发　病		死　亡	
	疾病名称	发病人数	疾病名称	死亡人数
1	病毒性肝炎	1 105 865	艾滋病	18 885
2	肺结核	560 847	肺结核	2205
3	梅毒	441 159	病毒性肝炎	543
4	淋病	96 313	狂犬病	118
5	布鲁氏菌病	66 138	流行性出血热	34
6	艾滋病	52 058	梅毒	23
7	百日咳	38 295	疟疾*	6
8	细菌性和阿米巴性痢疾	35 951	流行性脑脊髓膜炎	5
9	猩红热	20 794	流行性乙型脑炎	3
10	伤寒和副伤寒	5829	炭疽	2
11	流行性出血热	5218	百日咳	2
12	疟疾*	820	钩端螺旋体病	2
13	麻疹	552	伤寒和副伤寒	2
14	登革热	547	细菌性和阿米巴性痢疾	1
15	炭疽	349	新生儿破伤风	1
16	钩端螺旋体病	190	鼠疫	1
17	流行性乙型脑炎	146	淋病	1
18	狂犬病	133	布鲁氏菌病	0
19	流行性脑脊髓膜炎	59	霍乱	0
20	霍乱	31	传染性非典型肺炎	—
21	血吸虫病	30	脊髓灰质炎	—
22	新生儿破伤风	19	人感染高致病性禽流感	0
23	鼠疫	2	麻疹	0
24	人感染高致病性禽流感	1	登革热	0
25	传染性非典型肺炎	0	白喉	—
26	脊髓灰质炎	0	猩红热	0
27	白喉	0	血吸虫病	0
28	人感染 H7N9 禽流感	0	人感染 H7N9 禽流感	—

注：*疟疾数据系按照终审日期以及按照报告地区统计的中国籍病例。

　　鼠疫和霍乱为甲类传染病，其余为乙类传染病。传染性非典型肺炎、炭疽为乙类传染病甲类管理。总计中不含新型冠状病毒感染，下表同。

10-1-2 2022年甲乙类法定报告传染病发病率及死亡率排序

单位：1/10万

顺位	发病		死亡	
	疾病名称	发病率	疾病名称	死亡率
1	病毒性肝炎	78.40	艾滋病	1.34
2	肺结核	39.76	肺结核	0.16
3	梅毒	31.27	病毒性肝炎	0.04
4	淋病	6.83	狂犬病	0.01
5	布鲁氏菌病	4.69	流行性出血热	0.00
6	艾滋病	3.69	梅毒	0.00
7	百日咳	2.71	流行性脑脊髓膜炎	0.00
8	细菌性和阿米巴性痢疾	2.55	疟疾	0.00
9	猩红热	1.47	流行性乙型脑炎	0.00
10	伤寒和副伤寒	0.41	细菌性和阿米巴性痢疾	0.00
11	流行性出血热	0.37	炭疽	0.00
12	疟疾	0.06	百日咳	0.00
13	麻疹	0.04	钩端螺旋体病	0.00
14	登革热	0.04	新生儿破伤风	0.00
15	炭疽	0.02	鼠疫	0.00
16	钩端螺旋体病	0.01	伤寒和副伤寒	0.00
17	流行性乙型脑炎	0.01	淋病	0.00
18	狂犬病	0.01	布鲁氏菌病	0.00
19	流行性脑脊髓膜炎	0.00	霍乱	0.00
20	霍乱	0.00	传染性非典型肺炎	—
21	血吸虫病	0.00	脊髓灰质炎	—
22	新生儿破伤风	0.00	人感染高致病性禽流感	0.00
23	鼠疫	0.00	麻疹	0.00
24	人感染高致病性禽流感	0.00	登革热	0.00
25	传染性非典型肺炎	0.00	白喉	—
26	脊髓灰质炎	0.00	猩红热	0.00
27	白喉	0.00	血吸虫病	0.00
28	人感染 H7N9 禽流感	0.00	人感染 H7N9 禽流感	—

注：新生儿破伤风的报告发病率和报告死亡率单位为‰。

10-1-3　甲乙类法定报告传染病发病率、死亡率

单位：1/10万

年份	总计		鼠疫		霍乱		病毒性肝炎	
	发病率	死亡率	发病率	死亡率	发病率	死亡率	发病率	死亡率
1950	163.37	6.70	0.68	0.25				
1955	2139.69	18.43	0.01					
1960	2448.35	7.47	0.01	0.01				0.16
1965	3501.36	18.71			0.01		61.84	0.23
1970	7061.86	7.73	0.01				32.23	0.15
1975	5070.27	7.40			0.07		85.15	0.22
1980	2079.79	3.76			4.16	0.03	111.47	0.18
1981	1884.43	3.51			3.84	0.04	106.01	0.21
1982	1532.85	3.16			1.40	0.01	91.57	0.21
1983	1302.95	2.68			1.78	0.01	72.44	0.18
1984	1043.22	2.59			1.63	0.01	67.87	0.20
1985	874.82	2.41			0.63	0.01	76.68	0.22
1986	725.91	1.97			1.04	0.01	97.27	0.20
1987	558.74	1.83			0.52		108.23	0.23
1988	465.89	1.49			0.67	0.01	132.47	0.19
1989	339.26	1.26			0.51		113.11	0.15
1990	297.24	1.17	0.01		0.06		117.57	0.16
1991	284.50	0.87			0.02		116.87	0.14
1992	235.91	0.55			0.04		109.12	0.11
1993	189.49	0.47			0.95	0.01	88.77	0.10
1994	196.12	0.46			2.96	0.03	73.52	0.09
1995	176.37	0.34			0.95	0.01	63.63	0.09
1996	166.10	0.33	0.01		0.31		63.41	0.08
1997	199.29	0.43			0.10		66.05	0.09
1998	204.39	0.41			0.97	0.02	65.78	0.07
1999	204.44	0.41			0.42		71.68	0.06
2000	192.59	0.36	0.02		0.15		64.91	0.07
2001	191.09	0.36	0.01		0.22		65.46	0.06
2002	182.25	0.39	0.01		0.05	0.00	66.10	0.08
2003	192.18	0.48			0.02		68.55	0.08
2004	244.66	0.55	0.00	0.00	0.02	0.00	88.69	0.08
2005	268.31	0.76	0.00	0.00	0.07	0.00	91.42	0.09
2006	266.83	0.81	0.00		0.01	0.00	102.09	0.10
2007	272.39	0.99	0.00		0.01		108.44	0.09
2008	268.01	0.94	0.00	0.00	0.01		106.54	0.08
2009	263.52	1.12	0.00	0.00	0.01		107.30	0.08
2010	238.69	1.07	0.00	0.00	0.01		98.74	0.07
2011	241.44	1.14	0.00	0.00	0.00		102.34	0.06
2012	238.76	1.24	0.00	0.00	0.01		102.48	0.06
2013	225.80	1.20			0.00	0.00	92.45	0.05
2014	226.98	1.19	0.00	0.00	0.00		90.25	0.04
2015	223.60	1.22			0.00		89.47	0.03
2016	215.68	1.31	0.00		0.00		89.11	0.04
2017	222.06	1.42	0.00	0.00	0.00		93.02	0.04
2018	220.51	1.67			0.00		92.15	0.04
2019	220.00	1.79	0.00	0.00	0.00	0.00	92.13	0.04
2020	190.36	1.87	0.00	0.00	0.00	0.00	81.12	0.04
2021	193.46	1.57	0.00	0.00	0.00		86.98	0.04
2022	172.36	1.55	0.00	0.00	0.00	0.00	78.40	0.04

注：新生儿破伤风的报告发病率和报告死亡率单位为‰。

续表

年份	细菌性和阿米巴性痢疾		伤寒和副伤寒		艾滋病		HIV 感染者	
	发病率	死亡率	发病率	死亡率	发病率	死亡率	发病率	死亡率
1950	46.37	1.96	8.17	0.78				
1955	319.42	1.91	8.69	0.19				
1960	438.88	1.88	37.75	0.55				
1965	424.89	0.96	16.06	0.09				
1970	352.15	0.48	9.96	0.03				
1975	1000.70	1.44	9.61	0.03				
1980	568.99	0.52	11.94	0.04				
1981	671.37	0.56	12.72	0.04				
1982	617.23	0.36	14.25	0.04				
1983	482.80	0.30	11.24	0.03				
1984	376.75	0.21	9.75	0.25				
1985	316.72	0.23	8.35	0.02				
1986	299.84	0.25	9.76	0.04				
1987	230.67	0.24	13.02	0.04				
1988	190.06	0.21	14.01	0.03				
1989	132.47	0.14	10.83	0.04				
1990	127.44	0.17	10.32	0.02				
1991	115.58	0.10	10.45	0.03				
1992	79.55	0.06	7.91	0.01				
1993	54.50	0.04	7.51	0.01				
1994	74.84	0.02	7.75					
1995	73.30	0.04	6.10	0.01				
1996	66.31	0.03	5.61	0.01				
1997	59.65	0.03	4.83	0.01	0.01	0.01	0.15	
1998	55.34	0.03	4.80	0.01			0.10	
1999	48.30	0.02	4.08		0.02	0.01	0.18	
2000	40.79	0.01	4.19		0.02	0.01	0.20	
2001	39.86	0.01	5.07		0.04	0.02	0.30	
2002	36.23	0.02	4.47	0.00	0.06	0.02	0.33	
2003	34.52	0.02	4.17		0.08	0.03		
2004	38.30	0.01	3.80	0.00	0.23	0.06	1.02	0.00
2005	34.92	0.01	2.65	0.00	0.43	0.10		
2006	32.36	0.01	1.99	0.00	0.60	0.11	2.42	0.03
2007	27.99	0.01	1.55		0.82	0.30		
2008	23.43	0.00	1.18	0.00	1.10	0.45	3.14	0.24
2009	20.45	0.00	1.28	0.00	1.51	0.52	3.33	0.39
2010	18.90	0.00	1.05	0.00	2.56	0.71	3.42	0.49
2011	17.74	0.00	0.88	0.00	2.92	0.79	3.93	0.64
2012	15.40	0.00	0.89	0.00	3.11	0.86	4.33	0.85
2013	13.83	0.00	1.04	0.00	3.12	0.84		
2014	11.33	0.00	1.02		3.33	0.89	5.46	0.83
2015	10.20	0.00	0.85	0.00	3.69	0.94	6.00	0.89
2016	8.99	0.00	0.80	0.00	3.97	1.03	6.40	6.00
2017	7.93	0.00	0.78	0.00	4.15	1.11		
2018	6.56	0.00	0.78	0.00	4.62	1.35		
2019	5.81	0.00	0.66	0.00	5.10	1.50	7.40	1.53
2020	4.12	0.00	0.50	0.00	4.43	1.34	6.38	1.29
2021	3.58	0.00	0.51	0.00	4.27	1.39	6.29	1.24
2022	2.55	0.00	0.41	0.00	3.69	1.34	5.28	1.19

续表

年份	淋病		梅毒		脊髓灰质炎		麻疹	
	发病率	死亡率	发病率	死亡率	发病率	死亡率	发病率	死亡率
1950							44.08	2.85
1955						0.02	701.23	12.24
1960					2.40	0.09	157.51	1.60
1965					4.06	0.08	1265.74	9.19
1970					2.56	0.03	450.47	1.83
1975					0.84	0.02	277.57	1.63
1980					0.76	0.02	114.88	0.50
1981	0.02				0.97	0.02	101.46	0.42
1982	0.05		0.01		0.77	0.02	88.96	0.51
1983	0.09		0.00		0.32	0.01	76.92	0.40
1984	0.18		0.01		0.16		60.42	0.28
1985	0.49		0.02		0.15	0.01	40.37	0.26
1986	2.03		0.03		0.17	0.02	18.97	0.08
1987	4.06		0.08		0.09		9.88	0.02
1988	5.72		0.12		0.06		8.90	0.05
1989	9.93		0.18		0.42	0.01	7.77	0.03
1990	9.49		0.23		0.46	0.01	7.71	0.02
1991	10.09		0.16		0.17	0.01	10.78	0.03
1992	11.53		0.17		0.10		12.10	0.03
1993	14.25		0.17		0.05		10.16	0.03
1994	16.77		0.39		0.02		7.33	0.02
1995	17.34		0.96		0.01		4.83	0.01
1996	17.26		1.81				6.27	0.01
1997	18.15		2.78				6.86	0.02
1998	24.31		4.37				4.54	0.01
1999	27.54		6.50				4.98	0.01
2000	22.92		6.43				5.93	0.01
2001	18.57		6.11				7.15	0.01
2002	16.14	0.00	5.80				4.76	0.01
2003	16.54		5.63		5.55	0.01	0.00	
2004	17.71	0.00	7.70	0.00			5.43	0.00
2005	14.27	0.00	10.96	0.01			9.42	0.00
2006	12.46	0.00	14.24	0.01			7.62	0.00
2007	11.33		17.16				8.29	0.01
2008	10.16	0.00	21.06	0.00			9.95	0.01
2009	9.19		24.66	0.00			3.95	0.00
2010	8.07	0.00	28.90	0.01			2.86	0.00
2011	7.61	0.00	32.04	0.01	0.00	0.00	0.74	0.00
2012	7.07	0.00	33.30	0.01			0.46	0.00
2013	7.61	0.00	32.86	0.01			2.04	0.00
2014	7.05	0.00	30.93	0.01			3.88	0.00
2015	7.36	0.00	31.85	0.00			3.11	0.00
2016	8.39	0.00	31.97	0.00			1.81	0.00
2017	10.06	0.00	34.49	0.00			0.43	0.00
2018	9.59	0.00	35.63	0.00				
2019	8.45	0.00	38.37	0.00	0.00	0.00	0.21	0.00
2020	7.49		33.08	0.00			0.06	
2021	9.07		34.05	0.00			0.04	
2022	6.83	0.00	31.27	0.00	0.00	—	0.04	0.00

续表

年份	百日咳		白喉		流行性脑脊髓膜炎		猩红热	
	发病率	死亡率	发病率	死亡率	发病率	死亡率	发病率	死亡率
1950			3.97	0.41	1.94	0.32	0.59	0.05
1955	133.82	0.99	9.74	1.25	1.94	0.37	8.72	0.24
1960	87.77	0.36	23.09	1.62	6.91	0.65	6.38	0.02
1965	188.79	0.51	13.69	1.35	71.59	4.33	13.75	0.02
1970	152.23	0.25	3.34	0.28	20.97	1.59	7.22	
1975	196.56	0.22	4.16	0.34	25.11	1.34	8.99	0.01
1980	62.82	0.05	1.00	0.09	23.44	0.91	10.95	0.01
1981	51.25	0.06	0.85	0.08	13.21	0.54	8.65	0.06
1982	42.07	0.05	0.65	0.07	8.65	0.43	6.68	
1983	32.62	0.03	0.71	0.07	7.81	0.39	5.14	
1984	21.06	0.03	0.33	0.04	11.69	0.58	5.76	
1985	14.22	0.02	0.14	0.08	10.73	0.59	5.95	
1986	8.02	0.01	0.08	0.01	7.56	0.44	4.84	
1987	5.61	0.01	0.04		3.21	0.21	4.36	
1988	3.06	0.01	0.03		2.00	0.15	3.98	
1989	2.46		0.03	0.01	1.33	0.10	4.14	
1990	1.80		0.04	0.01	0.89	0.07	2.70	
1991	0.93		0.02		0.69	0.05	2.78	
1992	0.97		0.01		0.61	0.04	3.62	
1993	0.79		0.01		0.48	0.03	3.38	
1994	0.67		0.01		0.55	0.03	2.07	
1995	0.50		0.01		0.52	0.03	1.35	
1996	0.43				0.52	0.03	1.11	
1997	0.75				0.41	0.02	1.22	
1998	0.59				0.31	0.02	1.24	
1999	0.50				0.24	0.01	1.23	
2000	0.46				0.19	0.01	1.08	
2001	0.51				0.18	0.01	0.94	
2002	0.49	0.00	0.00	0.00	0.19	0.01	1.14	0.00
2003	0.41				0.19	0.01	0.75	
2004	0.36	0.00	0.00		0.21	0.01	1.46	0.00
2005	0.29	0.00			0.18	0.02	1.92	0.00
2006	0.19	0.00			0.13	0.01	2.11	
2007	0.22				0.09	0.01	2.55	
2008	0.18	0.00			0.07	0.01	2.10	
2009	0.12	0.00			0.05	0.01	1.66	
2010	0.13	0.00			0.02	0.00	1.56	
2011	0.19	0.00			0.02	0.00	4.76	0.00
2012	0.16	0.00			0.01	0.00	3.45	0.00
2013	0.13	0.00			0.02	0.00	2.53	0.00
2014	0.25	0.00			0.01	0.00	4.00	
2015	0.49	0.00			0.01	0.00	5.01	0.00
2016	0.41	0.00			0.01	0.00	4.32	
2017	0.75				0.01	0.00	5.39	
2018	1.59	0.00			0.01	0.00	5.68	
2019	2.15	0.00	0.00	0.00	0.01	0.00	5.85	0.00
2020	0.32	0.00	0.00		0.00	0.00	1.18	0.00
2021	0.68	0.00			0.00	0.00	2.09	
2022	2.71	0.00	0.00	—	0.00	0.00	1.47	0.00

续表

年份	流行性出血热		狂犬病		钩端螺旋体病		布鲁氏菌病	
	发病率	死亡率	发病率	死亡率	发病率	死亡率	发病率	死亡率
1950								
1955			0.32	0.07			0.23	
1960	0.10	0.01	0.03	0.02			0.33	
1965	0.43	0.05	0.14	0.10	19.73	0.08	0.66	
1970	0.41	0.05	0.18	0.13	11.14	0.09	0.99	
1975	2.02	0.16	0.25	0.20	17.77	0.13		
1980	3.12	0.20	0.69	0.68	3.67	0.09	0.17	
1981	4.26	0.24	0.71	0.71	4.33	0.10	0.11	
1982	6.15	0.30	0.61	0.61	6.55	0.12	0.08	
1983	8.40	0.30	0.53	0.52	6.33	0.12	0.11	
1984	8.87	0.29	0.59	0.59	3.62	0.07	0.20	
1985	10.02	0.30	0.40	0.40	2.57	0.05	0.09	
1986	11.06	0.25	0.41	0.41	4.28	0.07	0.03	
1987	6.14	0.14	0.54	0.54	12.69	0.12	0.07	
1988	4.78	0.12	0.45	0.45	3.22	0.06	0.05	
1989	3.66	0.10	0.47	0.47	3.09	0.06	0.09	
1990	3.66	0.10	0.32	0.32	2.59	0.05	0.07	
1991	4.32	0.12	0.18	0.18	2.57	0.05	0.07	
1992	4.03	0.07	0.09	0.09	1.23	0.03	0.04	
1993	3.94	0.06	0.04	0.04	2.53	0.07	0.03	
1994	5.14	0.07	0.03	0.03	1.84	0.06	0.05	
1995	5.30	0.05	0.02	0.02	1.10	0.03	0.07	
1996	3.65	0.03	0.01	0.01	1.15	0.03	0.21	
1997	3.60	0.04	0.02	0.02	0.87	0.03	0.11	
1998	3.77	0.04	0.02	0.02	0.94	0.03	0.09	
1999	3.93	0.04	0.03	0.03	0.94	0.02	0.14	
2000	3.05	0.03	0.04	0.04	0.32	0.01	0.17	
2001	2.83	0.02	0.07	0.07	0.30	0.01	0.23	
2002	2.46	0.02	0.09	0.09	0.19	0.01	0.41	
2003	1.68	0.01	0.15	0.15	0.13		0.48	
2004	1.93	0.02	0.20	0.20	0.11	0.00	0.88	0.00
2005	1.60	0.02	0.19	0.19	0.11	0.00	1.41	0.00
2006	1.15	0.01	0.25	0.25	0.05	0.00	1.45	
2007	0.84	0.01	0.25	0.25	0.07		1.50	
2008	0.68	0.01	0.19	0.18	0.07	0.00	2.10	
2009	0.66	0.01	0.17	0.16	0.04	0.00	2.70	
2010	0.71	0.01	0.15	0.15	0.05	0.00	2.53	0.00
2011	0.80	0.01	0.14	0.14	0.03	0.00	2.85	
2012	0.99	0.01	0.11	0.10	0.03	0.00	2.93	0.00
2013	0.95	0.01	0.09	0.08	0.03	0.00	3.21	
2014	0.85	0.01	0.07	0.06	0.04	0.00	4.22	0.00
2015	0.76	0.00	0.06	0.05	0.03	0.00	4.18	0.00
2016	0.65	0.00	0.05	0.04	0.03	0.00	3.44	0.00
2017	0.82	0.00	0.04	0.04	0.01		2.79	0.00
2018	0.86	0.01	0.03	0.03	0.01		2.73	
2019	0.69	0.00	0.02	0.02	0.02	0.00	3.15	0.00
2020	0.58	0.00	0.01	0.01	0.02	0.00	3.37	
2021	0.65	0.00	0.01	0.01	0.03	0.00	4.95	0.00
2022	0.37	0.00	0.01	0.01	0.01	0.00	4.69	0.00

续表

年份	炭疽		斑疹伤寒		流行性乙型脑炎		黑热病	
	发病率	死亡率	发病率	死亡率	发病率	死亡率	发病率	死亡率
1950				0.11				0.01
1955	0.46	0.02	0.45	0.03	2.30	0.63	9.46	0.03
1960	0.21	0.02	2.08	0.02	2.18	0.36	0.23	
1965	0.39	0.02	2.91	0.02	13.36	1.79	0.40	
1970	0.23	0.01	0.50		18.02	2.15	0.30	
1975	0.46	0.01	0.58		9.67	1.11	0.11	
1980	0.43	0.01	2.17		3.31	0.32		
1981	0.34	0.01	1.24		4.01	0.42	0.01	
1982	0.37	0.01	1.09		3.18	0.39		
1983	0.31	0.01	1.40		2.39	0.24	0.01	
1984	0.30	0.01	1.28		2.56	0.23	0.01	
1985	0.23	0.01	1.17		2.81	0.24	0.01	
1986	0.23	0.01	0.90		1.73	0.15	0.02	
1987	0.17	0.01	0.35		2.30	0.21	0.03	
1988	0.22	0.01	0.54		2.33	0.20		
1989	0.22	0.03	0.45		1.64	0.12	0.02	
1990	0.21	0.01	0.31		3.43	0.24	0.02	
1991	0.24	0.01	0.38		2.13	0.10	0.03	
1992	0.15	0.01	0.33		1.73	0.06	0.02	
1993	0.15		0.27		1.54	0.06	0.02	
1994	0.11		0.33		1.59	0.07	0.01	
1995	0.09		0.29		1.32	0.05	0.01	
1996	0.09		0.25		0.87	0.03	0.01	
1997	0.10		0.33		0.83	0.03	0.01	
1998	0.10		0.45		1.00	0.04	0.01	
1999	0.05		0.48		0.69	0.03	0.01	
2000	0.05		0.49		0.95	0.03	0.01	
2001	0.06		0.48		0.77	0.02	0.01	
2002	0.06	0.00	0.39	0.00	0.65	0.02	0.01	0.00
2003	0.04		0.30		0.58	0.03	0.01	
2004	0.05	0.00	0.32	0.00	0.42	0.02	0.02	
2005	0.04	0.00			0.39	0.02		
2006	0.03	0.00			0.58	0.04		
2007	0.03				0.33	0.02		
2008	0.03	0.00			0.23	0.01		
2009	0.03	0.00			0.29	0.01		
2010	0.02	0.00			0.19	0.01		
2011	0.02	0.00			0.12	0.00		
2012	0.02	0.00			0.13	0.00		
2013	0.01	0.00			0.16	0.00		
2014	0.02	0.00			0.06	0.00		
2015	0.02	0.00			0.05	0.00		
2016	0.03	0.00			0.09	0.00		
2017	0.02	0.00			0.08	0.01		
2018	0.02	0.00			0.13	0.01		
2019	0.02	0.00	0.08	0.00	0.03	0.00	0.01	0.00
2020	0.02				0.02	0.00	0.01	0.00
2021	0.03		0.09		0.01	0.00	0.02	
2022	0.02	0.00	0.09	0.00	0.01	0.00	0.02	0.00

年份	疟疾		登革热		新生儿破伤风		肺结核	
	发病率	死亡率	发病率	死亡率	发病率 /‰	死亡率 /‰	发病率	死亡率
1950		0.63						
1955	1027.73	0.95						
1960	1553.85	0.06						
1965	905.24	0.03						
1970	2961.10	0.03						
1975	763.14	0.02						
1980	337.83	0.01						
1981	307.13	0.01						
1982	203.38	0.01						
1983	135.60							
1984	88.12							
1985	54.39							
1986	34.69							
1987	19.84							
1988	12.44	0.01						
1989	12.56	0.01						
1990	10.56		0.03					
1991	8.88		0.08					
1992	6.40		0.00					
1993	5.05		0.03					
1994	5.29							
1995	4.19		0.58					
1996	3.08				25.16	3.19		
1997	2.87		0.05		21.56	2.89	39.21	0.07
1998	2.67		0.04		18.76	2.48	34.69	0.07
1999	2.39	0.01	0.15		20.79	4.09	41.72	0.07
2000	2.02		0.03		19.82	3.76	43.75	0.03
2001	2.15		0.03		16.65	2.60	44.89	0.03
2002	2.65	0.00	0.12		0.19	0.03	43.58	0.08
2003	3.00		0.01		0.18	0.03	52.36	0.08
2004	2.89	0.00	0.02		2.46	0.25	74.64	0.11
2005	3.03	0.00	0.00	0.00	0.19	0.02	96.31	0.26
2006	4.60	0.00	0.08		0.15	0.02	86.23	0.26
2007	3.55		0.04		0.13	0.01	88.55	0.28
2008	1.99	0.00	0.02		0.10	0.01	88.52	0.21
2009	1.06	0.00	0.02		0.08	0.01	81.09	0.28
2010	0.55	0.00	0.02		0.06	0.00	74.27	0.22
2011	0.30	0.00	0.01		0.05	0.00	71.09	0.21
2012	0.18	0.00	0.04		0.05	0.00	70.62	0.20
2013	0.29	0.00	0.34		0.03	0.00	66.80	0.19
2014	0.22	0.00	3.46	0.00	0.03	0.00	65.63	0.17
2015	0.23	0.00	0.28		0.02	0.00	63.42	0.17
2016	0.23	0.00	0.15		0.01	0.00	61.00	0.18
2017	0.19	0.00	0.43	0.00	0.01	0.00	60.53	0.20
2018	0.18	0.00	0.37	0.00	0.01	0.00	59.27	0.23
2019	0.18	0.00	1.59	0.00	0.00	0.00	55.55	0.21
2020	0.07	0.00	0.06		0.00	0.00	47.76	0.14
2021	0.06	0.00	0.00		0.00	0.00	45.37	0.13
2022	0.06	0.00	0.04	0.00	0.00	0.00	39.76	0.16

续表

年份	甲型 H1N1 流感		血吸虫病		人感染高致病性禽流感		传染性非典型肺炎		人感染 H7N9 禽流感	
	发病率	死亡率	发病率	死亡率	发病率	死亡率	发病率	死亡率	发病率	死亡率
1950										
1955										
1960										
1965										
1970										
1975										
1980										
1981										
1982										
1983										
1984										
1985										
1986										
1987										
1988										
1989										
1990										
1991										
1992										
1993										
1994										
1995										
1996										
1997										
1998										
1999										
2000										
2001										
2002										
2003								0.40	0.03		
2004										
2005			0.24							
2006			0.23							
2007			0.21							
2008			0.22							
2009	9.17	0.05	0.27							
2010	0.53	0.01	0.32		0.00	0.00				
2011	0.70	0.01	0.33	0.00	0.00	0.00				
2012	0.08	0.00	0.36	0.00	0.00	0.00				
2013			0.42	0.00	0.00	0.00			0.00	0.00
2014			0.31		0.00	0.00			0.02	0.01
2015			2.51		0.00	0.00			0.01	0.01
2016			0.21	0.00	0.00	0.00			0.02	0.01
2017			0.09						0.04	0.02
2018			0.01						0.00	0.00
2019			0.01	0.00	0.00	0.00	0.00	0.00	0.00	0.00
2020			0.00							
2021			0.00							
2022			0.00	0.00	0.00	0.00	0.00	—	0.00	—
年份	发病率	死亡率	发病率	死亡率	发病率	死亡率	发病率	死亡率	发病率	死亡率
	甲型 H1N1 流感		血吸虫病		人感染高致病性禽流感		传染性非典型肺炎		人感染 H7N9 禽流感	

续表

年份	天花		流行性感冒		回归热		森林脑炎		恙虫病	
	发病率	死亡率	发病率	死亡率	发病率	死亡率	发病率	死亡率	发病率	死亡率
1950	11.22	2.37			2.11	0.05				
1955	0.43	0.07			0.16	0.01				
1960	0.01		91.02	0.04	0.02		0.23		0.02	
1965			559.59	0.19	0.02		0.40		0.01	
1970			3133.35	0.71	0.01		0.30			
1975			2689.53	0.54	0.06		0.10		0.01	
1980			817.74	0.07	0.15		0.01		0.07	
1981			591.74	0.04	0.17		0.02		0.09	
1982			438.96	0.03	0.14		0.01		0.10	
1983			455.88	0.05	0.10		0.02		0.10	
1984			382.03	0.02	0.09		0.03		0.15	
1985			328.96	0.03	0.05		0.03		0.15	
1986			224.78	0.01	0.03		0.03		0.15	
1987			140.49	0.02	0.01		0.02		0.21	
1988			86.60		0.01		0.02		0.24	
1989			43.74				0.01		0.23	
1990										
1991										
1992										
1993										
1994										
1995										
1996										
1997										
1998										
1999										
2000										
2001										
2002										
2003										
2004										
2005										
2006										
2007										
2008										
2009										
2010										
2011										
2012										
2013										
2014										
2015										
2016										
2017										
2018										
2019			253.36	0.02			0.01	0.01	1.90	1.93
2020			81.58	0.01						
2021			47.40	0.00						
2022			173.17	0.00			0.01	0.00	1.76	0.00

10-1-4　2022年各地区甲乙类法定报告传染病发病率、死亡率

地区	总计		鼠疫		霍乱		病毒性肝炎	
	发病率 / (1/10万)	死亡率 / (1/10万)	发病率 / (1/10万)	死亡率 / (1/10万)	发病率 / (1/10万)	死亡率 / (1/10万)	发病率 / (1/10万)	死亡率 / (1/10万)
总　计	172.36	1.55	0.00	0.00	0.00	0.00	78.40	0.04
北　京	74.39	0.58	0.00	—	0.07	0.00	10.61	0.38
天　津	106.79	0.27	0.00	—	0.01	0.00	30.66	0.02
河　北	109.53	0.27	0.00	—	0.00	—	59.96	0.02
山　西	172.13	0.45	0.00	—	0.00	—	97.50	0.03
内蒙古	214.57	0.45	0.00	0.00	0.00	—	70.94	0.05
辽　宁	132.52	0.94	0.00	—	0.00	—	52.50	0.02
吉　林	81.66	0.61			0.00	—	35.15	0.03
黑龙江	114.62	0.74			0.00	—	35.82	0.05
上　海	90.48	0.39	0.00		0.00	—	37.38	0.08
江　苏	96.46	0.37	0.00	—	0.00	0.00	30.92	0.02
浙　江	132.67	0.56	0.00	—	0.00	—	29.76	0.01
安　徽	223.95	0.73	0.00	—	0.00	0.00	134.47	0.04
福　建	195.34	0.55	0.00	—	0.00	0.00	92.96	0.03
江　西	183.03	1.39	0.00	—	0.00	0.00	88.05	0.00
山　东	126.74	0.29	0.00	—	0.00	—	75.17	0.03
河　南	126.88	1.31	0.00	—	0.00	—	61.64	0.05
湖　北	186.55	0.87	0.00	—	0.00	0.00	105.64	0.02
湖　南	239.21	1.70	0.00	—	0.00	0.00	117.50	0.02
广　东	254.65	0.95	0.00	—	0.00	0.00	140.99	0.07
广　西	249.46	7.21	0.00	—	0.00	—	124.55	0.02
海　南	312.41	0.86	0.00		0.00	—	151.14	0.00
重　庆	177.89	4.49	0.00	—	0.00	—	38.95	0.05
四　川	209.29	4.74	0.00	—	0.00	0.00	89.89	0.05
贵　州	230.48	4.07	0.00	—	0.00	—	72.47	0.01
云　南	183.65	3.98	0.00	—	0.00	—	53.64	0.03
西　藏	230.35	0.68	0.03	0.03	0.00	—	83.82	0.03
陕　西	133.39	0.63	0.00	—	0.00	0.00	48.75	0.00
甘　肃	129.10	0.41	0.00	—	0.00	—	50.57	0.00
青　海	283.16	0.74	0.00	—	0.00	—	138.13	0.17
宁　夏	192.68	0.54	0.00	—	0.00	—	25.79	0.00
新　疆	270.92	3.48	0.00	—	0.00	—	102.07	0.05

注：新生儿破伤风的报告发病率和报告死亡率单位为‰。

续表

地区	甲型肝炎		乙型肝炎		丙型肝炎		丁型肝炎		戊型肝炎	
	发病率/ (1/10万)	死亡率/ (1/10万)	发病率/ (1/10万)	死亡率/ (1/10万)	发病率/ (1/10万)	死亡率/ (1/10万)	发病率/ (1/10万)	死亡率/ (1/10万)	发病率/ (1/10万)	死亡率/ (1/10万)
总　计	0.74	0.00	63.21	0.02	12.20	0.01	0.01	0.00	1.80	0.00
北　京	0.24	0.00	6.61	0.30	2.31	0.07	0.01	0.00	1.43	0.01
天　津	0.21	0.00	20.64	0.01	8.54	0.01	0.00	—	1.27	0.00
河　北	0.30	0.00	51.59	0.01	7.07	0.01	0.00	0.00	0.92	0.00
山　西	2.22	0.00	80.00	0.01	13.66	0.02	0.03	0.00	1.26	0.00
内蒙古	0.37	0.00	56.98	0.05	13.15	0.00	0.02	0.00	0.36	0.00
辽　宁	0.57	0.00	32.20	0.01	16.83	0.00	0.00	—	1.84	0.00
吉　林	0.19	0.00	22.10	0.01	12.15	0.03	0.00	—	0.60	0.00
黑龙江	0.31	0.00	24.09	0.02	10.37	0.03	0.00	0.00	0.72	0.00
上　海	0.64	0.00	29.13	0.04	4.89	0.04	0.00	0.00	2.69	0.00
江　苏	0.56	0.00	20.74	0.00	5.69	0.01	0.00	0.00	3.31	0.00
浙　江	0.64	0.00	19.51	0.00	4.76	0.01	0.02	0.00	4.10	0.00
安　徽	0.66	0.00	116.55	0.03	13.37	0.01	0.04	0.00	2.66	0.00
福　建	0.84	0.00	86.18	0.01	2.88	0.01	0.01	0.00	2.08	0.00
江　西	0.62	0.00	81.53	0.00	4.15	0.00	0.02	0.00	1.29	0.00
山　东	0.22	0.00	68.99	0.03	4.60	0.00	0.01	0.00	1.11	0.00
河　南	0.17	0.00	46.02	0.02	14.80	0.02	0.00	0.00	0.62	0.00
湖　北	1.03	0.00	86.04	0.01	13.97	0.00	0.01	0.00	4.04	0.00
湖　南	0.62	0.00	97.64	0.01	17.03	0.01	0.02	0.00	1.59	0.00
广　东	1.17	0.00	118.73	0.05	18.85	0.02	0.03	0.00	1.77	0.00
广　西	0.81	0.00	105.67	0.01	14.61	0.01	0.01	0.00	1.67	0.00
海　南	0.74	0.00	126.02	0.00	20.89	0.00	0.00	—	3.08	0.00
重　庆	1.90	0.00	23.50	0.02	10.44	0.02	0.03	0.00	2.95	0.00
四　川	0.97	0.00	66.87	0.03	20.30	0.02	0.02	0.00	1.47	0.00
贵　州	0.59	0.00	55.06	0.00	15.06	0.01	0.01	0.00	1.53	0.00
云　南	2.20	0.00	29.46	0.01	19.08	0.02	0.00	—	2.87	0.00
西　藏	0.63	0.00	81.26	0.03	1.58	0.00	0.05	0.00	0.27	0.00
陕　西	0.41	0.00	33.22	0.00	13.98	0.00	0.01	0.00	0.75	0.00
甘　肃	0.69	0.00	31.10	0.00	18.29	0.00	0.01	0.00	0.36	0.00
青　海	2.93	0.00	116.03	0.07	17.07	0.10	0.05	0.00	1.78	0.00
宁　夏	0.66	0.00	18.57	0.00	6.17	0.00	0.00	—	0.34	0.00
新　疆	0.58	0.00	82.60	0.01	18.24	0.04	0.02	0.00	0.48	0.00

续表

地区	其 中 未分型肝炎		痢疾		伤寒、副伤寒		艾滋病	
	发病率/ (1/10万)	死亡率/ (1/10万)	发病率/ (1/10万)	死亡率/ (1/10万)	发病率/ (1/10万)	死亡率/ (1/10万)	发病率/ (1/10万)	死亡率/ (1/10万)
总　计	**0.44**	**0.00**	**2.55**	**0.00**	**0.41**	**0.00**	**3.69**	**1.34**
北　京	0.01	0.00	9.11	0.00	0.15	0.00	2.10	0.11
天　津	0.00	–	31.84	0.00	0.26	0.00	1.29	0.20
河　北	0.07	0.00	2.94	0.00	0.20	0.00	1.08	0.17
山　西	0.33	0.00	3.03	0.00	0.41	0.00	1.22	0.37
内蒙古	0.06	0.00	1.57	0.00	0.13	0.00	1.28	0.22
辽　宁	1.06	0.00	2.84	0.00	0.13	0.00	1.96	0.32
吉　林	0.11	0.00	0.91	0.00	0.02	0.00	1.91	0.46
黑龙江	0.33	0.00	1.78	0.00	0.03	0.00	1.80	0.35
上　海	0.03	0.00	0.02	0.00	0.00	0.00	1.12	0.19
江　苏	0.62	0.00	0.92	0.00	0.08	0.00	1.52	0.25
浙　江	0.74	0.00	1.53	0.00	0.12	0.00	2.34	0.41
安　徽	1.20	0.00	2.79	0.00	0.22	0.00	1.65	0.54
福　建	0.97	0.00	0.28	0.00	0.97	0.00	2.23	0.46
江　西	0.45	0.00	2.63	0.00	0.25	0.00	3.45	1.25
山　东	0.24	0.00	0.79	0.00	0.06	0.00	0.87	0.16
河　南	0.04	0.00	5.07	0.00	0.07	0.00	2.37	1.14
湖　北	0.55	0.00	1.96	0.00	0.37	0.00	2.48	0.75
湖　南	0.60	0.00	0.98	0.00	0.66	0.00	3.67	1.40
广　东	0.43	0.00	0.43	0.00	0.80	0.00	3.21	0.79
广　西	1.79	0.00	1.41	0.00	2.02	0.00	12.06	6.90
海　南	0.41	0.00	0.38	0.00	0.41	0.00	2.19	0.64
重　庆	0.13	0.00	5.36	0.00	0.19	0.00	11.89	4.07
四　川	0.25	0.00	3.00	0.00	0.37	0.00	12.21	4.47
贵　州	0.23	0.00	0.83	0.00	0.65	0.00	9.60	3.88
云　南	0.03	0.00	3.10	0.00	2.15	0.00	7.37	3.78
西　藏	0.03	0.00	9.02	0.00	0.14	0.00	0.55	0.19
陕　西	0.38	0.00	4.07	0.00	0.07	0.00	2.29	0.46
甘　肃	0.13	0.00	5.39	0.00	0.08	0.00	1.48	0.33
青　海	0.27	0.00	4.56	0.00	0.15	0.00	2.05	0.32
宁　夏	0.06	0.00	3.68	0.00	0.10	0.00	1.31	0.41
新　疆	0.15	0.00	1.79	0.00	0.10	0.00	4.89	2.76

地区	淋病		梅毒		脊髓灰质炎		麻疹	
	发病率 / (1/10万)	死亡率 / (1/10万)	发病率 / (1/10万)	死亡率 / (1/10万)	发病率 / (1/10万)	死亡率 / (1/10万)	发病率 / (1/10万)	死亡率 / (1/10万)
总　计	6.83	0.00	31.27	0.00	0.00	—	0.04	0.00
北　京	4.67	0.00	19.73	0.00	0.00	—	0.01	0.00
天　津	2.13	0.00	14.45	0.00	0.00	—	0.04	0.00
河　北	0.97	0.00	9.30	0.00	0.00	—	0.02	0.00
山　西	2.31	0.00	23.95	0.00	0.00	—	0.01	0.00
内蒙古	3.60	0.00	27.80	0.00	0.00	—	0.16	0.00
辽　宁	1.69	0.00	24.10	0.00	0.00	—	0.01	0.00
吉　林	1.25	0.00	10.38	0.00	0.00	—	0.06	0.00
黑龙江	1.35	0.00	16.00	0.01	0.00	—	0.02	0.00
上　海	5.38	0.00	30.60	0.00	0.00	—	0.03	0.00
江　苏	6.30	0.00	30.28	0.00	0.00	—	0.02	0.00
浙　江	20.58	0.00	35.23	0.00	0.00	—	0.02	0.00
安　徽	5.89	0.00	41.68	0.00	0.00	—	0.05	0.00
福　建	9.74	0.00	49.17	0.00	0.00	—	0.03	0.00
江　西	6.37	0.00	31.80	0.00	0.00	—	0.04	0.00
山　东	2.99	0.00	15.65	0.00	0.00	—	0.03	0.00
河　南	2.24	0.00	14.86	0.00	0.00	—	0.02	0.00
湖　北	4.13	0.00	20.68	0.00	0.00	—	0.02	0.00
湖　南	4.55	0.00	38.93	0.00	0.00	—	0.03	0.00
广　东	17.48	0.00	45.29	0.00	0.00	—	0.07	0.00
广　西	12.23	0.00	30.54	0.00	0.00	—	0.04	0.00
海　南	14.37	0.00	59.35	0.00	0.00	—	0.00	—
重　庆	7.78	0.00	51.03	0.00	0.00	—	0.05	0.00
四　川	3.86	0.00	42.46	0.01	0.00	—	0.07	0.00
贵　州	10.51	0.00	57.05	0.00	0.00	—	0.00	0.00
云　南	14.74	0.00	42.83	0.00	0.00	—	0.10	0.00
西　藏	5.68	0.00	33.47	0.00	0.00	—	0.08	0.00
陕　西	3.55	0.00	24.02	0.00	0.00	—	0.04	0.00
甘　肃	2.10	0.00	19.94	0.00	0.00	—	0.09	0.00
青　海	1.63	0.00	52.02	0.00	0.00	—	0.19	0.00
宁　夏	2.18	0.00	29.06	0.00	0.00	—	0.04	0.00
新　疆	3.50	0.00	62.60	0.00	0.00	—	0.02	0.00

续表

地区	百日咳		白喉		流行性脑脊髓膜炎		猩红热	
	发病率/ (1/10万)	死亡率/ (1/10万)	发病率/ (1/10万)	死亡率/ (1/10万)	发病率/ (1/10万)	死亡率/ (1/10万)	发病率/ (1/10万)	死亡率/ (1/10万)
总　计	2.71	0.00	0.00	—	0.00	0.00	1.47	0.00
北　京	0.47	0.00	0.00	—	0.00	—	0.73	0.00
天　津	1.49	0.00	0.00	—	0.00	—	0.59	0.00
河　北	3.67	0.00	0.00	—	0.00	—	0.57	0.00
山　西	6.11	0.00	0.00	—	0.00	—	2.84	0.00
内蒙古	2.47	0.00	0.00	—	0.00	—	2.49	0.00
辽　宁	0.04	0.00	0.00	—	0.00	—	0.59	0.00
吉　林	0.54	0.00	0.00	—	0.01	—	0.26	0.00
黑龙江	0.22	0.00	0.00	—	0.00	—	0.32	0.00
上　海	1.20	0.00	0.00	—	0.00	—	1.37	0.00
江　苏	1.00	0.00	0.00	—	0.01	0.00	1.68	0.00
浙　江	5.75	0.00	0.00	—	0.00	0.00	2.65	0.00
安　徽	1.76	0.00	0.00	—	0.00	0.00	1.09	0.00
福　建	2.64	0.00	0.00	—	0.00	0.00	1.24	0.00
江　西	0.54	0.00	0.00	—	0.01	0.00	0.28	0.00
山　东	5.18	0.00	0.00	—	0.00	0.00	1.88	0.00
河　南	2.69	0.00	0.00	—	0.01	0.00	0.31	0.00
湖　北	1.07	0.00	0.00	—	0.00	—	0.82	0.00
湖　南	2.99	0.00	0.00	—	0.01	0.00	2.53	0.00
广　东	1.42	0.00	0.00	—	0.00	0.00	1.72	0.00
广　西	0.62	0.00	0.00	—	0.01	0.00	1.37	0.00
海　南	1.69	0.00	0.00	—	0.04	0.02	0.25	0.00
重　庆	8.64	0.00	0.00	—	0.00	—	2.08	0.00
四　川	4.38	0.00	0.00	—	0.01	0.00	1.52	0.00
贵　州	1.48	0.00	0.00	—	0.01	0.01	1.09	0.00
云　南	1.29	0.00	0.00	—	0.01	0.00	3.11	0.00
西　藏	0.16	0.00	0.00	—	0.00	—	0.55	0.00
陕　西	7.14	0.00	0.00	—	0.00	0.00	2.13	0.00
甘　肃	1.54	0.00	0.00	—	0.00	0.00	1.51	0.00
青　海	0.29	0.00	0.00	—	0.00	—	5.29	0.00
宁　夏	16.80	0.00	0.00	—	0.00	—	3.93	0.00
新　疆	0.46	0.00	0.00	—	0.02	0.00	1.49	0.00

地区	流行性出血热		狂犬病		钩端螺旋体病		布鲁氏菌病	
	发病率/ (1/10万)	死亡率/ (1/10万)	发病率/ (1/10万)	死亡率/ (1/10万)	发病率/ (1/10万)	死亡率/ (1/10万)	发病率/ (1/10万)	死亡率/ (1/10万)
总　计	0.37	0.00	0.01	0.01	0.01	0.00	4.69	0.00
北　京	0.01	0.00	0.00	—	0.00	—	0.50	0.00
天　津	0.07	0.00	0.00	—	0.00	—	1.82	0.00
河　北	0.17	0.00	0.00	0.00	0.00	—	4.97	0.00
山　西	0.01	0.00	0.00	—	0.00	—	13.34	0.00
内蒙古	0.28	0.01	0.00	—	0.00	0.00	75.16	0.00
辽　宁	0.95	0.01	0.00	—	0.00	0.00	8.93	0.00
吉　林	0.94	0.00	0.00	—	0.00	—	3.43	0.00
黑龙江	1.71	0.01	0.00	—	0.00	—	8.78	0.00
上　海	0.00	0.00	0.00	—	0.00	—	0.02	0.00
江　苏	0.15	0.00	0.01	0.01	0.00	0.00	0.32	0.00
浙　江	0.24	0.00	0.00	0.00	0.06	0.00	0.31	0.00
安　徽	0.15	0.00	0.01	0.01	0.01	0.00	0.55	0.00
福　建	0.36	0.00	0.00	—	0.04	0.00	0.45	0.00
江　西	0.54	0.00	0.02	0.02	0.01	0.00	0.17	0.00
山　东	0.44	0.00	0.00	0.00	0.00	—	3.08	0.00
河　南	0.18	0.00	0.02	0.02	0.00	0.00	5.14	0.00
湖　北	0.45	0.01	0.01	0.01	0.01	0.00	0.29	0.00
湖　南	0.46	0.00	0.06	0.06	0.03	0.00	0.35	0.00
广　东	0.10	0.00	0.00	0.00	0.04	0.00	0.38	0.00
广　西	0.01	0.00	0.01	0.01	0.02	0.00	0.47	0.00
海　南	0.01	0.00	0.00	—	0.03	0.00	0.39	0.00
重　庆	0.02	0.00	0.01	0.00	0.00	0.00	0.13	0.00
四　川	0.25	0.00	0.00	0.00	0.01	0.00	0.31	0.00
贵　州	0.06	0.00	0.01	0.01	0.03	0.00	0.36	0.00
云　南	0.63	0.00	0.01	0.01	0.01	0.00	2.13	0.00
西　藏	0.03	0.00	0.00	—	0.00	—	0.57	0.00
陕　西	2.99	0.01	0.01	0.01	0.00	—	4.11	0.00
甘　肃	0.15	0.00	0.00	—	0.00	—	20.03	0.00
青　海	0.00	—	0.00	—	0.00	—	16.95	0.00
宁　夏	0.03	0.00	0.00	—	0.00	—	84.80	0.00
新　疆	0.00	0.00	0.00	—	0.00	—	24.63	0.00

续表

地区	炭疽		流行性乙型脑炎		肺结核		疟疾		登革热	
	发病率 / (1/10万)	死亡率 / (1/10万)	发病率 / (1/10万)	死亡率 / (1/10万)	发病率 / (1/10万)	死亡率 / (1/10万)	发病率 / (1/10万)	死亡率 / (1/10万)	发病率 / (1/10万)	死亡率 / (1/10万)
总　计	0.02	0.00	0.00	0.00	39.76	0.16	0.06	0.00	0.04	0.00
北　京	0.00	—	0.00	—	26.13	0.08	0.09	0.00	0.00	—
天　津	0.00	—	0.00	—	22.09	0.05	0.03	0.00	0.00	—
河　北	0.02	0.00	0.00	—	25.64	0.07	0.02	0.00	0.00	—
山　西	0.01	0.00	0.00	—	21.37	0.05	0.03	0.00	0.00	—
内蒙古	0.13	0.00	0.00	—	28.56	0.16	0.01	0.00	0.00	—
辽　宁	0.02	0.00	0.00	—	38.74	0.59	0.02	0.00	0.00	—
吉　林	0.00	—	0.01	0.00	26.80	0.12	0.00	0.00	0.00	—
黑龙江	0.00	0.00	0.00	—	46.80	0.32	0.00	—	0.00	—
上　海	0.00	—	0.00	—	13.27	0.12	0.08	0.00	0.00	—
江　苏	0.00	—	0.01	0.00	23.20	0.09	0.05	0.00	0.00	0.00
浙　江	0.00	—	0.00	0.00	33.99	0.13	0.10	0.00	0.00	0.00
安　徽	0.00	—	0.00	0.00	33.59	0.13	0.03	0.00	0.00	—
福　建	0.00	—	0.00	0.00	35.16	0.06	0.05	0.00	0.00	0.00
江　西	0.00	—	0.01	0.00	48.84	0.11	0.01	0.00	0.00	0.00
山　东	0.01	0.00	0.00	0.00	20.55	0.09	0.05	0.00	0.00	—
河　南	0.01	0.00	0.01	0.00	32.18	0.09	0.06	0.00	0.00	0.00
湖　北	0.00	—	0.00	—	48.56	0.08	0.05	0.00	0.00	0.00
湖　南	0.00	—	0.01	0.00	66.40	0.22	0.04	0.00	0.00	0.00
广　东	0.00	—	0.00	0.00	42.56	0.08	0.14	0.00	0.01	0.00
广　西	0.00	—	0.01	0.00	64.00	0.27	0.06	0.00	0.01	0.00
海　南	0.00	—	0.04	0.02	82.14	0.21	0.00	—	0.00	—
重　庆	0.00	—	0.00	—	51.73	0.36	0.03	0.00	0.00	—
四　川	0.06	0.00	0.01	0.00	50.77	0.20	0.08	0.00	0.00	0.00
贵　州	0.00	0.00	0.01	0.01	76.24	0.16	0.02	0.00	0.00	—
云　南	0.00	0.00	0.01	0.00	51.14	0.16	0.25	0.00	1.12	0.00
西　藏	0.30	0.00	0.00	—	95.96	0.44	0.00	—	0.00	—
陕　西	0.02	0.00	0.00	0.00	34.05	0.14	0.06	0.00	0.00	—
甘　肃	0.33	0.00	0.00	0.00	25.78	0.08	0.04	0.00	0.00	—
青　海	1.52	0.00	0.00	—	60.39	0.25	0.00	—	0.00	—
宁　夏	0.39	0.00	0.00	—	24.52	0.12	0.04	0.00	0.00	—
新　疆	0.02	0.00	0.02	0.00	69.31	0.67	0.00	—	0.00	—

续表

地区	血吸虫		新生儿破伤风		人禽流感		人感染 H7N9 禽流感	
	发病率 / (1/10 万)	死亡率 / (1/10 万)	发病率 / (‰)	死亡率 / (‰)	发病率 / (1/10 万)	死亡率 / (1/10 万)	发病率 / (1/10 万)	死亡率 / (1/10 万)
总　计	0.00	0.00	0.00	0.00	0.00	0.00	0.00	—
北　京	0.00	—	0.00	—	0.00	—	0.00	—
天　津	0.00	—	0.00	—	0.00	—	0.00	—
河　北	0.00	—	0.00	—	0.00	—	0.00	—
山　西	0.00	—	0.00	—	0.00	—	0.00	—
内蒙古	0.00	—	0.00	—	0.00	—	0.00	—
辽　宁	0.00	—	0.00	—	0.00	—	0.00	—
吉　林	0.00	—	0.00	—	0.00	—	0.00	—
黑龙江	0.00	—	0.00	—	0.00	—	0.00	—
上　海	0.00	—	0.00	—	0.00	—	0.00	—
江　苏	0.00	—	0.00	0.00	0.00	—	0.00	—
浙　江	0.00	—	0.00	0.00	0.00	—	0.00	—
安　徽	0.00	—	0.00	0.00	0.00	—	0.00	—
福　建	0.00	—	0.00	0.00	0.00	—	0.00	—
江　西	0.01	0.00	0.00	—	0.00	—	0.00	—
山　东	0.00	—	0.00	—	0.00	—	0.00	—
河　南	0.00	0.00	0.00	0.00	0.00	—	0.00	—
湖　北	0.00	0.00	0.00	—	0.00	—	0.00	—
湖　南	0.00	0.00	0.00	0.00	0.00	—	0.00	—
广　东	0.00	0.00	0.00	0.00	0.00	—	0.00	—
广　西	0.00	—	0.00	—	0.00	0.00	0.00	—
海　南	0.00	—	0.01	0.00	0.00	—	0.00	—
重　庆	0.00	—	0.00	—	0.00	—	0.00	—
四　川	0.02	0.00	0.00	0.00	0.00	—	0.00	—
贵　州	0.01	0.00	0.01	0.00	0.00	—	0.00	—
云　南	0.00	0.00	0.01	0.00	0.00	—	0.00	—
西　藏	0.00	—	0.00	—	0.00	—	0.00	—
陕　西	0.00	0.00	0.00	—	0.00	—	0.00	—
甘　肃	0.00	—	0.00	—	0.00	—	0.00	—
青　海	0.00	—	0.00	—	0.00	—	0.00	—
宁　夏	0.00	—	0.00	—	0.00	—	0.00	—
新　疆	0.00	0.00	0.01	0.00	0.00	—	0.00	—

10-2-1 我国居民高血压患病率

单位：%

分组	2012 年			2018 年		
	合计	城市	农村	合计	城市	农村
合计	25.2	26.8	23.5	27.5	25.7	29.4
男性	26.2	28.1	24.2	30.8	30.3	31.4
女性	24.1	25.4	22.8	24.2	21.2	27.4
18～44 岁小计	10.6	11.3	10.0	13.3	13.2	13.3
男性	13.6	14.6	12.7	18.6	19.3	17.8
女性	7.3	7.6	6.9	8.0	7.2	8.9
45～59 岁小计	35.7	36.6	34.7	37.8	36.9	38.7
男性	35.9	37.9	33.6	40.5	41.5	39.6
女性	35.5	35.2	35.9	35.1	32.3	37.8
60 岁及以上小计	58.9	60.6	57.0	59.2	59.2	59.3
男性	56.5	57.6	55.3	57.5	58.2	56.9
女性	61.2	63.4	58.7	61.0	60.2	61.6

资料来源：2012年、2018年中国居民营养与健康监测。

10-2-2 我国居民高血压治疗率

单位：%

分组	2012 年			2018 年		
	合计	城市	农村	合计	城市	农村
合计	32.8	36.0	29.0	34.9	37.5	32.4
男性	28.4	31.4	24.7	30.8	33.5	27.9
女性	38.0	41.5	33.9	40.1	43.3	37.5
18～44 岁小计	13.9	15.1	12.5	16.6	17.7	15.2
男性	11.8	13.1	10.4	16.1	16.5	15.6
女性	18.4	19.9	16.9	17.8	21.1	14.5
45～59 岁小计	34.3	36.6	31.2	36.1	40.3	32.3
男性	30.8	34.2	26.0	33.8	38.8	28.8
女性	18.4	39.4	36.5	38.8	42.2	36.0
60 岁及以上小计	43.5	48.5	37.9	47.3	53.1	42.7
男性	41.5	45.8	36.9	43.5	51.2	37.4
女性	45.3	50.8	38.8	50.6	54.9	47.3

10-3-1　前十位恶性肿瘤死亡率（合计）

单位：1/10万

顺位	2017 年		2016 年		2004—2005 年		1990—1992 年		1973—1975 年	
	疾病名称	死亡率	疾病名称	死亡率	疾病名称	死亡率	疾病名称	死亡率	疾病名称	死亡率
1	肺癌	49.28	肺癌	48.42	肺癌	30.83	胃癌	25.16	胃癌	19.54
2	肝癌	24.91	肝癌	24.69	肝癌	26.26	肝癌	20.37	食管癌	18.83
3	胃癌	20.89	胃癌	21.62	胃癌	24.71	肺癌	17.54	肝癌	12.54
4	食管癌	15.21	食管癌	14.84	食管癌	15.21	食管癌	17.38	肺癌	7.09
5	结直肠癌	14.08	结直肠癌	14.10	结直肠癌	7.25	结直肠癌	5.30	子宫颈癌	5.23
6	女性乳腺癌	9.76	女性乳腺癌	10.14	白血病	3.84	白血病	3.64	结直肠癌	4.60
7	胰腺癌	6.40	胰腺癌	6.32	脑瘤	3.13	子宫颈癌	1.89	白血病	2.72
8	子宫颈癌	5.55	子宫颈癌	5.47	女性乳腺癌	2.90	鼻咽癌	1.74	鼻咽癌	2.32
9	前列腺癌	4.83	前列腺癌	4.85	胰腺癌	2.62	女性乳腺癌	1.72	女性乳腺癌	1.65
10	脑瘤	3.95	脑瘤	4.29	骨癌	1.70				
	恶性肿瘤总计	177.15	恶性肿瘤总计	177.05	恶性肿瘤总计	134.80	恶性肿瘤总计	108.26	恶性肿瘤总计	83.65

资料来源：1973—1975年、1990—1992年、2004—2005年中国恶性肿瘤死亡抽样回顾调查以及2019中国肿瘤登记年报、2020中国肿瘤登记年报。

10-3-2　前十位恶性肿瘤死亡率（男）

单位：1/10万

顺位	2017 年		2016 年		2004—2005 年		1990—1992 年		1973—1975 年	
	疾病名称	死亡率	疾病名称	死亡率	疾病名称	死亡率	疾病名称	死亡率	疾病名称	死亡率
1	肺癌	67.83	肺癌	66.23	肺癌	41.34	胃癌	32.84	胃癌	25.12
2	肝癌	36.12	肝癌	35.91	肝癌	37.54	肝癌	29.01	食管癌	23.34
3	胃癌	28.72	胃癌	29.63	胃癌	32.46	肺癌	24.03	肝癌	17.60
4	食管癌	22.03	食管癌	21.37	食管癌	20.65	食管癌	22.14	肺癌	9.28
5	结直肠癌	16.37	结直肠癌	16.30	结直肠癌	8.19	结直肠癌	5.76	结直肠癌	4.85
6	胰腺癌	7.23	胰腺癌	7.05	白血病	4.27	白血病	3.96	白血病	3.00
7	前列腺癌	4.83	前列腺癌	4.85	脑瘤	3.50	鼻咽癌	2.34	鼻咽癌	2.94
8	淋巴瘤	4.38	脑瘤	4.71	胰腺癌	2.94				
9	脑瘤	4.37	白血病	4.62	膀胱癌	2.13				
10	白血病	4.19	淋巴瘤	4.40	鼻咽癌	2.05				
	恶性肿瘤总计	223.54	恶性肿瘤总计	222.08	恶性肿瘤总计	169.19	恶性肿瘤总计	134.91	恶性肿瘤总计	96.31

10-3-3　前十位恶性肿瘤死亡率（女）

单位：1/10万

顺位	2017 年		2016 年		2004—2005 年		1990—1992 年		1973—1975 年	
	疾病名称	死亡率	疾病名称	死亡率	疾病名称	死亡率	疾病名称	死亡率	疾病名称	死亡率
1	肺癌	30.22	肺癌	30.07	肺癌	19.84	胃癌	17.02	食管癌	14.11
2	肝癌	13.39	胃癌	13.37	胃癌	16.59	食管癌	12.34	胃癌	13.72
3	胃癌	12.85	肝癌	13.13	肝癌	14.44	肝癌	11.21	子宫颈癌	10.70
4	结直肠癌	11.73	结直肠癌	11.84	食管癌	9.51	肺癌	10.66	肝癌	7.26
5	女性乳腺癌	9.76	女性乳腺癌	10.14	结直肠癌	6.26	结直肠癌	4.82	肺癌	4.79
6	食管癌	8.20	食管癌	8.12	女性乳腺癌	5.90	子宫颈癌	3.89	结直肠癌	4.33
7	子宫颈癌	5.55	胰腺癌	5.57	白血病	3.41	女性乳腺癌	3.53	女性乳腺癌	3.37
8	胰腺癌	5.54	子宫颈癌	5.47	子宫颈癌	2.86	白血病	3.30	白血病	2.42
9	卵巢癌	3.60	卵巢癌	3.85	脑瘤	2.74	鼻咽癌	1.10	鼻咽癌	1.67
10	脑瘤	3.53	脑瘤	3.85	子宫癌	2.71				
	恶性肿瘤总计	129.48	恶性肿瘤总计	130.66	恶性肿瘤总计	98.97	恶性肿瘤总计	80.04	恶性肿瘤总计	70.43

10-3-4 前十位恶性肿瘤死亡率（城市）

单位：1/10万

顺位	2017 年		2016 年		2004—2005 年		1990—1992 年		1973—1975 年	
	疾病名称	死亡率	疾病名称	死亡率	疾病名称	死亡率	疾病名称	死亡率	疾病名称	死亡率
1	肺癌	50.89	肺癌	51.15	肺癌	40.98	肺癌	27.50	胃癌	20.19
2	肝癌	23.70	肝癌	23.51	肝癌	24.93	肝癌	19.50	肝癌	14.05
3	胃癌	18.62	胃癌	19.44	胃癌	22.97	胃癌	19.44	食管癌	13.59
4	结直肠癌	16.81	结直肠癌	17.00	食管癌	10.97	食管癌	9.62	肺癌	12.61
5	食管癌	12.01	女性乳腺癌	11.86	结直肠癌	9.78	结直肠癌	6.98	子宫颈癌	5.81
6	女性乳腺癌	11.25	食管癌	11.29	胰腺癌	4.44	白血病	3.66	结直肠癌	5.29
7	胰腺癌	7.49	胰腺癌	7.44	白血病	4.17	女性乳腺癌	2.56	白血病	3.17
8	前列腺癌	6.21	前列腺癌	6.32	女性乳腺癌	3.98	鼻咽癌	1.93	鼻咽癌	2.60
9	子宫颈癌	5.13	子宫颈癌	5.34	脑瘤	3.27	子宫颈癌	1.58	女性乳腺癌	2.17
10	卵巢癌	4.27	卵巢癌	4.61	胆囊癌	2.13				
	恶性肿瘤总计	181.14	恶性肿瘤总计	182.57	恶性肿瘤总计	146.57	恶性肿瘤总计	92.77	恶性肿瘤总计	91.80

10-3-5 前十位恶性肿瘤死亡率（农村）

单位：1/10万

顺位	2017 年		2016 年		2004—2005 年		1990—1992 年		1973—1975 年	
	疾病名称	死亡率	疾病名称	死亡率	疾病名称	死亡率	疾病名称	死亡率	疾病名称	死亡率
1	肺癌	47.74	肺癌	45.64	肝癌	26.93	胃癌	27.16	食管癌	20.81
2	肝癌	26.06	肝癌	25.89	肺癌	25.71	肝癌	20.67	胃癌	19.18
3	胃癌	23.07	胃癌	23.83	胃癌	25.58	食管癌	20.10	肝癌	12.02
4	食管癌	18.28	食管癌	18.47	食管癌	17.34	肺癌	14.05	肺癌	5.13
5	结直肠癌	11.48	结直肠癌	11.15	结直肠癌	5.96	结直肠癌	4.72	子宫颈癌	5.05
6	女性乳腺癌	8.30	女性乳腺癌	8.34	白血病	3.68	白血病	3.63	结直肠癌	4.35
7	子宫颈癌	5.95	子宫颈癌	5.59	脑瘤	2.80	子宫颈癌	2.00	白血病	2.55
8	胰腺癌	5.35	胰腺癌	5.18	女性乳腺癌	2.35	鼻咽癌	1.67	鼻咽癌	2.22
9	脑瘤	4.02	脑瘤	4.48	胰腺癌	1.70	女性乳腺癌	1.42	女性乳腺癌	1.45
10	前列腺癌	3.55	白血病	3.80	骨癌	1.61				
	恶性肿瘤总计	173.34	恶性肿瘤总计	171.43	恶性肿瘤总计	128.63	恶性肿瘤总计	106.76	恶性肿瘤总计	80.79

10-4-1　2022年血吸虫病防治情况

地区	流行县数/个	流行乡数/个	流行村人口数/万人	达到传播控制标准县数/个	达到传播阻断及以上标准县数/个	现有病人数/人	其中晚期病人数/人
总　计	452	3204	7342.44	3	449	28 567	28 565
上　海	8	80	284.56	0	8	0	0
江　苏	66	466	1447.49	0	66	2486	2486
浙　江	54	461	948.28	0	54	845	843
安　徽	50	354	721.53	0	50	4875	4875
福　建	16	74	89.40	0	16	0	0
江　西	39	295	522.94	3	36	5483	5483
湖　北	63	521	1028.65	0	63	7208	7208
湖　南	41	282	697.55	0	41	5763	5763
广　东	14	35	50.33	0	14	0	0
广　西	20	69	96.88	0	20	0	0
四　川	63	492	1285.25	0	63	1407	1407
云　南	18	75	169.58	0	18	500	500

10-4-2　2022年血吸虫病查灭螺情况

地区	实际钉螺情况			年内查螺情况			
	有螺乡数/个	有螺村数/个	实有钉螺面积/万平方米	年内查螺乡数/个	年内查出有螺乡数/个	查出钉螺面积/万平方米	内：新发现有螺面积/万平方米
总　计	1495	7738	368 820.52	2805	1356	183 888.60	110.58
上　海	10	17	6.72	67	8	0.42	0.31
江　苏	109	301	3997.19	459	101	3770.5	0.36
浙　江	91	296	75.09	386	79	33.38	0.46
安　徽	221	1082	26 637.39	319	211	19 564.86	9.05
福　建	8	10	8.47	34	8	5.72	0.00
江　西	154	675	85 007.94	232	121	23 572.2	12.8
湖　北	357	2661	70 034.26	469	346	48 039.02	12.07
湖　南	153	633	173 421.84	276	145	84 181.71	64.46
广　东	2	2	6.49	28	0	0.00	0.00
广　西	5	7	5.74	46	5	5.36	0.00
四　川	327	1793	8487.29	413	274	3684.15	11.07
云　南	58	261	1132.10	76	58	1031.28	0

10-5-1　2022年克山病防治情况

地区	病区县		病区乡镇		已控制县数/个	消除县数/个	现症病人数/人	
	个数	人口数/万人	个数	人口数/万人			潜在型	慢型
总　计	330	12 241.2	2411	5623.9	330	330	2250	1841
河　北	11	285.0	73	61.8	11	11	69	11
山　西	11	107.1	17	18.3	11	11	95	15
内蒙古	12	364.8	72	117.1	12	12	268	258
辽　宁	4	116.2	46	82.9	4	4	56	4
吉　林	38	1030.7	322	523.7	38	38	926	166
黑龙江	66	2212.0	234	451.2	66	66	60	104
山　东	19	1465.5	187	1067.8	19	19	0	241
河　南	3	158.2	20	48.0	3	3	5	11
湖　北	1	75.1	2	7.9	1	1	0	0
四　川	55	2347.6	639	1179.7	55	55	146	132
贵　州	1	128.1	7	27.3	1	1	0	0
云　南	42	1581.0	220	827.0	42	42	88	113
西　藏	1	5.7	2	1.3	1	1	4	2
重　庆	9	759.6	141	383.3	9	9	2	39
陕　西	29	690.3	175	332.5	29	29	444	210
甘　肃	28	914.4	254	494.2	28	28	87	535

10-5-2　2022年大骨节病防治情况

地区	病区县		病区乡镇		已控制县数/个	消除县数/个	临床Ⅰ度及以上病人/人
	个数	人口数/万人	个数	人口数/万人			
总　计	379	9825.57	2047	3250.77	379	379	169 114
河　北	7	235.91	49	54.32	7	7	463
山　西	35	675.24	114	193.78	35	35	2388
内蒙古	18	513.68	121	197.92	18	18	21 226
辽　宁	5	120.07	60	105.26	5	5	638
吉　林	40	1176.56	323	506.47	40	40	5264
黑龙江	80	2292.76	366	716.69	80	80	21 000
山　东	1	94.00	4	20.00	1	1	239
河　南	5	218.03	33	70.01	5	5	1839
四　川	32	631.20	134	100.79	32	32	30 881
西　藏	54	229.05	151	66.39	54	54	3637
陕　西	62	2529.45	313	625.91	62	62	55 670
甘　肃	37	1087.65	373	590.33	37	37	25 664
青　海	3	21.95	6	2.89	3	3	205

10-5-3　2022年地方性氟中毒（水型）防治情况

地区	病区县数/个	控制县数/个	病区村/个	病区村人口数/万人	已改水		现症病人数/人	
					村数/个	受益人口/万人	氟斑牙	氟骨症
总　计	1042	949	73 355	6590.9	72 605	6405.2	248 313	57 995
北　京	9	9	192	33.6	192	33.6	151	23
天　津	10	2	2028	278.0	2028	277.7	44 137	26
河　北	97	96	8418	859.1	8390	857.6	71 815	761
山　西	62	62	3878	436.8	3878	428.6	9256	4589
内蒙古	85	85	9465	395.9	8920	387.2	4868	3567
辽　宁	55	48	2491	163.3	2461	156.2	1144	1655
吉　林	16	14	2924	168.3	2924	168.3	2504	1624
黑龙江	24	24	2090	104.3	2088	104.2	831	628
江　苏	27	23	1972	435.6	1972	393.7	12 625	1406
浙　江	33	33	295	16.9	295	16.9	122	66
安　徽	25	9	1726	604.6	1726	570.0	23 518	936
福　建	36	36	152	7.7	152	7.6	50	77
江　西	21	21	33	5.5	33	5.5	67	27
山　东	111	95	9459	921.2	9456	921.2	20 664	554
河　南	112	86	17 464	1253.4	17 433	1190.3	39 519	296
湖　北	31	31	193	30.7	193	30.7	113	29
湖　南	9	9	22	3.4	22	3.0	57	15
广　东	40	40	377	95.5	377	95.5	543	5
广　西	15	15	193	12.9	193	12.7	143	103
重　庆	6	6	6	4.4	6	4.4	9	0
四　川	12	6	83	17.0	83	17.0	1579	333
云　南	12	11	129	8.2	129	8.2	91	201
西　藏	7	7	22	2.0	22	2.0	120	0
陕　西	61	57	3733	449.7	3633	441.0	7576	38 229
甘　肃	48	48	2000	112.0	1999	110.4	1552	2078
青　海	18	18	338	28.3	328	28.3	515	10
宁　夏	19	18	3091	90.8	3091	81.8	771	660
新　疆	41	40	581	51.7	581	51.6	3973	97

10-5-4 2022年地方性氟中毒（燃煤污染型）防治情况

地区	病区县数/个	基本控制县数/个	消除县数/个	病区村/个	病区村人口数/万人	病区户数/户	已改炉改灶 户数/户	已改炉改灶 受益人口/万人	现症病人数/人 氟斑牙	现症病人数/人 氟骨症
总计	171	171	161	31 631	3341.3	9 240 249	9 120 483	3318.4	43 242	148 119
山西	20	20	20	3225	225.2	741 492	741 492	225.2	1180	180
辽宁	2	2	2	2	0.05	187	187	0.0	0	6
江西	7	7	7	409	113.6	263 124	260 889	112.8	1770	35
河南	3	3	3	83	14.5	40 616	40 616	14.5	145	0
湖北	15	15	15	719	98.1	299 997	290 134	95.5	405	204
湖南	28	28	27	2123	274.6	733 328	733 038	273.4	2720	26
广西	2	2	2	55	21.6	60 073	60 073	21.6	147	0
四川	23	23	23	1333	259.1	732 299	727 416	255.0	5078	5846
贵州	37	37	30	7315	1648.0	4 432 797	4 333 579	1635.1	22 374	52 883
云南	13	13	11	14 329	380.9	959 050	956 973	380.0	7834	74 365
重庆	13	13	13	653	97.2	346 309	346 309	97.2	1155	12 759
陕西	8	8	8	1385	208.5	630 977	629 777	208.1	434	1815

10-5-5 2022年地方性砷中毒（水型）防治情况

地区	病区县 个数	病区县 人口数/万人	病区村/个	病区村人口数/万人	已改水 村数/个	已改水 受益人口/万人	病人数/人
总计	120	4673.1	2547	140.6	2540	140.5	4057
山 西	16	640.2	157	20.5	157	20.5	1104
内蒙古	27	461.1	1174	27.6	1167	27.5	1873
吉 林	7	333.2	325	10.9	325	10.9	89
江 苏	5	398.8	33	5.7	33	5.7	0
安 徽	13	965.9	91	10.2	91	10.2	12
河 南	6	524.5	26	4.1	26	4.1	0
湖 北	2	193.1	53	7.7	53	7.7	8
四 川	3	15.3	6	0.1	6	0.1	6
云 南	9	317.1	42	3.5	42	3.5	25
陕 西	3	110.9	13	1.3	13	1.3	368
甘 肃	8	145.5	69	2.2	69	2.2	136
青 海	4	39.5	22	1.4	22	1.4	226
宁 夏	6	229.7	156	1.6	156	1.6	110
新 疆	11	298.5	380	43.9	380	43.9	100

10-5-6 2022年地方性砷中毒（燃煤污染型）防治情况

地区	病区县 个数	病区县 人口数/万人	病区村/个	病区村人口数/万人	病区户数/户	已改炉改灶 户数/户	已改炉改灶 受益人口/万人	病人数/人
总计	12	482.2	1411	216.1	648 318	648 318	215.7	3703
贵州	4	232.4	26	7.6	18 541	18 541	7.6	732
陕西	8	249.8	1385	208.5	629 777	629 777	208.1	2971

10-5-7 2022年碘缺乏病防治情况

地区	工作县		现症病人数／人		居民户碘盐监测		
	个数	人口数／万人	Ⅱ度甲肿	克汀病	碘盐份数	合格碘盐份数	非碘盐份数
总　计	2812	139 402.9	22 392	9347	784 411	742 665	25 411
北　京	16	2160.5	35	0	4678	4428	413
天　津	16	1130.7	1014		3417	2767	1504
河　北	161	7119.7	671	110	45 938	43 918	1967
山　西	117	3491.6	2355	515	34 959	33 538	320
内蒙古	104	2534.0	17	72	30 772	29 211	376
辽　宁	100	4259.1	1974	1416	29 674	28 948	494
吉　林	60	2407.3	629	485	17 935	17 466	80
黑龙江	125	3361.0	1810	86	32 913	33 832	146
上　海	16	2489.4	0	0	3536	3086	2083
江　苏	95	8054.0	85	0	28 534	27 867	635
浙　江	90	5850.0	178	5	24 294	23 037	4748
安　徽	103	6739.1	580	93	29 647	28 820	959
福　建	83	4161.0	114	23	16 533	16 120	910
江　西	100	4309.6	174	66	29 981	29 122	104
山　东	117	8048.5	44	16	19 498	16 915	4714
河　南	156	10 520.4	78	1995	30 484	28 369	1571
湖　北	103	6063.2	622	260	28 394	29 834	2379
湖　南	122	6831.3	622	260	36 592	34 821	136
广　东	124	12 624.0	18	2	36 755	36 291	516
广　西	111	5718.2	388	0	33 338	32 254	397
海　南	21	1007.9	109	0	6399	6249	89
重　庆	39	3208.9	0	0	11 873	11 321	82
四　川	183	8371.0	0	0	55 892	54 072	308
贵　州	89	3856.0	8	43	26 700	25 932	17
云　南	129	4722.0	1004	6	39 248	37 751	158
西　藏	74	364.8	0	0	17 387	653	93
陕　西	110	3898.9	4777	1553	34 622	33 874	35
甘　肃	87	2571.3	3138	1909	26 306	25 381	50
青　海	43	594.0	224	43	12 920	12 340	75
宁　夏	22	720.3	59	103	6625	6277	35
新　疆	96	2215.0	1665	286	28 567	28 171	17

10-6　2022年健康教育专业机构服务情况

地区	技术咨询与政策建议/次	业务培训人次数/万人次	开展公众健康教育活动次数/次	媒体宣传					宣传材料制作					
				主办网站数/个	与电视台合办栏目数/个	与广播电台合办栏目数/个	与报刊合办栏目数/个	媒体沟通与培训次数/次	传单/折页数量/万份	小册子/书籍数量/万份	宣传画数量/万份	音像制品数量/万份	实物数量/万个	手机短信覆盖人次数/万人次
总　计	34 122	288.3	220 450	1601	2414	1455	1378	19 873	31 251.5	5759.7	2629.8	129.5	5924.3	292 182.6
东　部	5340	54.3	51 273	337	621	350	517	5229	11 581.1	1634.0	913.2	23.2	1513.0	42 889.9
中　部	5987	88.0	54 560	644	857	531	534	7093	9574.6	1767.7	589.2	44.0	1564.6	225 366.2
西　部	22 795	146.1	114 617	620	936	574	327	7551	10 095.7	2358.0	1127.5	62.3	2846.7	23 926.6
北　京	121	1.2	77	6	8	5	6	12	75.4	9.8	8.0	0.1	22.2	0.0
天　津	82	0.8	279	7	20	7	12	172	96.4	22.7	8.7	0.2	25.3	1021.2
河　北	420	7.8	7681	45	67	32	42	998	1226.2	299.0	97.8	1.6	303.1	18 479.0
山　西	1873	4.5	13 624	124	169	180	123	741	634.0	238.3	50.0	3.5	172.1	161.0
内蒙古	2653	15.7	18 681.0	60	90	61	29	2060	724.2	313.3	92.6	4.1	176.0	413.4
辽　宁	148	2.8	1732.0	19	24	13	17	333	546.4	172.3	15.4	1.5	101.0	314.3
吉　林	70	20.7	641.0	18	18	2	5	50	91.1	68.7	3.2	0.0	106.0	10.5
黑龙江	265	5.5	3270	26	48	7	5	989	430.2	200.4	46.2	1.7	156.0	2118.7
上　海	84	4.4	876	7	6	8	96	22	238.3	93.8	44.0	0.1	127.2	194.0
江　苏	478	2.9	14 839	31	41	44	41	194	2939.8	219.8	126.9	4.7	202.8	2235.8
浙　江	273	2.2	2858	29	54	49	69	1205	1005.2	67.6	112.3	1.3	95.1	1789.0
安　徽	1139	3.9	10 450	57	75	43	34	612	1348.8	172.7	51.8	4.2	217.7	2057.6
福　建	294	0.8	1258	28	25	6	11	181	379.7	42.2	22.9	0.1	80.7	662.7
江　西	733	8.4	4501	60	81	26	38	635	540.4	107.4	119.7	4.8	125.0	873.2
山　东	749	7.2	4033	57	166	96	163	1365	1808.1	385.9	247.8	4.1	314.7	12 398.7
河　南	1015	10.5	8580	168	216	157	176	804	1863.4	382.8	126.4	11.3	326.6	100 147.6
湖　北	211	12.7	6128	62	86	56	69	1537	2280.1	158.2	83.2	1.6	151.9	115 829.4
湖　南	681	21.8	7366	129	164	60	84	1725	2386.6	439.2	108.2	16.8	309.3	4168.0
广　东	2587	23.4	16 425	92	190	81	54	643	2677.3	287.3	208.2	9.7	215.8	5751.9
广　西	391	4.9	1556	17	47	7	9	247	433.5	80.7	26.6	1.5	269.2	1127.9
海　南	104	0.6	1215	16	20	9	6	104	588.5	33.6	21.0	0.0	25.2	43.3
重　庆	519	1.3	5539	12	29	4	28	530	992.4	88.3	43.5	0.8	68.9	9203.7
四　川	7937	25.4	8088	158	131	58	72	1314	1865.8	405.7	194.8	8.0	420.8	7349.8
贵　州	133	6.8	3730	44	71	28	21	434	980.1	277.2	167.3	8.3	100.1	563.4
云　南	357	3.8	5216	53	113	28	11	311	2249.0	266.8	23.3	0.5	733.3	169.2
西　藏	144	1.6	2315	22	74	82	26	174	175.5	54.8	28.9	0.5	97.2	277.9
陕　西	518	36.4	27 105	55	90	41	27	360	1151.1	361.4	162.4	13.7	311.4	1748.1
甘　肃	711	8.1	13 113	99	85	27	30	1163	530.7	314.2	108.5	15.9	227.1	875.0
青　海	54	1.6	1235	30	52	20	12	135	125.2	52.9	8.9	0.4	94.2	233.1
宁　夏	1381	4.8	5077	12	23	35	7	236	188.0	51.0	23.2	0.3	106.2	1314.4
新　疆	7997	35.6	22 962	58	131	183	55	587	679.8	91.7	247.5	8.3	242.4	650.7

10-7　全国新发职业病报告病例数

单位：个

年　份	合计	报告病例数				
		职业性 尘肺病	急性职业中毒	慢性 职业中	职业性噪声聋	其他职业病
1949—2000	603 338	558 626	18 166	10 043		16 503
2001	13 218	10 505	759	1166		788
2002	14 821	12 248	590	1300		683
2003	10 454	8364	504	882		704
2004	11 000	8743	383	1077		797
2005	12 212	9173	613	1379		1047
2006	11 519	8783	467	1083	320	866
2007	14 296	10 963	600	1638	269	826
2008	13 744	10 829	760	1171	223	761
2009	18 128	14 495	552	1912	348	821
2010	27 240	23 812	617	1417	333	1061
2011	29 879	26 401	590	1541	492	855
2012	27 420	24 206	601	1040	597	976
2013	26 393	23 152	637	904	681	1019
2014	29 972	26 873	486	795	825	993
2015	29 180	26 081	383	548	1052	1116
2016	31 789	27 992	400	812	1220	1365
2017	26 756	22 701	295	726	1536	1498
2018	23 497	19 468	363	970	1464	1232
2019	19 428	15 898	295	483	1555	1197
2020	17 064	14 367	221	265	1255	956
2021	15 407	11 809	292	275	2086	945
2022	11 108	7577	210	189	1837	1295
累　计	1 037 863	923 066	28 784	31 616	16 093	38 304

注：1949—2005年职业性噪声聋纳入其他职业病，未单独统计报告。

十一、居民病伤死亡原因

简要说明

一、本章主要介绍我国居民病伤死亡原因，内容包括城市、农村地区居民粗死亡率及死因顺位，分性别、疾病别、年龄别死亡率。

二、本章数据来源于居民病伤死亡原因年报。

三、资料范围

2000年城市地区包括北京、天津、长春、沈阳、大连、鞍山、上海、南京、杭州、武汉、广州、成都、重庆和西安14个大城市，苏州、徐州、合肥、安庆、马鞍山、铜陵、厦门、福州、平顶山、信阳、宜昌、黄石、长沙、湘潭、衡阳、常德、佛山、自贡、桂林和乌鲁木齐20个中小城市；农村地区包括北京、天津、上海市全部市辖县和江苏、浙江、安徽、福建、河南、湖北、湖南、广东、重庆、四川、贵州、甘肃15个省（直辖市）90个县（县级市）。

2005年城市地区包括北京、天津、上海、哈尔滨、长春、沈阳、大连、鞍山、南京、杭州、郑州、武汉、广州、重庆、成都、昆明、西安17个大城市，苏州、徐州、合肥、安庆、蚌埠、马鞍山、铜陵、福州、厦门、宜昌、黄石、长沙、衡阳、常德、湘潭、佛山、中山、三明、桂林、自贡、乌鲁木齐21个中小城市；农村地区包括北京、天津、上海市全部市辖县和江苏、浙江、安徽、福建、河南、湖北、湖南、广东、重庆、四川、贵州、甘肃15个省（直辖市）78个县（县级市）。

2010年城市地区包括北京、沈阳、大连、鞍山、哈尔滨、上海、广州、成都、昆明、西安10个大城市，徐州、合肥、蚌埠、马鞍山、铜陵、安庆、常德、佛山、自贡等9个中小城市；农村地区包括北京、天津、上海市全部市辖县和江苏、安徽、河南、湖北、广东、四川9个省（直辖市）34个县（县级市）。2021年包括全国31个省的153个区（城市地区）和378个县或县级市（农村地区）。

四、2000年采用ICD-9国际疾病分类统计标准。2002年起，采用ICD-10国际疾病分类统计标准。

主要指标解释

性别年龄别死亡率 指分性别年龄别计算的死亡率。计算公式：男（女）性某年龄别死亡率＝男（女）性某年龄别死亡人数／男（女）性同年龄平均人口数。

11-1-1 2005年城市居民主要疾病死亡率及构成

疾病名称	合计			男			女		
	死亡率/（1/10万）	构成/%	位次	死亡率/（1/10万）	构成/%	位次	死亡率/（1/10万）	构成/%	位次
传染病（不含呼吸道结核）	3.61	0.66	13	4.86	0.79	11	2.32	0.48	14
呼吸道结核	2.84	0.52	15	4.16	0.68	15	1.46	0.30	17
寄生虫病	0.06	0.01	20	0.07	0.01	19	0.05	0.01	20
恶性肿瘤	124.86	22.74	1	159.77	26.05	1	88.51	18.36	3
血液、造血器官及免疫疾病	0.93	0.17	18	0.83	0.13	17	1.04	0.21	18
内分泌、营养和代谢疾病	13.75	2.50	7	11.81	1.92	7	15.77	3.27	6
精神障碍	5.19	0.95	10	4.85	0.79	12	5.55	1.15	10
神经系统疾病	4.60	0.84	11	4.87	0.79	13	4.32	0.90	11
心脏病	98.22	17.89	3	99.49	16.22	3	96.88	20.09	2
脑血管病	111.02	20.22	2	116.63	19.01	2	105.19	21.82	1
呼吸系统疾病	69.00	12.57	4	75.88	12.37	4	61.85	12.83	4
消化系统疾病	18.10	3.30	6	22.54	3.68	6	13.46	2.79	8
肌肉骨骼和结缔组织疾病	1.16	0.21	17	0.77	0.13	18	1.57	0.33	16
泌尿生殖系统疾病	8.58	1.56	9	8.92	1.45	9	8.21	1.70	9
妊娠、分娩和产褥期并发症	0.28	0.05	19				0.50	0.10	19
起源于围生期某些情况	3.50	0.64	14	3.68	0.60	14	3.23	0.67	13
先天畸形、变形和染色体异常	1.85	0.34	16	2.04	0.33	16	1.65	0.34	15
诊断不明	4.09	0.74	12	4.82	0.79	10	3.33	0.69	12
其他疾病	11.98	2.18	8	9.14	1.49	8	14.94	3.10	7
损伤和中毒外部原因	45.28	8.25	5	56.84	9.27	5	33.22	6.89	5

11-1-2　2010年城市居民主要疾病死亡率及构成

疾病名称	合计			男			女		
	死亡率/ (1/10万)	构成/%	位次	死亡率/ (1/10万)	构成/%	位次	死亡率/ (1/10万)	构成/%	位次
传染病（不含呼吸道结核）	4.44	0.72	11	5.79	0.82	11	3.04	0.57	12
呼吸道结核	2.32	0.38	14	3.47	0.49	13	1.13	0.21	18
寄生虫病	0.13	0.02	18	0.15	0.02	19	0.10	0.02	20
恶性肿瘤	162.87	26.33	1	201.99	28.77	1	122.35	22.99	2
血液、造血器官及免疫疾病	1.50	0.24	17	1.48	0.21	17	1.52	0.29	17
内分泌、营养和代谢疾病	18.13	2.93	6	16.63	2.37	7	19.69	3.70	6
精神障碍	2.90	0.47	13	2.82	0.40	14	2.98	0.56	13
神经系统疾病	5.84	0.94	10	6.33	0.90	10	5.34	1.00	10
心脏病	129.19	20.88	2	135.15	19.25	3	123.02	23.12	1
脑血管病	125.15	20.23	3	137.30	19.55	2	112.56	21.15	3
呼吸系统疾病	68.32	11.04	4	78.06	11.12	4	58.22	10.94	4
消化系统疾病	16.96	2.74	7	20.76	2.96	6	13.03	2.45	7
肌肉骨骼和结缔组织疾病	1.61	0.26	16	1.21	0.17	18	2.02	0.38	14
泌尿生殖系统疾病	7.20	1.16	9	7.98	1.14	8	6.40	1.20	9
妊娠、分娩产褥期并发症	0.11	0.02	18				0.22	0.04	19
围生期疾病	2.03	0.33	15	2.34	0.33	15	1.70	0.32	16
先天畸形、变形和染色体异常	2.02	0.33	15	2.12	0.30	16	1.92	0.36	15
诊断不明	4.12	0.67	12	4.99	0.71	12	3.21	0.60	11
其他疾病	9.58	1.55	8	7.61	1.08	9	11.63	2.19	8
损伤和中毒外部原因	38.09	6.16	5	48.43	6.90	5	27.38	5.15	5

11-1-3　2015年城市居民主要疾病死亡率及构成

疾病名称	合计			男			女		
	死亡率 / （1/10万）	构成 /%	位次	死亡率 / （1/10万）	构成 /%	位次	死亡率 / （1/10万）	构成 /%	位次
传染病（含呼吸道结核）	6.78	1.09	9	9.31	1.31	8	4.18	0.79	10
寄生虫病	0.04	0.01	17	0.07	0.01	16	0.02	0.00	17
恶性肿瘤	164.35	26.44	1	207.22	29.11	1	120.56	22.77	2
血液、造血器官及免疫疾病	1.22	0.20	15	1.21	0.17	15	1.23	0.23	15
内分泌、营养和代谢疾病	19.25	3.10	6	18.47	2.59	6	20.04	3.79	6
精神障碍	2.79	0.45	11	2.73	0.38	11	2.86	0.54	11
神经系统疾病	6.90	1.11	8	7.16	1.01	10	6.64	1.25	8
心脏病	136.61	21.98	2	141.01	19.81	3	132.11	24.95	1
脑血管病	128.23	20.63	3	141.54	19.89	2	114.64	21.65	3
呼吸系统疾病	73.36	11.80	4	84.98	11.94	4	61.49	11.62	4
消化系统疾病	14.27	2.30	7	17.62	2.47	7	10.84	2.05	7
肌肉骨骼和结缔组织疾病	1.79	0.29	12	1.37	0.19	14	2.23	0.42	12
泌尿生殖系统疾病	6.52	1.05	10	7.48	1.05	9	5.54	1.05	9
妊娠、分娩产褥期并发症	0.07	0.01	16				0.15	0.03	16
围生期疾病	1.70	0.27	14	2.03	0.28	12	1.37	0.26	14
先天畸形、变形和染色体异常	1.73	0.28	13	1.93	0.27	13	1.53	0.29	13
损伤和中毒外部原因	37.63	6.05	5	49.01	6.89	5	26.01	4.91	5
诊断不明	2.26	0.36		3.00	0.42		1.52	0.29	
其他疾病	6.15	0.99		4.92	0.69		7.41	1.40	

11-1-4　2020年城市居民主要疾病死亡率及构成

疾病名称	合计			男			女		
	死亡率 / (1/10万)	构成 /%	位次	死亡率 / (1/10万)	构成 /%	位次	死亡率 / (1/10万)	构成 /%	位次
传染病（含呼吸道结核）	5.49	0.86	10	7.58	1.05	10	3.33	0.61	10
寄生虫病	0.06	0.01	16	0.07	0.01	16	0.05	0.01	17
恶性肿瘤	161.40	25.43	1	202.00	28.06	1	119.53	21.86	3
血液、造血器官及免疫疾病	1.36	0.21	13	1.40	0.19	13	1.31	0.24	13
内分泌、营养和代谢疾病	22.79	3.59	6	22.41	3.11	6	23.19	4.24	6
精神障碍	3.15	0.50	11	2.98	0.41	11	3.33	0.61	11
神经系统疾病	9.06	1.43	8	8.91	1.24	8	9.21	1.68	8
心脏病	155.86	24.56	2	159.09	22.10	2	152.52	27.89	1
脑血管病	135.18	21.30	3	149.87	20.82	3	120.02	21.94	2
呼吸系统疾病	55.36	8.72	4	67.15	9.33	4	43.20	7.90	4
消化系统疾病	15.82	2.49	7	19.18	2.67	7	12.36	2.26	7
肌肉骨骼和结缔组织疾病	2.18	0.34	12	1.62	0.22	12	2.76	0.51	12
泌尿生殖系统疾病	6.64	1.05	9	7.70	1.07	9	5.55	1.01	9
妊娠、分娩产褥期并发症	0.05	0.01	17				0.10	0.02	16
围生期疾病	1.01	0.16	14	1.10	0.15	14	0.91	0.17	15
先天畸形、变形和染色体异常	0.99	0.16	15	1.04	0.14	15	0.93	0.17	14
损伤和中毒外部原因	35.87	5.65	5	43.98	6.11	5	27.51	5.03	5
诊断不明	3.22	0.51		4.32	0.60		2.09	0.38	
其他疾病	6.43	1.01		5.19	0.72		7.71	1.41	

11-1-5 2021年城市居民主要疾病死亡率及构成

疾病名称	合计			男			女		
	死亡率 / (1/10万)	构成 /%	位次	死亡率 / (1/10万)	构成 /%	位次	死亡率 / (1/10万)	构成 /%	位次
传染病（含呼吸道结核）	5.30	0.82	10	7.36	1.00	10	3.21	0.58	11
寄生虫病	0.07	0.01	16	0.06	0.01	16	0.08	0.01	16
恶性肿瘤	158.70	24.61	2	200.10	27.20	1	116.76	21.11	3
血液、造血器官及免疫疾病	1.33	0.21	13	1.39	0.19	13	1.27	0.23	13
内分泌、营养和代谢疾病	24.15	3.74	5	24.31	3.30	6	23.99	4.34	6
精神障碍	3.45	0.54	11	3.07	0.42	11	3.84	0.70	10
神经系统疾病	9.44	1.46	7	9.36	1.27	8	9.53	1.72	8
心脏病	165.37	25.64	1	171.26	23.28	2	159.40	28.83	1
脑血管病	140.02	21.71	3	155.32	21.11	3	124.52	22.52	2
呼吸系统疾病	54.49	8.45	4	67.30	9.15	4	41.51	7.51	4
消化系统疾病	15.41	2.39	6	18.76	2.55	7	12.01	2.17	7
肌肉骨骼和结缔组织疾病	1.95	0.30	12	1.48	0.20	12	2.43	0.44	12
泌尿生殖系统疾病	6.75	1.05	8	7.94	1.08	9	5.56	1.00	9
妊娠、分娩产褥期并发症	0.02	0.00	17				0.04	0.01	17
围生期疾病	0.69	0.11	15	0.79	0.11	15	0.58	0.11	15
先天畸形、变形和染色体异常	0.87	0.13	14	0.86	0.12	14	0.88	0.16	14
损伤和中毒外部原因	35.22	5.46	9	42.93	5.83	5	27.41	4.96	5
诊断不明	3.19	0.50		4.32	0.59		2.05	0.37	
其他疾病	5.57	0.86		4.56	0.62		6.60	1.19	

11-2-1 2021年城市居民年龄别、疾病别死亡率（合计）

单位：1/10万

疾病名称（ICD-10）	合计	不满1岁	1～<5岁	5～<10岁	10～<15岁	15～<20岁	20～<25岁	25～<30岁
总计	644.99	166.25	17.75	10.62	15.32	24.65	27.56	29.38
一、传染病和寄生虫病小计	5.37	4.28	0.39	0.16	0.14	0.20	0.50	0.91
其中：传染病计	5.30	4.28	0.39	0.14	0.14	0.20	0.50	0.91
内：痢疾	0.00	0.00	0.00	0.00	0.00	0.00	0.00	0.00
肠道其他细菌性传染病	0.11	0.55	0.11	0.00	0.04	0.05	0.00	0.02
呼吸道结核	1.25	0.00	0.00	0.00	0.02	0.00	0.15	0.22
破伤风	0.02	0.14	0.00	0.00	0.00	0.00	0.00	0.00
脑膜炎球菌感染	0.07	0.41	0.03	0.02	0.02	0.05	0.09	0.00
败血症	0.51	2.62	0.11	0.04	0.04	0.05	0.02	0.05
性传播疾病	0.01	0.00	0.00	0.00	0.00	0.00	0.00	0.00
狂犬病	0.00	0.00	0.00	0.00	0.00	0.00	0.00	0.00
流行性乙型脑炎	0.00	0.00	0.00	0.00	0.00	0.00	0.00	0.00
病毒性肝炎	2.17	0.00	0.00	0.00	0.00	0.00	0.04	0.17
艾滋病	0.45	0.00	0.03	0.00	0.00	0.00	0.15	0.37
寄生虫病计	0.07	0.00	0.00	0.02	0.00	0.00	0.00	0.00
内：血吸虫病	0.05	0.00	0.00	0.00	0.00	0.00	0.00	0.00
二、肿瘤小计	161.22	2.90	3.21	2.01	2.51	3.51	4.04	5.14
其中：恶性肿瘤计	158.70	2.62	2.84	1.93	2.43	3.34	3.88	5.04
内：鼻咽癌	1.24	0.00	0.00	0.00	0.02	0.00	0.07	0.05
食管癌	9.83	0.00	0.00	0.00	0.00	0.05	0.00	0.03
胃癌	16.27	0.00	0.00	0.00	0.08	0.10	0.20	0.54
结肠、直肠和肛门癌	14.56	0.00	0.00	0.00	0.04	0.05	0.33	0.37
内：结肠癌	7.13	0.00	0.00	0.00	0.02	0.02	0.15	0.13
直肠癌	7.05	0.00	0.00	0.00	0.02	0.02	0.15	0.20
肝癌	20.79	0.00	0.21	0.02	0.08	0.05	0.22	0.49
胆囊癌	1.34	0.00	0.00	0.00	0.00	0.00	0.00	0.00
胰腺癌	7.36	0.00	0.00	0.00	0.00	0.00	0.07	0.07
肺癌	48.00	0.00	0.00	0.00	0.02	0.15	0.17	0.29
乳腺癌	4.70	0.00	0.00	0.00	0.00	0.00	0.00	0.25
宫颈癌	2.13	0.00	0.00	0.00	0.00	0.02	0.00	0.13
卵巢癌	1.73	0.00	0.00	0.00	0.00	0.12	0.00	0.07
前列腺癌	2.55	0.00	0.00	0.00	0.00	0.00	0.00	0.02
膀胱癌	2.47	0.00	0.00	0.00	0.00	0.00	0.00	0.00
脑及神经系统恶性肿瘤	3.73	0.55	0.92	0.74	0.51	0.47	0.48	0.59
白血病	3.50	1.24	0.92	0.62	0.95	1.39	1.04	0.92
良性肿瘤计	0.40	0.28	0.16	0.02	0.00	0.02	0.07	0.03
三、血液、造血器官及免疫疾病小计	1.33	1.24	0.18	0.24	0.12	0.25	0.22	0.24
其中：贫血	0.81	0.14	0.08	0.08	0.06	0.20	0.15	0.10
四、内分泌、营养和代谢疾病小计	24.15	1.79	0.16	0.00	0.20	0.40	0.39	0.64
其中：甲状腺疾患	0.10	0.00	0.00	0.02	0.00	0.00	0.02	0.02
糖尿病	21.23	0.00	0.00	0.00	0.08	0.15	0.24	0.42
五、精神和行为障碍小计	3.45	0.00	0.08	0.02	0.04	0.12	0.41	0.25
其中：痴呆	1.48	0.00	0.00	0.00	0.00	0.00	0.02	0.02
六、神经系统疾病小计	9.44	3.31	1.63	1.18	1.56	1.94	1.50	1.18
其中：脑膜炎	0.08	0.41	0.03	0.04	0.04	0.05	0.00	0.02
帕金森病	1.48	0.00	0.00	0.00	0.00	0.00	0.00	0.00
七、循环系统疾病小计	315.36	2.90	0.63	0.64	1.01	2.66	3.38	4.53
其中：心脏病计	165.37	2.21	0.53	0.48	0.75	1.94	2.54	2.87
内：慢性风湿性心脏病	3.21	0.00	0.00	0.00	0.00	0.02	0.04	0.03
高血压性心脏病	15.62	0.00	0.00	0.00	0.02	0.02	0.07	0.13
冠心病	135.08	0.00	0.00	0.00	0.04	0.08	0.57	1.28	1.56
内：急性心肌梗死	63.25	0.00	0.00	0.00	0.02	0.04	0.45	1.04	1.16
其他高血压病	6.40	0.00	0.00	0.00	0.00	0.00	0.04	0.07

30～ <35岁	35～ <40岁	40～ <45岁	45～ <50岁	50～ <55岁	55～ <60岁	60～ <65岁	65～ <70岁	70～ <75岁	75～ <80岁	80～ <85岁	85岁及 以上
40.88	**70.95**	**103.77**	**172.22**	**262.53**	**444.35**	**719.38**	**1215.74**	**2007.42**	**3417.86**	**5980.84**	**14 978.69**
0.96	1.92	2.68	4.28	4.70	6.56	8.23	11.04	16.36	21.69	33.73	58.61
0.96	1.90	2.67	4.28	4.68	6.53	8.17	10.98	15.89	21.34	32.98	57.31
0.00	0.00	0.00	0.00	0.00	0.00	0.02	0.00	0.00	0.04	0.00	0.00
0.02	0.03	0.03	0.03	0.04	0.03	0.15	0.18	0.35	0.13	0.94	2.41
0.24	0.45	0.54	0.71	0.99	1.34	1.85	2.47	4.17	6.41	8.54	15.02
0.00	0.00	0.00	0.01	0.01	0.01	0.04	0.04	0.06	0.09	0.06	0.09
0.02	0.00	0.08	0.03	0.04	0.08	0.08	0.10	0.23	0.22	0.37	0.46
0.05	0.09	0.08	0.16	0.26	0.37	0.52	0.86	1.34	2.15	4.99	10.85
0.00	0.02	0.00	0.03	0.01	0.04	0.04	0.02	0.00	0.04	0.00	0.09
0.01	0.00	0.00	0.00	0.00	0.00	0.00	0.02	0.00	0.04	0.00	0.00
0.00	0.00	0.00	0.00	0.00	0.00	0.00	0.00	0.00	0.00	0.00	0.00
0.19	0.65	1.32	2.33	2.68	3.49	3.99	5.24	6.91	7.73	10.35	12.61
0.25	0.48	0.42	0.65	0.43	0.59	0.69	0.92	1.05	1.05	1.31	1.21
0.00	0.02	0.02	0.00	0.02	0.03	0.06	0.06	0.47	0.35	0.75	1.30
0.00	0.00	0.00	0.00	0.00	0.01	0.02	0.06	0.35	0.22	0.69	1.30
9.23	18.14	31.16	58.55	94.91	174.00	287.63	467.23	658.98	899.48	1163.83	1642.70
9.02	17.65	30.35	57.46	93.42	171.73	284.21	460.28	649.88	886.09	1142.69	1614.42
0.15	0.45	0.59	1.09	1.38	1.97	2.81	3.55	4.32	4.04	4.74	6.12
0.05	0.11	0.37	1.48	3.76	8.84	16.46	29.18	47.42	67.05	82.17	103.31
0.72	1.72	2.62	4.66	8.03	14.01	27.63	47.45	70.43	102.80	126.06	175.64
0.62	1.23	2.06	3.83	7.32	13.40	22.93	37.29	57.02	78.60	127.18	214.96
0.37	0.75	1.05	1.87	3.28	6.14	11.24	16.89	27.47	37.50	64.28	116.01
0.24	0.44	0.93	1.85	3.76	6.73	11.15	19.64	27.94	39.08	59.48	95.15
1.73	3.81	7.52	14.38	20.04	31.20	42.63	58.85	73.35	94.10	106.86	144.57
0.00	0.02	0.14	0.35	0.48	1.04	1.95	3.88	5.63	8.87	11.78	18.18
0.19	0.51	1.27	2.40	3.65	7.93	14.38	23.63	30.86	41.45	53.74	69.83
0.87	2.07	4.09	10.34	20.62	47.67	88.56	154.65	222.64	293.99	364.09	463.40
0.76	1.90	2.64	4.18	5.65	8.22	9.41	11.97	12.28	14.71	21.32	34.03
0.31	0.67	1.19	2.11	3.31	4.17	4.77	5.06	5.19	7.20	7.42	9.27
0.12	0.22	0.59	1.55	1.94	2.73	3.57	5.14	5.92	7.29	7.86	8.72
0.02	0.00	0.02	0.11	0.08	0.48	1.62	3.77	8.90	17.56	34.85	69.18
0.01	0.02	0.09	0.24	0.41	1.01	2.23	4.58	9.07	17.70	26.93	59.07
0.87	0.97	1.78	2.51	2.86	5.00	7.87	9.22	12.86	16.12	17.89	21.61
1.01	1.12	1.41	1.72	2.18	3.80	5.44	10.04	11.52	16.47	18.95	21.79
0.07	0.16	0.17	0.21	0.23	0.34	0.44	1.10	1.40	1.58	3.62	3.89
0.19	0.39	0.53	0.48	0.62	0.94	1.55	2.25	4.11	6.81	11.28	23.37
0.11	0.20	0.34	0.31	0.43	0.53	0.94	1.29	2.54	4.44	6.86	14.28
0.82	1.90	2.90	5.11	8.41	15.80	28.06	48.67	78.95	142.14	237.47	534.71
0.06	0.03	0.09	0.11	0.08	0.04	0.13	0.30	0.20	0.22	0.44	1.30
0.55	1.61	2.51	4.66	7.75	15.00	26.42	46.56	75.13	133.05	213.46	397.37
0.34	0.61	0.65	0.85	1.24	1.22	2.08	2.97	6.47	14.27	35.41	128.44
0.00	0.02	0.00	0.03	0.04	0.14	0.52	0.84	2.62	7.03	18.83	66.86
1.22	1.43	1.63	2.44	2.86	3.94	6.97	12.49	20.04	42.95	92.08	286.46
0.02	0.05	0.06	0.11	0.05	0.08	0.17	0.10	0.26	0.04	0.37	0.37
0.00	0.00	0.03	0.07	0.18	0.33	1.05	2.67	5.57	11.29	18.52	35.33
9.83	21.41	34.34	58.50	94.58	165.11	277.32	489.61	913.97	1716.85	3308.00	9031.80
5.97	12.40	18.55	31.16	47.15	80.66	134.35	232.40	425.28	820.44	1699.29	5324.73
0.05	0.17	0.28	0.63	0.86	1.82	3.11	5.90	10.12	18.00	33.04	83.92
0.17	0.76	1.02	1.71	2.84	4.95	7.64	16.65	36.89	79.13	181.73	579.41
4.22	8.61	13.94	24.09	38.42	65.70	111.42	191.40	349.95	672.99	1388.57	4370.12
3.08	6.22	9.63	16.14	25.21	40.83	64.51	106.34	183.74	325.91	609.97	1679.33
0.19	0.53	1.21	1.56	2.26	3.43	6.09	10.06	17.76	31.44	62.22	189.09

续表

疾病名称（ICD-10）	合计	不满1岁	1～ <5岁	5～ <10岁	10～ <15岁	15～ <20岁	20～ <25岁	25～ <30岁
脑血管病计	140.02	0.55	0.11	0.14	0.26	0.70	0.69	1.51
内：脑出血	44.91	0.55	0.11	0.12	0.24	0.47	0.52	1.19
脑梗死	49.38	0.00	0.00	0.00	0.00	0.17	0.02	0.15
卒中（未特指出血或梗死）	3.64	0.00	0.00	0.00	0.00	0.00	0.07	0.03
八、呼吸系统疾病小计	54.49	8.55	0.82	0.30	0.43	0.65	0.46	0.44
其中：肺炎	11.22	6.76	0.55	0.16	0.28	0.35	0.22	0.13
慢性下呼吸道疾病	37.74	0.00	0.05	0.06	0.08	0.17	0.15	0.07
内：慢性支气管肺炎	4.40	0.00	0.00	0.00	0.00	0.02	0.00	0.00
肺气肿	2.80	0.00	0.00	0.00	0.00	0.02	0.00	0.02
尘肺	0.60	0.00	0.00	0.00	0.00	0.00	0.00	0.02
九、消化系统疾病小计	15.41	2.90	0.42	0.14	0.16	0.37	0.46	0.74
其中：胃和十二指肠溃疡	2.43	0.28	0.03	0.00	0.02	0.02	0.07	0.07
阑尾炎	0.08	0.00	0.03	0.04	0.04	0.02	0.00	0.00
肠梗阻	1.17	0.41	0.08	0.02	0.04	0.00	0.04	0.03
肝疾病	5.55	0.28	0.08	0.02	0.00	0.07	0.13	0.30
内：肝硬化	4.79	0.28	0.08	0.00	0.00	0.05	0.09	0.17
十、肌肉骨骼和结缔组织疾病小计	1.95	0.14	0.11	0.04	0.08	0.27	0.22	0.17
其中：系统性红斑狼疮	0.33	0.00	0.00	0.00	0.06	0.10	0.17	0.12
十一、泌尿生殖系统疾病小计	6.75	0.41	0.03	0.02	0.08	0.10	0.50	0.54
其中：肾小球和肾小管间质疾病	3.82	0.28	0.03	0.02	0.08	0.07	0.39	0.30
肾衰竭	2.32	0.00	0.00	0.00	0.00	0.02	0.09	0.24
前列腺增生	0.07	0.00	0.00	0.00	0.00	0.00	0.00	0.00
十二、妊娠、分娩和产褥期并发症小计	0.02	0.00	0.00	0.00	0.00	0.00	0.02	0.07
其中：直接产科原因计	0.02	0.00	0.00	0.00	0.00	0.00	0.02	0.07
内：流产	0.00	0.00	0.00	0.00	0.00	0.00	0.00	0.00
妊娠高血压综合征	0.00	0.00	0.00	0.00	0.00	0.00	0.00	0.00
产后出血	0.00	0.00	0.00	0.00	0.00	0.00	0.00	0.00
产褥期感染	0.01	0.00	0.00	0.00	0.00	0.00	0.02	0.02
间接产科原因计	0.00	0.00	0.00	0.00	0.00	0.00	0.00	0.00
十三、起源于围生期的情况小计	0.69	87.06	0.00	0.00	0.00	0.00	0.00	0.00
其中：早产儿和未成熟儿	0.16	20.14	0.00	0.00	0.00	0.00	0.00	0.00
新生儿产伤和窒息	0.10	12.42	0.00	0.00	0.00	0.00	0.00	0.00
十四、先天畸形、变形和染色体异常小计	0.87	28.97	1.71	0.82	0.89	0.80	0.48	0.35
其中：先天性心脏病	0.55	14.90	1.26	0.56	0.67	0.57	0.39	0.29
先天性脑畸形	0.04	0.97	0.11	0.12	0.14	0.05	0.00	0.03
十五、诊断不明小计	3.19	4.97	0.26	0.00	0.22	0.42	0.72	0.84
十六、其他疾病小计	5.57	1.10	0.26	0.06	0.12	0.10	0.11	0.15
十七、损伤和中毒小计	35.22	15.04	7.68	4.68	7.62	12.67	14.00	12.94
其中：机动车辆交通事故	9.37	1.52	2.21	1.34	1.44	3.51	4.64	4.31
内：行人与机动车发生的交通事故	3.82	0.14	1.18	0.76	0.67	1.39	1.67	1.46
机动车与机动车发生的交通事故	1.21	0.28	0.24	0.08	0.08	0.35	0.63	0.86
机动车以外的运输事故	0.02	0.00	0.00	0.02	0.12	0.10	0.04	0.00
意外中毒	1.58	0.14	0.11	0.06	0.16	0.67	0.72	0.89
意外跌落	12.12	1.79	1.53	0.72	1.07	1.07	1.69	1.59
火灾	0.37	0.00	0.18	0.26	0.06	0.02	0.09	0.13
溺水	2.03	0.28	2.03	1.53	2.33	2.54	1.52	1.33
意外的机械性窒息	0.39	5.52	0.37	0.04	0.08	0.20	0.26	0.10
砸死	0.33	0.14	0.11	0.06	0.00	0.15	0.17	0.08
触电	0.27	0.00	0.00	0.00	0.08	0.05	0.22	0.27
自杀	4.31	0.00	0.00	0.04	1.70	3.34	3.45	3.04
被杀	0.22	0.41	0.11	0.26	0.06	0.07	0.13	0.12

30~ <35 岁	35~ <40 岁	40~ <45 岁	45~ <50 岁	50~ <55 岁	55~ <60 岁	60~ <65 岁	65~ <70 岁	70~ <75 岁	75~ <80 岁	80~ <85 岁	85 岁及 以上
3.34	7.80	13.55	24.79	43.39	78.02	132.67	240.51	459.03	845.43	1514.44	3447.32
2.59	6.10	9.66	15.81	26.54	41.26	57.43	96.04	155.54	262.64	394.76	737.61
0.46	0.87	2.14	5.02	9.14	18.99	38.70	75.50	157.08	310.59	583.53	1381.93
0.05	0.20	0.31	0.75	1.01	1.75	2.67	5.26	10.41	20.42	38.78	109.80
1.01	1.36	1.85	3.95	7.26	13.81	31.79	70.80	153.03	322.35	650.12	1795.99
0.39	0.50	0.62	1.13	1.82	3.35	6.26	11.77	22.69	51.11	121.88	442.62
0.26	0.39	0.90	1.93	4.04	8.20	20.41	50.20	114.85	243.71	471.19	1185.71
0.01	0.03	0.06	0.27	0.36	1.03	2.27	5.54	11.70	27.27	56.30	147.17
0.04	0.02	0.08	0.13	-0.36	0.68	2.04	4.42	8.87	18.22	35.22	79.66
0.02	0.02	0.05	0.19	0.20	0.42	0.76	1.31	2.04	2.90	5.98	13.63
1.28	2.76	4.82	7.08	9.90	14.08	19.11	28.53	41.27	73.20	131.05	316.32
0.09	0.19	0.29	0.59	0.95	1.38	2.00	4.20	7.03	13.22	26.99	61.67
0.01	0.00	0.00	0.00	0.05	0.01	0.15	0.06	0.29	0.70	0.69	1.58
0.05	0.09	0.12	0.12	0.28	0.46	0.86	1.39	2.74	6.41	14.84	35.24
0.56	1.76	3.44	4.82	6.44	8.94	10.94	13.19	14.70	21.60	26.56	43.49
0.46	1.50	3.04	4.30	5.87	7.87	9.53	11.63	12.13	18.22	22.32	35.52
0.40	0.56	0.42	0.71	0.97	1.56	2.39	3.29	5.57	9.62	15.96	41.73
0.29	0.31	0.26	0.37	0.30	0.57	0.48	0.68	0.55	1.14	0.75	0.93
0.60	1.29	1.64	2.57	3.47	6.03	8.61	14.46	22.25	38.29	58.42	113.14
0.39	0.78	1.07	1.41	2.03	3.23	5.23	8.55	13.56	21.47	33.42	56.20
0.21	0.47	0.53	1.07	1.27	2.45	2.90	5.12	7.41	13.92	18.08	36.72
0.00	0.00	0.00	0.00	0.00	0.01	0.00	0.06	0.06	0.18	0.94	3.71
0.10	0.08	0.02	0.01	0.00	0.00	0.00	0.00	0.00	0.00	0.00	0.00
0.10	0.05	0.02	0.01	0.00	0.00	0.00	0.00	0.00	0.00	0.00	0.00
0.01	0.00	0.00	0.00	0.00	0.00	0.00	0.00	0.00	0.00	0.00	0.00
0.04	0.00	0.00	0.00	0.00	0.00	0.00	0.00	0.00	0.00	0.00	0.00
0.00	0.02	0.00	0.00	0.00	0.00	0.00	0.00	0.00	0.00	0.00	0.00
0.04	0.02	0.00	0.00	0.00	0.00	0.00	0.00	0.00	0.00	0.00	0.00
0.00	0.03	0.00	0.00	0.00	0.00	0.00	0.00	0.00	0.00	0.00	0.00
0.00	0.00	0.00	0.00	0.00	0.00	0.00	0.00	0.00	0.00	0.00	0.00
0.00	0.00	0.00	0.00	0.00	0.00	0.00	0.00	0.00	0.00	0.00	0.00
0.47	0.41	0.31	0.55	0.50	0.60	0.42	0.68	0.73	1.32	1.31	1.67
0.41	0.33	0.23	0.35	0.36	0.38	0.31	0.32	0.47	0.66	0.69	0.56
0.00	0.00	0.00	0.08	0.00	0.00	0.00	0.00	0.00	0.00	0.00	0.00
0.98	1.86	1.95	2.25	2.79	3.76	4.12	4.84	7.44	9.79	15.90	53.88
0.17	0.34	0.29	0.41	0.49	0.82	1.15	1.87	4.14	8.30	33.04	358.79
13.04	16.23	18.25	24.01	29.29	35.56	39.27	56.30	73.35	109.78	190.83	585.25
4.61	6.57	6.28	8.90	11.03	14.20	15.39	21.18	23.39	25.64	24.63	25.59
1.38	2.00	2.30	3.22	4.37	5.26	5.99	8.53	11.43	13.04	13.15	14.10
0.80	1.04	0.93	1.47	1.68	2.13	2.04	2.65	2.27	1.76	1.68	1.11
0.00	0.00	0.02	0.01	0.00	0.04	0.00	0.00	0.03	0.04	0.06	0.00
1.05	1.33	1.64	1.95	2.15	1.86	1.89	2.51	2.74	4.79	4.99	7.14
1.61	2.12	3.09	4.59	5.92	7.23	7.90	14.06	22.69	46.24	110.41	388.93
0.07	0.12	0.23	0.24	0.25	0.36	0.34	0.64	0.90	1.58	2.12	5.38
1.08	1.12	1.19	1.33	1.56	1.79	2.18	3.19	3.67	5.80	6.92	9.09
0.15	0.09	0.31	0.33	0.57	0.40	0.40	0.60	0.73	0.88	1.00	2.13
0.24	0.34	0.28	0.65	0.53	0.70	0.53	0.38	0.41	0.18	0.19	0.09
0.46	0.53	0.37	0.45	0.20	0.40	0.23	0.20	0.32	0.18	0.06	0.19
2.33	2.48	2.71	3.09	4.02	5.30	6.45	9.14	10.79	13.04	15.15	19.75
0.24	0.28	0.31	0.23	0.26	0.30	0.36	0.18	0.26	0.22	0.00	0.28

11-2-2 2021年城市居民年龄别、疾病别死亡率（男）

单位：1/10万

疾病名称（ICD-10）	合计	不满 1岁	1～ <5岁	5～ <10岁	10～ <15岁	15～ <20岁	20～ <25岁	25～ <30岁
总计	735.78	176.42	19.14	11.70	16.77	29.87	36.38	39.61
一、传染病和寄生虫病小计	7.42	5.06	0.35	0.15	0.15	0.23	0.70	1.54
其中：传染病计	7.36	5.06	0.35	0.11	0.15	0.23	0.70	1.54
内：痢疾	0.00	0.00	0.00	0.00	0.00	0.00	0.00	0.00
肠道其他细菌性传染病	0.10	0.27	0.05	0.00	0.04	0.00	0.00	0.00
呼吸道结核	1.93	0.00	0.00	0.00	0.04	0.00	0.25	0.32
破伤风	0.02	0.00	0.00	0.00	0.00	0.00	0.00	0.00
脑膜炎球菌感染	0.08	0.53	0.00	0.00	0.04	0.05	0.12	0.00
败血症	0.64	3.46	0.15	0.04	0.00	0.09	0.00	0.10
性传播疾病	0.02	0.00	0.00	0.00	0.00	0.00	0.00	0.00
狂犬病	0.00	0.00	0.00	0.00	0.00	0.00	0.00	0.00
流行性乙型脑炎	0.00	0.00	0.00	0.00	0.00	0.00	0.00	0.00
病毒性肝炎	2.93	0.00	0.00	0.00	0.00	0.00	0.04	0.26
艾滋病	0.75	0.00	0.00	0.00	0.00	0.00	0.25	0.71
寄生虫病计	0.06	0.00	0.00	0.04	0.00	0.00	0.00	0.00
内：血吸虫病	0.04	0.00	0.00	0.00	0.00	0.00	0.00	0.00
二、肿瘤小计	202.89	2.13	4.05	2.17	2.76	3.63	4.77	5.40
其中：恶性肿瘤计	200.10	1.60	3.65	2.09	2.68	3.40	4.57	5.33
内：鼻咽癌	1.82	0.00	0.00	0.00	0.04	0.00	0.12	0.06
食管癌	14.52	0.00	0.00	0.00	0.00	0.00	0.00	0.03
胃癌	22.17	0.00	0.00	0.00	0.08	0.05	0.25	0.39
结肠、直肠和肛门癌	17.34	0.00	0.00	0.00	0.08	0.09	0.45	0.48
内：结肠癌	8.02	0.00	0.00	0.00	0.04	0.05	0.16	0.19
直肠癌	8.83	0.00	0.00	0.00	0.04	0.05	0.25	0.22
肝癌	29.73	0.00	0.20	0.00	0.11	0.05	0.33	0.84
胆囊癌	1.06	0.00	0.00	0.00	0.00	0.00	0.00	0.00
胰腺癌	8.20	0.00	0.00	0.00	0.00	0.00	0.04	0.03
肺癌	66.92	0.00	0.00	0.00	0.00	0.14	0.25	0.51
乳腺癌	0.13	0.00	0.00	0.00	0.00	0.00	0.00	0.03
宫颈癌								
卵巢癌								
前列腺癌	5.06	0.00	0.00	0.00	0.00	0.00	0.00	0.03
膀胱癌	3.79	0.00	0.00	0.00	0.00	0.00	0.00	0.00
脑及神经系统恶性肿瘤	3.99	0.27	1.16	0.86	0.60	0.47	0.58	0.48
白血病	4.11	1.07	1.06	0.67	0.94	1.44	1.28	1.06
良性肿瘤计	0.39	0.53	0.15	0.04	0.00	0.00	0.08	0.06
三、血液、造血器官及免疫疾病小计	1.39	1.87	0.15	0.15	0.00	0.19	0.16	0.32
其中：贫血	0.78	0.27	0.00	0.00	0.00	0.19	0.12	0.13
四、内分泌、营养和代谢疾病小计	24.31	2.13	0.20	0.30	0.19	0.42	0.37	0.93
其中：甲状腺疾患	0.07	0.00	0.00	0.00	0.00	0.00	0.00	0.00
糖尿病	21.76	0.00	0.00	0.00	0.08	0.14	0.21	0.58
五、精神和行为障碍小计	3.07	0.00	0.10	0.00	0.00	0.14	0.33	0.32
其中：痴呆	1.23	0.00	0.00	0.00	0.00	0.00	0.04	0.03
六、神经系统疾病小计	9.36	4.00	1.77	1.35	1.89	2.56	1.89	1.57
其中：脑膜炎	0.09	0.53	0.05	0.04	0.00	0.09	0.00	0.03
帕金森病	1.66	0.00	0.00	0.00	0.00	0.00	0.00	0.00
七、循环系统疾病小计	337.73	2.93	0.46	0.67	0.98	3.59	5.02	6.55
其中：心脏病计	171.26	1.87	0.35	0.45	0.76	2.52	3.79	4.02
内：慢性风湿性心脏病	2.65	0.00	0.00	0.00	0.00	0.05	0.04	0.06
高血压性心脏病	14.76	0.00	0.00	0.00	0.04	0.00	0.12	0.13
冠心病	140.45	0.00	0.00	0.04	0.08	0.79	1.89	2.38
内：急性心肌梗死	69.92	0.00	0.00	0.04	0.08	0.61	1.60	1.77
其他高血压病	6.93	0.00	0.00	0.00	0.00	0.00	0.08	0.13

30～ <35岁	35～ <40岁	40～ <45岁	45～ <50岁	50～ <55岁	55～ <60岁	60～ <65岁	65～ <70岁	70～ <75岁	75～ <80岁	80～ <85岁	85岁及 以上
58.32	**101.87**	**150.14**	**243.57**	**370.37**	**638.66**	**1022.66**	**1674.42**	**2658.90**	**4343.50**	**6988.66**	**16 408.82**
1.51	3.25	4.58	7.13	7.72	10.12	12.83	15.47	21.68	29.03	43.71	86.26
1.51	3.22	4.54	7.13	7.72	10.10	12.75	15.47	21.19	28.74	43.29	84.64
0.00	0.00	0.00	0.00	0.00	0.00	0.04	0.00	0.00	0.10	0.00	0.00
0.03	0.06	0.03	0.03	0.05	0.06	0.19	0.29	0.24	0.00	1.26	2.54
0.40	0.76	0.96	1.17	1.67	2.29	3.35	4.10	6.41	9.84	14.01	25.83
0.00	0.00	0.00	0.00	0.02	0.03	0.04	0.00	0.12	0.19	0.14	0.00
0.03	0.00	0.09	0.03	0.05	0.14	0.15	0.16	0.31	0.29	0.28	0.23
0.05	0.19	0.09	0.26	0.45	0.52	0.65	1.15	1.83	2.89	6.58	14.76
0.00	0.03	0.00	0.05	0.02	0.08	0.08	0.04	0.00	0.00	0.00	0.00
0.00	0.00	0.00	0.00	0.00	0.00	0.00	0.04	0.00	0.10	0.00	0.00
0.00	0.00	0.00	0.00	0.00	0.00	0.00	0.00	0.00	0.00	0.00	0.00
0.30	1.23	2.38	4.11	4.38	5.16	6.01	6.53	8.30	9.06	10.51	16.37
0.43	0.79	0.71	1.03	0.76	0.94	1.23	1.40	1.89	1.93	2.66	3.00
0.00	0.03	0.03	0.00	0.00	0.03	0.08	0.00	0.49	0.29	0.42	1.61
0.00	0.00	0.00	0.00	0.00	0.00	0.04	0.00	0.43	0.19	0.42	1.61
10.34	19.22	35.64	69.91	118.43	232.11	399.41	655.09	921.96	1244.53	1530.03	2230.42
10.06	18.78	34.96	68.88	116.81	229.74	395.44	647.05	909.87	1226.97	1504.95	2192.13
0.28	0.66	0.87	1.75	2.10	2.98	4.70	5.58	7.14	5.21	7.28	7.61
0.10	0.13	0.59	2.60	6.57	16.22	29.43	49.54	76.58	101.16	114.31	143.91
0.71	1.45	2.94	5.72	10.60	20.85	42.83	73.96	107.66	156.60	178.47	243.78
0.58	1.23	2.13	4.32	8.86	17.96	30.16	51.10	75.66	104.72	157.32	273.76
0.43	0.82	1.02	2.07	4.05	7.86	13.75	22.37	34.44	47.15	75.23	136.76
0.15	0.38	0.99	2.12	4.38	9.30	15.71	27.54	38.96	55.45	76.77	132.38
3.03	6.66	12.46	24.40	33.35	50.92	66.86	88.95	105.40	129.41	138.97	189.81
0.00	0.00	0.09	0.32	0.33	0.97	1.66	3.45	4.76	7.04	10.09	17.07
0.28	0.79	1.79	3.34	4.91	10.45	17.95	29.31	34.56	44.65	58.84	80.95
0.86	2.18	5.32	13.33	28.85	71.25	137.85	239.87	345.63	451.00	520.56	653.83
0.00	0.00	0.03	0.08	0.07	0.11	0.31	0.53	0.49	0.58	0.98	1.15
0.05	0.00	0.03	0.21	0.17	0.97	3.27	7.76	18.62	38.57	78.31	172.05
0.03	0.03	0.19	0.37	0.74	1.68	3.81	7.55	15.14	29.03	45.25	110.93
1.06	1.17	2.07	2.94	3.07	5.79	9.28	11.04	13.50	17.65	19.19	21.22
1.24	1.33	1.79	1.96	2.79	4.30	6.51	11.41	14.66	21.89	25.36	33.44
0.10	0.09	0.15	0.19	0.21	0.36	0.50	1.03	1.53	1.83	4.06	3.92
0.23	0.60	0.49	0.50	0.69	1.08	1.50	2.79	4.64	7.81	12.47	29.52
0.08	0.25	0.34	0.26	0.50	0.50	1.04	1.60	2.93	4.63	6.44	16.37
1.29	2.90	3.93	7.42	11.70	21.51	36.71	58.24	87.51	150.53	233.24	531.14
0.05	0.06	0.03	0.11	0.00	0.06	0.12	0.33	0.24	0.19	0.42	0.46
0.91	2.43	3.59	6.84	10.86	20.52	34.78	55.29	83.23	140.40	206.91	412.13
0.38	0.76	0.93	1.17	1.50	1.43	2.81	2.91	6.35	16.10	35.30	114.85
0.00	0.03	0.00	0.05	0.07	0.19	0.58	0.70	2.87	7.23	19.33	60.19
1.56	1.83	2.29	2.99	3.93	4.83	8.55	15.15	23.94	48.89	97.50	277.45
0.05	0.06	0.09	0.11	0.07	0.08	0.12	0.21	0.12	0.10	0.70	0.69
0.00	0.00	0.06	0.08	0.12	0.50	1.04	3.41	7.02	14.95	23.11	44.28
15.68	34.81	56.54	91.77	144.18	252.03	404.22	668.14	1163.47	2060.23	3640.86	9254.01
9.71	20.29	30.67	49.25	72.98	125.48	196.54	315.03	536.09	957.07	1799.98	5294.33
0.10	0.19	0.34	0.66	0.91	1.68	2.58	5.99	9.34	17.65	30.26	71.73
0.28	1.26	1.67	2.65	4.43	7.31	10.86	21.59	45.31	89.39	190.38	534.60
6.88	14.26	23.22	38.65	59.50	103.11	165.27	261.38	444.49	788.51	1469.65	4370.20
5.19	10.38	15.77	26.33	39.45	64.68	95.67	147.19	236.51	389.00	661.91	1716.11
0.28	0.88	1.98	2.49	3.55	5.24	8.97	13.67	21.86	38.96	69.90	191.88

续表

疾病名称（ICD-10）	合计	不满1岁	1～<5岁	5～<10岁	10～<15岁	15～<20岁	20～<25岁	25～<30岁
脑血管病计	155.32	0.80	0.10	0.22	0.23	1.03	0.99	2.28
内：脑出血	51.99	0.80	0.10	0.19	0.23	0.65	0.74	1.77
脑梗死	52.95	0.00	0.00	0.00	0.00	0.33	0.00	0.26
卒中（未特指出血或梗死）	3.80	0.00	0.00	0.00	0.00	0.00	0.08	0.06
八、呼吸系统疾病小计	67.30	7.99	0.76	0.15	0.42	1.07	0.66	0.48
其中：肺炎	13.33	6.40	0.56	0.11	0.38	0.56	0.33	0.13
慢性下呼吸道疾病	46.85	0.00	0.05	0.00	0.04	0.28	0.16	0.06
内：慢性支气管肺炎	5.10	0.00	0.00	0.00	0.00	0.00	0.00	0.00
肺气肿	3.63	0.00	0.00	0.00	0.00	0.05	0.00	0.03
尘肺	1.15	0.00	0.00	0.00	0.00	0.00	0.00	0.03
九、消化系统疾病小计	18.76	1.87	0.56	0.07	0.11	0.51	0.53	0.96
其中：胃和十二指肠溃疡	2.81	0.27	0.05	0.00	0.00	0.05	0.00	0.13
阑尾炎	0.08	0.00	0.00	0.00	0.04	0.00	0.00	0.00
肠梗阻	1.29	0.53	0.15	0.00	0.04	0.00	0.08	0.06
肝疾病	7.77	0.53	0.05	0.00	0.00	0.05	0.25	0.35
内：肝硬化	6.93	0.53	0.05	0.00	0.00	0.05	0.16	0.22
十、肌肉骨骼和结缔组织疾病小计	1.48	0.27	0.15	0.07	0.00	0.23	0.08	0.06
其中：系统性红斑狼疮	0.13	0.00	0.00	0.00	0.00	0.09	0.04	0.00
十一、泌尿生殖系统疾病小计	7.94	0.27	0.00	0.04	0.11	0.14	0.70	0.67
其中：肾小球和肾小管间质疾病	4.47	0.27	0.00	0.04	0.11	0.09	0.58	0.42
肾衰竭	2.71	0.00	0.00	0.00	0.00	0.05	0.12	0.26
前列腺增生	0.14	0.00	0.00	0.00	0.00	0.00	0.00	0.00
十二、妊娠、分娩和产褥期并发症小计								
其中：直接产科原因计								
内：流产								
妊娠高血压综合征								
产后出血								
产褥期感染								
间接产科原因计								
十三、起源于围生期的情况小计	0.79	97.54	0.00	0.00	0.00	0.00	0.00	0.00
其中：早产儿和未成熟儿	0.17	21.32	0.00	0.00	0.00	0.00	0.00	0.00
新生儿产伤和窒息	0.10	12.79	0.00	0.00	0.00	0.00	0.00	0.00
十四、先天畸形、变形和染色体异常小计	0.86	26.12	1.42	0.60	0.72	1.07	0.49	0.45
其中：先天性心脏病	0.50	11.99	1.01	0.37	0.49	0.70	0.41	0.35
先天性脑畸形	0.05	1.07	0.05	0.11	0.15	0.09	0.00	0.06
十五、诊断不明小计	4.32	6.93	0.30	0.00	0.11	0.47	1.03	1.41
十六、其他疾病小计	4.56	1.07	0.20	0.07	0.15	0.14	0.04	0.16
十七、损伤和中毒小计	42.93	15.19	8.51	5.80	8.99	15.19	19.46	18.47
其中：机动车辆交通事故	12.82	1.07	2.43	1.50	1.77	4.61	6.71	6.07
内：行人与机动车发生的交通事故	4.89	0.00	1.32	0.82	0.91	1.72	2.39	2.12
机动车与机动车发生的交通事故	1.79	0.53	0.25	0.04	0.11	0.51	0.82	1.19
机动车以外的运输事故	0.02	0.00	0.00	0.04	0.04	0.05	0.08	0.00
意外中毒	2.25	0.00	0.05	0.11	0.08	0.84	0.95	1.22
意外跌落	13.27	0.80	1.47	0.82	1.21	1.21	2.51	2.31
火灾	0.51	0.00	0.25	0.37	0.11	0.05	0.08	0.19
溺水	2.60	0.00	2.63	2.24	3.36	3.73	2.55	2.06
意外的机械性窒息	0.57	7.99	0.30	0.04	0.08	0.33	0.33	0.16
砸死	0.55	0.27	0.00	0.04	0.00	0.19	0.25	0.16
触电	0.50	0.00	0.00	0.04	0.11	0.05	0.37	0.51
自杀	5.11	0.00	0.00	0.07	1.55	3.17	3.99	3.98
被杀	0.23	0.53	0.10	0.22	0.04	0.05	0.12	0.16

30～ <35岁	35～ <40岁	40～ <45岁	45～ <50岁	50～ <55岁	55～ <60岁	60～ <65岁	65～ <70岁	70～ <75岁	75～ <80岁	80～ <85岁	85岁及 以上
5.09	12.37	22.13	38.39	64.72	116.54	192.27	331.08	590.44	1040.00	1735.12	3690.07
4.08	9.94	15.89	23.53	38.94	59.97	81.08	125.76	190.89	312.63	448.00	803.51
0.55	1.29	3.40	8.40	13.65	28.82	56.46	104.75	207.56	383.60	651.68	1449.04
0.10	0.32	0.49	1.27	1.62	2.68	3.58	7.18	13.50	24.69	42.73	105.17
1.46	1.89	2.60	5.83	10.93	21.49	49.72	109.63	222.77	469.04	892.63	2412.85
0.63	0.76	0.80	1.70	2.57	5.13	9.36	18.02	31.02	71.45	159.70	594.79
0.30	0.47	1.30	2.70	6.19	13.02	32.08	78.19	168.60	356.89	650.56	1586.04
0.00	0.06	0.12	0.42	0.48	1.65	3.16	8.87	16.79	37.99	72.71	177.12
0.05	0.00	0.15	0.16	0.57	1.16	3.27	7.06	13.43	28.06	49.87	109.09
0.05	0.03	0.09	0.34	0.40	0.80	1.46	2.63	4.15	6.08	12.89	32.29
1.97	4.61	8.10	12.03	16.03	23.34	28.54	40.27	55.81	92.67	145.41	344.56
0.15	0.28	0.49	0.93	1.55	2.43	2.93	6.07	10.26	17.74	29.28	66.65
0.03	0.00	0.00	0.00	0.07	0.00	0.19	0.12	0.37	0.87	0.56	0.92
0.08	0.13	0.15	0.19	0.36	0.69	1.16	1.52	4.46	8.49	18.21	38.98
0.93	3.03	6.06	8.56	10.84	15.14	17.10	19.09	18.44	24.98	29.00	54.20
0.83	2.68	5.41	7.84	10.05	13.82	15.60	17.53	15.94	20.73	24.38	44.51
0.23	0.25	0.22	0.40	0.81	1.13	2.00	2.63	5.31	8.39	15.41	35.29
0.13	0.09	0.09	0.08	0.07	0.14	0.31	0.21	0.24	0.39	0.84	1.38
0.71	1.80	2.53	3.02	4.76	8.14	11.44	18.39	28.52	47.64	69.62	147.60
0.48	1.07	1.55	1.64	2.79	4.36	6.97	10.84	16.98	27.29	39.22	70.11
0.23	0.66	0.93	1.30	1.79	3.42	3.85	6.53	9.83	16.49	20.87	44.05
0.00	0.00	0.00	0.00	0.00	0.03	0.00	0.12	0.12	0.39	2.10	9.23
0.00	0.00	0.00	0.00	0.00	0.00	0.00	0.00	0.00	0.00	0.00	0.00
0.00	0.00	0.00	0.00	0.00	0.00	0.00	0.00	0.00	0.00	0.00	0.00
0.00	0.00	0.00	0.00	0.00	0.00	0.00	0.00	0.00	0.00	0.00	0.00
0.53	0.44	0.40	0.72	0.48	0.50	0.42	0.86	0.43	1.16	1.68	2.54
0.43	0.35	0.31	0.40	0.26	0.33	0.23	0.37	0.24	0.48	0.84	0.46
0.00	0.00	0.00	0.13	0.00	0.00	0.00	0.00	0.00	0.00	0.00	0.00
1.64	2.90	3.15	3.87	4.55	6.54	6.97	6.98	10.75	13.40	19.05	56.97
0.33	0.50	0.37	0.66	0.69	1.13	1.73	2.34	4.89	8.97	37.40	324.03
20.04	25.56	27.82	35.39	43.21	52.27	54.73	74.46	99.90	144.16	212.09	554.20
7.29	10.19	9.55	12.53	15.10	20.19	21.41	28.98	32.73	36.84	33.48	35.29
2.09	2.90	3.49	4.29	5.65	7.17	8.01	10.80	14.90	16.49	16.11	17.76
1.29	1.74	1.39	2.09	2.52	3.17	2.85	4.19	3.66	3.09	2.80	2.08
0.00	0.00	0.00	0.03	0.00	0.08	0.00	0.00	0.06	0.10	0.00	0.00
1.69	2.24	2.60	3.02	3.41	3.01	2.93	3.04	4.09	6.94	5.60	8.07
2.45	3.72	5.10	7.63	9.89	12.11	12.13	19.33	31.39	59.11	120.33	366.93
0.13	0.19	0.28	0.37	0.45	0.63	0.46	0.86	1.47	2.31	3.36	6.69
1.56	1.70	1.67	1.70	2.17	2.21	2.77	3.37	4.21	6.75	7.42	9.92
0.23	0.16	0.53	0.61	0.88	0.63	0.73	0.90	1.10	0.87	1.54	2.77
0.48	0.50	0.56	1.11	0.93	1.35	0.96	0.53	0.79	0.10	0.14	0.00
0.91	1.01	0.74	0.82	0.40	0.77	0.46	0.41	0.49	0.29	0.14	0.23
3.13	3.44	3.43	3.50	5.24	6.37	7.36	11.45	13.25	17.65	17.51	24.68
0.20	0.28	0.34	0.26	0.24	0.41	0.35	0.25	0.24	0.19	0.00	0.23

11-2-3 2021年城市居民年龄别、疾病别死亡率（女）

单位：1/10万

疾病名称（ICD-10）	合计	不满1岁	1～<5岁	5～<10岁	10～<15岁	15～<20岁	20～<25岁	25～<30岁
总计	552.99	155.33	16.26	9.39	13.64	18.66	17.72	18.18
一、传染病和寄生虫病小计	3.29	3.43	0.44	0.17	0.13	0.16	0.28	0.21
其中：传染病计	3.21	3.43	0.44	0.17	0.13	0.16	0.28	0.21
内：痢疾	0.00	0.00	0.00	0.00	0.00	0.00	0.00	0.00
肠道其他细菌性传染病	0.11	0.86	0.16	0.00	0.04	0.11	0.00	0.04
呼吸道结核	0.56	0.00	0.00	0.00	0.00	0.00	0.05	0.11
破伤风	0.01	0.29	0.00	0.00	0.00	0.00	0.00	0.00
脑膜炎球菌感染	0.05	0.29	0.05	0.04	0.00	0.05	0.05	0.00
败血症	0.38	1.72	0.05	0.04	0.09	0.00	0.05	0.00
性传播疾病	0.00	0.00	0.00	0.00	0.00	0.00	0.00	0.00
狂犬病	0.00	0.00	0.00	0.00	0.00	0.00	0.00	0.00
流行性乙型脑炎	0.00	0.00	0.00	0.00	0.00	0.00	0.00	0.00
病毒性肝炎	1.41	0.00	0.00	0.00	0.00	0.00	0.05	0.07
艾滋病	0.14	0.00	0.05	0.00	0.00	0.00	0.05	0.00
寄生虫病计	0.08	0.00	0.00	0.00	0.00	0.00	0.00	0.00
内：血吸虫病	0.06	0.00	0.00	0.00	0.00	0.00	0.00	0.00
二、肿瘤小计	118.99	3.72	2.30	1.83	2.23	3.37	3.21	4.85
其中：恶性肿瘤计	116.76	3.72	1.97	1.75	2.14	3.26	3.12	4.71
内：鼻咽癌	0.64	0.00	0.00	0.00	0.00	0.00	0.00	0.04
食管癌	5.09	0.00	0.00	0.00	0.00	0.11	0.00	0.04
胃癌	10.30	0.00	0.00	0.00	0.09	0.16	0.14	0.70
结肠、直肠和肛门癌	11.73	0.00	0.00	0.00	0.00	0.00	0.18	0.25
内：结肠癌	6.22	0.00	0.00	0.00	0.00	0.00	0.14	0.07
直肠癌	5.25	0.00	0.00	0.00	0.00	0.00	0.05	0.18
肝癌	11.73	0.00	0.22	0.04	0.04	0.05	0.09	0.11
胆囊癌	1.63	0.00	0.00	0.00	0.00	0.00	0.00	0.00
胰腺癌	6.52	0.00	0.00	0.00	0.00	0.00	0.09	0.11
肺癌	28.84	0.00	0.00	0.00	0.04	0.16	0.09	0.04
乳腺癌	9.33	0.00	0.00	0.00	0.00	0.00	0.00	0.49
宫颈癌	4.30	0.00	0.00	0.00	0.00	0.05	0.00	0.28
卵巢癌	3.48	0.00	0.00	0.00	0.04	0.27	0.18	0.14
前列腺癌								
膀胱癌	1.13	0.00	0.00	0.00	0.00	0.00	0.00	0.00
脑及神经系统恶性肿瘤	3.46	0.86	0.66	0.60	0.39	0.48	0.37	0.70
白血病	2.88	1.43	0.77	0.55	0.96	1.34	0.78	0.77
良性肿瘤计	0.41	0.00	0.16	0.00	0.00	0.05	0.05	0.00
三、血液、造血器官及免疫疾病小计	1.27	0.57	0.22	0.34	0.26	0.32	0.28	0.14
其中：贫血	0.83	0.00	0.16	0.17	0.13	0.21	0.18	0.07
四、内分泌、营养和代谢疾病小计	23.99	1.43	0.11	0.13	0.22	0.37	0.41	0.32
其中：甲状腺疾患	0.12	0.00	0.00	0.00	0.04	0.00	0.05	0.04
糖尿病	20.70	0.00	0.00	0.00	0.09	0.16	0.28	0.25
五、精神和行为障碍小计	3.84	0.00	0.05	0.04	0.09	0.11	0.50	0.18
其中：痴呆	1.74	0.00	0.00	0.00	0.00	0.00	0.00	0.00
六、神经系统疾病小计	9.53	2.57	1.48	0.98	1.18	1.23	1.06	0.74
其中：脑膜炎	0.06	0.29	0.00	0.04	0.00	0.00	0.00	0.00
帕金森病	1.31	0.00	0.00	0.00	0.00	0.00	0.00	0.00
七、循环系统疾病小计	292.69	2.86	0.82	0.60	1.05	1.60	1.56	2.32
其中：心脏病计	159.40	2.57	0.71	0.51	0.74	1.28	1.15	1.62
内：慢性风湿性心脏病	3.77	0.00	0.00	0.00	0.04	0.00	0.05	0.00
高血压性心脏病	16.49	0.00	0.00	0.00	0.00	0.00	0.05	0.14
冠心病	129.64	0.00	0.00	0.04	0.09	0.32	0.60	0.67
内：急性心肌梗死	56.49	0.00	0.00	0.00	0.00	0.27	0.41	0.49
其他高血压病	5.87	0.00	0.00	0.00	0.00	0.00	0.00	0.00

30~ <35岁	35~ <40岁	40~ <45岁	45~ <50岁	50~ <55岁	55~ <60岁	60~ <65岁	65~ <70岁	70~ <75岁	75~ <80岁	80~ <85岁	85岁及 以上
23.85	**40.76**	**57.08**	**99.85**	**153.68**	**253.41**	**421.29**	**783.17**	**1411.80**	**2643.91**	**5172.67**	**14 016.93**
0.42	0.62	0.78	1.40	1.66	3.06	3.71	6.85	11.50	15.56	25.73	40.02
0.42	0.62	0.78	1.40	1.61	3.04	3.67	6.74	11.05	15.16	24.71	38.93
0.00	0.00	0.00	0.00	0.00	0.00	0.00	0.00	0.00	0.00	0.00	0.00
0.02	0.00	0.03	0.03	0.02	0.00	0.11	0.08	0.45	0.24	0.67	2.33
0.07	0.15	0.12	0.24	0.31	0.41	0.38	0.93	2.12	3.55	4.16	7.75
0.00	0.00	0.00	0.03	0.00	0.00	0.04	0.08	0.00	0.00	0.00	0.16
0.02	0.00	0.06	0.03	0.02	0.03	0.00	0.04	0.17	0.16	0.45	0.62
0.05	0.00	0.06	0.05	0.07	0.22	0.38	0.58	0.89	1.53	3.71	8.22
0.00	0.00	0.00	0.00	0.00	0.00	0.00	0.00	0.00	0.08	0.00	0.16
0.02	0.00	0.00	0.00	0.00	0.00	0.00	0.00	0.00	0.00	0.00	0.00
0.00	0.00	0.00	0.00	0.00	0.00	0.00	0.00	0.00	0.00	0.00	0.00
0.07	0.09	0.25	0.54	0.96	1.84	2.01	4.03	5.64	6.61	10.22	10.08
0.07	0.18	0.12	0.27	0.10	0.24	0.15	0.46	0.28	0.32	0.22	0.00
0.00	0.00	0.00	0.00	0.05	0.03	0.04	0.12	0.45	0.40	1.01	1.09
0.00	0.00	0.00	0.00	0.00	0.03	0.00	0.12	0.28	0.24	0.90	1.09
8.15	17.08	26.64	47.03	71.16	116.90	177.77	290.08	418.55	610.99	870.16	1247.46
8.00	16.55	25.71	45.87	69.82	114.73	174.89	284.15	412.18	601.07	852.19	1225.90
0.02	0.25	0.31	0.43	0.65	0.98	0.95	1.63	1.73	3.06	2.70	5.12
0.00	0.09	0.16	0.35	0.91	1.60	3.71	9.99	20.77	38.54	56.39	76.00
0.74	1.97	2.30	3.57	5.43	7.29	12.68	22.45	36.40	57.81	84.03	129.82
0.66	1.23	1.99	3.33	5.77	8.92	15.82	24.27	39.97	56.76	103.01	175.42
0.32	0.68	1.09	1.67	2.50	4.44	8.78	11.73	21.10	29.43	55.49	102.06
0.32	0.49	0.87	1.59	3.13	4.20	6.66	12.19	17.87	25.40	45.61	70.10
0.47	1.02	2.55	4.22	6.61	11.82	18.81	30.46	44.05	64.58	81.11	114.15
0.00	0.03	0.19	0.38	0.63	1.11	2.23	4.30	6.42	10.40	13.14	18.92
0.10	0.25	0.75	1.45	2.38	5.45	10.86	18.27	27.47	38.78	49.65	62.35
0.89	1.97	2.86	7.31	12.31	24.50	40.13	74.28	110.21	162.70	238.60	335.32
1.50	3.76	5.26	8.33	11.28	16.18	18.36	22.76	23.06	26.53	37.63	56.15
0.62	1.33	2.40	4.25	6.66	8.27	9.46	9.83	9.94	13.22	13.37	15.51
0.25	0.43	1.18	3.12	3.89	5.42	7.08	9.99	11.33	13.38	14.15	14.58
0.00	0.00	0.00	0.11	0.07	0.35	0.68	1.78	3.52	8.22	12.24	24.20
0.69	0.77	1.49	2.07	2.64	4.23	6.47	7.51	12.28	14.84	16.85	21.87
0.79	0.92	1.03	1.48	1.56	3.31	4.39	8.75	8.65	11.93	13.82	13.96
0.05	0.22	0.19	0.24	0.24	0.33	0.38	1.16	1.28	1.37	3.26	3.88
0.15	0.18	0.56	0.46	0.55	0.81	1.59	1.74	3.63	5.97	10.34	19.23
0.15	0.15	0.34	0.35	0.36	0.57	0.83	1.01	2.18	4.27	7.19	12.87
0.37	0.92	1.87	2.77	5.10	10.19	19.57	39.64	71.13	135.13	240.85	537.11
0.07	0.00	0.16	0.11	0.17	0.03	0.15	0.27	0.17	0.24	0.45	1.86
0.20	0.80	1.43	2.45	4.62	9.57	18.21	38.32	67.72	126.91	218.72	387.44
0.30	0.46	0.37	0.54	0.99	1.00	1.36	3.02	6.59	12.74	35.50	137.57
0.00	0.00	0.00	0.00	0.00	0.08	0.45	0.97	2.40	6.85	18.42	71.35
0.89	1.05	0.96	1.88	1.78	3.06	5.41	9.99	16.47	37.98	87.74	292.52
0.00	0.03	0.03	0.11	0.02	0.08	0.23	0.00	0.39	0.00	0.11	0.16
0.00	0.00	0.00	0.05	0.24	0.16	1.06	1.97	4.24	8.22	14.83	29.31
4.11	8.32	11.98	24.75	44.53	79.71	152.60	321.24	685.86	1429.76	3041.07	8882.37
2.31	4.69	6.35	12.82	21.08	36.62	73.21	154.48	323.97	706.21	1618.55	5345.18
0.00	0.15	0.22	0.59	0.82	1.95	3.63	5.81	10.83	18.30	35.27	92.13
0.07	0.28	0.37	0.75	1.23	2.63	4.47	12.00	29.20	70.55	174.80	609.54
1.62	3.08	4.61	9.32	17.14	28.95	58.49	125.41	263.51	576.40	1323.55	4370.07
1.01	2.16	3.45	5.80	10.84	17.40	33.88	67.82	135.50	273.16	568.31	1654.60
0.10	0.18	0.44	0.62	0.96	1.65	3.26	6.66	14.01	25.16	56.06	187.20

续表

疾病名称（ICD-10）	合计	不满1岁	1～<5岁	5～<10岁	10～<15岁	15～<20岁	20～<25岁	25～<30岁
脑血管病计	124.52	0.29	0.11	0.04	0.31	0.32	0.37	0.67
内：脑出血	37.74	0.29	0.11	0.04	0.26	0.27	0.28	0.56
脑梗死	45.77	0.00	0.00	0.00	0.00	0.00	0.05	0.04
卒中（未特指出血或梗死）	3.49	0.00	0.00	0.00	0.00	0.00	0.05	0.00
八、呼吸系统疾病小计	41.51	9.15	0.88	0.47	0.44	0.16	0.23	0.39
其中：肺炎	9.09	7.15	0.55	0.21	0.17	0.11	0.09	0.14
慢性下呼吸道疾病	28.51	0.00	0.05	0.13	0.13	0.05	0.14	0.07
内：慢性支气管肺炎	3.70	0.00	0.00	0.00	0.00	0.05	0.00	0.00
肺气肿	1.96	0.00	0.00	0.00	0.00	0.00	0.00	0.00
尘肺	0.05	0.00	0.00	0.00	0.00	0.00	0.00	0.00
九、消化系统疾病小计	12.01	4.00	0.27	0.21	0.22	0.21	0.37	0.49
其中：胃和十二指肠溃疡	2.04	0.29	0.00	0.00	0.04	0.00	0.14	0.00
阑尾炎	0.09	0.00	0.05	0.00	0.04	0.05	0.00	0.00
肠梗阻	1.04	0.29	0.00	0.04	0.04	0.00	0.00	0.00
肝疾病	3.30	0.00	0.11	0.04	0.00	0.11	0.00	0.25
内：肝硬化	2.62	0.00	0.11	0.00	0.00	0.05	0.00	0.11
十、肌肉骨骼和结缔组织疾病小计	2.43	0.00	0.05	0.00	0.13	0.32	0.37	0.28
其中：系统性红斑狼疮	0.54	0.00	0.00	0.00	0.13	0.11	0.32	0.25
十一、泌尿生殖系统疾病小计	5.56	0.57	0.05	0.00	0.04	0.05	0.28	0.39
其中：肾小球和肾小管间质疾病	3.17	0.29	0.05	0.00	0.04	0.05	0.18	0.18
肾衰竭	1.93	0.00	0.00	0.00	0.00	0.00	0.05	0.21
前列腺增生								
十二、妊娠、分娩和产褥期并发症小计	0.04	0.00	0.00	0.00	0.00	0.00	0.05	0.14
其中：直接产科原因计	0.04	0.00	0.00	0.00	0.00	0.00	0.05	0.14
内：流产	0.00	0.00	0.00	0.00	0.00	0.00	0.00	0.00
妊娠高血压综合征	0.01	0.00	0.00	0.00	0.00	0.00	0.00	0.00
产后出血	0.00	0.00	0.00	0.00	0.00	0.00	0.00	0.00
产褥期感染	0.01	0.00	0.00	0.00	0.00	0.00	0.05	0.04
间接产科原因计	0.00	0.00	0.00	0.00	0.00	0.00	0.00	0.00
十三、起源于围生期的情况小计	0.58	75.81	0.00	0.00	0.00	0.00	0.00	0.00
其中：早产儿和未成熟儿	0.14	18.88	0.00	0.00	0.00	0.00	0.00	0.00
新生儿产伤和窒息	0.09	12.01	0.00	0.00	0.00	0.00	0.00	0.00
十四、先天畸形、变形和染色体异常小计	0.88	32.04	2.03	1.07	1.09	0.48	0.46	0.25
其中：先天性心脏病	0.61	18.02	1.53	0.77	0.87	0.43	0.37	0.21
先天性脑畸形	0.03	0.86	0.16	0.13	0.13	0.00	0.00	0.00
十五、诊断不明小计	2.05	2.86	0.22	0.00	0.35	0.37	0.37	0.21
十六、其他疾病小计	6.60	1.14	0.33	0.04	0.09	0.05	0.18	0.14
十七、损伤和中毒小计	27.41	14.87	6.79	3.41	6.03	9.79	7.90	6.89
其中：机动车辆交通事故	5.86	2.00	1.97	1.15	1.05	2.25	2.34	2.39
内：行人与机动车发生的交通事故	2.74	0.29	1.04	0.68	0.39	1.02	0.87	0.74
机动车与机动车发生的交通事故	0.61	0.00	0.22	0.13	0.04	0.16	0.41	0.49
机动车以外的运输事故	0.02	0.00	0.00	0.00	0.22	0.16	0.00	0.00
意外中毒	0.91	0.29	0.16	0.00	0.26	0.48	0.46	0.53
意外跌落	10.96	2.86	1.59	0.60	0.92	0.91	0.78	0.81
火灾	0.22	0.00	0.11	0.13	0.00	0.00	0.09	0.07
溺水	1.45	0.57	1.37	0.73	1.14	1.18	0.37	0.53
意外的机械性窒息	0.21	2.86	0.44	0.04	0.09	0.05	0.18	0.04
砸死	0.10	0.00	0.22	0.09	0.00	0.11	0.09	0.00
触电	0.03	0.00	0.00	0.00	0.04	0.05	0.05	0.00
自杀	3.50	0.00	0.00	0.00	1.88	3.53	2.85	2.00
被杀	0.21	0.29	0.11	0.30	0.09	0.11	0.14	0.07

30～ <35岁	35～ <40岁	40～ <45岁	45～ <50岁	50～ <55岁	55～ <60岁	60～ <65岁	65～ <70岁	70～ <75岁	75～ <80岁	80～ <85岁	85岁及 以上
1.62	3.33	4.92	10.99	21.85	40.17	74.08	155.10	338.88	682.75	1337.48	3284.07
1.13	2.34	3.39	7.98	14.02	22.87	34.18	68.01	123.21	220.84	352.06	693.29
0.37	0.46	0.87	1.59	4.59	9.32	21.24	47.92	110.93	249.54	528.88	1336.80
0.00	0.09	0.12	0.21	0.38	0.84	1.78	3.44	7.59	16.85	35.61	112.91
0.57	0.83	1.09	2.04	3.56	6.26	14.16	34.18	89.27	199.71	455.64	1381.16
0.15	0.25	0.44	0.56	1.06	1.60	3.22	5.88	15.07	34.11	91.55	340.29
0.22	0.31	0.50	1.16	1.88	3.47	8.93	23.81	65.71	149.08	327.35	916.48
0.02	0.00	0.00	0.11	0.24	0.41	1.40	2.40	7.03	18.30	43.14	127.03
0.02	0.03	0.00	0.11	0.14	0.22	0.83	1.94	4.69	10.00	23.48	59.87
0.00	0.00	0.00	0.03	0.00	0.05	0.08	0.08	0.11	0.24	0.45	1.09
0.62	0.96	1.53	2.07	3.70	4.99	9.84	17.46	27.97	56.92	119.53	297.33
0.02	0.09	0.09	0.24	0.34	0.35	1.10	2.44	4.08	9.43	25.16	58.32
0.00	0.00	0.00	0.00	0.02	0.03	0.11	0.00	0.22	0.56	0.79	2.02
0.02	0.06	0.09	0.05	0.19	0.24	0.57	1.28	1.17	4.68	12.13	32.73
0.20	0.52	0.81	1.02	2.00	2.85	4.88	7.63	11.28	18.79	24.60	36.29
0.10	0.34	0.65	0.70	1.66	2.03	3.56	6.08	8.65	16.13	20.67	29.47
0.57	0.86	0.62	1.02	1.13	1.98	2.76	3.91	5.81	10.64	16.40	46.06
0.44	0.52	0.44	0.67	0.53	1.00	0.64	1.12	0.84	1.77	0.67	0.62
0.49	0.80	0.75	2.12	2.16	3.96	5.83	10.76	16.53	30.48	49.43	89.96
0.30	0.49	0.59	1.18	1.27	2.11	3.52	6.39	10.44	16.61	28.76	46.84
0.20	0.28	0.12	0.83	0.75	1.49	1.97	3.79	5.19	11.77	15.84	31.80
0.20	0.15	0.03	0.03	0.00	0.00	0.00	0.00	0.00	0.00	0.00	0.00
0.20	0.09	0.03	0.03	0.00	0.00	0.00	0.00	0.00	0.00	0.00	0.00
0.02	0.00	0.00	0.00	0.00	0.00	0.00	0.00	0.00	0.00	0.00	0.00
0.07	0.00	0.00	0.00	0.00	0.00	0.00	0.00	0.00	0.00	0.00	0.00
0.00	0.03	0.00	0.00	0.00	0.00	0.00	0.00	0.00	0.00	0.00	0.00
0.07	0.03	0.00	0.00	0.00	0.00	0.00	0.00	0.00	0.00	0.00	0.00
0.00	0.06	0.00	0.00	0.00	0.00	0.00	0.00	0.00	0.00	0.00	0.00
0.00	0.00	0.00	0.00	0.00	0.00	0.00	0.00	0.00	0.00	0.00	0.00
0.00	0.00	0.00	0.00	0.00	0.00	0.00	0.00	0.00	0.00	0.00	0.00
0.42	0.37	0.22	0.38	0.53	0.70	0.42	0.50	1.00	1.45	1.01	1.09
0.39	0.31	0.16	0.30	0.46	0.43	0.38	0.27	0.67	0.81	0.56	0.62
0.00	0.00	0.00	0.03	0.00	0.00	0.00	0.00	0.00	0.00	0.00	0.00
0.34	0.83	0.75	0.62	1.01	1.03	1.32	2.83	4.41	6.77	13.37	51.80
0.02	0.18	0.22	0.16	0.29	0.51	0.57	1.43	3.46	7.74	29.54	382.16
6.20	7.12	8.62	12.47	15.24	19.13	24.08	39.17	49.07	81.03	173.79	606.13
1.99	3.02	2.99	5.21	6.92	8.32	9.46	13.82	14.85	16.29	17.52	19.08
0.69	1.11	1.09	2.12	3.08	3.39	4.01	6.39	8.26	10.16	10.78	11.63
0.32	0.37	0.47	0.83	0.82	1.11	1.25	1.20	1.00	0.65	0.79	0.47
0.00	0.00	0.03	0.00	0.00	0.00	0.00	0.00	0.00	0.00	0.11	0.00
0.42	0.43	0.68	0.86	0.89	0.73	0.87	2.01	1.51	2.98	4.49	6.51
0.79	0.55	1.06	1.50	1.92	2.44	3.75	9.10	14.74	35.48	102.45	403.72
0.02	0.06	0.19	0.11	0.05	0.08	0.23	0.43	0.39	0.97	1.12	4.50
0.62	0.55	0.72	0.97	0.94	1.38	1.59	3.02	3.18	5.00	6.52	8.53
0.07	0.03	0.09	0.05	0.26	0.16	0.08	0.31	0.39	0.89	0.56	1.71
0.00	0.18	0.00	0.19	0.12	0.05	0.11	0.23	0.06	0.24	0.22	0.16
0.02	0.06	0.00	0.08	0.00	0.03	0.00	0.00	0.17	0.08	0.00	0.16
1.55	1.54	1.99	2.69	2.79	4.26	5.56	6.97	8.54	9.19	13.26	16.44
0.27	0.28	0.28	0.19	0.29	0.19	0.38	0.12	0.28	0.24	0.00	0.31

11-3-1　2005年农村居民主要疾病死亡率及死因构成

疾病名称	合计			男			女		
	死亡率/ (1/10万)	构成/%	位次	死亡率/ (1/10万)	构成/%	位次	死亡率/ (1/10万)	构成/%	位次
传染病（不含呼吸道结核）	3.18	0.60	13	3.93	0.70	12	2.29	0.38	14
呼吸道结核	2.89	0.55	14	3.81	0.67	14	1.78	0.27	16
寄生虫病	0.10	0.02	20	0.12	0.02	19	0.06	0.01	20
恶性肿瘤	105.99	20.08	3	130.26	23.05	1	76.99	11.80	3
血液、造血器官及免疫疾病	0.59	0.11	18	0.56	0.10	18	0.63	0.10	19
内分泌、营养和代谢疾病	6.19	1.17	9	5.14	0.91	9	7.45	1.09	9
精神障碍	2.34	0.44	15	2.11	0.37	15	2.62	0.35	15
神经系统疾病	4.75	0.90	11	4.92	0.87	11	4.55	0.79	11
心脏病	62.13	11.77	4	58.50	10.35	4	66.46	8.56	4
脑血管病	111.74	21.17	2	116.46	20.60	3	106.11	14.38	2
呼吸系统疾病	123.79	23.45	1	119.81	21.20	2	128.53	16.93	1
消化系统疾病	17.11	3.24	6	21.75	3.85	6	11.56	1.72	6
肌肉骨骼和结缔组织疾病	0.91	0.17	17	0.60	0.11	17	1.28	0.24	17
泌尿生殖系统疾病	6.98	1.32	8	7.18	1.27	8	6.73	1.01	10
妊娠、分娩产褥期并发症	0.40	0.08	19				0.73	0.12	18
起源于围生期某些情况	4.19	0.79	12	3.77	0.67	13	4.03	1.59	7
先天畸形、变形和染色体异常	2.07	0.39	16	2.00	0.35	16	2.16	0.71	13
诊断不明	4.85	0.92	10	5.02	0.89	10	4.64	0.72	12
其他疾病	9.00	1.70	7	7.37	1.30	7	10.95	1.17	8
损伤和中毒外部原因	44.71	8.47	5	55.89	9.89	5	31.36	5.54	5

11-3-2　2010年农村居民主要疾病死亡率及死因构成

疾病名称	合计			男			女		
	死亡率/ (1/10万)	构成/%	位次	死亡率/ (1/10万)	构成/%	位次	死亡率/ (1/10万)	构成/%	位次
传染病（不含呼吸道结核）	4.13	0.66	11	5.30	0.74	10	2.92	0.55	13
呼吸道结核	2.12	0.34	16	2.99	0.42	13	1.22	0.23	16
寄生虫病	0.02	0.00	20	0.01	0.00	18	0.03	0.01	20
恶性肿瘤	144.11	23.11	2	187.25	26.14	1	99.00	18.81	3
血液、造血器官及免疫疾病	0.90	0.14	17	0.98	0.14	16	0.81	0.15	18
内分泌营养和代谢疾病	10.33	1.66	8	8.99	1.25	8	11.74	2.23	7
精神障碍	2.99	0.48	13	2.79	0.39	14	3.19	0.61	12
神经系统疾病	3.84	0.62	12	3.98	0.56	12	3.69	0.70	11
心脏病	111.34	17.86	3	115.54	16.13	3	106.95	20.32	2
脑血管病	145.71	23.37	1	159.27	22.23	2	131.54	24.99	1
呼吸系统疾病	88.25	14.15	4	95.36	13.31	4	80.82	15.36	4
消化系统疾病	14.76	2.37	6	19.26	2.69	6	10.05	1.91	8
肌肉骨骼和结缔组织疾病	0.88	0.14	18	0.72	0.10	17	1.05	0.20	17
泌尿生殖系统疾病	6.31	1.01	9	7.31	1.02	9	5.27	1.00	9
妊娠分娩产褥期并发症	0.13	0.02	19				0.27	0.05	19
围生期疾病	2.51	0.40	14	2.99	0.42	13	2.01	0.38	14
先天畸形、变形和染色体异常	2.14	0.34	15	2.48	0.35	15	1.79	0.34	15
诊断不明	4.57	0.73	10	5.10	0.71	11	4.01	0.76	10
其他疾病	12.64	2.03	7	10.55	1.47	7	14.83	2.82	6
损伤和中毒外部原因	52.93	8.49	5	71.75	10.02	5	33.25	6.32	5

11-3-3 2015年农村居民主要疾病死亡率及死因构成

疾病名称	合计			男			女		
	死亡率 / (1/10万)	构成 /%	位次	死亡率 / (1/10万)	构成 /%	位次	死亡率 / (1/10万)	构成 /%	位次
传染病（含呼吸道结核）	7.72	1.16	8	10.55	1.39	8	4.78	0.85	10
寄生虫病	0.07	0.01	17	0.08	0.01	16	0.05	0.01	17
恶性肿瘤	153.94	23.22	1	198.07	26.07	1	108.20	19.24	3
血液、造血器官及免疫疾病	1.16	0.18	15	1.19	0.16	15	1.13	0.20	15
内分泌营养和代谢疾病	14.28	2.15	6	12.52	1.65	7	16.11	2.86	6
精神障碍	2.83	0.43	11	2.66	0.35	11	3.01	0.54	11
神经系统疾病	6.51	0.98	10	6.64	0.87	10	6.37	1.13	8
心脏病	144.79	21.84	3	148.22	19.51	3	141.22	25.11	1
脑血管病	153.63	23.17	2	169.27	22.28	2	137.43	24.43	2
呼吸系统疾病	79.96	12.06	4	88.47	11.64	4	71.13	12.65	4
消化系统疾病	14.16	2.14	7	18.20	2.39	6	9.98	1.77	7
肌肉骨骼和结缔组织疾病	1.54	0.23	14	1.27	0.17	14	1.83	0.33	12
泌尿生殖系统疾病	7.20	1.09	9	8.39	1.10	9	5.96	1.06	9
妊娠分娩产褥期并发症	0.10	0.02	16				0.21	0.04	16
围生期疾病	2.19	0.33	12	2.61	0.34	12	1.75	0.31	13
先天畸形、变形和染色体异常	1.78	0.27	13	2.03	0.27	13	1.53	0.27	14
损伤和中毒外部原因	53.49	8.07	5	72.12	9.49	5	34.17	6.08	5
诊断不明	2.41	0.36		2.72	0.36		2.10	0.37	
其他疾病	6.17	0.93		5.15	0.68		7.22	1.28	

11-3-4　2020年农村居民主要疾病死亡率及死因构成

疾病名称	合计			男			女		
	死亡率/ (1/10万)	构成/%	位次	死亡率/ (1/10万)	构成/%	位次	死亡率/ (1/10万)	构成/%	位次
传染病（含呼吸道结核）	6.61	1.00	10	9.17	1.15	8	3.97	0.66	10
寄生虫病	0.07	0.00	16	0.10	0.01	16	0.04	0.01	17
恶性肿瘤	161.85	23.00	3	206.72	25.93	1	115.51	19.25	3
血液、造血器官及免疫疾病	1.32	0.19	13	1.34	0.17	13	1.30	0.22	13
内分泌、营养和代谢疾病	19.01	2.71	6	17.54	2.20	7	20.52	3.42	6
精神障碍	3.07	0.44	11	2.94	0.37	11	3.21	0.54	11
神经系统疾病	9.31	1.33	8	9.06	1.14	9	9.56	1.59	8
心脏病	171.36	24.47	1	174.87	21.93	3	167.74	27.96	1
脑血管病	164.77	23.53	2	181.64	22.78	2	147.34	24.56	2
呼吸系统疾病	63.64	9.09	4	74.55	9.35	4	52.38	8.73	4
消化系统疾病	15.30	2.18	7	19.41	2.43	6	11.06	1.84	7
肌肉骨骼和结缔组织疾病	2.22	0.32	12	1.90	0.24	12	2.55	0.43	12
泌尿生殖系统疾病	7.35	1.05	9	8.60	1.08	10	6.05	1.01	9
妊娠、分娩产褥期并发症	0.05	0.01	17	0.00	0.00		0.11	0.02	16
围生期疾病	1.10	0.16	15	1.24	0.16	14	0.95	0.16	15
先天畸形、变形和染色体异常	1.16	0.17	14	1.22	0.15	15	1.11	0.19	14
损伤和中毒外部原因	50.93	7.27	5	65.22	8.18	5	36.18	6.03	5
诊断不明	2.31	0.33		3.00	0.38		1.60	0.27	17
其他疾病	6.11	0.87		4.86	0.61		7.39	1.23	

11-3-5　2021年农村居民主要疾病死亡率及死因构成

疾病名称	合计			男			女		
	死亡率/(1/10万)	构成/%	位次	死亡率/(1/10万)	构成/%	位次	死亡率/(1/10万)	构成/%	位次
传染病（含呼吸道结核）	6.52	0.88	10	8.96	1.06	10	3.99	0.62	10
寄生虫病	0.04	0.01	17	0.05	0.01	16	0.03	0.00	17
恶性肿瘤	167.06	22.47	3	213.11	25.30	1	119.11	18.60	3
血液、造血器官及免疫疾病	1.36	0.18	13	1.44	0.17	13	1.27	0.20	13
内分泌、营养和代谢疾病	21.09	2.84	6	19.42	2.31	7	22.83	3.56	6
精神障碍	3.54	0.48	11	3.29	0.39	11	3.81	0.59	11
神经系统疾病	10.15	1.37	8	9.71	1.15	8	10.61	1.66	8
心脏病	188.58	25.36	1	192.09	22.80	3	184.93	28.87	1
脑血管病	175.58	23.62	2	192.41	22.84	2	158.06	24.68	2
呼吸系统疾病	65.23	8.77	4	77.67	9.22	4	52.27	8.16	4
消化系统疾病	15.98	2.15	7	20.19	2.40	6	11.60	1.81	7
肌肉骨骼和结缔组织疾病	2.48	0.33	12	2.17	0.26	12	2.81	0.44	12
泌尿生殖系统疾病	7.86	1.06	9	9.34	1.11	9	6.32	0.99	9
妊娠、分娩产褥期并发症	0.04	0.01	16				0.08	0.01	16
围生期疾病	0.79	0.11	15	0.88	0.10	15	0.69	0.11	15
先天畸形、变形和染色体异常	1.04	0.14	14	1.15	0.14	14	0.93	0.15	14
损伤和中毒外部原因	52.98	7.13	5	66.62	7.91	5	38.77	6.05	5
诊断不明	2.61	0.35		3.43	0.41		1.75	0.27	
其他疾病	6.91	0.93		5.45	0.65		8.42	1.32	

11-4-1　2021年农村居民年龄别、疾病别死亡率（合计）

单位：1/10万

疾病名称（ICD-10）	合计	不满1岁	1～<5岁	5～<10岁	10～<15岁	15～<20岁	20～<25岁	25～<30岁
总计	743.51	194.84	24.76	14.37	20.98	31.99	34.01	50.62
一、传染病和寄生虫病小计	6.56	4.61	0.68	0.31	0.32	0.45	0.81	1.24
其中：传染病计	6.52	4.61	0.67	0.31	0.31	0.45	0.80	1.24
内：痢疾	0.00	0.00	0.00	0.00	0.00	0.00	0.00	0.00
肠道其他细菌性传染病	0.14	0.39	0.07	0.03	0.01	0.00	0.03	0.02
呼吸道结核	1.65	0.06	0.01	0.01	0.02	0.07	0.20	0.38
破伤风	0.05	0.06	0.00	0.00	0.00	0.00	0.01	0.00
脑膜炎球菌感染	0.11	0.39	0.23	0.08	0.07	0.07	0.01	0.02
败血症	0.45	2.99	0.16	0.07	0.06	0.10	0.08	0.11
性传播疾病	0.02	0.00	0.00	0.00	0.00	0.00	0.00	0.00
狂犬病	0.02	0.00	0.00	0.00	0.01	0.00	0.00	0.00
流行性乙型脑炎	0.00	0.00	0.01	0.01	0.00	0.00	0.00	0.00
病毒性肝炎	2.81	0.00	0.00	0.02	0.04	0.05	0.06	0.16
艾滋病	0.56	0.00	0.00	0.00	0.02	0.09	0.24	0.38
寄生虫病计	0.04	0.00	0.01	0.00	0.01	0.00	0.01	0.00
内：血吸虫病	0.02	0.00	0.00	0.00	0.00	0.00	0.00	0.00
二、肿瘤小计	170.84	3.51	2.72	2.48	3.09	4.47	4.95	8.67
其中：恶性肿瘤计	167.06	3.18	2.68	2.39	3.02	4.36	4.80	8.25
内：鼻咽癌	1.80	0.00	0.00	0.01	0.03	0.02	0.08	0.17
食管癌	12.67	0.00	0.00	0.00	0.00	0.01	0.00	0.05
胃癌	19.49	0.00	0.00	0.01	0.01	0.04	0.27	0.50
结肠、直肠和肛门癌	12.29	0.00	0.01	0.01	0.03	0.15	0.18	0.58
内：结肠癌	4.81	0.00	0.00	0.01	0.02	0.08	0.11	0.20
直肠癌	7.12	0.00	0.01	0.00	0.01	0.07	0.08	0.36
肝癌	27.07	0.19	0.26	0.03	0.04	0.21	0.36	1.36
胆囊癌	1.10	0.00	0.00	0.00	0.00	0.00	0.02	0.00
胰腺癌	6.17	0.00	0.00	0.00	0.00	0.01	0.09	0.10
肺癌	48.87	0.00	0.00	0.03	0.02	0.07	0.33	0.72
乳腺癌	3.62	0.00	0.00	0.00	0.00	0.00	0.01	0.37
宫颈癌	2.76	0.00	0.00	0.00	0.00	0.00	0.05	0.18
卵巢癌	1.31	0.00	0.00	0.00	0.00	0.09	0.09	0.10
前列腺癌	2.04	0.00	0.00	0.00	0.00	0.00	0.00	0.01
膀胱癌	2.15	0.00	0.01	0.01	0.00	0.01	0.01	0.02
脑及神经系统恶性肿瘤	4.26	0.71	0.80	0.97	0.85	0.86	0.71	0.92
白血病	3.81	1.49	0.90	0.79	1.28	1.67	1.29	1.64
良性肿瘤计	0.48	0.13	0.01	0.02	0.00	0.07	0.02	0.11
三、血液、造血器官及免疫疾病小计	1.36	1.36	0.39	0.20	0.30	0.23	0.24	0.31
其中：贫血	0.94	0.52	0.22	0.13	0.23	0.13	0.06	0.22
四、内分泌、营养和代谢疾病小计	21.09	2.79	0.28	0.14	0.15	0.33	0.47	0.70
其中：甲状腺疾患	0.09	0.00	0.00	0.00	0.00	0.01	0.02	0.03
糖尿病	17.66	0.00	0.02	0.03	0.04	0.17	0.30	0.52
五、精神和行为障碍小计	3.54	0.00	0.01	0.05	0.04	0.26	0.40	0.44
其中：痴呆	1.58	0.00	0.00	0.00	0.00	0.00	0.01	0.01
六、神经系统疾病小计	10.15	3.96	1.89	1.45	1.74	2.56	1.91	2.04
其中：脑膜炎	0.10	0.65	0.19	0.02	0.04	0.05	0.02	0.05
帕金森病	0.97	0.00	0.00	0.00	0.00	0.00	0.00	0.00
七、循环系统疾病小计	373.09	4.68	0.72	0.70	1.25	2.86	4.48	8.61
其中：心脏病计	188.58	3.18	0.50	0.45	0.79	1.87	2.99	5.27
内：慢性风湿性心脏病	4.30	0.00	0.00	0.00	0.01	0.01	0.09	0.05
高血压性心脏病	24.38	0.00	0.00	0.00	0.03	0.04	0.05	0.17
冠心病	148.19	0.00	0.00	0.07	0.26	0.88	1.96	3.61
内：急性心肌梗死	83.26	0.00	0.00	0.04	0.14	0.66	1.58	2.88
其他高血压病	5.36	0.00	0.00	0.01	0.01	0.01	0.05	0.11

30~ <35岁	35~ <40岁	40~ <45岁	45~ <50岁	50~ <55岁	55~ <60岁	60~ <65岁	65~ <70岁	70~ <75岁	75~ <80岁	80~ <85岁	85岁及 以上
66.85	**101.53**	**146.10**	**225.08**	**367.63**	**614.47**	**833.16**	**1357.67**	**2435.95**	**4305.39**	**6999.29**	**15 379.51**
1.79	2.79	4.09	5.25	6.92	9.56	10.33	13.91	20.06	28.72	35.53	48.32
1.77	2.77	4.08	5.23	6.89	9.51	10.29	13.83	19.93	28.53	35.19	47.82
0.00	0.00	0.00	0.00	0.00	0.00	0.00	0.00	0.03	0.00	0.03	0.10
0.03	0.06	0.03	0.08	0.11	0.12	0.12	0.12	0.45	0.70	1.05	2.63
0.38	0.51	0.60	0.95	1.49	2.01	2.41	3.93	5.94	8.72	12.01	13.08
0.01	0.02	0.02	0.03	0.03	0.10	0.08	0.10	0.07	0.23	0.37	0.25
0.04	0.03	0.05	0.10	0.13	0.06	0.14	0.21	0.19	0.35	0.54	0.40
0.05	0.13	0.17	0.22	0.28	0.50	0.48	0.90	1.09	1.89	2.68	6.56
0.00	0.01	0.01	0.03	0.01	0.02	0.00	0.04	0.03	0.14	0.14	0.20
0.00	0.01	0.02	0.01	0.02	0.03	0.03	0.04	0.07	0.05	0.00	0.05
0.00	0.00	0.00	0.00	0.00	0.00	0.00	0.00	0.00	0.00	0.00	0.00
0.46	0.93	1.84	2.62	3.67	5.06	5.49	6.20	8.86	11.58	12.59	15.40
0.52	0.84	1.10	0.81	0.76	0.81	0.61	0.83	0.86	1.12	1.26	0.40
0.02	0.02	0.01	0.03	0.03	0.05	0.04	0.08	0.13	0.19	0.34	0.50
0.00	0.00	0.00	0.00	0.00	0.02	0.00	0.06	0.12	0.07	0.24	0.35
14.55	25.09	41.67	72.06	130.01	229.92	307.02	470.87	719.17	998.26	1116.00	1268.70
14.10	24.30	40.28	70.16	127.26	225.40	300.87	461.10	703.40	976.16	1092.11	1236.94
0.30	0.73	0.94	1.58	2.65	3.65	3.83	4.91	6.06	6.50	4.72	4.75
0.12	0.18	0.79	2.18	5.25	12.88	20.89	36.77	59.80	90.52	106.22	123.21
1.04	1.71	2.94	5.10	10.23	21.03	32.36	54.60	91.18	135.47	147.73	168.76
1.05	1.74	2.46	4.48	7.77	13.81	18.71	30.65	51.68	77.10	100.01	127.40
0.51	0.66	1.15	1.68	3.11	5.44	7.46	11.43	19.97	29.07	40.25	51.76
0.52	1.00	1.23	2.64	4.45	7.96	10.60	18.37	30.31	45.69	57.35	71.96
3.33	7.04	12.65	19.89	31.84	47.21	54.74	72.18	97.02	120.01	124.35	136.54
0.03	0.04	0.12	0.33	0.60	1.36	1.75	2.92	5.04	7.69	8.42	10.25
0.24	0.56	0.99	2.51	4.56	8.73	12.58	17.37	27.19	36.78	39.03	42.06
1.41	2.68	6.10	12.59	28.66	60.62	91.24	149.37	229.40	316.40	341.79	353.57
0.91	1.73	2.69	4.29	6.25	8.23	7.20	7.58	8.51	10.62	10.35	13.18
0.33	1.04	1.36	2.57	4.16	5.64	4.92	6.70	8.38	10.94	11.78	12.07
0.14	0.23	0.51	1.19	2.11	2.80	2.98	3.50	4.58	4.35	3.67	3.13
0.01	0.04	0.03	0.11	0.15	0.55	1.43	3.45	8.30	17.28	28.71	41.10
0.04	0.08	0.12	0.25	0.53	1.13	2.20	4.17	8.70	15.81	25.89	40.60
1.37	1.60	2.11	2.89	4.57	7.11	7.73	10.83	13.38	15.67	17.65	17.88
1.68	1.72	1.91	2.39	3.35	5.32	6.10	8.58	13.07	16.00	15.10	12.93
0.08	0.17	0.20	0.31	0.43	0.67	0.77	1.06	1.57	2.48	2.95	4.75
0.38	0.31	0.41	0.56	0.78	1.16	1.38	2.27	4.45	6.95	11.06	21.66
0.28	0.20	0.25	0.38	0.51	0.75	0.87	1.63	3.16	5.07	8.42	15.05
1.17	1.99	3.21	5.39	9.36	18.09	26.61	43.14	80.71	134.18	191.54	384.42
0.05	0.07	0.07	0.09	0.10	0.13	0.11	0.12	0.29	0.47	0.48	0.50
0.84	1.58	2.71	4.85	8.61	17.00	25.48	40.77	75.87	122.49	159.30	218.34
0.49	0.75	0.89	1.23	1.30	1.57	1.99	3.68	7.22	16.39	36.08	124.22
0.00	0.01	0.01	0.07	0.05	0.14	0.35	1.19	3.03	7.93	20.63	71.86
1.66	2.13	2.25	2.45	3.27	4.83	5.45	10.02	21.31	45.62	95.40	337.76
0.01	0.11	0.08	0.05	0.13	0.20	0.11	0.14	0.22	0.16	0.34	0.30
0.01	0.03	0.03	0.10	0.18	0.52	0.89	1.94	4.46	8.16	11.13	15.75
15.40	28.58	46.80	75.47	129.77	227.63	334.68	590.16	1182.69	2312.92	4126.68	9532.79
9.41	16.36	24.92	38.31	62.82	106.38	155.26	265.62	534.74	1073.23	2074.91	5535.97
0.21	0.31	0.54	0.90	1.56	2.85	3.75	6.47	12.10	26.14	43.85	122.05
0.44	0.76	1.12	1.94	4.24	8.07	13.10	25.24	63.02	141.41	308.97	872.61
6.83	12.46	19.84	30.49	51.09	86.40	127.19	216.54	428.09	846.93	1616.07	4254.90
5.47	9.70	14.70	22.34	36.51	59.33	83.65	139.60	253.07	476.31	836.19	2077.03
0.29	0.41	0.81	1.32	2.09	3.84	4.89	8.12	17.49	33.07	58.92	129.32

续表

疾病名称（ICD-10）	合计	不满1岁	1～<5岁	5～<10岁	10～<15岁	15～<20岁	20～<25岁	25～<30岁
脑血管病计	175.58	1.04	0.19	0.23	0.42	0.90	1.31	2.94
内：脑出血	62.46	0.91	0.14	0.19	0.35	0.71	1.03	2.02
脑梗死	58.40	0.06	0.01	0.02	0.00	0.10	0.13	0.48
卒中（未特指出血或梗死）	5.67	0.00	0.02	0.00	0.00	0.01	0.08	0.17
八、呼吸系统疾病小计	65.23	11.69	1.35	0.33	0.44	0.53	0.66	0.90
其中：肺炎	7.06	9.62	0.86	0.22	0.22	0.12	0.33	0.30
慢性下呼吸道疾病	53.68	0.00	0.00	0.02	0.03	0.15	0.13	0.40
内：慢性支气管肺炎	7.45	0.00	0.00	0.00	0.01	0.02	0.02	0.04
肺气肿	4.03	0.00	0.00	0.00	0.01	0.01	0.01	0.05
尘肺	0.89	0.00	0.01	0.00	0.00	0.00	0.00	0.00
九、消化系统疾病小计	15.98	4.48	0.53	0.19	0.16	0.34	0.71	1.15
其中：胃和十二指肠溃疡	2.80	0.19	0.01	0.01	0.00	0.03	0.09	0.13
阑尾炎	0.09	0.00	0.01	0.00	0.03	0.00	0.01	0.01
肠梗阻	1.02	1.04	0.13	0.03	0.04	0.05	0.04	0.04
肝疾病	5.90	0.52	0.04	0.03	0.03	0.10	0.23	0.39
内：肝硬化	5.10	0.13	0.01	0.01	0.02	0.05	0.18	0.34
十、肌肉骨骼和结缔组织疾病小计	2.48	0.13	0.05	0.08	0.14	0.30	0.30	0.51
其中：系统性红斑狼疮	0.28	0.00	0.00	0.03	0.06	0.17	0.17	0.39
十一、泌尿生殖系统疾病小计	7.86	0.26	0.06	0.10	0.19	0.26	0.51	0.84
其中：肾小球和肾小管间质疾病	5.07	0.06	0.02	0.09	0.16	0.20	0.40	0.60
肾衰竭	2.13	0.19	0.04	0.01	0.04	0.07	0.11	0.19
前列腺增生	0.12	0.00	0.00	0.00	0.00	0.00	0.00	0.00
十二、妊娠、分娩和产褥期并发症小计	0.04	0.00	0.00	0.00	0.00	0.03	0.04	0.17
其中：直接产科原因计	0.04	0.00	0.00	0.00	0.00	0.03	0.03	0.17
内：流产	0.01	0.00	0.00	0.00	0.00	0.00	0.01	0.03
妊娠高血压综合征	0.00	0.00	0.00	0.00	0.00	0.01	0.00	0.03
产后出血	0.01	0.00	0.00	0.00	0.00	0.00	0.01	0.04
产褥期感染	0.01	0.00	0.00	0.00	0.00	0.01	0.01	0.02
间接产科原因计	0.00	0.00	0.00	0.00	0.00	0.00	0.01	0.00
十三、起源于围生期的情况小计	0.79	90.37	0.00	0.00	0.00	0.00	0.00	0.00
其中：早产儿和未成熟儿	0.19	21.63	0.00	0.00	0.00	0.00	0.00	0.00
新生儿产伤和窒息	0.14	15.92	0.00	0.00	0.00	0.00	0.00	0.00
十四、先天畸形、变形和染色体异常小计	1.04	37.49	2.33	0.89	1.02	1.12	0.78	0.83
其中：先天性心脏病	0.70	23.00	1.48	0.64	0.73	0.84	0.60	0.66
先天性脑畸形	0.06	1.43	0.23	0.14	0.10	0.04	0.08	0.02
十五、诊断不明小计	2.61	5.59	0.62	0.14	0.23	0.61	0.66	0.98
十六、其他疾病小计	6.91	3.12	0.45	0.23	0.23	0.27	0.22	0.32
十七、损伤和中毒小计	52.98	20.07	12.18	6.78	11.32	16.91	16.52	22.38
其中：机动车辆交通事故	15.55	1.56	3.34	2.15	2.34	4.87	5.68	7.98
内：行人与机动车发生的交通事故	5.19	0.19	1.49	0.88	0.74	1.58	1.60	2.09
机动车与机动车发生的交通事故	3.22	0.19	0.33	0.34	0.45	0.93	1.11	1.64
机动车以外的运输事故	0.04	0.00	0.01	0.00	0.00	0.03	0.03	0.09
意外中毒	2.77	0.32	0.48	0.35	0.53	0.73	1.14	1.75
意外跌落	15.04	1.10	1.50	0.70	1.18	1.58	1.38	2.37
火灾	0.63	0.13	0.15	0.13	0.06	0.11	0.10	0.20
溺水	3.94	0.52	4.44	2.49	4.65	4.56	2.32	2.31
意外的机械性窒息	0.64	9.29	0.60	0.13	0.08	0.07	0.27	0.34
砸死	0.66	0.00	0.09	0.04	0.02	0.08	0.22	0.32
触电	0.60	0.00	0.07	0.08	0.12	0.16	0.40	0.94
自杀	7.09	0.00	0.00	0.06	1.66	3.65	3.66	4.14
被杀	0.32	0.39	0.12	0.08	0.16	0.16	0.27	0.27

30～ <35岁	35～ <40岁	40～ <45岁	45～ <50岁	50～ <55岁	55～ <60岁	60～ <65岁	65～ <70岁	70～ <75岁	75～ <80岁	80～ <85岁	85岁及 以上
5.27	11.17	20.18	34.43	62.77	113.87	170.11	309.55	618.70	1186.81	1960.88	3803.67
4.14	8.56	14.15	23.06	38.09	62.94	80.62	130.87	224.46	383.26	566.96	970.98
0.55	1.29	3.01	5.91	13.29	26.45	45.67	93.05	202.50	418.87	714.28	1459.77
0.18	0.33	0.73	0.82	1.51	2.77	3.79	7.67	16.28	35.45	68.15	166.64
1.11	1.89	3.26	5.97	11.26	22.60	39.12	82.27	193.14	428.60	833.07	1996.14
0.39	0.53	0.79	1.16	1.94	3.18	4.24	7.92	15.80	35.01	76.02	250.10
0.41	0.75	1.57	3.27	6.52	15.03	29.76	67.12	165.56	371.47	716.22	1639.29
0.06	0.10	0.22	0.35	0.80	1.94	3.94	7.75	21.31	47.85	100.83	251.32
0.05	0.08	0.14	0.41	0.60	1.31	2.71	5.54	14.41	29.93	51.62	106.75
0.03	0.13	0.23	0.68	1.39	2.11	1.99	2.22	2.09	3.37	4.34	5.05
2.12	4.15	6.60	9.32	12.41	17.39	19.23	27.90	43.19	78.99	136.33	286.71
0.15	0.29	0.56	0.82	1.18	2.01	2.67	4.28	8.17	16.98	32.92	63.67
0.01	0.02	0.02	0.03	0.07	0.03	0.06	0.17	0.17	0.77	0.85	1.92
0.07	0.08	0.14	0.23	0.31	0.59	0.73	1.35	2.49	6.81	12.22	26.21
1.22	2.60	4.54	6.43	8.28	10.87	10.47	13.40	16.03	21.40	24.77	29.59
1.05	2.27	4.14	5.87	7.49	9.71	9.12	11.55	13.46	17.54	19.72	23.48
0.45	0.54	0.58	0.99	1.38	1.99	2.47	3.84	6.59	12.96	22.91	56.20
0.32	0.30	0.29	0.30	0.37	0.40	0.41	0.38	0.46	0.47	0.51	0.45
1.31	2.05	3.01	3.68	5.42	9.19	10.81	15.67	28.32	45.20	61.53	100.13
0.80	1.29	1.89	2.47	3.71	5.92	7.11	10.45	18.62	29.98	37.91	59.18
0.44	0.68	1.01	1.09	1.49	2.81	3.16	4.40	7.96	11.34	16.09	21.81
0.00	0.00	0.01	0.00	0.01	0.03	0.03	0.08	0.19	0.72	1.76	4.95
0.16	0.20	0.05	0.00	0.00	0.00	0.00	0.00	0.00	0.00	0.00	0.00
0.15	0.18	0.04	0.00	0.00	0.00	0.00	0.00	0.00	0.00	0.00	0.00
0.01	0.03	0.02	0.00	0.00	0.00	0.00	0.00	0.00	0.00	0.00	0.00
0.01	0.01	0.01	0.00	0.00	0.00	0.00	0.00	0.00	0.00	0.00	0.00
0.02	0.04	0.01	0.00	0.00	0.00	0.00	0.00	0.00	0.00	0.00	0.00
0.07	0.08	0.00	0.00	0.00	0.00	0.00	0.00	0.00	0.00	0.00	0.00
0.01	0.02	0.00	0.00	0.00	0.00	0.00	0.00	0.00	0.00	0.00	0.00
0.00	0.00	0.00	0.00	0.00	0.00	0.00	0.00	0.00	0.00	0.00	0.00
0.00	0.00	0.00	0.00	0.00	0.00	0.00	0.00	0.00	0.00	0.00	0.00
0.00	0.00	0.00	0.00	0.00	0.00	0.00	0.00	0.00	0.00	0.00	0.00
0.58	0.53	0.49	0.58	0.53	0.42	0.37	0.48	0.57	0.51	0.61	0.35
0.45	0.39	0.41	0.43	0.43	0.24	0.25	0.23	0.32	0.16	0.17	0.10
0.07	0.02	0.00	0.04	0.00	0.00	0.00	0.01	0.00	0.02	0.03	0.00
0.97	1.44	1.70	1.97	2.62	2.96	3.27	2.99	4.59	7.46	13.54	49.89
0.43	0.54	0.50	0.75	1.11	1.15	1.45	2.41	5.00	12.28	40.83	448.96
23.79	27.85	29.92	38.52	50.49	64.96	67.81	87.03	117.06	173.91	273.64	713.70
8.49	10.31	11.47	14.78	19.43	26.27	27.66	34.53	40.94	41.95	37.94	37.22
2.37	2.92	3.13	4.09	5.71	7.68	8.38	11.53	16.29	18.05	19.01	20.75
1.96	2.27	2.72	3.36	4.51	6.25	6.62	7.34	7.44	6.76	4.55	2.98
0.01	0.05	0.06	0.04	0.05	0.10	0.08	0.05	0.01	0.02	0.00	0.05
1.79	2.31	2.75	3.14	3.74	4.00	3.93	4.45	5.74	7.30	8.96	10.81
3.11	3.86	4.74	6.66	9.27	12.12	12.90	18.41	30.19	59.89	129.51	438.91
0.19	0.28	0.29	0.40	0.47	0.61	0.61	0.97	1.42	3.51	4.21	10.20
2.03	2.17	1.71	2.20	3.01	3.47	3.98	5.42	7.91	12.16	16.15	22.52
0.41	0.45	0.47	0.64	0.88	0.83	0.80	0.88	0.77	1.03	1.22	2.58
0.56	0.66	0.90	1.09	1.34	1.54	0.96	0.89	0.54	0.61	0.48	0.61
0.95	0.78	0.81	0.80	0.92	1.04	0.59	0.51	0.54	0.42	0.41	0.20
3.55	3.87	3.63	4.77	7.09	9.57	10.88	14.39	19.25	29.25	34.45	38.58
0.49	0.44	0.39	0.49	0.39	0.38	0.36	0.31	0.36	0.30	0.27	0.56

11-4-2　2021年农村居民年龄别、疾病别死亡率（男）

单位：1/10万

疾病名称（ICD-10）	合计	不满1岁	1～<5岁	5～<10岁	10～<15岁	15～<20岁	20～<25岁	25～<30岁
总计	842.44	207.22	27.63	15.87	24.52	40.13	45.84	70.24
一、传染病和寄生虫病小计	9.01	5.43	0.53	0.37	0.27	0.30	1.06	1.78
其中：传染病计	8.96	5.43	0.53	0.37	0.26	0.30	1.04	1.78
内：痢疾	0.00	0.00	0.00	0.00	0.00	0.00	0.00	0.00
肠道其他细菌性传染病	0.15	0.49	0.07	0.00	0.00	0.00	0.00	0.04
呼吸道结核	2.52	0.12	0.00	0.02	0.00	0.04	0.30	0.62
破伤风	0.06	0.12	0.00	0.00	0.00	0.00	0.02	0.00
脑膜炎球菌感染	0.13	0.37	0.16	0.11	0.03	0.08	0.02	0.00
败血症	0.51	3.46	0.16	0.09	0.06	0.08	0.08	0.16
性传播疾病	0.02	0.00	0.00	0.00	0.00	0.00	0.00	0.00
狂犬病	0.02	0.00	0.00	0.02	0.00	0.02	0.00	0.00
流行性乙型脑炎	0.00	0.00	0.02	0.02	0.00	0.00	0.00	0.00
病毒性肝炎	3.79	0.00	0.00	0.02	0.05	0.02	0.10	0.23
艾滋病	0.86	0.00	0.00	0.00	0.00	0.02	0.36	0.57
寄生虫病计	0.05	0.00	0.00	0.00	0.02	0.00	0.02	0.00
内：血吸虫病	0.02	0.00	0.00	0.00	0.00	0.00	0.00	0.00
二、肿瘤小计	217.21	2.84	2.91	2.45	3.21	5.12	5.79	9.82
其中：恶性肿瘤计	213.11	2.72	2.89	2.37	3.11	5.02	5.65	9.35
内：鼻咽癌	2.62	0.00	0.00	0.00	0.02	0.00	0.10	0.14
食管癌	18.70	0.00	0.00	0.00	0.00	0.00	0.00	0.10
胃癌	26.61	0.00	0.00	0.02	0.02	0.06	0.30	0.43
结肠、直肠和肛门癌	14.42	0.00	0.00	0.02	0.05	0.16	0.24	0.84
内：结肠癌	5.36	0.00	0.00	0.02	0.03	0.08	0.16	0.25
直肠癌	8.63	0.00	0.00	0.00	0.02	0.08	0.08	0.55
肝癌	38.70	0.12	0.33	0.05	0.03	0.26	0.44	2.05
胆囊癌	0.90	0.00	0.00	0.00	0.00	0.00	0.04	0.00
胰腺癌	7.08	0.00	0.00	0.00	0.00	0.02	0.10	0.08
肺癌	67.30	0.00	0.00	0.05	0.03	0.08	0.46	1.09
乳腺癌	0.10	0.00	0.00	0.00	0.00	0.00	0.00	0.00
宫颈癌								
卵巢癌								
前列腺癌	4.00	0.00	0.00	0.00	0.00	0.00	0.00	0.02
膀胱癌	3.39	0.00	0.02	0.02	0.00	0.02	0.02	0.02
脑及神经系统恶性肿瘤	4.66	0.74	0.78	0.93	0.79	1.08	0.80	0.98
白血病	4.28	1.36	0.82	0.84	1.39	1.88	1.50	1.93
良性肿瘤计	0.45	0.00	0.00	0.00	0.00	0.04	0.00	0.14
三、血液、造血器官及免疫疾病小计	1.44	1.11	0.47	0.22	0.26	0.28	0.24	0.45
其中：贫血	0.97	0.37	0.31	0.14	0.21	0.20	0.08	0.31
四、内分泌、营养和代谢疾病小计	19.42	2.84	0.27	0.12	0.16	0.34	0.62	0.76
其中：甲状腺疾患	0.07	0.00	0.00	0.00	0.00	0.00	0.02	0.02
糖尿病	16.33	0.00	0.00	0.00	0.05	0.16	0.44	0.57
五、精神和行为障碍小计	3.29	0.00	0.00	0.05	0.00	0.30	0.44	0.51
其中：痴呆	1.30	0.00	0.00	0.00	0.00	0.00	0.02	0.00
六、神经系统疾病小计	9.71	4.44	2.14	1.30	2.15	3.22	2.36	2.54
其中：脑膜炎	0.13	0.99	0.22	0.02	0.03	0.02	0.04	0.06
帕金森病	1.03	0.00	0.00	0.00	0.00	0.00	0.00	0.00
七、循环系统疾病小计	394.17	4.57	0.69	0.68	1.36	3.78	6.33	12.38
其中：心脏病计	192.09	2.72	0.47	0.40	0.87	2.40	4.27	7.63
内：慢性风湿性心脏病	3.74	0.00	0.00	0.00	0.02	0.00	0.10	0.06
高血压性心脏病	22.66	0.00	0.00	0.00	0.03	0.00	0.08	0.25
冠心病	152.50	0.00	0.00	0.03	0.27	1.12	2.81	5.23
内：急性心肌梗死	89.88	0.00	0.00	0.02	0.11	0.82	2.28	4.12
其他高血压病	5.56	0.00	0.00	0.02	0.02	0.02	0.06	0.08

30～ <35岁	35～ <40岁	40～ <45岁	45～ <50岁	50～ <55岁	55～ <60岁	60～ <65岁	65～ <70岁	70～ <75岁	75～ <80岁	80～ <85岁	85岁及 以上
97.79	**149.22**	**211.64**	**322.71**	**517.52**	**859.07**	**1133.02**	**1793.55**	**3076.11**	**5259.29**	**8609.56**	**16795.66**
2.90	4.58	6.72	8.73	11.44	14.60	14.58	19.48	27.31	37.86	50.16	64.01
2.86	4.56	6.70	8.68	11.40	14.54	14.50	19.40	27.22	37.71	49.54	63.24
0.00	0.00	0.00	0.00	0.00	0.00	0.00	0.00	0.03	0.00	0.08	0.00
0.06	0.13	0.05	0.14	0.17	0.17	0.16	0.12	0.68	0.54	0.86	2.58
0.60	0.82	0.97	1.66	2.68	3.26	3.68	6.15	9.17	14.64	20.30	22.33
0.03	0.02	0.03	0.05	0.05	0.16	0.10	0.10	0.12	0.35	0.31	0.13
0.06	0.05	0.09	0.15	0.20	0.10	0.18	0.23	0.18	0.44	0.78	0.52
0.07	0.16	0.24	0.29	0.33	0.64	0.57	1.13	1.45	2.56	3.06	7.36
0.00	0.02	0.02	0.05	0.03	0.02	0.00	0.04	0.06	0.25	0.16	0.26
0.00	0.02	0.03	0.01	0.04	0.05	0.04	0.06	0.06	0.05	0.00	0.00
0.00	0.00	0.00	0.00	0.00	0.00	0.00	0.00	0.00	0.00	0.00	0.00
0.82	1.65	3.27	4.50	6.06	7.83	7.66	8.23	11.03	12.32	15.21	17.81
0.85	1.34	1.67	1.32	1.24	1.26	0.87	1.14	1.45	1.92	2.43	0.77
0.04	0.02	0.02	0.04	0.04	0.06	0.08	0.08	0.09	0.15	0.63	0.77
0.00	0.00	0.00	0.00	0.00	0.03	0.00	0.08	0.06	0.05	0.47	0.39
17.40	30.34	51.09	90.45	166.28	307.67	423.46	645.63	984.30	1360.02	1590.17	1767.93
16.98	29.75	49.85	88.57	163.50	302.50	415.90	634.22	964.95	1334.58	1558.74	1730.37
0.46	1.18	1.43	2.32	4.20	5.74	6.09	7.61	8.35	9.32	7.84	5.42
0.13	0.32	1.30	3.91	9.45	22.82	35.85	60.46	92.93	135.18	163.81	178.35
0.90	1.70	3.44	6.37	14.02	30.87	48.73	82.36	138.18	198.92	220.95	238.37
1.36	2.07	2.68	5.40	9.36	17.05	23.60	39.89	65.03	98.15	131.60	161.58
0.60	0.82	1.19	1.80	3.45	6.35	9.06	13.74	24.13	36.14	50.40	63.11
0.71	1.13	1.36	3.38	5.64	10.13	13.69	25.05	39.11	58.76	77.91	94.21
5.67	12.09	21.96	33.85	52.67	76.41	84.30	104.34	135.11	160.32	169.46	186.10
0.01	0.07	0.10	0.31	0.51	1.16	1.40	2.72	4.60	6.51	7.29	8.78
0.34	0.84	1.40	3.20	6.18	10.91	15.77	20.99	32.80	43.38	45.30	48.78
1.84	3.51	7.32	17.34	39.21	89.24	136.54	221.28	337.23	468.00	521.62	521.00
0.01	0.00	0.02	0.05	0.13	0.17	0.10	0.31	0.27	0.49	1.10	1.03
0.01	0.07	0.07	0.22	0.30	1.11	2.83	6.98	16.90	36.43	66.31	105.05
0.04	0.07	0.19	0.40	0.83	1.83	3.62	7.12	14.78	26.18	48.75	79.24
1.72	1.81	2.63	3.33	5.59	8.25	8.73	12.57	15.10	16.86	18.97	21.17
2.15	2.18	2.18	2.74	3.87	5.92	6.92	9.57	15.87	19.23	19.28	16.26
0.07	0.18	0.20	0.34	0.42	0.65	0.75	0.95	1.62	2.32	3.29	4.78
0.44	0.36	0.58	0.74	0.87	1.53	1.66	2.58	5.13	7.74	11.44	25.29
0.32	0.23	0.36	0.50	0.53	1.00	1.01	1.77	3.57	5.72	8.23	15.87
1.63	2.54	4.57	7.23	12.03	22.57	28.43	43.69	75.15	121.03	186.15	373.74
0.06	0.07	0.07	0.08	0.11	0.10	0.14	0.10	0.24	0.25	0.16	0.00
1.12	2.07	3.87	6.61	11.05	21.06	27.05	40.78	69.37	107.62	150.65	213.20
0.66	1.04	1.16	1.80	1.82	1.91	2.26	4.23	7.58	17.06	39.35	115.38
0.00	0.00	0.00	0.10	0.07	0.13	0.24	1.32	3.36	8.18	21.40	65.95
2.19	2.92	2.81	3.45	4.10	5.82	6.63	11.80	23.27	49.45	106.75	319.67
0.03	0.16	0.07	0.08	0.14	0.27	0.14	0.23	0.32	0.20	0.39	0.65
0.03	0.04	0.03	0.10	0.21	0.57	1.17	2.19	4.90	9.17	15.21	18.58
23.96	45.17	72.59	114.36	191.54	325.49	450.29	753.48	1416.29	2661.07	4785.95	9926.55
14.79	25.90	39.31	59.27	95.60	154.54	207.88	334.61	621.23	1191.51	2326.39	5582.81
0.24	0.32	0.55	1.06	1.49	3.02	3.40	5.94	11.97	27.11	45.23	116.02
0.65	1.14	1.69	2.71	5.96	10.56	17.03	30.23	71.99	153.62	339.38	842.73
10.99	20.07	31.77	47.92	78.87	127.57	172.41	275.92	498.18	941.52	1816.06	4309.81
8.88	15.72	23.69	35.79	57.14	88.91	115.15	180.25	298.27	543.47	962.35	2138.71
0.50	0.61	1.06	1.84	3.07	5.25	6.07	10.52	20.03	37.47	68.27	130.35

续表

疾病名称（ICD-10）	合计	不满1岁	1～<5岁	5～<10岁	10～<15岁	15～<20岁	20～<25岁	25～<30岁
脑血管病计	192.41	1.36	0.20	0.25	0.44	1.24	1.88	4.33
内：脑出血	71.47	1.11	0.16	0.23	0.37	1.06	1.56	3.12
脑梗死	62.26	0.12	0.02	0.02	0.00	0.12	0.18	0.66
卒中（未特指出血或梗死）	5.87	0.00	0.00	0.00	0.00	0.00	0.12	0.21
八、呼吸系统疾病小计	77.67	11.60	1.42	0.33	0.47	0.52	0.76	1.11
其中：肺炎	7.82	9.87	0.87	0.22	0.21	0.06	0.38	0.41
慢性下呼吸道疾病	64.02	0.00	0.00	0.02	0.02	0.18	0.12	0.47
内：慢性支气管肺炎	8.39	0.00	0.00	0.00	0.00	0.04	0.02	0.06
肺气肿	4.91	0.00	0.00	0.00	0.02	0.02	0.00	0.06
尘肺	1.69	0.00	0.00	0.00	0.00	0.00	0.00	0.00
九、消化系统疾病小计	20.19	5.31	0.51	0.28	0.19	0.32	0.80	1.64
其中：胃和十二指肠溃疡	3.37	0.37	0.00	0.02	0.00	0.06	0.14	0.18
阑尾炎	0.10	0.00	0.02	0.03	0.05	0.00	0.00	0.02
肠梗阻	1.17	1.23	0.11	0.05	0.05	0.06	0.04	0.06
肝疾病	8.76	0.37	0.04	0.03	0.02	0.04	0.28	0.62
内：肝硬化	7.79	0.12	0.02	0.02	0.00	0.02	0.24	0.57
十、肌肉骨骼和结缔组织疾病小计	2.17	0.00	0.07	0.12	0.10	0.26	0.18	0.29
其中：系统性红斑狼疮	0.10	0.00	0.00	0.05	0.00	0.04	0.02	0.12
十一、泌尿生殖系统疾病小计	9.34	0.00	0.04	0.12	0.13	0.26	0.58	1.17
其中：肾小球和肾小管间质疾病	5.94	0.00	0.02	0.11	0.13	0.24	0.46	0.88
肾衰竭	2.48	0.00	0.02	0.02	0.00	0.02	0.12	0.18
前列腺增生	0.23	0.00	0.00	0.00	0.00	0.00	0.00	0.00
十二、妊娠、分娩和产褥期并发症小计								
其中：直接产科原因计								
内：流产								
妊娠高血压综合征								
产后出血								
产褥期感染								
间接产科原因计								
十三、起源于围生期的情况小计	0.88	97.75	0.00	0.00	0.00	0.00	0.00	0.00
其中：早产儿和未成熟儿	0.19	20.98	0.00	0.00	0.00	0.00	0.00	0.00
新生儿产伤和窒息	0.14	15.80	0.00	0.00	0.00	0.00	0.00	0.00
十四、先天畸形、变形和染色体异常小计	1.15	40.73	2.65	0.81	0.95	1.38	0.80	1.07
其中：先天性心脏病	0.75	24.44	1.76	0.59	0.69	1.06	0.66	0.80
先天性脑畸形	0.07	1.36	0.27	0.15	0.10	0.06	0.06	0.04
十五、诊断不明小计	3.43	6.29	0.60	0.19	0.31	0.82	1.02	1.46
十六、其他疾病小计	5.45	3.58	0.53	0.34	0.32	0.26	0.38	0.41
十七、损伤和中毒小计	66.62	19.62	14.28	8.14	14.21	22.28	23.90	34.06
其中：机动车辆交通事故	21.80	1.73	3.54	2.40	2.76	6.78	8.48	12.22
内：行人与机动车发生的交通事故	6.82	0.25	1.56	0.96	0.94	2.06	2.22	3.05
机动车与机动车发生的交通事故	4.76	0.12	0.38	0.42	0.53	1.46	1.80	2.50
机动车以外的运输事故	0.07	0.00	0.02	0.00	0.00	0.04	0.06	0.14
意外中毒	3.98	0.49	0.47	0.36	0.52	0.74	1.50	2.83
意外跌落	17.01	1.36	1.45	0.85	1.42	2.10	2.00	3.71
火灾	0.85	0.25	0.18	0.12	0.06	0.10	0.14	0.27
溺水	4.99	0.62	5.94	3.22	6.63	6.96	3.51	3.57
意外的机械性窒息	0.91	9.26	0.67	0.15	0.11	0.08	0.42	0.53
砸死	1.11	0.00	0.04	0.08	0.03	0.14	0.38	0.53
触电	1.06	0.00	0.13	0.12	0.15	0.30	0.74	1.64
自杀	8.18	0.00	0.00	0.08	1.73	3.74	4.79	5.82
被杀	0.35	0.37	0.13	0.08	0.19	0.22	0.22	0.27

30~ <35岁	35~ <40岁	40~ <45岁	45~ <50岁	50~ <55岁	55~ <60岁	60~ <65岁	65~ <70岁	70~ <75岁	75~ <80岁	80~ <85岁	85岁及 以上
8.01	17.67	30.85	51.03	89.98	160.52	230.81	399.16	760.44	1408.63	2352.18	4142.94
6.47	13.56	21.93	34.00	53.95	87.44	107.59	166.10	273.02	452.62	679.95	1073.22
0.75	1.95	4.45	8.85	20.02	38.30	62.74	121.88	247.13	492.84	853.56	1580.03
0.24	0.61	1.21	1.32	2.07	3.72	5.36	10.28	20.06	41.46	80.81	168.03
1.46	2.72	4.57	8.85	17.00	34.29	56.80	121.63	270.55	594.50	1164.25	2540.33
0.52	0.77	1.02	1.64	2.83	4.60	5.84	11.47	20.97	45.21	99.46	297.34
0.44	1.07	2.08	4.66	9.56	22.27	42.89	98.35	232.79	517.64	1007.65	2111.99
0.04	0.16	0.36	0.44	1.12	2.64	5.72	10.94	28.26	63.89	134.42	309.60
0.07	0.14	0.17	0.61	0.87	2.05	3.92	8.32	20.38	41.41	74.54	134.09
0.06	0.27	0.44	1.28	2.77	4.17	3.82	4.38	4.10	6.85	9.48	12.39
3.52	7.26	11.61	16.46	21.00	28.06	28.43	39.25	57.45	98.55	169.38	320.70
0.25	0.45	0.92	1.38	1.74	3.10	4.10	6.13	11.30	22.38	41.85	76.27
0.03	0.04	0.02	0.03	0.09	0.05	0.06	0.16	0.21	0.89	1.25	1.42
0.09	0.11	0.20	0.34	0.46	0.86	0.79	2.10	3.33	9.07	15.91	31.10
2.05	4.72	8.36	11.79	14.64	18.39	16.20	18.99	22.06	26.82	32.76	38.85
1.86	4.19	7.66	10.88	13.43	16.68	14.46	16.78	19.02	23.07	26.65	32.01
0.24	0.48	0.44	0.82	1.34	1.91	2.57	3.96	6.87	13.66	23.44	51.88
0.10	0.14	0.14	0.04	0.14	0.08	0.20	0.10	0.18	0.30	0.63	0.52
1.69	2.79	4.08	5.17	6.76	11.47	13.04	19.01	34.24	56.25	83.40	149.83
1.09	1.79	2.54	3.52	4.60	7.36	8.61	12.71	22.21	36.83	50.24	81.56
0.53	0.91	1.40	1.53	1.95	3.47	3.88	5.24	9.76	13.56	19.99	30.59
0.00	0.00	0.02	0.00	0.01	0.06	0.06	0.16	0.38	1.53	4.08	12.65
0.00	0.00	0.00	0.00	0.00	0.00	0.00	0.00	0.00	0.00	0.00	0.00
0.00	0.00	0.00	0.00	0.00	0.00	0.00	0.00	0.00	0.00	0.00	0.00
0.00	0.00	0.00	0.00	0.00	0.00	0.00	0.00	0.00	0.00	0.00	0.00
0.66	0.66	0.53	0.64	0.47	0.46	0.51	0.56	0.41	0.44	0.63	0.26
0.53	0.45	0.41	0.46	0.36	0.22	0.28	0.19	0.15	0.15	0.16	0.13
0.07	0.02	0.00	0.05	0.00	0.00	0.00	0.02	0.00	0.05	0.00	0.00
1.62	2.49	2.73	3.41	4.47	4.95	5.30	4.70	6.25	9.07	17.79	48.65
0.71	0.80	0.75	1.09	1.52	1.42	1.86	3.20	5.40	14.44	47.73	386.00
37.88	43.90	46.32	58.07	75.31	95.24	95.58	118.90	153.46	215.14	327.63	694.71
13.61	15.88	17.24	21.53	28.03	36.63	38.88	48.51	58.43	61.57	61.37	60.27
3.67	4.29	4.66	5.62	8.18	10.18	11.04	15.42	21.06	24.01	27.98	30.72
3.24	3.72	4.16	4.88	6.66	8.80	9.79	10.90	11.44	11.39	8.94	5.81
0.03	0.11	0.07	0.08	0.08	0.17	0.12	0.08	0.03	0.05	0.00	0.13
2.81	3.67	4.67	5.24	6.18	6.44	5.99	6.50	7.43	9.61	10.42	13.29
5.51	6.58	8.00	11.26	15.54	20.14	20.16	26.89	39.43	70.35	145.32	412.98
0.29	0.41	0.44	0.60	0.83	1.13	1.03	1.40	1.92	4.58	6.35	13.55
3.20	3.22	2.51	2.90	3.87	4.72	4.83	6.19	9.14	13.41	17.40	24.26
0.72	0.84	0.78	1.02	1.45	1.50	1.31	1.26	1.12	1.13	1.41	2.45
1.05	1.20	1.59	1.85	2.44	2.72	1.58	1.53	0.80	0.89	0.63	0.52
1.80	1.52	1.48	1.46	1.66	1.86	1.03	0.83	0.88	0.69	0.63	0.39
4.74	5.46	4.62	5.99	8.55	11.42	12.46	16.41	21.41	33.47	42.56	53.56
0.44	0.50	0.43	0.46	0.43	0.48	0.40	0.41	0.38	0.44	0.16	0.52

11-4-3　2021年农村居民年龄别、疾病别死亡率（女）

单位：1/10万

疾病名称（ICD-10）	合计	不满1岁	1～<5岁	5～<10岁	10～<15岁	15～<20岁	20～<25岁	25～<30岁
总计	640.46	181.07	21.54	12.59	16.72	22.29	20.24	29.50
一、传染病和寄生虫病小计	4.02	3.70	0.85	0.24	0.37	0.62	0.51	0.66
其中：传染病计	3.99	3.70	0.82	0.24	0.37	0.62	0.51	0.66
内：痢疾	0.00	0.00	0.00	0.00	0.00	0.00	0.00	0.00
肠道其他细菌性传染病	0.13	0.27	0.07	0.06	0.02	0.00	0.07	0.00
呼吸道结核	0.74	0.00	0.02	0.00	0.04	0.10	0.09	0.13
破伤风	0.03	0.00	0.00	0.00	0.00	0.00	0.00	0.00
脑膜炎球菌感染	0.09	0.41	0.32	0.06	0.12	0.05	0.00	0.04
败血症	0.38	2.47	0.17	0.04	0.06	0.12	0.07	0.04
性传播疾病	0.01	0.00	0.00	0.00	0.00	0.00	0.00	0.00
狂犬病	0.01	0.00	0.00	0.00	0.00	0.00	0.00	0.00
流行性乙型脑炎	0.00	0.00	0.00	0.00	0.00	0.00	0.00	0.00
病毒性肝炎	1.80	0.00	0.00	0.02	0.02	0.10	0.02	0.09
艾滋病	0.25	0.00	0.00	0.00	0.04	0.17	0.09	0.18
寄生虫病计	0.03	0.00	0.02	0.00	0.00	0.00	0.00	0.00
内：血吸虫病	0.02	0.00	0.00	0.00	0.00	0.00	0.00	0.00
二、肿瘤小计	122.55	4.25	2.51	2.53	2.95	3.69	3.96	7.44
其中：恶性肿瘤计	119.11	3.70	2.44	2.42	2.91	3.57	3.80	7.06
内：鼻咽癌	0.95	0.00	0.00	0.02	0.04	0.05	0.05	0.20
食管癌	6.39	0.00	0.00	0.00	0.00	0.02	0.00	0.00
胃癌	12.08	0.00	0.00	0.00	0.00	0.02	0.23	0.57
结肠、直肠和肛门癌	10.07	0.00	0.02	0.00	0.00	0.14	0.12	0.31
内：结肠癌	4.24	0.00	0.00	0.00	0.00	0.07	0.05	0.15
直肠癌	5.56	0.00	0.02	0.00	0.00	0.05	0.07	0.15
肝癌	14.96	0.27	0.17	0.00	0.04	0.14	0.26	0.62
胆囊癌	1.31	0.00	0.00	0.00	0.00	0.00	0.00	0.00
胰腺癌	5.21	0.00	0.00	0.00	0.00	0.00	0.07	0.11
肺癌	29.67	0.00	0.00	0.02	0.00	0.05	0.19	0.33
乳腺癌	7.29	0.00	0.00	0.00	0.00	0.00	0.02	0.77
宫颈癌	5.64	0.00	0.00	0.00	0.00	0.00	0.12	0.38
卵巢癌	2.67	0.00	0.00	0.00	0.00	0.19	0.19	0.20
前列腺癌								
膀胱癌	0.86	0.00	0.00	0.00	0.00	0.00	0.00	0.02
脑及神经系统恶性肿瘤	3.83	0.69	0.82	1.01	0.91	0.59	0.61	0.86
白血病	3.32	1.65	0.99	0.74	1.15	1.43	1.05	1.32
良性肿瘤计	0.52	0.27	0.02	0.02	0.00	0.10	0.05	0.07
三、血液、造血器官及免疫疾病小计	1.27	1.65	0.30	0.18	0.35	0.17	0.23	0.15
其中：贫血	0.92	0.69	0.12	0.11	0.25	0.05	0.05	0.13
四、内分泌、营养和代谢疾病小计	22.83	2.74	0.30	0.17	0.14	0.31	0.30	0.64
其中：甲状腺疾患	0.12	0.00	0.00	0.00	0.00	0.02	0.02	0.04
糖尿病	19.04	0.00	0.02	0.07	0.04	0.19	0.14	0.46
五、精神和行为障碍小计	3.81	0.00	0.02	0.06	0.10	0.21	0.35	0.35
其中：痴呆	1.87	0.00	0.00	0.00	0.00	0.00	0.00	0.02
六、神经系统疾病小计	10.61	3.43	1.62	1.62	1.24	1.78	1.38	1.50
其中：脑膜炎	0.07	0.27	0.15	0.04	0.04	0.10	0.00	0.00
帕金森病	0.90	0.00	0.00	0.00	0.00	0.00	0.00	0.00
七、循环系统疾病小计	351.12	4.80	0.75	0.72	1.13	1.76	2.33	4.55
其中：心脏病计	184.93	3.70	0.55	0.52	0.70	1.24	1.49	2.74
内：慢性风湿性心脏病	4.88	0.00	0.00	0.00	0.00	0.02	0.07	0.04
高血压性心脏病	26.17	0.00	0.00	0.00	0.02	0.00	0.02	0.09
冠心病	143.71	0.00	0.00	0.11	0.23	0.59	0.98	1.88
内：急性心肌梗死	76.37	0.00	0.00	0.07	0.17	0.48	0.77	1.54
其他高血压病	5.14	0.00	0.00	0.00	0.00	0.00	0.05	0.13

30～ <35 岁	35～ <40 岁	40～ <45 岁	45～ <50 岁	50～ <55 岁	55～ <60 岁	60～ <65 岁	65～ <70 岁	70～ <75 岁	75～ <80 岁	80～ <85 岁	85 岁及 以上
35.82	53.38	78.88	125.95	218.20	371.52	526.71	931.06	1817.43	3444.59	5769.63	14 469.26
0.68	0.98	1.40	1.73	2.40	4.55	5.99	8.45	13.05	20.46	24.36	38.24
0.68	0.96	1.40	1.72	2.39	4.52	5.99	8.37	12.88	20.24	24.24	37.91
0.00	0.00	0.00	0.00	0.00	0.00	0.00	0.00	0.03	0.00	0.00	0.17
0.00	0.00	0.02	0.01	0.04	0.06	0.08	0.11	0.23	0.85	1.20	2.65
0.16	0.20	0.21	0.24	0.30	0.77	1.12	1.75	2.82	3.38	5.69	7.13
0.00	0.02	0.00	0.01	0.00	0.05	0.06	0.09	0.03	0.13	0.42	0.33
0.03	0.00	0.02	0.06	0.05	0.03	0.10	0.19	0.20	0.27	0.36	0.33
0.03	0.09	0.10	0.15	0.22	0.36	0.39	0.68	0.74	1.29	2.39	6.06
0.00	0.00	0.00	0.00	0.00	0.02	0.00	0.04	0.00	0.04	0.12	0.17
0.00	0.00	0.00	0.01	0.00	0.02	0.02	0.02	0.09	0.04	0.00	0.08
0.00	0.00	0.00	0.00	0.00	0.00	0.00	0.00	0.00	0.00	0.00	0.00
0.10	0.20	0.37	0.72	1.29	2.32	3.26	4.22	6.75	10.90	10.59	13.85
0.19	0.34	0.51	0.29	0.29	0.36	0.35	0.51	0.28	0.40	0.36	0.17
0.00	0.02	0.00	0.01	0.01	0.03	0.00	0.08	0.17	0.22	0.12	0.33
0.00	0.00	0.00	0.00	0.00	0.02	0.00	0.04	0.17	0.09	0.06	0.33
11.70	19.79	32.00	53.39	93.86	152.69	188.02	299.83	463.01	671.81	753.91	947.81
11.22	18.80	30.48	51.47	91.14	148.82	183.31	291.66	450.70	652.72	735.78	919.77
0.13	0.27	0.44	0.83	1.09	1.58	1.53	2.28	3.85	3.96	2.33	4.31
0.10	0.04	0.26	0.43	1.06	3.00	5.60	13.58	27.78	50.23	62.25	87.76
1.18	1.72	2.41	3.81	6.44	11.26	15.62	27.42	45.76	78.21	91.82	124.01
0.75	1.41	2.24	3.54	6.19	10.60	13.72	21.61	38.78	58.10	75.89	105.43
0.41	0.51	1.10	1.55	2.76	4.55	5.83	9.17	15.96	22.69	32.50	44.46
0.33	0.87	1.08	1.90	3.26	5.80	7.44	11.83	21.80	33.90	41.66	57.65
0.99	1.93	3.10	5.72	11.08	18.22	24.53	40.69	60.21	83.64	89.90	104.69
0.04	0.02	0.14	0.35	0.68	1.56	2.11	3.11	5.47	8.76	9.28	11.20
0.15	0.27	0.58	1.80	2.94	6.57	9.32	13.82	21.77	30.83	34.24	37.74
0.98	1.84	4.86	7.77	18.15	32.20	44.94	79.00	125.21	179.60	204.46	245.95
1.82	3.49	5.42	8.60	12.35	16.22	14.46	14.70	16.47	19.75	17.42	20.99
0.66	2.09	2.75	5.18	8.30	11.23	9.94	13.25	16.47	20.82	20.77	19.83
0.28	0.47	1.03	2.39	4.22	5.58	6.03	6.93	9.00	8.27	6.46	5.14
0.03	0.09	0.05	0.11	0.22	0.44	0.74	1.29	2.82	6.45	8.44	15.76
1.02	1.39	1.57	2.45	3.56	5.97	6.70	9.13	11.71	14.59	16.64	15.76
1.21	1.25	1.63	2.03	2.83	4.72	5.27	7.61	10.37	13.08	11.91	10.78
0.09	0.16	0.19	0.28	0.43	0.70	0.79	1.16	1.51	2.62	2.69	4.73
0.31	0.25	0.24	0.39	0.70	0.79	1.10	1.97	3.79	6.23	10.77	19.33
0.24	0.16	0.14	0.26	0.49	0.51	0.72	1.50	2.76	4.49	8.56	14.52
0.69	1.43	1.82	3.52	6.70	13.65	24.76	42.59	86.09	146.05	195.66	391.29
0.04	0.07	0.07	0.10	0.09	0.17	0.08	0.15	0.34	0.67	0.72	0.83
0.56	1.08	1.52	3.06	6.19	12.97	23.87	40.75	82.15	135.91	165.91	221.65
0.31	0.45	0.61	0.65	0.78	1.23	1.72	3.13	6.87	15.79	33.58	129.90
0.00	0.02	0.02	0.04	0.04	0.16	0.45	1.06	2.71	7.70	20.05	75.65
1.12	1.34	1.68	1.44	2.44	3.84	4.24	8.28	19.41	42.17	86.73	349.39
0.00	0.05	0.09	0.03	0.11	0.13	0.08	0.06	0.11	0.13	0.30	0.08
0.00	0.02	0.03	0.10	0.14	0.47	0.60	1.69	4.05	7.25	8.02	13.94
6.81	11.83	20.35	35.99	68.20	130.43	216.52	430.31	956.99	1998.74	3623.23	9279.69
4.00	6.72	10.16	17.04	30.14	58.53	101.48	198.10	451.18	966.49	1882.87	5505.87
0.18	0.31	0.54	0.73	1.63	2.69	4.11	6.99	12.22	25.27	42.80	125.92
0.22	0.38	0.54	1.16	2.54	5.59	9.09	20.36	54.34	130.39	285.74	891.82
2.66	4.79	7.61	12.79	23.39	45.51	80.96	158.43	360.36	761.58	1463.36	4219.61
2.05	3.61	5.49	8.69	15.94	29.95	51.45	99.81	209.39	415.69	739.85	2037.39
0.07	0.22	0.56	0.79	1.10	2.43	3.68	5.77	15.05	29.09	51.77	128.66

续表

疾病名称（ICD-10）	合计	不满 1 岁	1 ～ < 5 岁	5 ～ < 10 岁	10 ～ < 15 岁	15 ～ < 20 岁	20 ～ < 25 岁	25 ～ < 30 岁
脑血管病计	158.06	0.69	0.17	0.20	0.41	0.50	0.65	1.46
内：脑出血	53.09	0.69	0.12	0.13	0.33	0.29	0.42	0.84
脑梗死	54.39	0.00	0.00	0.02	0.00	0.07	0.07	0.29
卒中（未特指出血或梗死）	5.46	0.00	0.05	0.00	0.00	0.02	0.02	0.13
八、呼吸系统疾病小计	52.27	11.80	1.27	0.33	0.41	0.55	0.54	0.68
其中：肺炎	6.26	9.33	0.85	0.22	0.23	0.19	0.28	0.18
慢性下呼吸道疾病	42.90	0.00	0.00	0.02	0.04	0.12	0.14	0.33
内：慢性支气管肺炎	6.48	0.00	0.00	0.02	0.00	0.00	0.02	0.02
肺气肿	3.12	0.00	0.00	0.00	0.00	0.00	0.02	0.04
尘肺	0.05	0.00	0.02	0.00	0.00	0.00	0.00	0.00
九、消化系统疾病小计	11.60	3.57	0.55	0.07	0.12	0.36	0.61	0.62
其中：胃和十二指肠溃疡	2.20	0.00	0.02	0.00	0.00	0.00	0.02	0.07
阑尾炎	0.09	0.00	0.00	0.00	0.00	0.00	0.00	0.00
肠梗阻	0.86	0.82	0.15	0.02	0.04	0.05	0.05	0.02
肝疾病	2.92	0.69	0.02	0.02	0.04	0.17	0.16	0.15
内：肝硬化	2.29	0.14	0.00	0.00	0.04	0.10	0.12	0.09
十、肌肉骨骼和结缔组织疾病小计	2.81	0.27	0.02	0.02	0.19	0.36	0.44	0.75
其中：系统性红斑狼疮	0.47	0.00	0.00	0.00	0.14	0.33	0.35	0.68
十一、泌尿生殖系统疾病小计	6.32	0.55	0.07	0.07	0.27	0.26	0.42	0.49
其中：肾小球和肾小管间质疾病	4.16	0.14	0.02	0.02	0.19	0.14	0.33	0.29
肾衰竭	1.76	0.41	0.05	0.00	0.08	0.12	0.09	0.20
前列腺增生								
十二、妊娠、分娩和产褥期并发症小计	0.08	0.00	0.00	0.00	0.00	0.07	0.09	0.35
其中：直接产科原因计	0.08	0.00	0.00	0.00	0.00	0.07	0.07	0.35
内：流产	0.01	0.00	0.00	0.00	0.00	0.00	0.02	0.07
妊娠高血压综合征	0.01	0.00	0.00	0.00	0.00	0.02	0.00	0.07
产后出血	0.02	0.00	0.00	0.00	0.00	0.00	0.02	0.09
产褥期感染	0.03	0.00	0.00	0.00	0.00	0.02	0.02	0.04
间接产科原因计	0.00	0.00	0.00	0.00	0.00	0.00	0.02	0.00
十三、起源于围生期的情况小计	0.69	82.17	0.00	0.00	0.00	0.00	0.00	0.00
其中：早产儿和未成熟儿	0.19	22.36	0.00	0.00	0.00	0.00	0.00	0.00
新生儿产伤和窒息	0.14	16.05	0.00	0.00	0.00	0.00	0.00	0.00
十四、先天畸形、变形和染色体异常小计	0.93	33.88	1.96	1.00	1.11	0.81	0.75	0.57
其中：先天性心脏病	0.64	21.40	1.17	0.70	0.78	0.57	0.54	0.51
先天性脑畸形	0.05	1.51	0.20	0.13	0.10	0.02	0.09	0.00
十五、诊断不明小计	1.75	4.80	0.65	0.09	0.14	0.36	0.23	0.46
十六、其他疾病小计	8.42	2.61	0.35	0.09	0.12	0.29	0.02	0.22
十七、损伤和中毒小计	38.77	20.58	9.82	5.16	7.83	10.52	7.93	9.82
其中：机动车辆交通事故	9.03	1.37	3.11	1.86	1.83	2.59	2.43	3.42
内：行人与机动车发生的交通事故	3.49	0.14	1.42	0.79	0.51	1.00	0.86	1.06
机动车与机动车发生的交通事故	1.62	0.27	0.27	0.24	0.35	0.31	0.30	0.71
机动车以外的运输事故	0.01	0.00	0.00	0.00	0.00	0.02	0.00	0.02
意外中毒	1.50	0.14	0.50	0.35	0.54	0.71	0.72	0.60
意外跌落	12.99	0.82	1.57	0.52	0.89	0.95	0.65	0.93
火灾	0.40	0.00	0.12	0.13	0.06	0.12	0.05	0.13
溺水	2.84	0.41	2.76	1.62	2.27	1.71	0.93	0.95
意外的机械性窒息	0.35	9.33	0.52	0.09	0.04	0.05	0.09	0.13
砸死	0.19	0.00	0.15	0.04	0.00	0.00	0.02	0.09
触电	0.12	0.00	0.00	0.04	0.10	0.00	0.00	0.18
自杀	5.96	0.00	0.00	0.04	1.57	3.54	2.36	2.34
被杀	0.30	0.41	0.10	0.09	0.12	0.10	0.33	0.26

30～ <35岁	35～ <40岁	40～ <45岁	45～ <50岁	50～ <55岁	55～ <60岁	60～ <65岁	65～ <70岁	70～ <75岁	75～ <80岁	80～ <85岁	85岁及 以上
2.51	4.60	9.23	17.57	35.65	67.52	108.07	221.84	481.76	986.65	1662.07	3585.61
1.80	3.52	6.17	11.95	22.27	38.59	53.07	96.39	177.53	320.67	480.68	905.26
0.35	0.63	1.54	2.93	6.57	14.68	28.23	64.83	159.38	352.12	607.93	1382.48
0.12	0.05	0.23	0.32	0.96	1.82	2.19	5.11	12.62	30.03	58.48	165.74
0.77	1.05	1.92	3.05	5.53	10.98	21.06	43.75	118.34	278.89	580.16	1646.35
0.27	0.29	0.54	0.68	1.05	1.77	2.60	4.44	10.80	25.80	58.12	219.74
0.38	0.43	1.05	1.85	3.50	7.85	16.35	36.56	100.59	239.57	493.67	1335.45
0.07	0.04	0.09	0.26	0.47	1.25	2.13	4.63	14.59	33.37	75.18	213.85
0.03	0.02	0.10	0.19	0.33	0.57	1.47	2.81	8.63	19.57	34.12	89.17
0.00	0.00	0.02	0.07	0.01	0.06	0.12	0.09	0.14	0.22	0.42	0.33
0.71	1.01	1.47	2.08	3.85	6.79	9.84	16.79	29.41	61.35	111.09	264.87
0.06	0.13	0.19	0.26	0.63	0.93	1.20	2.47	5.16	12.10	26.10	55.58
0.00	0.00	0.02	0.03	0.04	0.02	0.06	0.19	0.14	0.67	0.54	2.24
0.06	0.05	0.07	0.11	0.16	0.33	0.66	0.63	1.68	4.76	9.40	23.06
0.40	0.45	0.63	0.98	1.93	3.40	4.61	7.92	10.20	16.50	18.67	23.64
0.25	0.34	0.54	0.78	1.58	2.78	3.66	6.44	8.09	12.55	14.42	18.00
0.66	0.60	0.72	1.16	1.42	2.07	2.38	3.72	6.33	12.32	22.50	58.98
0.53	0.45	0.45	0.55	0.59	0.73	0.62	0.66	0.74	0.62	0.42	0.41
0.93	1.30	1.92	2.17	4.07	6.94	8.53	12.40	22.60	35.23	44.83	68.19
0.52	0.79	1.22	1.40	2.83	4.49	5.58	8.24	15.16	23.80	28.49	44.79
0.35	0.45	0.61	0.64	1.02	2.15	2.42	3.57	6.21	9.34	13.11	16.18
0.33	0.40	0.10	0.00	0.00	0.00	0.00	0.00	0.00	0.00	0.00	0.00
0.31	0.36	0.09	0.00	0.00	0.00	0.00	0.00	0.00	0.00	0.00	0.00
0.01	0.05	0.03	0.00	0.00	0.00	0.00	0.00	0.00	0.00	0.00	0.00
0.03	0.02	0.02	0.00	0.00	0.00	0.00	0.00	0.00	0.00	0.00	0.00
0.04	0.09	0.02	0.00	0.00	0.00	0.00	0.00	0.00	0.00	0.00	0.00
0.13	0.16	0.00	0.00	0.00	0.00	0.00	0.00	0.00	0.00	0.00	0.00
0.01	0.04	0.00	0.00	0.00	0.00	0.00	0.00	0.00	0.00	0.00	0.00
0.00	0.00	0.00	0.00	0.00	0.00	0.00	0.00	0.00	0.00	0.00	0.00
0.00	0.00	0.00	0.00	0.00	0.00	0.00	0.00	0.00	0.00	0.00	0.00
0.49	0.40	0.45	0.53	0.59	0.38	0.23	0.40	0.71	0.58	0.60	0.41
0.37	0.33	0.40	0.40	0.50	0.25	0.21	0.27	0.48	0.18	0.18	0.08
0.06	0.02	0.00	0.03	0.00	0.00	0.00	0.00	0.00	0.00	0.06	0.00
0.33	0.38	0.65	0.51	0.78	1.00	1.20	1.33	2.99	6.01	10.29	50.68
0.15	0.27	0.24	0.40	0.70	0.88	1.03	1.63	4.62	10.32	35.55	489.42
9.65	11.65	13.10	18.67	25.75	34.88	39.43	55.85	81.90	136.71	232.41	725.91
3.35	4.68	5.54	7.93	10.85	15.99	16.20	20.85	24.05	24.25	20.05	22.40
1.06	1.53	1.56	2.55	3.25	5.20	5.66	7.71	11.68	12.68	12.15	14.35
0.68	0.81	1.24	1.81	2.38	3.71	3.39	3.85	3.56	2.58	1.20	1.16
0.00	0.00	0.05	0.00	0.03	0.02	0.04	0.02	0.00	0.00	0.00	0.00
0.75	0.94	0.79	1.01	1.31	1.58	1.84	2.45	4.10	5.21	7.84	9.21
0.69	1.10	1.40	1.99	3.02	4.15	5.48	10.10	21.26	50.45	117.43	455.57
0.09	0.14	0.14	0.19	0.12	0.09	0.19	0.55	0.94	2.54	2.57	8.05
0.86	1.10	0.89	1.49	2.15	2.23	3.10	4.67	6.73	11.03	15.20	21.40
0.10	0.05	0.14	0.25	0.30	0.17	0.27	0.51	0.43	0.93	1.08	2.65
0.07	0.13	0.19	0.32	0.25	0.36	0.33	0.27	0.28	0.36	0.36	0.66
0.10	0.04	0.12	0.14	0.18	0.22	0.14	0.19	0.20	0.18	0.24	0.08
2.35	2.28	2.61	3.53	5.64	7.73	9.28	12.40	17.15	25.45	28.25	28.95
0.53	0.38	0.35	0.51	0.34	0.28	0.31	0.21	0.34	0.18	0.36	0.58

十二、食品安全与卫生健康监督

简要说明

一、本章反映我国食品安全监测、食品安全标准、卫生健康监督、监测及行政执法情况。主要包括食源性疾病暴发、食品安全监测和国家标准制定情况，公共场所卫生、生活饮用水卫生、职业卫生、放射卫生等监督、监测、行政执法情况及传染病防治、医疗卫生、采供血卫生监督执法情况。

二、本章数据来源于食品安全风险监测和卫生健康监督统计年报。

三、除在表下方标明所缺省份外，其他数据包括全国31个省、自治区、直辖市数据。

四、2022年结案案件数，包括往年查处，2022年结案的情况。

主要指标解释

食源性疾病　指食品中致病因素进入人体引起的感染性、中毒性等疾病。

监督户次　即卫生监督的生产、经营企业的户次数。

监测合格率　即卫生抽样监测合格件数/监测件数×100%。

12-1-1　各类致病因素食源性疾病暴发报告情况

致病因素	事件数 / 个		事件构成 /%		患者数 / 个		患者构成 /%	
	2021 年	2022 年	2021 年	2022 年	2021 年	2022 年	2021 年	2022 年
动植物及毒蘑菇	2341	2463	42.6	50.2	9293	9292	28.7	38.3
其中：毒蘑菇	1609	1639	29.3	33.4	5464	5834	16.9	24.0
菜豆	317	300	5.8	6.1	2047	1264	6.3	5.2
乌头	67	86	1.2	1.8	286	367	0.9	1.5
桐油果	37	31	0.7	0.6	182	151	0.6	0.6
野菜	56	80	1.0	1.6	211	353	0.7	1.5
苦瓠瓜	12	15	0.2	0.3	47	66	0.2	0.3
发芽马铃薯	8	14	0.2	0.3	47	107	0.2	0.4
河鲀鱼	19	8	0.4	0.2	62	21	0.2	0.1
微生物	756	454	13.8	9.3	11 585	6106	35.8	25.2
其中：沙门氏菌	225	153	4.1	3.1	3192	2048	9.9	8.4
副溶血性弧菌	174	84	3.2	1.7	2634	1215	8.2	5.0
金黄色葡萄球菌及其毒素	62	54	1.1	1.1	759	568	2.4	2.3
蜡样芽孢杆菌	45	38	0.8	2.8	795	562	2.5	2.3
大肠埃希菌	55	33	1.0	0.7	1224	481	3.8	2.0
化学物	102	94	1.9	1.9	523	570	1.6	2.4
其中：亚硝酸盐	53	46	1.0	0.9	264	205	0.8	0.8
农药	26	29	0.5	0.6	122	108	0.4	0.4
寄生虫								
混合因素	74	11	1.4	0.2	426	51	1.3	0.2
不明原因	2218	1874	40.4	38.2	10 495	8395	32.5	34.6

注：包括胰蛋白酶抑制剂（含在未煮熟豆浆中）。

12-1-2　各类场所食源性疾病暴发报告情况

发生场所	事件数 / 个		事件构成 /%		患者数 / 个		患者构成 /%	
	2021 年	2022 年	2021 年	2022 年	2021 年	2022 年	2021 年	2022 年
合计	5493	4902	100.0	100.0	32 334	24 282	100.0	100.0
餐饮服务单位	2396	1819	43.6	37.1	21 208	13 583	65.6	55.9
宾馆饭店	998	793	18.2	16.2	7285	5106	22.5	21.0
单位食堂	253	182	4.6	3.7	2504	1564	7.7	6.4
学校食堂	207	183	3.8	3.7	4181	2038	12.9	8.4
快餐店①	235	137	4.3	2.8	1283	820	4.0	3.4
农村宴席	109	56	2.0	1.1	1862	813	5.8	3.4
街头摊点②	329	247	6.0	5.0	1326	969	4.1	4.0
小餐馆③	—		—		—		—	
送餐	118	78	2.2	1.6	1596	1170	4.9	4.8
其他④	147	143	2.7	3.0	1171	1103	3.6	4.6
学校（不包括学校食堂）	48		0.9		750		2.3	
家庭	2966	2939	54.0	60.0	9932	9808	30.7	40.4
其他⑤	83	144	1.5	2.9	444	891	1.4	3.7

注：①包括食品超市、食品零售点、小吃店、熟食店、糕点坊、大排档；2021年快餐店改为门店；②包括农贸市场；③2021年的小餐馆归入餐馆相当于2020年的宾馆饭店；④包括种养殖场、食品公司和饮水公司；包括中央厨房；⑤指除集体食堂、宾馆饭店、家庭、街头摊点、快餐店和送餐之外的饮食场所。

12-1-3 各地区食源性疾病暴发报告情况

监测地区	事件数 / 个		患者数 / 个	
	2021 年	2022 年	2021 年	2022 年
总　计	5493	4902	32 334	24 282
东　部	2222	1611	13 563	8194
中　部	1096	816	6291	4067
西　部	2175	2475	12 480	12 021
北　京	35	24	340	369
天　津	6	7	70	42
河　北	88	65	407	301
山　西	104	98	529	545
内蒙古	126	104	878	758
辽　宁	21	20	116	216
吉　林	88	46	548	242
黑龙江	36	32	141	162
上　海	14	4	203	59
江　苏	125	78	1548	867
浙　江	232	193	2140	1265
安　徽	90	88	745	442
福　建	230	119	1409	767
江　西	177	153	796	670
山　东	1221	967	5250	3454
河　南	89	70	1109	487
湖　北	80	66	519	487
湖　南	432	263	1904	1032
广　东	160	83	1605	500
广　西	128	136	913	870
海　南	90	51	475	354
重　庆	48	37	739	338
四　川	271	265	2011	1247
贵　州	386	404	1440	1466
云　南	966	1315	4499	5884
西　藏				
陕　西	94	79	1060	890
甘　肃	83	73	501	327
青　海	18	17	97	69
宁　夏	26	25	188	97
新　疆	29	20	154	75

12-2 2022年食品中微生物、化学污染物及有害因素监测情况

分 级	化学污染物和有害因素					微生物				
	采样单位/个	检测单位/个	数据上报单位/个	完成样本数/份	监测数据量/个	采样单位/个	检测单位/个	数据上报单位/个	完成样本数/份	监测数据量/个
总 计	847	608	611	46 217	1 022 570	862	699	670	54 666	231 739
省级	14	16	17	1228	89 022	14	15	15	2049	7441
地市级	328	326	327	35 811	825 512	322	328	329	36 473	164 710
区县级	505	266	267	9178	108 036	526	356	326	16 144	59 588

注：2022年化学污染物和有害因素采样涉及2775个区县，微生物采样涉及2577个区县。

12-3 食品安全国家标准制定公布情况

标 准	2017 年	2018 年	2019 年	2020 年	2021 年	2022 年
总 计	11	36	13	38	108	59
食品安全基础标准	2	1	2		3	3
食品产品标准		7			2	3
营养与特殊膳食食品标准					3	
食品生产经营规范标准	9	4		1	4	
食品添加剂质量规格标准		5		18	44	11
营养强化剂质量规格标准		11		10	3	9
食品相关产品标准						3
理化检验方法标准				5	8	8
微生物检验方法标准				2		1
毒理学评价程序				2	1	
农药残留限量		8	2		4	
兽药残留限量			9		36	21

12-4　2022年建设项目卫生审查情况

专业类别	建设项目数 / 个				设计卫生审查		竣工验收	
	合计	新建	改建	扩建	同意	不同意	通过	未通过
总　计	6930	5108	1635	187	3646	1	2230	1
生活饮用水卫生	468	437	27	4			445	1
放射卫生	4653	3052	1481	120	3646	1		
其他	1809	1619	127	63			1785	

12-5-1　2022年公共场所卫生被监督单位情况

指　标	总计	住宿场所	沐浴场所	游泳场所	美容美发场所	候车（机/船）场所	其他
单位数 / 个	1 624 137	352 169	138 227	20 110	992 843	3033	117 755
从业人员数 / 人	7 901 340	2 363 298	727 836	152 006	2 062 044	130 205	2 465 951
持健康合格证明人数 / 人	7 722 362	2 307 214	717 406	148 700	2 048 587	119 776	2 380 679
有集中空调通风系统	76 868	25 607	5119	2185	15 243	769	27 945
有效卫生许可证 / 份	1 622 601	352 169	138 227	20 110	992 843	3033	116 219
卫生许可证发放情况 / 份	418 927	70 882	38 833	6857	276 428	488	25 439
新发	311 291	40 608	30 651	4605	219 266	240	15 921
变更	18 813	4459	1849	615	9318	81	2491
延续	72 320	24 048	4211	1380	36 442	158	6081
注销	16 503	1767	2122	257	11 402	9	946
量化分级管理等级评定情况							
合计	1 495 954	329 145	130 051	19 363	915 309	2504	99 582
A 级	14 105	6646	622	1046	3978	113	1700
B 级	410 511	90 160	35 112	7921	249 445	694	27 179
C 级	979 803	216 976	85 815	9165	621 820	967	45 060
不予评级	91 535	15 363	8502	1231	40 066	730	25 643

12-5-2　2022年公共场所经常性卫生监督监测情况

指　标	总计	住宿场所	沐浴场所	游泳场所	美容美发场所	候车（机/船）场所	其他
卫生监督户次数／户次	1 757 321	434 130	147 072	39 832	1 006 768	5159	124 360
卫生监测样品数／件	685 164	224 015	68 964	90 775	244 245	6895	50 270
卫生监测合格率／%	98.11	98.66	98.90	93.88	98.65	99.62	99.39

12-5-3　2022年公共场所卫生监督处罚案件

单位：件

指　标	总计	住宿场所	沐浴场所	游泳场所	美容美发场所	候车（机/船）场所	其他
案件数	80 885	22 673	7579	4271	40 742	98	5522
结案数	78 945	22 147	7491	4079	39 646	100	5482
违法事实							
违反卫生管理有关规定	48 938	11 640	5093	3727	23 760	89	4629
违反设施设备和公共卫生间有关规定	3011	1612	219	188	869	3	120
违反通风系统有关规定	258	134	16	5	21		82
违反公共用品用具有关规定	29 897	10 220	2277	271	16 612	4	513
违反危害健康事故处置有关规定	1064	340	202	11	261	3	247
处罚程序							
简易程序	35 047	10 059	2449	1660	19 097	67	1715
一般程序	45 486	12 521	5104	2543	21 493	31	3794
其中：听证	183	53	14	16	73		27
行政强制及其他措施	17 279	4943	1251	965	9022	21	1077
处罚决定							
警告	76 824	21 617	7222	3502	39 311	93	5079
罚款	50 045	13 874	5724	2926	22 911	48	4562
罚款金额／万元	7051.0	1665.1	765.5	770.0	2896.6	5.6	948.1
停业整顿	60	21	4	9	26		
吊销卫生许可证	10	1	2		3		4

12-6-1 2022年饮用水卫生（供水）被监督单位情况

单位类别	单位数／户	从业人员／人	持健康合格证明人数／人
总　计	105 921	768 538	717 445
集中式供水单位	31 335	193 001	176 306
城市公共供水	4389	84 654	74 106
乡镇公共供水	17 704	56 461	52 552
自建设施供水	7589	45 154	44 469
分质供水	1653	6732	5179
二次供水单位	74 586	575 537	541 139

12-6-2 2022年饮用水卫生（涉水产品）被监督单位情况

单位类别	单位数／户	产品品种数／个
总　计	4930	16 643
输配水设备单位	3223	9686
防护材料单位	158	292
水处理材料单位	426	1775
化学处理剂单位	299	624
水质处理器单位	823	4265
与饮用水接触的新材料、新工艺和新化学物质	1	1

12-6-3 2022年饮用水经常性卫生监督监测情况

单位类别	卫生监督户次数／户次	卫生监测合计样品数／件	卫生监测合格率／%
合　计	131 473	64 236	96.72
集中式供水	49 016	50 623	96.09
城市公共供水	9879	20 064	98.19
乡镇公共供水	27 023	29 606	94.78
自建设施供水	10 630	592	88.85
分质供水	1484	361	99.45
二次供水	75 119	13 427	99.05
涉水产品生产企业	7338	186	97.85

12-6-4　2022年饮用水卫生监督处罚案件

单位：件

指标	总计	集中式供水					二次供水	涉水产品生产企业	涉水产品经营单位
		合计	城市公共供水	乡镇公共供水	自建设施供水	分质供水			
案件数	3219	1936	149	1142	569	76	959	135	189
结案数	3133	1877	152	1104	544	77	938	128	190
违法事实									
违反饮用水工程项目验收的有关规定	11	6		6			5		
违反供水单位卫生许可的有关规定	845	490	35	208	193	54	355		
违反供、管水人员健康管理的有关规定	451	252	33	188	24	7	199		
违反生活饮用水卫生标准的有关规定	1142	964	83	751	116	14	178		
违反集中式供水单位水源保护的有关规定	11	11	3	4	4				
生产和销售的涉及饮用水卫生安全产品违反卫生许可的有关规定	203	28	2	23	1	2		112	63
处罚程序									
简易程序	1210	758	53	293	385	27	387	7	58
一般程序	1999	1173	94	847	183	49	568	128	130
其中：听证	14	8	4	4			5	1	
相关行政措施									
责令限期改进	636	444	36	329	59	20	167	14	11
处罚决定									
罚款	2614	1533	141	1100	221	71	805	134	142
罚款金额/万元	671.0	344.5	41.1	229.4	72.3	1.7	179.0	109.5	38.0
其他	738	489	12	73	397	7	199	3	47

12-7-1　2022年消毒产品被监督单位产品情况

产品种类	合计	消毒剂	消毒器械	卫生用品						
				合计	排泄物卫生用品	湿巾/卫生湿巾	抗（抑）菌制剂	纸巾（纸）	卫生棉/化妆棉	其他
总计	48 394	15 428	6920	26 046	3596	3954	10 046	5859	1500	1091
第一类消毒产品	7905	6578	1327							
第二类消毒产品	24 489	8850	5593	10 046			10 046			
第三类消毒产品	16 000			16 000	3596	3954		5859	1500	1091

12-7-2　2022年消毒产品经常性卫生监督监测情况

指标	卫生监测			
	合计	消毒剂	消毒器械	卫生用品
监测样品数/件	10 490	2302	848	7340
合格率/%	97.2	92.9	100.0	98.2

12-8　2022年职业卫生技术机构被监督单位情况

指　　标	合　计	职业健康 检查机构	职业病 诊断机构	放射卫生技术 服务机构
机构数／个	5363	4518	345	500
业务人员数／人				
其中：专业技术人数／人	96 847	88 621	3636	4590
内：取得相应资格人数／人	59 319	55 683	3636	
有效资质证数／份	5363	4518	345	500
机构资质证发放情况／份	188	67	85	36
新发	77	19	29	29
变更	64	32	30	2
延续	34	4	25	5
注销	13	12	1	

12-9-1　2022年放射卫生被监督单位情况

指　　标	数　量	指　　标	数　量
单位数／户	83 219	放射诊疗许可证发放情况／份	16 392
其中：X射线影像诊断	82 426	新发	6736
介入放射学	1848	变更	3022
核医学	1250	延续	6299
放射治疗	3613	注销	335
放射工作人员职业监护健康档案人数／人	352 595		
建立放射工作人员个人剂量监测档案人数／人	363 406	在岗期间职业健康检查应检人数／人	330 596
有效放射诊疗许可证／份		实检人数	323 251
个人剂量应监测人数／人	373 199	其中：检出疑似放射病病人数	1671
实监测人数	364 200	检出职业禁忌人数	752
其中：超标人数	18 942		

12-9-2　2022年放射卫生监督处罚案件

单位：件

指　标	数　量
案件数	5893
结案数	5777
违法事实	
放射诊疗许可不符合有关规定	1789
放射诊疗建设项目不符合有关规定	388
放射诊疗场所及其防护措施不符合有关规定	463
放射诊疗设备不符合有关规定	277
放射工作人员管理不符合有关规定	1309
开展放射诊疗的人员条件不符合有关规定	186
对患者、受检者及其他非放射工作人员的保护不符合有关规定	830
放射事件预防处置不符合有关规定	2
职业病人管理不符合有关规定	7
档案管理与体系建设不符合有关规定	425
核医学诊疗过程不符合有关规定	3
放射性同位素管理不符合有关规定	3
放射治疗过程不符合有关规定	4
拒绝卫生行政部门监督检查	
处罚程序	
简易程序	2439
一般程序	3429
其中：听证	16
行政强制及其他措施	1245
责令限期改正	1214
处罚决定	
警告	5486
罚款	3725
罚款金额／万元	1961.5
其他	13

12-10 2022年血液安全监督处罚案件

单位：件

指　标	合计	医疗机构	采供血机构
案件数	51	34	17
结案数	49	33	16
违法事实			
单采血浆站违反相关管理规定的	3	—	3
血站违反采供血相关管理规定的		—	
医疗机构临床用血不符合相关管理规定的	28	28	—
非法采集、制作、供应、买卖血液（血液制品）的	2		2
处罚程序			
简易程序	29	17	12
一般程序	22	17	5
其中：听证			
行政强制及其他措施	6	4	2
责令改正	6	4	2
处罚决定			
警告	47	31	16
罚款	21	16	5
罚款金额／万元	28.8	16.0	12.8

12-11-1　2022年传染病防治监督处罚案件

单位：件

指　标	总计	疾病预防控制机构	医疗机构	采供血机构	其他
案件数	58 106	62	57 322	10	712
结案数	57 609	61	56 834	10	704
违法事实					
违反预防接种相关规定的行为	132	1	131	—	
违反传染病疫情报告相关规定的行为	1397	2	1389		6
违反传染病疫情控制相关规定的行为	16 538	1	16 431		106
违反消毒隔离相关规定的行为	15 799	14	15 504	3	278
违反医疗废物处置相关规定的行为	23 467	33	23 137	6	291
违反病原微生物实验室生物安全管理相关规定的行为	440	8	423		9
其他违法行为	1627	2	1609		16
处罚程序					
简易程序	32 088	34	31 777	6	271
一般程序	25 754	26	25 287	4	437
其中：听证	104		102		2
处罚决定					
警告	44 487	52	43 974	8	453
罚款	27 525	31	27 020	6	468
罚款金额 / 万元	6797.8	11.1	6648.3	2.0	136.4
没收违法所得	36		36		
没收金额 / 万元	19.8		19.8		
暂扣许可证、执业证书	11		11		
吊销许可证、执业证书	70		65		5
其他	540		534		6

12-11-2　2022年消毒产品监督处罚案件

单位：件

指　标	总计	生产企业	在华责任单位	经营单位	使用单位
案件数	3881	1057	113	2611	100
结案数	3822	1055	112	2558	97
违法事实					
违反消毒产品及生产企业卫生许可资质相关法规的行为	106	106	—	—	—
违法生产条件、生产过程相关法规的行为			—	—	—
违反使用原材料卫生质量相关法规的行为					
违反消毒产品安全评价相关规定的行为	470	468	2	—	—
违反标签（铭牌）、说明书相关法规的行为	2403	559	72	1756	16
违反消毒产品卫生质量相关法规的行为	636	160	18	413	45
违反新消毒产品卫生许可文件相关法规				—	—
违反消毒产品进货检查验收制度相关法规的行为	71	—	—	68	3
违反索证相关法规的行为	296	—	—	282	14
处罚程序					
简易程序	1029	262	35	724	8
一般程序	2841	794	78	1877	92
其中：听证	9	2		6	1
处罚决定					
罚款	3860	1054	112	2595	99
罚款金额／万元	1602.8	1003.3	22.2	559.3	18.0
没收违法所得	281	169		112	
没收金额／万元	146.7	126.3		20.3	
其他	27	12	1	13	1

12-12　2022年无证行医监督处罚案件

单位：件

指　　　标	总计	非医疗机构	个人非法行医
案件数	9219	1899	7320
结案数	8831	1723	7108
违法事实			
未取得医疗机构执业许可证开展诊疗活动	5124	1610	3514
未取得医生执业资格的非法行医情形	4550	304	4246
取得医师资格证书，因本人原因未经注册从事医疗活动的	10		10
被依法吊销医师执业证书期间从事医疗活动	36	5	31
未取得乡村医生执业证书从事乡村医疗活动	4		4
家庭接生员实施家庭接生以外的医疗行为	201	22	179
处罚程序			
简易程序	149	40	109
一般程序	8971	1845	7126
其中：听证	401	114	287
处罚决定			
罚款	9017	1849	7168
罚款金额／万元	38 812.8	10 041.2	28 771.6
没收违法所得	4518	1046	3472
没收金额／万元	2274.9	534.7	1740.3
没收药品器械	4544	900	3644
移送司法机关案件数	484	99	385

12-13　2022年医疗卫生监督处罚案件

单位：件

指 标	总计	医疗					
		合计	医院	妇幼保健院	社区卫生服务机构	卫生院	疗养院
案件数	30 851	26 354	5171	128	739	1093	7
结案数	29 844	25 455	5033	132	724	1103	10
违法事实							
违反医疗机构资质管理相关规定的	7098	7017	1406	30	213	296	2
违反医务人员管理相关规定的	4512	2744	364	7	59	51	
违反药品和医疗器械管理相关规定的	4727	4621	528	19	152	265	
违反医疗技术管理相关规定的	180	167	28	1	2	7	
违反医疗文书相关管理规定的	10 470	8530	1978	46	233	339	3
违反质量管理相关规定的	3980	3550	1140	34	82	166	2
违反精神卫生法相关管理规定的	43	41	22			2	
违反中医机构相关管理规定的	164	124	5			2	
其他（含违反医疗广告有关规定等）的	4	4	1				
处罚程序							
简易程序	9272	8022	702	19	204	291	
一般程序	21 579	18 332	4469	109	535	802	7
其中：听证	417	275	120	3	2	6	
处罚决定							
警告	23 577	19 772	3896	103	532	826	5
罚款	20 656	18 402	4354	109	531	800	7
罚款金额／万元	25 858.0	22 508.3	7723.6	183.9	466.7	917.9	5.6
没收违法所得	1420	1060	208	4	16	34	1
没收金额／万元	2166.7	1756.4	784.0	0.8	11.3	173.1	0.5
没收药品器械	168	101	1				
吊销执业许可证（证书）	88	87	10				
吊销诊疗科目	38	38	26		1	2	
责令暂停执业活动	501	159	45		1	3	
其他	195	153	33	1	2	5	

机　　构				卫生技术人员					
门诊部	诊所	村卫生室	其他	合计	医师	药师	护士	医技	乡村医生
2708	10 019	6039	450	4497	3760	179	241	66	251
2392	9603	6037	421	4389	3670	172	223	68	256
872	3152	889	157	81	56	6	2	5	12
353	1279	573	58	1768	1438	45	103	17	165
211	1556	1845	45	106	84	9	3		10
18	66	43	2	13	13				
894	2988	1943	106	1940	1722	73	74	19	52
370	962	700	94	430	346	10	36	22	16
8	9			2			2		
4	84	24	5	40	35	2	1		2
	2	1							
450	3010	3273	73	1250	1056	88	31		75
2258	7009	2766	377	3247	2704	91	210	66	176
40	74	26	4	142	128		13	1	
1880	6962	5254	314	3805	3337	147	131	30	160
2213	7088	2938	362	2254	1912	59	123	59	101
3820.5	6795.3	1886.6	708.1	3349.7	2857.5	104.1	198.6	71.8	117.8
137	522	112	26	360	303	16	14	5	22
290.3	215.8	19.5	261.1	410.3	368.2	6.9	25.4	0.7	9.2
4	43	53		67	49	1	3	4	10
22	53	2		1	1	—	—	—	—
5	3	1		—	—	—	—	—	—
6	69	35		342	243	12	53	8	26
22	75	13	2	42	32	3	5		2

12-14 2022年计划生育监督处罚案件

单位：件

指 标	总计	合计	医院	妇幼保健机构	妇幼保健计划生育技术服务中心
案件数	865	823	217	30	41
结案数	863	821	217	30	41
违法事实					
从事技术服务机构许可不符合相关规定	304	304	56	5	11
从事技术服务人员资质不符合相关规定	116	89	35	1	9
存在"两非"违法行为	89	79	28	7	5
擅自扩大技术服务项目	13	13	6	1	1
违法开展人类辅助生殖技术服务	1	1			
违法开展人类精子库技术服务	2	2		1	
买卖、出借、出租、变造、伪造相关证明文件					
逾期不校验技术服务许可证书	3	3			1
违法收取技术服务费用	2	2	2		
其他违法行为	336	335	91	16	15
处罚程序					
简易程序	501	492	80	19	25
一般程序	362	330	137	11	16
其中：听证	8	7	2		
处罚决定					
警告	819	782	207	29	41
罚款	302	275	114	9	15
罚款金额／万元	681.1	619.1	231.7	16.5	13.8
没收违法所得	150	136	59	3	10
没收金额／万元	103.9	82.1	42.1	3.1	2.0
没收药品器械	3	3			
责令暂停执业活动					
吊销执业许可证（证书）	1	1			
其他	8	8	5		

医疗机构								个人
社区卫生服务机构	卫生院	门诊部	诊所	村卫生室	医学检验实验室	医学影像诊断中心	其他	
9	77	22	19	4			404	42
9	78	21	19	4			402	42
6	23	19	15	2			167	—
	14	3	3	2			22	27
1	26		1				11	10
		1					4	
							1	
							1	
		1					1	
2	13		2				196	1
2	49	2		1			314	9
7	28	20	19	3			89	32
							5	1
9	72	19	15	3			387	37
7	30	20	19	4			57	27
6.2	26.2	33.2	33.8	5.6			252.1	62.0
3	6	15	16	1			23	14
1.1	1.8	4.6	4.1	0.1			23.2	21.8
			1				2	
			1				1	
		1					2	

十三、医疗保障

简要说明

一、本章反映我国推行新型农村合作医疗制度、城镇职工和城镇居民基本医疗保险制度、政府医疗救助情况。2019年起，城镇居民医保和新农合整合为统一的城乡居民医保。主要包括参保人数、参保率、基金收入和支出、医疗救助人次数和救助金额等。

二、新型农村合作医疗数据来源于新型农村合作医疗年报，城镇职工和城镇居民基本医疗保险数据来源于人力资源与社会保障部，医疗救助数据摘自民政部《社会服务统计年报》。2019年起，城镇职工和城镇居民基本医疗保障数据，医疗救助数据摘自国家医疗保障局《全国基本医疗保障事业发展统计公报》。

主要指标解释

参保人数 指报告期末按国家有关规定参加职工基本医疗保险和城乡居民基本医疗保险人员的合计。

新农合本年度筹资总额 指为本年度筹集的、实际进入新农合专用账户的基金数额。包括本年度中央及地方财政配套资金、农民个人缴纳资金（含民政部门及其他相关部门代缴的救助资金）、新农合基金本年度产生的全部利息收入及其他渠道实际筹集到的新农合基金额。筹资数额以进入新农合专用账户的基金数额为准，不含上年结转资金。

基本医疗保险基金收入（含生育保险） 基本医疗保险基金收入包括职工基本医疗保险基金收入（含生育保险）和城乡居民基本医疗保险基金收入。职工基本医疗保险基金收入（含生育保险）包括基本医疗保险费收入（含生育保险）、利息收入、财政补贴收入、其他收入、待转保险费收入、待转利息收入、转移收入。城乡居民基本医疗保险基金收入包括基本医疗保险费收入、利息收入、财政补贴收入、其他收入。

基本医疗保险基金支出（含生育保险） 基本医疗保险基金支出包括职工基本医疗保险基金支出（含生育保险）和城乡居民基本医疗保险基金支出。职工基本医疗保险基金支出（含生育保险）包括基本医疗保险待遇支出、生育保险待遇支出、其他支出、转移支出。城乡居民基本医疗保险基金支出包括基本医疗保险待遇支出、购买大病保险支出、其他支出。

基本医疗保险基金累计结余（含生育保险） 指截至报告期末基本医疗保险基金（含生育保险）累计结余金额。

生育保险参保人数 指报告期末依据有关规定参加生育保险的职工人数，生育保险参保范围为单位在职职工，不包括退休人员。

13-1-1　2022年全国基本医保收支情况

指标	参保人数 / 亿人	收入 / 亿元	支出 / 亿元	基金累计结存 / 亿元	其中当期结存
合计	13.46	30 922.2	24 597.2	42 639.9	6324.9
职工医保	3.62	20 793.3	15 243.8	35 105.8	5549.5
城乡医保	9.83	10 128.9	9353.4	7534.1	775.5

注：本表数据来源于《2022年全国基本医疗保障事业发展统计公报》。

13-1-2　城乡居民基本医保筹资

年份	筹资总额 / 亿元			人均筹资 / 元		
	城镇居民医保	城乡居民医保	新农合	城镇居民医保	城乡居民医保	新农合
2014	1494.5*		3074.9	453.3*		417.2
2015	2085.1*		3197.5	530.7*		483.6
2016	696.4	2220.6	3230.6	570.2	620.4	551.4
2017	282.6	5472.3	999.8	647.0	646.1	612.9
2018	200.4	6653.1	695.4	695.7	723.2	654.6
2019		8575.0			781.0	
2020		9115.0			833.0	
2021		9724.0			889.0	
2022		10 129.0			...	

注：2014—2018年系医改监测数据，*含城乡居民医保整合的部分。2019—2022年数据来源于当年的《全国基本医疗保障事业发展统计公报》。

13-2　各地区城乡居民和职工基本医疗保险情况

年份 地区	参保人数 / 万人					职工基本医保收支 / 亿元		
	合计	城乡居民 基本医保	职工 基本医保	在职职工	退休人员	基金收入	基金支出	累计结存
2021	136 297	100 866	35 431	26 106	9324	19 007.5	14 746.7	29 461.8
2022	134 592	98 349	36 243	26 604	9639	20 793.3	15 243.8	
东　部	55 473.3	34 599.5	20 873.8	15 930.3	4943.5	11 856.3	9306.6	18 277.1
中　部	42 416.1	35 068.5	7347.5	4941.8	2405.8	3281.2	2592.2	4979.0
西　部	38 407.4	31 197.9	7209.5	5234.4	1975.1	3870.2	2853.1	6206.0
北　京	1886.9	400.8	1486.0	1165.5	320.5	1672.5	1358.8	1613.1
天　津	1175.0	537.4	637.6	415.5	222.1	386.6	324.1	374.3
河　北	7091.0	5879.0	1212.0	846.0	366.0	608.0	462.1	1068.1
山　西	3246.0	2515.0	731.1	497.0	234.1	322.5	244.2	508.7
内蒙古	2192.2	1627.5	564.7	380.5	184.2	279.9	209.2	479.5
辽　宁	3808.3	2237.3	1571.0	902.4	668.6	608.8	499.1	679.4
吉　林	2290.3	1752.8	537.5	333.3	204.2	226.2	175.9	413.7
黑龙江	2821.1	1936.2	884.9	484.3	400.6	379.9	308.0	589.8
上　海	1978.5	365.0	1613.4	1084.7	528.7	1730.5	1038.0	3876.0
江　苏	8063.8	4817.8	3246.0	2403.9	842.0	1614.7	1315.1	2348.9
浙　江	5654.5	2918.5	2736.0	2188.2	547.8	1549.5	1174.6	2599.3
安　徽	6661.9	5651.0	1010.8	731.6	279.2	417.8	328.1	632.4
福　建	3872.1	2939.0	933.0	757.4	175.6	447.9	357.8	854.0
江　西	4689.1	4079.0	610.1	394.9	215.2	268.9	225.6	432.5
山　东	9732.4	7296.7	2435.6	1811.1	624.5	1223.6	1118.1	1335.4
河　南	10 339.2	8987.4	1351.8	949.7	402.1	614.7	493.4	880.2
湖　北	5619.7	4423.6	1196.1	838.1	358.0	598.0	469.0	754.3
湖　南	6748.7	5723.5	1025.2	712.9	312.3	453.2	347.9	767.4
广　东	11 271.9	6514.8	4757.1	4175.8	581.3	1890.5	1572.9	3313.3
广　西	5249.3	4534.5	714.8	531.4	183.4	321.4	257.9	513.4
海　南	938.8	693.0	245.8	179.6	66.2	123.6	86.0	215.3
重　庆	3261.7	2465.9	795.9	586.3	209.5	401.6	290.7	445.3
四　川	8586.2	6640.4	1945.8	1435.4	510.4	962.0	674.3	1749.4
贵　州	4214.5	3735.0	479.4	357.3	122.1	261.4	187.4	379.6
云　南	4521.9	3952.6	569.2	407.4	161.8	388.4	298.9	613.9
西　藏	346.0	291.0	55.1	43.7	11.3	63.6	25.7	174.8
陕　西	3891.6	3107.8	783.8	566.8	217.0	415.0	351.0	605.6
甘　肃	2587.2	2214.8	372.3	253.2	119.2	201.6	145.9	258.5
青　海	567.0	452.1	114.8	76.7	38.1	94.9	66.9	168.8
宁　夏	663.4	503.8	159.6	119.1	40.5	78.2	54.8	140.7
新　疆	2326.4	1672.3	654.1	476.5	177.7	402.3	290.3	676.5

注：①本表2022年数据来源于《2022年全国基本医疗保障事业发展统计公报》；②各地区系2021年数。

13-3　各地区生育保险情况

年份／地区	年末参加生育保险人数／万人	享受待遇人数／万人	基金收支／亿元		
			基金收入	基金支出	累计结存
2015	17 771.0	641.9	501.7	411.5	684.4
2017	19 300.0	1112.8	642.5	743.5	564.5
2018	20 434.1	1088.6	781.1	762.4	581.7
2019	21 417.0	1136.4	…	…	…
2020	23 567.0	1167.0	…	…	…
2021	23 752.0	1321.0	…	…	…
2022	24 621.0	1769.0	…	951.35	…
东　部	14 516.8	932.0	…	…	…
中　部	4440.3	192.2	…	…	…
西　部	4794.6	196.3	…	…	…
北　京	1082.7	49.1	…	…	…
天　津	366.1	18.1	…	…	…
河　北	900.6	24.4	…	…	…
山　西	379.1	12.8	…	…	…
内蒙古	345.4	9.6	…	…	…
辽　宁	704.8	31.8	…	…	…
吉　林	331.7	19.0	…	…	…
黑龙江	396.0	12.0	…	…	…
上　海	1084.7	29.3	…	…	…
江　苏	2094.9	101.9	…	…	…
浙　江	1810.9	152.1	…	…	…
安　徽	700.9	40.2	…	…	…
福　建	711.1	18.4	…	…	…
江　西	380.4	12.4	…	…	…
山　东	1607.5	76.1	…	…	…
河　南	889.4	29.6	…	…	…
湖　北	710.1	36.9	…	…	…
湖　南	652.8	29.1	…	…	…
广　东	3973.9	420.1	…	…	…
广　西	523.5	17.4	…	…	…
海　南	179.6	10.7	…	…	…
重　庆	536.5	26.3	…	…	…
四　川	1201.7	33.2	…	…	…
贵　州	341.7	36.0	…	…	…
云　南	393.3	17.5	…	…	…
西　藏	41.6	3.5	…	…	…
陕　西	560.2	18.1	…	…	…
甘　肃	250.7	9.9	…	…	…
青　海	68.4	6.9	…	…	…
宁　夏	111.5	5.3	…	…	…
新　疆	420.0	12.6	…	…	…

注：①本表2022年数据来源于《2022年全国基本医疗保障事业发展统计公报》；②各地区系2021年数字；③2019年后生育保险基金并入职工基本医疗保险基金核算，不再单列生育保险基金收入，在职工基本医疗保险统筹基金待遇支出中设置生育待遇支出项目。

13-4　各地区医疗救助情况

年份 地区	资助参加基本医疗 保险人数／万人	门诊和住院医疗救助 人次数／万人次	资助参加基本医疗 保险资金数／万元	门诊和住院医疗救助 资金数／万元
2015	6213.0	2515.9	544 835	2 145 715
2018	6692.3	5361.0	1 026 749	2 970 237
2019	8750.8	7050.3	1 348 499	3 342 332
2020	9984.2	8404.2	1 579 277	3 472 432
2021	8816.0	10 126.0	1 851 110	3 880 557
2022	8186.0	11 829.0		
东　部	1730.2	5511.7	526 850.0	1 324 524.0
中　部	2203.8	2102.4	436 575.0	1 151 146.0
西　部	4881.6	2512.0	887 687.0	1 404 887.0
北　京	9.6	18.9	4 071.0	31 396.0
天　津	18.3	94.4	4 989.0	20 646.0
河　北	389.9	407.4	83 267.0	146 051.0
山　西	81.3	38.8	16 337.0	48 475.0
内蒙古	122.4	105.0	18 495.0	84 285.0
辽　宁	143.5	184.5	36 235.0	70 876.0
吉　林	115.8	91.8	20 264.0	34 792.0
黑龙江	178.7	163.0	39 281.0	104 383.0
上　海	12.9	380.1	8228.0	60 192.0
江　苏	317.3	1761.5	122 496.0	299 572.0
浙　江	105.4	1121.4	64 401.0	132 470.0
安　徽	464.3	560.2	117 749.0	257 049.0
福　建	115.5	390.3	33 075.0	80 792.0
江　西	89.4	443.4	18 801.0	184 531.0
山　东	248.7	465.5	57 065.0	174 155.0
河　南	562.7	345.2	71 130.0	162 327.0
湖　北	305.0	287.9	76 901.0	216 173.0
湖　南	406.6	172.2	76 112.0	143 416.0
广　东	305.1	620.4	96 446.0	287 131.0
广　西	373.0	404.7	66 193.0	190 871.0
海　南	64.0	67.3	16 577.0	21 243.0
重　庆	154.3	500.6	41 818.0	106 442.0
四　川	895.7	397.9	238 481.0	245 669.0
贵　州	873.0	300.5	118 031.0	168 954.0
云　南	983.5	262.1	135 281.0	137 851.0
西　藏	63.2	8.5	10 741.0	8599.0
陕　西	107.7	135.4	19 417.0	137 514.0
甘　肃	729.2	163.3	99 292.0	143 554.0
青　海	62.3	29.3	19 584.0	36 973.0
宁　夏	109.8	51.5	29 968.0	21 417.0
新　疆	407.5	153.2	90 386.0	122 758.0

注：①本表2022年数据来源于《2022年全国基本医疗保障事业发展统计公报》；②各地区系2021年数字。

十四、人口指标

简要说明

一、本章反映七次人口普查及历年人口方面的基本情况，包括全国及31个省、自治区、直辖市的主要人口指标，如全国人口总数及增长率、城乡人口、性比例、人口年龄结构、人口密度、老少抚养比和受教育程度等。

二、本章资料主要摘自《中国统计年鉴》。

三、1990年、2000年、2010年、2020年人口数系人口普查数，其他年份人口数系人口抽样调查推算数。

四、1990年、2000年文盲人口为15岁及以上不识字或识字很少人口。

主要指标解释

人口数　指一定时点、一定范围内有生命的个人的总和。年度统计的年末人口数指每年12月31日24时的人口数。年度统计的全国人口总数不包括台湾省和港澳同胞以及海外华侨人数。

城镇人口和乡村人口　其定义有三种口径。第一种口径（按行政建制）：城镇人口是指市辖区内和县辖镇的全部人口；乡村人口指县辖乡人口。第二种口径（按常住人口划分）：城镇是指设区的市的区人口，不设区的市的街道人口和不设区的市所辖镇的居民委员会人口，县辖镇的居民委员会人口；乡村人口指上述人口以外的全部人口。第三种口径：按国家统计局1999年发布的《关于统计上划分城乡的规定（试行）》计算的。1952—1980年为第一种口径的数据，1981—1999年为第二种口径的数据，2000—2011年按第三种口径计算。

性别比　即男性人数与女性人数之比。计算公式：性别比＝男性人数/女性人数×100%。

人口密度　是指一定时期单位土地面积上的人口数。计算公式：人口密度＝某地区人口数/该地区土地面积（人/平方千米）。

总抚养比　又称总负担系数，指人口总体中非劳动年龄人口数与劳动年龄人口数之比。通常用%表示。说明每100名劳动年龄人口大致要负担多少名非劳动年龄人口。用于从人口角度反映人口与经济发展的基本关系。计算公式：负担老年系数＝（0～14岁人口＋65岁以上人口）/（15～64岁人口）×100%。

少年儿童抚养比　又称少年儿童抚养系数，指某一人口中少年儿童人口数与劳动年龄人口数之比。通常用%表示。以反映每100名劳动年龄人口要负担多少名少年儿童。计算公式：负担少年系数＝（0～14岁人口）/（15～64岁人口）×100%。

老年人口抚养比　又称老年人口抚养系数，指某一人口中老年人口数与劳动年龄人口数之比。通常用百分比表示。用以表明每100名劳动年龄人口要负担多少名老年人。老年人口抚养比是从经济角度反映人口老化社会后果的指标之一。计算公式：负担老年系数＝65岁以上人口/（15～64岁人口）×100%。

文盲率　指15周岁（或12周岁）及以上不识字或识字很少的人数与15周岁（或12周岁）及以上人口之比。

14-1 人口数及构成

年 份	年末总人口/万人	按城乡分/万人		城镇人口构成/%	按性别分/万人		性别比/%
		城镇	乡村		男性	女性	
1955	61 465	8285	53 180	13.5	31 809	29 656	107.3
1960	66 207	13 073	53 134	19.8	34 283	31 924	107.4
1965	72 538	13 045	59 493	18.0	37 128	35 410	104.9
1970	82 992	14 424	6868	17.4	42 686	40 306	105.9
1975	92 420	16 030	76 390	17.3	47 564	44 856	106.0
1980	98 705	19 140	79 565	19.4	50 785	47 920	106.0
1985	105 851	25 094	80 757	23.7	54 725	51 126	107.0
1990	114 333	30 195	84 138	26.4	58 904	55 429	106.3
1995	121 121	35 174	85 947	29.0	61 808	59 313	104.2
2000	126 743	45 906	80 837	36.2	65 437	61 306	106.7
2005	130 756	56 212	74 544	43.0	67 375	63 381	106.3
2006	131 448	58 288	73 160	44.3	67 728	63 720	106.3
2007	132 129	60 633	71 496	45.9	68 048	64 081	106.2
2008	132 802	62 403	70 399	47.0	68 357	64 445	106.1
2009	133 450	64 512	68 938	48.3	68 647	64 803	105.9
2010	134 091	66 978	67 113	49.9	68 748	65 343	105.2
2011	134 916	69 927	64 989	51.8	69 161	65 755	105.2
2012	135 922	72 175	63 747	53.1	69 660	66 262	105.1
2013	136 726	74 502	62 224	54.5	70 063	66 663	105.1
2014	137 646	76 738	60 908	55.8	70 522	67 124	105.1
2015	138 326	79 302	59 024	57.3	70 857	67 469	105.0
2016	139 232	81 924	57 308	58.8	71 307	67 925	105.0
2017	140 011	84 343	55 668	60.2	71 650	68 361	104.8
2018	140 541	86 433	54 108	61.5	71 864	68 677	104.6
2019	141 008	88 426	52 582	62.7	72 039	68 969	104.5
2020	141 212	90 220	50 992	63.9	72 357	68 855	105.1
2021	141 260	91 425	49 835	64.7	72 311	68 949	104.9
2022	141 175	92 071	49 104	65.2	72 206	68 969	104.7

注：人口数摘自《中国统计年鉴》《中国统计摘要》，2011—2019年总人口、城镇化率数据根据第七次全国人口普查修订。

14-2 流动人口数

单位：亿人

年 份	人户分离人口	流动人口
2010	2.61	2.21
2011	2.71	2.30
2012	2.79	2.36
2013	2.89	2.45
2014	2.98	2.53
2015	2.94	2.47
2016	2.92	2.45
2017	2.91	2.44
2018	2.86	2.41
2019	2.80	2.36
2020	4.93	3.76
2021	5.04	3.85

注：2020年数据系第七次人口普查数据。

14-3　人口基本情况

指　　标	2000 年	2005 年	2010 年	2015 年	2018 年	2019 年	2020 年	2021 年	2022 年
总人口 / 万人	126 743	130 756	134 091	138 326	140 541	141 008	141 212	141 260	141 175
按性别分 / 万人									
男性人口	65 437	67 375	68 748	70 857	71 864	72 039	72 357	72 311	72 206
女性人口	61 306	63 381	65 343	67 469	68 677	68 969	68 855	68 949	68 969
按城乡分 / 万人									
城镇人口	45 906	56 212	66 978	79 302	86 433	88 426	90 220	91 425	92 071
农村人口	80 837	74 544	67 113	59 024	54 108	52 582	50 992	49 835	49 104
性别比重 /%									
男性人口	51.6	51.5	51.3	51.2	51.1	51.1	51.2	51.2	51.1
女性人口	48.4	48.5	48.7	48.8	48.9	48.9	48.8	48.8	48.9
城乡比重 /%									
城镇人口	36.2	43.0	49.9	57.3	61.5	62.7	63.9	64.7	65.2
农村人口	63.8	57.0	50.1	42.7	38.5	37.3	36.1	35.3	34.8
出生率 /%	14.0	12.4	11.9	12.0	10.9	10.4	8.5	7.5	6.8
死亡率 /%	6.5	6.5	7.1	7.1	7.1	7.1	7.1	7.2	7.4
自然增长率 /%	7.6	5.9	4.8	4.9	3.8	3.3	1.5	0.3	−0.6
人口年龄构成 /%									
0～14 岁人口	22.9	20.3	16.6	16.5	16.9	16.8	17.9	17.5	16.9
15～64 岁人口	70.1	72.0	74.5	73.0	71.2	70.6	68.6	68.3	68.2
65 岁及以上人口	7.0	7.7	8.9	10.5	11.9	12.6	13.5	14.2	14.9
人口总抚养比 /%	42.7	38.9	34.2	37.0	40.4	41.5	45.9	46.3	46.6
少年儿童抚养比	32.7	28.2	22.3	22.6	23.7	23.8	26.2	25.6	24.8
老年人口抚养比	10.0	10.7	11.9	14.3	16.8	17.8	19.7	20.8	21.8
受教育程度人口占 6 岁及以上									
人口比重 /%									
小学	35.7	31.2	26.8	26.2	25.3	25.3	26.4	26.1	
初中	34.0	35.8	38.8	38.3	37.8	37.3	37.0	34.7	
高中及中职	11.1	11.5	14.0	16.4	17.6	17.7	16.1	16.7	
大专及以上	3.6	5.2	8.9	13.3	14.0	14.6	16.5	18.9	
文盲人口及文盲率									
文盲人口 / 万人	8507.0		5466.0	6219.7	5732.0	5346.0	3775.0	3736.0	
文盲率 /%	6.7		4.1	5.4	4.9	4.6	3.3	3.2	

注：①总人口包括中国人民解放军现役军人数，不包括香港、澳门特别行政区和台湾省人口；②城镇人口中包括中国人民解放军现役军人；③文化程度及文盲率根据抽样调查数据计算；④文盲人口指 15 岁及以上不识字或识字很少的人口。

14-4 各地区总人口

单位：万人

地 区	2000 年	2005 年	2010 年	2015 年	2018 年	2019 年	2020 年	2021 年	2022 年
总 计	126 743	130 756	134 091	138 326	140 541	141 008	141 212	141 260	141 175
东 部	47 684	50 609	55 039	58 541	59 997	60 351	60 631	60 834	60 766
中 部	42 182	41 738	42 276	42 323	42 318	42 276	42 062	41 945	41 903
西 部	36 192	35 976	36 070	37 462	37 995	38 178	38 285	38 281	38 306
北 京	1357	1538	1961	2188	2192	2190	2189	2189	2184
天 津	1001	1043	1299	1439	1383	1385	1387	1373	1363
河 北	6674	6851	7194	7345	7426	7447	7464	7448	7420
山 西	3248	3355	3574	3519	3502	3497	3490	3480	3481
内 蒙 古	2372	2386	2472	2440	2422	2415	2403	2400	2401
辽 宁	4184	4221	4375	4338	4291	4277	4255	4229	4197
吉 林	2682	2716	2747	2613	2484	2448	2399	2375	2348
黑 龙 江	3807	3820	3833	3529	3327	3255	3171	3125	3099
上 海	1641	1778	2303	2458	2475	2481	2488	2489	2475
江 苏	7327	7475	7869	8315	8446	8469	8477	8505	8515
浙 江	4596	4898	5447	5985	6273	6375	6468	6540	6577
安 徽	6286	6120	5957	6011	6076	6092	6105	6113	6127
福 建	3410	3535	3693	3984	4104	4137	4161	4187	4188
江 西	4149	4311	4462	4485	4513	4516	4519	4517	4528
山 东	8998	9248	9588	9866	10 077	10 106	10 165	10 170	10 163
河 南	9488	9380	9405	9701	9864	9901	9941	9883	9872
湖 北	5960	5710	5728	5850	5917	5927	5745	5830	5844
湖 南	6562	6326	6570	6615	6635	6640	6645	6622	6604
广 东	7707	9194	10 441	11 678	12 348	12 489	12 624	12 684	12 657
广 西	4750	4660	4610	4811	4947	4982	5019	5037	5047
海 南	789	828	869	945	982	995	1012	1020	1027
重 庆	3092	2798	2885	3070	3163	3188	3209	3212	3213
四 川	8602	8212	8045	8196	8321	8351	8371	8372	8374
贵 州	3756	3730	3479	3708	3822	3848	3858	3852	3856
云 南	4241	4450	4602	4663	4703	4714	4722	4690	4693
西 藏	258	277	301	330	354	361	366	366	364
陕 西	3644	3720	3735	3846	3931	3944	3955	3954	3956
甘 肃	2557	2594	2560	2523	2515	2509	2501	2490	2492
青 海	517	543	563	577	587	590	593	594	595
宁 夏	554	596	633	684	710	717	721	725	728
新 疆	1849	2010	2185	2385	2520	2559	2590	2589	2587

注：①2000年、2010年、2020年系人口普查数，2005—2009年、2011—2016年系推算数；②各地区人口不含现役军人数。

14-5　各年龄段人口数

年龄组	2010 年人口数 / 万人			2020 年人口数 / 万人			2021 年人口数 / 人		
	合计	男	女	合计	男	女	合计	男	女
总　计	133 281	68 233	65 048	140 978	72 142	68 836	1 494 054	763 842	730 212
0～4 岁	7553	4106	3447	7788	4097	3691	72 978	38 288	34 690
5～9 岁	7088	3846	3242	9024	4802	4223	96 094	50 970	45 124
10～14 岁	7491	4027	3464	8526	4561	3965	92 304	49 345	42 959
15～19 岁	9989	5190	4798	7268	3905	3363	79 414	42 677	36 737
20～24 岁	12 741	6401	6340	7494	3968	3527	77 256	41 020	36 236
25～29 岁	10 101	5084	5018	9185	4816	4369	91 729	48 189	43 540
30～34 岁	9714	4952	4762	12 415	6387	6027	128 056	66 101	61 955
35～39 岁	11 803	6039	5763	9901	5093	4808	109 171	56 115	53 057
40～44 岁	12 475	6361	6115	9296	4763	4532	98 023	50 206	47 817
45～49 岁	10 559	5378	5182	11 422	5819	5603	114 545	58 320	56 225
50～54 岁	7875	4036	3839	12 116	6111	6006	129 319	65 216	64 103
55～59 岁	8131	4108	4023	10 140	5082	5058	121 989	61 237	60 752
60～64 岁	5867	2983	2883	7338	3687	3651	70 755	35 357	35 399
65～69 岁	4111	2075	2036	7401	3634	3767	81 345	39 951	41 394
70～74 岁	3297	1640	1657	4959	2416	2543	56 208	27 247	28 962
75～79 岁	2385	1128	1257	3124	1475	1649	34 886	16 457	18 429
80～84 岁	1337	592	746				22 543	10 175	12 368
85～89 岁	563	220	343				12 317	5066	7252
90～94 岁（人）	1 578 307	530 872	1 047 435	}3580	}1526	}2054	4249	1643	2606
95～99 岁（人）	369 979	117 716	252 263				} 871	} 263	} 608
100 岁及以上（人）	35 934	8852	27 082						

注：2000年、2010年、2020年系人口普查数字；2021年系全国人口变动情况抽样调查样本数据，抽样比为1.058‰。

14-6 各地区人口年龄结构

地区	年龄别人口						年龄构成 /%					
	2020 年 / 万人			2021 年 / 人			2020 年			2021 年		
	0～14岁	15～64岁	65岁及以上	0～14岁	15～64岁	65岁及以上	0～14岁	15～64岁	65岁及以上	0～14岁	15～64岁	65岁及以上
总 计	25 338	96 576	19 064	261 376	1 020 258	212 419	18.0	68.5	13.5	17.5	68.3	14.2
东 部	10 115	42 422	8094	105 214	447 856	91 266	16.7	70.0	13.4	16.7	70.0	13.4
中 部	7886	28 233	5943	80 265	298 261	65 751	18.7	67.1	14.1	18.7	67.1	14.1
西 部	7338	25 922	5026	75 896	274 146	55 401	19.2	67.7	13.1	19.2	67.7	13.1
北 京	259	1639	291	2807	17 078	3300	11.8	74.9	13.3	12.1	73.7	14.2
天 津	187	995	205	1929	10 296	2315	13.5	71.8	14.8	13.3	70.8	15.9
河 北	1509	4913	1039	15 162	51 954	11 769	20.2	65.9	13.9	19.2	65.9	14.9
山 西	571	2470	450	5862	25 958	5043	16.4	70.7	12.9	15.9	70.4	13.7
内蒙古	338	1753	314	3489	18 411	3518	14.0	72.9	13.1	13.7	72.4	13.8
辽 宁	474	3044	742	4825	31 549	8424	11.1	71.5	17.4	10.8	70.4	18.8
吉 林	282	1750	376	2815	18 137	4205	11.7	72.7	15.6	11.2	72.1	16.7
黑龙江	329	2359	497	3236	24 309	5553	10.3	74.1	15.6	9.8	73.5	16.8
上 海	244	1839	405	2589	19 177	4600	9.8	73.9	16.3	9.8	72.7	17.5
江 苏	1289	5813	1373	13 228	61 503	15 354	15.2	68.6	16.2	14.7	68.3	17.0
浙 江	868	4732	857	9177	50 281	9815	13.4	73.3	13.3	13.3	72.6	14.2
安 徽	1174	4013	916	12 074	42 673	9997	19.2	65.7	15.0	18.7	65.9	15.4
福 建	803	2890	461	8380	30 854	5117	19.3	69.6	11.1	18.9	69.6	11.5
江 西	992	2990	537	9996	31 915	5936	22.0	66.2	11.9	20.9	66.7	12.4
山 东	1906	6710	1536	19 835	70 725	17 152	18.8	66.1	15.1	18.4	65.7	15.9
河 南	2299	6297	1340	23 236	66 799	14 644	23.1	63.4	13.5	22.2	63.8	14.0
湖 北	942	3991	842	9815	42 409	9524	16.3	69.1	14.6	15.9	68.7	15.4
湖 南	1297	4363	984	13 231	46 061	10 849	19.5	65.7	14.8	18.9	65.7	15.5
广 东	2375	9145	1081	25 167	96 922	12 252	18.8	72.6	8.6	18.7	72.2	9.1
广 西	1184	3217	611	12 226	34 405	6716	23.6	64.2	12.2	22.9	64.5	12.6
海 南	201	702	105	2115	7517	1168	20.0	69.6	10.4	19.6	69.6	10.8
重 庆	510	2148	547	5196	22 783	6041	15.9	67.0	17.1	15.3	67.0	17.8
四 川	1347	5604	1417	13 863	59 217	15 590	16.1	67.0	16.9	15.6	66.8	17.6
贵 州	924	2486	446	9596	26 402	4799	24.0	64.5	11.6	23.5	64.7	11.8
云 南	924	3290	507	9560	34 517	5601	19.6	69.7	10.7	19.2	69.5	11.3
西 藏	89	255	21	958	2690	225	24.5	69.8	5.7	24.7	69.5	5.8
陕 西	685	2741	527	7180	28 836	5861	17.3	69.3	13.3	17.2	68.9	14.0
甘 肃	485	1702	315	5052	17 877	3439	19.4	68.0	12.6	19.2	67.9	13.0
青 海	123	418	51	1299	4368	622	20.8	70.5	8.7	20.7	69.5	9.9
宁 夏	147	504	69	1538	5369	772	20.4	70.0	9.6	20.0	69.9	10.1
新 疆	581	1804	201	5939	19 271	2217	22.5	69.8	7.8	21.7	70.3	8.1

注：2010年系人口普查数字，2021年系全国人口变动情况抽样调查样本数据，抽样比为1.058‰。

14-7　各地区性别比、人口密度与抚养比

地　区	性别比（女＝100）			少年儿童抚养比 /%			老年人口抚养比 /%		
	2010 年	2020 年	2021 年	2010 年	2020 年	2021 年	2010 年	2020 年	2021 年
总　计	105.2	105.1	104.6	22.3	26.2	25.6	12.0	19.7	20.8
北　京	106.8	104.7	104.3	10.4	15.8	16.4	10.5	17.8	19.3
天　津	114.5	106.3	105.3	12.0	18.8	18.7	10.4	20.6	22.5
河　北	102.8	102.0	99.0	22.5	30.7	29.2	11.0	21.1	22.7
山　西	105.6	104.1	104.4	22.7	23.1	22.6	10.1	18.2	19.4
内蒙古	108.1	104.3	104.4	18.0	19.3	19.0	9.7	17.9	19.1
辽　宁	102.5	99.7	97.6	14.6	15.6	15.3	13.2	24.4	26.7
吉　林	102.7	99.7	100.3	15.1	16.1	15.5	10.5	21.5	23.2
黑龙江	103.2	100.4	100.4	15.0	13.9	13.3	10.4	21.1	22.8
上　海	106.2	107.3	107.8	10.6	13.3	13.5	12.5	22.0	24.0
江　苏	101.5	103.2	103.1	17.1	22.2	21.5	14.3	23.6	25.0
浙　江	105.7	109.0	109.5	17.1	18.3	18.3	12.1	18.1	19.5
安　徽	103.4	103.9	104.4	24.7	29.3	28.3	14.2	22.8	23.4
福　建	106.0	106.9	107.5	20.2	27.8	27.2	10.3	15.9	16.6
江　西	107.5	106.6	107.1	31.1	33.2	31.3	10.8	18.0	18.6
山　东	102.3	102.7	103.1	21.2	28.4	28.1	13.2	22.9	24.3
河　南	102.1	100.6	101.0	29.7	36.5	34.8	11.8	21.3	21.9
湖　北	105.6	105.8	106.3	18.1	23.6	23.1	11.8	21.1	22.5
湖　南	105.8	104.8	105.1	24.3	29.7	28.7	13.5	22.6	23.6
广　东	109.0	113.1	111.7	22.1	26.0	26.0	8.9	11.8	12.6
广　西	108.3	107.0	107.5	31.4	36.8	35.5	13.4	19.0	19.5
海　南	110.9	112.9	113.5	27.4	28.7	28.1	11.2	15.0	15.5
重　庆	102.4	102.2	102.3	23.9	23.7	22.8	16.5	25.5	26.5
四　川	103.1	102.2	102.0	23.5	24.0	23.4	15.2	25.3	26.3
贵　州	106.9	104.5	104.8	38.3	37.2	36.4	13.2	17.9	18.2
云　南	107.8	107.2	106.3	28.9	28.1	27.7	10.6	15.4	16.2
西　藏	105.7	110.3	110.0	34.6	35.1	35.6	7.2	8.1	8.4
陕　西	106.9	104.8	104.3	19.2	25.0	24.9	11.1	19.2	20.3
甘　肃	104.4	103.1	103.5	24.7	28.5	28.3	11.2	18.5	19.2
青　海	107.4	105.0	101.2	28.8	29.5	29.8	8.7	12.3	14.2
宁　夏	105.1	103.8	104.1	29.6	29.1	28.7	8.9	13.7	14.4
新　疆	105.3	106.9	107.3	28.0	32.2	30.8	8.9	11.1	11.5

注：2010年、2020年系人口普查数字。

14-8　2022年各地区托育机构数量与每千人口拥有3岁以下婴幼儿托位数

单位：个

地区	机构总数	机构托位数情况	
		托位数	千人口托位数
总　　计	75 696	3 624 195	2.57
东　　部	34 393	1 691 674	2.78
中　　部	22 312	1 107 362	2.64
西　　部	18 991	825 159	2.15
北　京	600	33 307	1.52
天　津	308	13 186	0.97
河　北	3705	225 729	3.04
山　西	1285	59 885	1.72
内蒙古	1191	54 604	2.27
辽　宁	3526	105 073	2.50
吉　林	1846	86 053	3.67
黑龙江	1974	67 317	2.17
上　海	1335	57 016	2.30
江　苏	4705	272 460	3.20
浙　江	5002	224 188	3.41
安　徽	2563	133 733	2.18
福　建	1133	72 464	1.73
江　西	3456	152 690	3.37
山　东	7172	361 364	3.56
河　南	5091	261 495	2.65
湖　北	3849	171 830	2.94
湖　南	2248	174 359	2.64
广　东	5861	299 093	2.36
广　西	5281	168 101	3.33
海　南	1046	27 794	2.71
重　庆	1804	68 683	2.14
四　川	4337	184 187	2.20
贵　州	2422	116 395	3.02
云　南	1648	83 213	1.77
西　藏	27	1888	0.52
陕　西	1352	86 991	2.20
甘　肃	239	15 831	0.64
青　海	101	8829	1.48
宁　夏	152	8551	1.17
新　疆	437	27 886	0.54

14-9 每十万人口平均在校学生数

单位：人

年份／地区	学前教育	小 学	初中阶段	高中阶段	高等教育
2005	1676	8358	4781	3070	1613
2010	2230	7448	3955	3504	2189
2015	3118	7086	3152	2965	2524
2016	3211	7211	3150	2887	2530
2017	3327	7300	3213	2861	2576
2018	3350	7438	3347	2828	2658
2019	3378	7569	3459	2850	2857
2020	3441	7661	3510	2948	3126
2021	3403	7634	3554	2816	3301
北　京	2589	4735	1597	1024	5313
天　津	2278	5421	2458	1953	5153
河　北	3310	9169	4139	3429	2926
山　西	2893	6671	3131	2880	3112
内蒙古	2514	5861	2770	2454	2351
辽　宁	2049	4638	2335	2062	3742
吉　林	1749	4798	2506	2423	4550
黑龙江	1541	3700	2632	2367	3448
上　海	2251	3588	2000	1139	3691
江　苏	2979	6909	3113	2233	3531
浙　江	3105	5928	2572	2162	2632
安　徽	3506	7678	3765	3138	3089
福　建	4020	8481	3668	2583	3023
江　西	3581	8758	4789	3712	4001
山　东	3830	7435	3818	2622	3429
河　南	4018	10 179	4820	3578	3424
湖　北	3108	6670	3085	2413	3914
湖　南	3452	7977	3874	3161	3487
广　东	3964	8547	3400	2306	2922
广　西	4533	10 280	4580	3792	3432
海　南	3871	8596	3876	3112	2839
重　庆	3101	6329	3528	3129	3605
四　川	3127	6558	3343	2760	2925
贵　州	4291	10 273	4665	3533	2593
云　南	3748	8158	3886	3318	2871
西　藏	4274	9989	3964	2976	1634
陕　西	3473	7494	3046	2395	4279
甘　肃	3879	8097	3538	2868	2999
青　海	3845	8730	3747	3719	1613
宁　夏	3626	8373	3980	3380	2749
新　疆	4305	11 328	4312	2906	2526

注：本表摘自《中国统计年鉴》，分省数据系2021年数据。

14-10 各地区文盲人口和文盲率

地区	文盲人口			文盲率 /%		
	2010 年／万人	2020 年／万人	2021 年／人	2010 年	2020 年	2021 年
总　计	5466	3775	39 531	4.1	3.3	3.2
北　京	33	17	161	1.7	0.9	0.8
天　津	27	17	209	2.1	1.4	1.7
河　北	188	113	1290	2.6	1.9	2.0
山　西	76	42	520	2.1	1.4	1.7
内蒙古	101	79	803	4.1	3.8	3.7
辽　宁	84	38	443	1.9	1.0	1.1
吉　林	53	32	293	1.9	1.5	1.3
黑龙江	79	44	642	2.1	1.5	2.2
上　海	63	40	453	2.7	1.8	1.9
江　苏	300	221	2338	3.8	3.1	3.0
浙　江	306	175	2130	5.6	3.1	3.6
安　徽	497	274	2844	8.3	5.6	5.4
福　建	90	97	900	2.4	2.9	2.5
江　西	139	88	964	3.1	2.5	2.6
山　东	476	331	3498	5.0	4.0	4.0
河　南	399	223	2292	4.3	2.9	2.8
湖　北	262	134	1235	4.6	2.8	2.4
湖　南	175	114	1273	2.7	2.1	2.2
广　东	204	183	2047	2.0	1.8	1.9
广　西	125	119	1161	2.7	3.1	2.8
海　南	35	33	363	4.1	4.1	4.2
重　庆	124	52	422	4.3	1.9	1.5
四　川	438	333	3397	5.4	4.7	4.5
贵　州	304	257	2241	8.7	8.8	7.2
云　南	277	219	1978	6.0	5.8	4.9
西　藏	73	77	999	24.4	28.1	34.3
陕　西	140	109	1174	3.7	3.3	3.4
甘　肃	222	168	1942	8.7	8.3	9.1
青　海	58	47	457	10.2	10.0	9.2
宁　夏	39	29	318	6.2	5.1	5.2
新　疆	52	69	745	2.4	3.4	3.5

注：2010 年、2020 年系人口普查数字，2021 年系全国人口变动情况抽样调查样本数据，抽样比为 1.058‰。

附录A　主要社会经济指标

简要说明

一、本章反映我国及31个省、自治区、直辖市主要社会和经济情况。内容包括行政区划、国内生产总值、国民总收入、财政收支、价格指数、城乡居民家庭收支、就业和工资、农村居民贫困状况等。

二、本章资料主要摘自《中国统计年鉴》，2021年数据摘自《2022中国统计摘要》。国家统计局调整了个别年份数据，历史数据以最近年鉴数据为准。

主要指标解释

地级区划数　包括地级市、地区、自治州、自治盟。

县级区划数　包括县（自治县、旗）、县级市和市辖区数。

国内生产总值（GDP）　指一个国家或地区所有常住单位在一定时期内生产活动的最终成果。

国民总收入　即国民生产总值。指一个国家或地区所有常住单位在一定时期内收入初次分配的最终结果。它等于国内生产总值加上来自国外的净要素收入。与国内生产总值不同，国民总收入是收入概念，而国内生产总值是个生产概念。

一般公共预算收支　指政府凭借国家政治权力，以社会管理者身份筹集以税收为主体的财政收入，用于保障和改善民生、维持国家机构正常运转、保障国家安全等方面的各项收支。全国一般公共预算收入与支出决算由中央级决算和地方总决算组成。省（自治区、直辖市）级决算及其所属市（州）、县（区）总决算汇总组成省（自治区、直辖市）总决算；各省（自治区、直辖市）总决算汇总成地方总决算。中央级决算、省（自治区、直辖市）级决算和市（州）、县（区）总决算，由同级主管部门汇总的行政事业单位决算、企业财务决算、基本建设财务决算和金库年报、税收年报等组成。

商品零售价格指数　是反映城乡商品零售价格变动趋势的一种经济指数。零售价格的调整变动直接影响到城市居民的生活支出和国家的财政收入，影响居民购买力和市场供需平衡，影响消费与积累的比例。因此，计算零售价格指数，可以从一个侧面对上述经济活动进行观察和分析。

居民消费价格指数　是反映一定时期内城乡居民所购买的生活消费品价格和服务项目价格变动趋势和程度的相对数。是对城市居民消费价格指数和农村居民消费价格指数进行综合汇总计算的结果。利用居民消费价格指数，可以观察和分析消费品的零售价格和服务价格变动对城乡居民实际生活费支出的影响程度。

三次产业　是根据社会生产活动历史发展的顺序对产业结构的划分，产品直接取自自然界的部门称为第一产业，对初级产品进行再加工的部门称为第二产业，为生产和消费提供各种服务的部门称为第三产业。我国的三次产业的划分是：第一产业，农业（包括种植业、林业、牧业和渔业）；第二产业，工业（包括采掘业，制造业，电力、煤气及水的生产和供应业）和建筑业；第三产业，除第一、第二产业以外的其他各业。第三产业分为流通部门和服务部门，具体又分为四个层次，即第一层次，流通部门（包括交通运输、仓储及邮电通信业，批发和零售贸易、餐饮业）；第二层次，为生产和生活服务部门（包括金融、保险业务，地质勘查业、水利管理业，房地产业务，社会服务业，农林牧副渔服务业，交通运输辅助业，综合技术服务业等）；第三层次，为提高科学文化水平和居民素质服务部门（包括教育、文化艺术及广播电影电视业，卫生、体育和社会福利业，科学研究业等）；第四层次，为社会公共需要服务部门（包括国家机关、政党机关和社会团体以及军队、警察等）。

就业人员 即从业人员。指在各级国家机关、政党机关、社会团体及企业、事业单位中工作，取得工资或其他形式的劳动报酬的全部人员。包括在岗职工、再就业的离退休人员、民办教师以及在各单位中工作的外方人员和港澳台方人员、兼职人员、借用的外单位人员和第二职业者。不包括离开本单位仍保留劳动关系的职工。各单位的从业人员反映了各单位实际参加生产或工作的全部劳动力。

城镇登记失业人员 指有非农业户口，在一定的劳动年龄内，有劳动能力，无业而要求就业，并在当地就业服务机构进行求职登记的人员。

城镇登记失业率 城镇失业率指城镇登记失业人数同城镇从业人数与城镇登记失业人数之和的比。计算公式为：城镇登记失业率＝城镇登记失业人数/（城镇从业人数＋城镇登记失业人数）×100%。城镇登记失业率是指城镇登记失业人员与城镇单位从业人员（扣除使用的农村劳动力、聘用的离退休人员、港澳台及外方人员）、城镇单位中的不在岗职工、城镇私营业主、个体户主、城镇私营企业和个体从业人员、城镇登记失业人员之和的比。

恩格尔系数 指食物支出在生活消费总支出中所占的比例。即食物支出/生活消费总支出×100%。

附录A-1-1　全国行政区划（2022年底）

单位：个

地　　区	地级区划数	地级市	县级区划数 合计	市辖区	县级市	县	自治县
全　国	333	293	2843	977	394	1472	117
北　京			16	16			
天　津			16	16			
河　北	11	11	167	49	21	97	6
山　西	11	11	117	26	11	80	
内蒙古	12	9	103	23	11	69	
辽　宁	14	14	100	59	16	25	8
吉　林	9	8	60	21	20	19	3
黑龙江	13	12	121	54	21	46	1
上　海			16	16			
江　苏	13	13	95	55	21	19	
浙　江	11	11	90	37	20	33	1
安　徽	16	16	104	45	9	50	
福　建	9	9	84	31	11	42	
江　西	11	11	100	27	12	61	
山　东	16	16	136	58	26	52	
河　南	17	17	157	54	21	82	
湖　北	13	12	103	39	26	38	2
湖　南	14	13	122	36	19	67	7
广　东	21	21	122	65	20	37	3
广　西	14	14	111	41	10	60	12
海　南	4	4	25	10	5	10	6
重　庆			38	26		12	4
四　川	21	18	183	55	19	109	4
贵　州	9	6	88	16	10	62	11
云　南	16	8	129	17	18	94	29
西　藏	7	6	74	8		66	
陕　西	10	10	107	31	7	69	
甘　肃	14	12	86	17	5	64	7
青　海	8	2	44	7	5	32	7
宁　夏	5	5	22	9	2	11	
新　疆	14	4	107	13	28	66	6
香港特别行政区							
澳门特别行政区							
台湾省							

注：县包括县、自治县、旗、自治旗、1个特区和1个林区（未列出旗、自治旗、特区和林区）。

附录A-1-2　城乡基层组织情况

单位：个

年份/地区	街道数	乡镇数			村委会数
		合计	乡	镇	
2015	7957	31 830	11 315	20 515	580 575
2017	8243	31 645	10 529	21 116	554 202
2018	8393	31 550	10 253	21 297	542 238
2019	8519	30 234	9221	21 013	533 194
2020	8773	29 966	8809	21 157	502 057
2021	8925	29 631	8309	21 322	490 058
2022	8984	29 616	8227	21 389	489 189
北　京	165	178	35	143	3783
天　津	124	128	3	125	3520
河　北	310	1943	618	1325	48 483
山　西	217	1061	430	631	18 838
内蒙古	246	779	270	509	11 036
辽　宁	513	841	201	640	11 566
吉　林	354	607	181	426	9338
黑龙江	407	908	334	574	9026
上　海	107	108	2	106	1556
江　苏	519	718	17	701	13 715
浙　江	488	876	258	618	19 771
安　徽	287	1235	224	1011	14 281
福　建	203	905	252	653	14 268
江　西	186	1392	560	832	16 984
山　东	696	1129	57	1072	54 484
河　南	692	1766	586	1180	44 606
湖　北	335	922	161	761	21 401
湖　南	422	1522	388	1134	23 634
广　东	489	1123	11	1112	19 431
广　西	135	1118	312	806	14 167
海　南	22	196	21	175	2532
重　庆	245	786	161	625	7947
四　川	459	2642	626	2016	26 082
贵　州	364	1145	314	831	13 675
云　南	221	1203	537	666	11 713
西　藏	23	676	534	142	5305
陕　西	326	990	17	973	16 850
甘　肃	127	1229	337	892	15 925
青　海	42	362	222	140	4149
宁　夏	50	193	90	103	2207
新　疆	210	935	468	467	8916

附录A-2-1　国内生产总值与一般公共预算收支

年份	国内生产总值／亿元	人均 GDP／元	一般公共预算收入／亿元	一般公共预算支出／亿元	一般公共预算收入占 GDP 百分比／%
1978	3678.7	385	1132.3	1122.1	30.8
1979	4100.5	423	1146.4	1281.8	28.0
1980	4587.6	468	1159.9	1228.8	25.3
1981	4935.8	497	1175.8	1138.4	23.8
1982	5373.4	533	1212.3	1230.0	22.6
1983	6020.9	588	1367.0	1409.5	22.7
1984	7278.5	702	1642.9	1701.0	22.6
1985	9098.9	866	2004.8	2004.3	22.0
1986	10 376.2	973	2122.0	2204.9	20.5
1987	12 174.6	1123	2199.4	2262.2	18.1
1988	15 180.4	1378	2357.2	2491.2	15.5
1989	17 179.7	1536	2664.9	2823.8	15.5
1990	18 872.9	1663	2937.1	3083.6	15.6
1991	22 005.6	1912	3149.5	3386.6	14.3
1992	27 194.5	2334	3483.4	3742.2	12.8
1993	35 673.2	3027	4349.0	4642.3	12.2
1994	48 637.5	4081	5218.1	5792.6	10.7
1995	61 339.9	5091	6242.2	6823.7	10.2
1996	71 813.6	5898	7408.0	7937.6	10.3
1997	79 715.0	6481	8651.1	9233.6	10.9
1998	85 195.5	6860	9876.0	10 798.2	11.6
1999	90 564.4	7229	11 444.1	13 187.7	12.6
2000	100 280.1	7942	13 395.2	15 886.5	13.4
2001	110 863.1	8717	16 386.0	18 902.6	14.8
2002	121 717.4	9506	18 903.6	22 053.2	15.5
2003	137 422.0	10 666	21 715.3	24 650.0	15.8
2004	161 840.2	12 487	26 396.5	28 486.9	16.3
2005	187 318.9	14 368	31 649.3	33 930.3	16.9
2006	219 438.5	16 738	38 760.2	40 422.7	17.7
2007	270 092.3	20 494	51 321.8	49 781.4	19.0
2008	319 244.6	24 100	61 330.4	62 592.7	19.2
2009	348 517.7	26 180	68 518.3	76 299.9	19.7
2010	412 119.3	30 808	83 101.5	89 874.2	20.2
2011	487 940.2	36 277	103 874.4	109 247.8	21.3
2012	538 580.0	39 771	117 253.5	125 953.0	21.8
2013	592 963.2	43 497	129 209.6	140 212.1	21.8
2014	643 563.1	46 912	140 370.0	151 785.6	21.8
2015	688 858.2	49 922	152 269.2	175 877.8	22.1
2016	746 395.1	53 783	159 605.0	187 755.2	21.4
2017	832 035.9	59 592	172 592.8	203 085.5	20.7
2018	919 281.1	65 534	183 359.8	220 904.1	19.9
2019	986 515.2	70 078	190 390.1	238 858.4	19.3
2020	1 013 567.0	71 828	182 913.9	245 679.0	18.0
2021	1 143 669.7	80 976	202 538.9	246 321.5	17.7
2022	1 210 207.2	85 698	203 703.5	260 609.2	16.8

注：①本表按当年价格计算；②全国一般公共预算收支由中央级决算和地方总决算组成。

附录A-2-2 2022年各地区生产总值与一般公共预算收支

地　区	地区生产总值 / 亿元	人均地区生产总值 / 元	地方一般公共预算收入 / 亿元	地方一般公共预算支出 / 亿元
北　京	41 610.9	190 313	5714.4	7469.2
天　津	16 311.3	119 235	1846.6	2740.1
河　北	42 370.4	56 995	4084.0	9336.5
山　西	25 642.6	73 675	3453.9	5872.7
内蒙古	23 158.6	96 474	2824.4	5885.1
辽　宁	28 975.1	68 775	2524.3	6253.0
吉　林	13 070.2	55 347	851.0	4044.0
黑龙江	15 901.0	51 096	1290.6	5452.0
上　海	44 652.8	179 907	7602.2	9393.2
江　苏	122 875.6	144 390	9258.9	14 903.2
浙　江	77 715.4	118 496	8039.4	12 017.7
安　徽	45 045.0	73 603	3589.1	8378.9
福　建	53 109.9	126 829	3339.1	5702.9
江　西	32 074.7	70 923	2948.3	7288.3
山　东	87 435.1	86 003	7104.0	12 131.5
河　南	61 345.1	62 106	4261.6	10 644.6
湖　北	53 734.9	92 059	3280.7	8626.0
湖　南	48 670.4	73 598	3101.8	9005.3
广　东	129 118.6	101 905	13 279.7	18 509.9
广　西	26 300.9	52 164	1687.7	5893.9
海　南	6818.2	66 602	832.4	2095.5
重　庆	29 129.0	90 663	2103.4	4892.8
四　川	56 749.8	67 777	4882.2	11 914.7
贵　州	20 164.6	52 321	1886.4	5849.2
云　南	28 954.2	61 716	1949.3	6699.7
西　藏	2132.6	58 438	179.7	2593.8
陕　西	32 772.7	82 864	3311.6	6766.3
甘　肃	11 201.6	44 968	907.6	4263.5
青　海	3610.1	60 724	329.1	1975.1
宁　夏	5069.6	69 781	460.1	1583.5
新　疆	17 741.3	68 552	1889.2	6857.3

注：地方一般公共预算收入（支出）为地方财政本级收入（支出）。

附录A-3　价格指数（上年=100）

年份 地区	商品零售价格指数	中西药品及 保健用品	居民消费价格指数	医疗保健	医疗服务
2010	103.1	104.3	103.3	103.3	100.9
2015	100.1	102.4	101.4	102.7	102.7
2017	101.1	105.4	101.6	106.0	106.5
2018	101.9	104.5	102.1	104.3	104.3
2019	102.0	103.9	102.9	102.4	101.6
2020	101.4	100.9	102.5	101.8	102.3
2021	101.6	99.6	100.9	100.4	100.8
2022	102.7	…	102.0	100.6	…
北　京	101.7	98.3	101.1	99.8	100.2
天　津	101.5	98.7	101.3	100.0	100.5
河　北	101.9	100.5	101.0	100.3	100.5
山　西	102.7	98.8	101.0	99.5	100.0
内蒙古	103.8	100.5	100.9	100.3	100.5
辽　宁	101.9	98.8	101.1	99.8	100.3
吉　林	101.8	99.8	100.6	100.0	100.0
黑龙江	101.6	99.8	100.6	101.1	101.9
上　海	101.3	94.4	101.2	98.9	101.7
江　苏	102.3	100.0	101.6	101.0	101.3
浙　江	102.2	99.9	101.5	100.8	101.1
安　徽	101.6	99.3	100.9	100.5	101.0
福　建	101.1	99.8	100.7	100.0	100.0
江　西	101.2	99.8	100.9	99.9	100.1
山　东	101.4	100.1	101.2	100.1	100.2
河　南	101.5	100.7	100.9	100.4	100.6
湖　北	101.2	98.8	100.3	100.1	100.6
湖　南	101.6	100.9	100.5	100.7	100.7
广　东	101.4	100.8	100.8	100.2	100.1
广　西	101.1	98.2	100.9	102.4	104.4
海　南	101.3	98.8	100.3	99.4	99.7
重　庆	101.4	98.8	100.3	99.6	100.1
四　川	101.4	99.9	100.3	101.9	102.7
贵　州	101.2	101.0	100.1	100.4	100.3
云　南	101.4	100.2	100.2	100.1	100.2
西　藏	101.5	99.9	100.9	100.8	101.5
陕　西	101.6	96.7	101.5	99.3	100.1
甘　肃	102.0	100.3	100.9	100.2	100.1
青　海	101.5	101.0	101.3	102.2	102.3
宁　夏	102.0	100.6	101.4	101.7	102.2
新　疆	102.0	99.8	101.2	100.2	100.3

注：各地区价格指数系2021年数字。

附录A-4　就业和工资情况

指　标	2010 年	2015 年	2018 年	2019 年	2020 年	2021 年	2022 年
年底从业人员 / 万人	76 105	77 451	75 782	75 447	75 064	74 652	73 351
按三次产业分							
第一产业	27 931	21 919	19 515	18 652	17 715	17 072	17 663
第二产业	21 842	22 693	21 356	21 234	21 543	21 712	21 105
第三产业	26 332	32 839	34 911	35 561	35 806	35 868	34 583
按城乡分							
城镇从业人员	34 687	40 410	44 292	45 249	46 271	46 773	45 931
内：国有单位	6516	6208	5740	5473	5563	5633	…
城镇集体单位	597	481	347	296	271	262	…
私营企业	6071	11 180	13 952	14 567	…	…	…
乡村从业人员	41 418	37 041	31 490	30 198	28 793	27 879	27 420
城镇登记失业人数 / 万人	908	966	974	945	1160	1040	1203
城镇登记失业率 /%	4.1	4.1	3.8	3.6	4.2	4.0	…
城镇单位就业人员平均工资 / 元	36 539	62 029	82 413	90 501	97 379	106 837	114 029
国有单位	38 359	65 296	89 474	98 899	108 132	115 583	123 622
城镇集体单位	24 010	46 607	60 664	62 612	68 590	74 491	77 868
其他单位	35 801	60 906	79 453	87 195	92 721	103 182	109 895

附录A-5-1 居民人均收支情况

单位：元/年

指 标	2015 年	2018 年	2019 年	2020 年	2021 年	2022 年
全国居民人均可支配收入	**21 966.2**	**28 228.0**	**30 732.8**	**32 188.8**	**35 128.0**	**36 883.3**
工资性收入	12 459.0	15 829.0	17 186.2	17 917.4	19 629.4	20 590.3
经营净收入	3955.6	4852.4	5247.3	5306.8	5892.7	6174.5
财产净收入	1739.6	2378.5	2619.1	2791.5	3075.5	3226.5
转移净收入	3811.9	5168.1	5680.3	6173.2	6530.5	6891.9
全国居民人均消费支出	**15 712.4**	**19 853.1**	**21 558.9**	**21 209.9**	**24 100.1**	**24 538.2**
食品烟酒	4814.0	5631.1	6084.2	6397.3	7178.1	7481
衣着	1164.1	1288.9	1338.1	1238.4	1418.7	1364.6
居住	3419.2	4646.6	5054.8	5215.3	5641.1	5882
生活用品及服务	951.4	1222.7	1280.9	1259.5	1423.2	1431.8
交通通信	2086.9	2675.4	2861.6	2761.8	3155.6	3194.8
教育文化娱乐	1723.1	2225.7	2513.1	2032.2	2598.9	2468.7
医疗保健	1164.5	1685.2	1902.3	1843.1	2115.2	2119.9
其他用品及服务	389.2	477.5	524.0	462.2	569.4	595.4
城镇居民人均可支配收入	**31 194.8**	**39 250.8**	**42 358.8**	**43 833.8**	**47 411.9**	**49 282.9**
工资性收入	19 337.1	23 792.2	25 564.8	26 380.7	28 480.8	29 577.9
经营净收入	3476.1	4442.6	4840.4	4710.8	5381.9	5584.5
财产净收入	3041.9	4027.7	4390.6	4626.5	5052.0	5238.2
转移净收入	5339.7	6988.3	7563.0	8115.8	8497.3	8882.4
城镇居民人均消费支出	**21 392.4**	**26 112.3**	**28 063.4**	**27 007.4**	**30 307.2**	**30 390.8**
食品烟酒	6359.7	7239.0	7732.6	7880.5	8678.1	8958.3
衣着	1701.1	1808.2	1831.9	1644.8	1842.8	1735.2
居住	4726.0	6255.0	6780.2	6957.7	7405.3	7643.5
生活用品及服务	1306.5	1629.4	1689.3	1640.0	1819.6	1800.5
交通通信	2895.4	3473.5	3671.3	3474.3	3932.0	3908.8
教育文化娱乐	2382.8	2974.1	3328.0	2591.7	3322.0	3050.0
医疗保健	1443.4	2045.7	2282.7	2172.2	2521.3	2480.7
其他用品及服务	577.5	687.4	747.2	646.2	786.1	813.7
农村居民人均可支配收入	**11 421.7**	**14 617.0**	**16 020.7**	**17 131.5**	**18 930.9**	**20 132.8**
工资性收入	4600.3	5996.1	6583.5	6973.9	7958.1	8449.2
经营净收入	4503.6	5358.4	5762.2	6077.4	6566.2	6971.5
财产净收入	251.5	342.1	377.3	418.8	469.4	509
转移净收入	2066.3	2920.5	3297.8	3661.3	3937.2	4203.1
农村居民人均消费支出	**9222.6**	**12 124.3**	**13 327.7**	**13 713.4**	**15 915.6**	**16 632.1**
食品烟酒	3048.0	3645.6	3998.2	4479.4	5200.2	5485.4
衣着	550.5	647.7	713.3	712.8	859.5	864
居住	1926.2	2660.6	2871.3	2962.4	3314.7	3502.5
生活用品及服务	545.6	720.5	763.9	767.5	900.5	933.8
交通通信	1163.1	1690.0	1836.8	1840.6	2131.8	2230.3
教育文化娱乐	969.3	1301.6	1481.8	1308.7	1645.5	1683.1
医疗保健	846.0	1240.1	1420.8	1417.5	1579.6	1632.5
其他用品及服务	174.0	218.3	241.5	224.4	283.8	300.5

资料来源：《中国统计摘要》。

附录A-5-2 2022年各地区居民人均收支情况

单位：元

地 区	全国居民			城镇居民			农村居民		
	可支配收入	消费支出	医疗保健支出	可支配收入	消费支出	医疗保健支出	可支配收入	消费支出	医疗保健支出
总　计	36 883.3	24 538.2	2115.1	49 282.9	30 390.8	2521.3	18 930.9	20 132.8	1579.6
北　京	77 414.5	42 683.2	4285.7	84 023.1	45 616.9	4609.8	33 302.7	34 753.8	2211.9
天　津	48 976.1	31 323.7	3747.6	53 003.2	33 823.6	4021.0	27 954.5	29 017.8	2427.2
河　北	30 867.0	20 890.3	1983.9	41 277.7	25 071.3	2205.3	18 178.9	19 364.2	1745.5
山　西	29 178.2	17 536.9	1935.2	39 532.0	21 922.6	2497.2	15 308.3	16 322.7	1254.6
内蒙古	35 920.6	22 298.4	2354.7	46 295.4	26 666.8	2617.7	18 336.8	19 640.9	1950.7
辽　宁	36 088.8	22 603.7	2485.1	44 002.6	26 652.2	2904.8	19 216.6	19 908.0	1644.9
吉　林	27 974.5	17 897.5	2360.7	35 470.9	21 834.9	2701.1	17 641.7	18 134.5	1922.9
黑龙江	28 345.5	20 411.9	2475.2	35 042.1	24 011.0	2850.5	17 889.3	18 577.4	1938.8
上　海	79 609.8	46 045.4	3877.9	84 034.0	48 110.5	4063.1	38 520.7	39 729.4	2216.4
江　苏	49 861.7	32 848.1	2463.4	60 178.1	37 795.7	2800.5	26 790.8	28 486.5	1781.9
浙　江	60 302.5	38 971.1	2498.9	71 267.9	44 511.2	2865.6	35 247.4	37 565.0	1751.8
安　徽	32 745.2	22 541.9	1783.6	45 133.2	26 832.4	1891.2	18 371.7	19 574.9	1672.1
福　建	43 117.7	30 041.7	1768.5	53 817.1	35 692.1	1939.4	23 228.9	24 986.6	1484.3
江　西	32 418.7	21 707.9	1693.8	43 696.5	25 975.5	2015.4	18 684.2	19 936.0	1347.4
山　东	37 560.1	22 640.4	2015.5	49 049.7	28 555.2	2403.9	20 793.9	22 109.9	1505.8
河　南	28 222.4	19 019.5	1786.8	38 483.7	23 539.3	2058.0	17 533.3	18 697.3	1542.1
湖　北	32 913.6	24 827.8	2238.7	42 625.8	29 120.5	2541.1	18 259.0	19 709.5	1836.5
湖　南	34 036.0	24 082.7	2122.2	47 301.2	29 580.1	2399.2	18 295.2	19 546.3	1827.5
广　东	47 064.6	32 168.7	1900.9	56 905.3	36 936.2	2143.7	22 306.0	23 597.8	1342.2
广　西	27 980.7	18 342.8	1752.8	39 703.0	22 438.1	2163.1	16 362.9	17 432.7	1392.5
海　南	30 956.6	21 500.4	1682.9	40 117.5	26 417.6	2012.3	18 076.3	19 117.4	1264.9
重　庆	35 665.9	25 371.1	2325.8	45 508.9	30 573.9	2661.9	18 099.6	19 312.7	1781.8
四　川	30 679.2	22 301.9	2071.9	43 233.3	27 637.3	2281.1	17 575.3	18 672.4	1877.3
贵　州	25 508.2	17 938.7	1368.2	41 085.7	24 229.9	1952.1	12 856.1	13 706.7	940.8
云　南	26 936.8	18 950.8	1700.1	42 167.9	26 239.7	2551.8	14 197.3	15 146.9	1059.2
西　藏	26 674.8	15 885.6	781.4	48 752.9	28 265.4	1565.8	16 932.3	18 209.5	489.8
陕　西	30 115.8	19 848.4	2264.6	42 431.3	24 754.8	2758.6	14 744.8	15 704.3	1702.3
甘　肃	23 273.1	17 489.4	1761.4	37 572.4	25 207.0	2291.7	11 432.8	12 165.2	1362.2
青　海	27 000.0	17 260.8	1938.1	38 735.8	21 700.2	2454.1	13 604.2	14 456.2	1400.7
宁　夏	29 599.3	19 136.3	2126.6	40 193.7	24 213.4	2559.2	15 336.6	16 430.3	1603.2
新　疆	27 062.7	17 927.1	1990.7	38 410.2	24 142.3	2850.2	15 575.3	16 549.9	1210.6

注：各地区医疗保健支出系2021年数字。

附录B 世界各国卫生状况

简要说明

一、本章主要介绍世界各国卫生状况，包括预期寿命、死亡率、卫生服务覆盖、危险因素、卫生资源、卫生经费及人口。

二、本章数据摘自世界卫生组织《2022世界卫生统计》和全球卫生观察站数据库。

三、部分中国数据系世界卫生组织估算数。

主要指标解释

早产率 是指每100个活产中，出生时不足37孕周的活产儿所占百分比。

5岁以下儿童发育迟缓率 是指5岁以下儿童中低于WHO年龄别身高参考值至少2个标准差的生长迟缓者所占百分比。

5岁以下儿童低体重率 是指5岁以下儿童中低于WHO年龄别体重参考值至少2个标准差的低体重者所占百分比。

5岁以下儿童超重率 是指5岁以下儿童中高于WHO年龄别体重参考值至少2个标准差的超重者所占百分比。

成人肥胖率 指一定时期内20岁及以上人口中体重指数≥ 30的人数所占比例，体重指数＝体重（千克）/身高（米）^{2}。

总和生育率 每个妇女度过她的整个育龄期根据现时年龄别生育率可能生育的孩子数。

附录B-1　健康状况

序列	国家	预期寿命／岁								
		合计			男			女		
		1990 年	2000 年	2019 年	1990 年	2000 年	2019 年	1990 年	2000 年	2019 年
1	阿富汗	49	46	63.2	49	44	63.3	50	48	63.2
2	阿尔巴尼亚	69	70	78.0	67	68	76.3	71	73	79.9
3	阿尔及利亚	68	69	77.1	66	68	76.2	69	71	78.1
4	安道尔	77	80	…	74	76	…	81	83	…
5	安哥拉	43	46	63.1	41	44	60.7	45	48	65.5
6	安提瓜和巴布达	71	72	76.5	70	71	74.9	72	74	78.0
7	阿根廷	73	75	76.6	69	71	73.5	76	78	79.5
8	亚美尼亚	67	70	76.0	63	67	72.5	71	73	79.2
9	澳大利亚	77	80	83.0	74	77	81.3	80	82	84.8
10	奥地利	76	78	81.6	72	75	79.4	79	81	83.8
11	阿塞拜疆	63	64	71.4	60	62	68.8	66	67	74.1
12	巴哈马	72	72	73.2	69	69	69.9	74	75	76.6
13	巴林	73	73	75.8	72	72	75.0	74	74	77.0
14	孟加拉国	60	61	74.3	60	61	73.0	59	61	75.6
15	巴巴多斯	74	74	76.0	71	70	74.3	77	77	77.7
16	白俄罗斯	71	69	74.8	66	63	69.7	76	74	79.6
17	比利时	76	78	81.4	73	75	79.3	79	81	83.5
18	伯利兹	71	70	74.4	69	67	71.4	74	74	77.8
19	贝宁	53	55	63.4	51	52	61.2	56	58	65.7
20	不丹	53	60	73.1	53	58	72.0	53	62	74.4
21	玻利维亚	58	64	72.1	56	61	71.1	60	66	73.1
22	波黑	73	74	76.8	70	71	74.4	75	76	79.1
23	博茨瓦纳	65	51	62.2	65	50	58.9	66	52	65.5
24	巴西	66	70	75.9	63	67	72.4	70	74	79.4
25	文莱	73	77	74.3	71	75	73.4	75	79	75.4
26	保加利亚	71	72	75.1	68	68	71.6	75	75	78.6
27	布基纳法索	50	51	62.7	48	48	60.1	51	53	65.2
28	布隆迪	49	47	63.8	48	45	61.5	51	49	66.1
29	佛得角	66	69	74.0	63	66	69.9	68	72	77.9
30	柬埔寨	54	59	70.1	51	55	67.2	57	63	72.7
31	喀麦隆	54	51	62.4	53	51	60.3	56	52	64.5
32	加拿大	77	79	82.2	74	77	80.4	81	82	84.1
33	中非	48	46	53.1	46	46	50.2	50	45	56.3
34	乍得	45	49	59.6	43	48	58.0	47	50	61.3
35	智利	73	77	80.7	69	73	78.1	76	80	83.2
36	中国	69	71	77.4	67	70	74.7	71	73	80.5
37	哥伦比亚	71	73	79.3	67	68	76.7	75	77	81.9
38	科摩罗	56	58	67.4	54	56	65.9	58	61	68.9
39	刚果（金）	56	52	64.7	55	51	63.8	58	54	65.6
40	库克群岛	69	71	…	67	69	…	72	75	…
41	哥斯达黎加	77	77	80.8	75	75	78.3	78	79	83.4
42	科特迪瓦	51	49	62.9	50	47	60.5	54	50	65.8
43	克罗地亚	73	74	78.6	69	70	75.5	76	78	81.6
44	古巴	74	77	77.8	73	75	75.4	76	79	80.3
45	塞浦路斯	76	77	83.1	74	75	81.1	79	79	85.1
46	捷克	71	75	79.1	68	72	76.3	75	79	81.9
47	朝鲜	70	66	72.6	66	64	69.3	73	68	75.7
48	刚果（布）	49	47	62.4	48	45	60.0	51	50	64.8

2012 年标化死亡率 /（1/10 万）			2012 年寿命损失人年归因 /（1/10 万）			孕产妇死亡率 /（1/10 万）	
传染性疾病	非传染性疾病	伤害	传染性疾病	非传染性疾病	伤害	2010 年	2020 年
363	846	169	31 128	12 324	9801	460	620
46	672	48	1927	17 284	2370	27	8
98	710	54	4810	12 406	2418	97	78
…	…	…	…	…	…	…	…
873	768	138	75 280	17 031	9887	450	222
…	…	…	…	…	…	…	21
69	467	51	2917	13 363	2413	77	45
45	848	49	2368	23 695	2447	30	27
14	303	28	591	10 017	1326	7	3
13	360	31	531	14 341	1439	4	5
71	664	34	4926	13 802	1893	43	41
122	465	46	6301	9780	1917	47	77
48	506	34	1236	5024	1329	20	16
235	549	64	10 015	9632	2742	240	123
61	404	28	2659	12 630	1345	51	39
28	683	91	1543	24 934	4737	4	1
28	357	39	1165	14 445	1814	8	5
105	471	82	4594	7186	3056	53	130
577	761	98	35 559	12 712	5057	350	523
187	573	142	9826	11 790	6977	180	60
226	635	100	11 727	13 300	5488	190	161
20	513	42	777	17 315	2030	8	6
555	612	88	26 187	9111	4444	160	186
93	514	80	3345	12 542	4303	56	72
56	475	45	1273	7905	1622	24	44
33	638	36	1553	26 901	1826	11	7
648	784	119	42 924	13 422	6312	300	264
705	729	147	51 897	14 209	8809	800	494
142	482	54	5127	8695	1914	79	42
227	394	62	12 889	10 043	3906	250	218
769	675	106	45 696	14 488	6263	690	438
23	318	31	935	11 421	1482	12	11
1212	551	108	69 308	10 575	6577	890	835
1071	713	114	75 598	12 700	6670	1100	1063
36	367	41	1317	9887	2006	25	15
41	576	50	1858	13 475	2208	37	23
52	338	72	3308	7622	3851	92	75
495	695	132	29 959	11 603	5634	280	217
667	632	89	45 395	11 739	5576	560	282
…	…	…	…	…	…	…	…
31	392	46	1274	8695	2211	40	22
861	794	124	54 054	16 884	7382	400	480
12	496	40	575	20 431	1853	17	5
33	422	45	1182	14 141	1911	73	39
16	333	27	489	9158	1318	10	68
27	461	39	1068	17 096	1868	5	3
117	751	92	4657	18 529	4252	81	107
921	724	137	70 873	14 227	9524	540	547

续表

序列	国家	预期寿命／岁								
		合计			男			女		
		1990 年	2000 年	2019 年	1990 年	2000 年	2019 年	1990 年	2000 年	2019 年
49	丹麦	75	77	81.3	72	75	79.6	78	79	83.0
50	吉布提	57	58	65.8	55	56	64.1	59	60	67.8
51	多米尼加	74	74	…	72	72	…	76	76	…
52	多米尼加共和国	69	73	72.8	68	72	69.8	70	74	76.2
53	厄瓜多尔	69	73	78.4	67	70	76.4	72	76	80.5
54	埃及	65	68	71.8	63	66	69.6	67	71	74.1
55	萨尔瓦多	65	70	75.0	61	67	70.6	70	74	79.1
56	赤道几内亚	48	52	62.2	46	51	60.9	49	53	63.6
57	厄立特里亚	48	61	64.1	46	58	61.3	50	63	67.1
58	爱沙尼亚	70	71	78.9	64	65	74.7	75	76	82.6
59	斯瓦蒂尼（原斯威士兰）	61	48	57.7	62	46	53.4	61	51	63.2
60	埃塞俄比亚	45	48	68.7	42	46	66.9	48	51	70.5
61	斐济	66	68	68.0	64	65	65.9	68	71	70.3
62	芬兰	75	78	81.6	71	74	79.2	79	81	84.0
63	法国	78	79	82.5	73	75	79.8	82	83	85.1
64	加蓬	61	60	66.5	60	58	63.6	63	63	69.7
65	冈比亚	52	57	65.5	50	55	63.4	53	58	67.7
66	格鲁吉亚	71	71	73.3	67	68	68.8	75	74	77.8
67	德国	76	78	81.7	72	75	78.7	79	81	84.8
68	加纳	57	58	66.3	55	56	63.7	58	59	69.2
69	希腊	77	78	81.1	75	76	78.6	80	81	83.6
70	格林纳达	70	72	72.9	67	68	70.6	74	75	75.3
71	危地马拉	62	67	72.0	60	64	69.0	65	70	75.0
72	几内亚	47	50	61.0	46	48	59.5	48	53	62.3
73	几内亚比绍	49	47	60.2	47	44	57.4	52	49	63.0
74	圭亚那	63	66	65.7	59	61	62.5	67	71	69.4
75	海地	54	55	64.1	52	54	63.3	56	57	64.8
76	洪都拉斯	67	67	71.9	65	64	70.7	69	70	73.2
77	匈牙利	69	72	76.4	65	68	73.1	74	76	79.6
78	冰岛	78	80	82.3	75	78	80.8	81	82	83.9
79	印度	58	61	70.8	57	60	69.5	58	62	72.2
80	印尼	62	68	71.3	60	66	69.4	64	70	73.3
81	伊朗	64	67	77.3	63	65	75.7	64	70	79.1
82	伊拉克	69	68	72.4	67	65	69.9	71	70	75.0
83	爱尔兰	75	76	81.8	72	74	80.2	78	79	83.5
84	以色列	77	79	82.6	75	77	80.8	79	81	84.4
85	意大利	77	79	83.0	74	76	80.9	80	82	84.9
86	牙买加	71	72	76.0	69	71	74.4	74	74	77.7
87	日本	79	81	84.3	76	78	81.5	82	85	86.9
88	约旦	70	70	77.9	68	68	77.0	71	73	78.8
89	哈萨克斯坦	66	63	74.0	61	58	70.0	70	68	77.6
90	肯尼亚	60	54	66.1	58	52	63.7	62	56	68.4
91	基里巴斯	60	66	59.4	57	64	56.1	62	68	62.8
92	科威特	73	76	81.0	73	75	79.3	74	76	83.9
93	吉尔吉斯斯坦	66	65	74.2	62	62	70.7	69	69	77.3
94	老挝	53	59	68.5	51	58	66.2	54	60	70.9
95	拉脱维亚	69	71	75.4	64	65	70.6	74	76	79.8
96	黎巴嫩	67	71	76.4	64	68	74.0	71	75	79.2

2012 年标化死亡率 /（1/10 万）			2012 年寿命损失人年归因 /（1/10 万）			孕产妇死亡率 /（1/10 万）	
传染性疾病	非传染性疾病	伤害	传染性疾病	非传染性疾病	伤害	2010 年	2020 年
29	406	23	1114	15 722	1023	12	5
626	631	106	32 528	12 131	4795	200	234
…	…	…	…	…	…	…	…
77	396	66	5127	8525	3236	150	107
97	410	84	4586	9122	4176	110	66
74	782	33	4268	15 168	1513	66	17
96	475	158	4079	10 914	7994	81	43
757	729	134	48 783	15 054	7887	240	212
506	672	119	22 640	9469	4519	240	322
19	511	47	1810	20 218	2189	2	5
884	702	119	48 011	11 412	6918	320	240
559	476	94	29 697	8571	4697	350	267
105	804	64	4602	16 839	2791	26	38
9	367	39	413	15 028	1830	5	8
21	313	35	936	12 899	1600	8	8
589	505	77	30 028	10 127	4197	230	227
590	630	96	35 805	11 970	5295	360	458
39	615	32	2419	21 490	1647	67	28
22	365	23	926	16 246	1113	7	4
476	670	76	28 629	12 863	4084	350	263
24	365	27	1027	15 467	1298	3	8
…	…	…	…	…	…	24	21
213	409	111	10 458	7885	5929	120	96
680	681	96	45 952	12 912	5574	610	553
870	765	112	56 025	13 835	6094	790	725
177	1024	150	8533	17 196	6621	280	112
405	725	89	25 017	13 728	5232	350	350
118	441	81	6564	8031	4121	100	72
17	603	44	795	24 235	2081	21	15
14	312	29	462	9207	1289	5	3
253	682	116	13 613	14 186	4785	200	103
162	680	49	7905	12 030	2116	220	173
56	569	75	3118	10 302	3799	21	22
87	715	128	7823	9610	5647	63	76
22	344	32	728	9828	1512	6	5
31	311	21	1024	8286	846	7	3
15	304	20	712	13 583	953	4	5
97	519	51	5142	12 320	2729	110	99
34	244	40	1604	12 212	2005	5	4
53	640	53	3691	8584	2299	63	41
55	950	102	3834	21 333	5254	51	13
657	515	101	37 031	9133	5271	360	530
…	…	…	…	…	…	…	76
82	406	25	1468	4400	1199	14	7
66	835	65	5767	15 300	3421	71	50
329	680	75	21 052	10 183	3846	470	126
26	624	55	2076	25 436	2564	34	18
30	385	41	1196	7934	1377	25	21

续表

序列	国家	预期寿命／岁								
		合计			男			女		
		1990年	2000年	2019年	1990年	2000年	2019年	1990年	2000年	2019年
97	莱索托	61	47	50.7	59	44	47.7	62	50	54.2
98	利比里亚	42	50	64.1	39	48	63.2	46	52	65.0
99	利比亚	68	71	75.8	67	69	74.2	70	74	77.3
100	立陶宛	71	72	76.0	66	67	71.2	76	77	80.4
101	卢森堡	76	78	82.4	72	75	80.6	79	81	84.2
102	马达加斯加	51	59	65.3	50	57	64.1	53	61	66.6
103	马拉维	45	43	65.6	43	41	62.3	46	45	68.9
104	马来西亚	71	72	74.7	68	69	72.6	73	74	77.1
105	马尔代夫	58	67	79.6	60	67	78.6	57	67	80.8
106	马里	46	50	62.8	46	48	62.2	46	52	63.4
107	马耳他	76	78	81.9	74	76	79.9	78	80	83.8
108	马绍尔群岛	63	59	…	61	58	…	65	60	…
109	毛利塔尼亚	58	58	68.4	57	56	68.1	60	59	68.7
110	毛里求斯	70	71	74.1	66	68	71.0	74	75	77.3
111	墨西哥	71	74	76.0	68	72	73.1	75	77	78.9
112	密克罗尼西亚联邦	66	67	63.0	65	66	60.3	67	68	66.0
113	摩纳哥	78	80	…	74	76	…	81	84	…
114	蒙古	61	64	68.1	58	60	63.8	64	67	72.8
115	黑山	76	74	75.9	73	72	73.2	79	77	78.7
116	摩洛哥	64	69	73.0	63	67	71.7	66	72	74.3
117	莫桑比克	43	48	58.1	41	46	54.5	45	50	61.7
118	缅甸	59	62	69.1	57	59	65.9	61	65	72.2
119	纳米比亚	63	53	64.6	62	50	60.6	64	57	68.4
120	瑙鲁	73	59	…	69	54	…	77	65	…
121	尼泊尔	54	62	70.9	54	61	68.9	55	63	72.7
122	荷兰	77	78	81.8	74	76	80.4	80	81	83.1
123	新西兰	76	79	82.0	73	76	80.4	78	81	83.5
124	尼加拉瓜	71	73	75.0	68	70	72.1	74	76	77.9
125	尼日尔	43	51	63.3	43	51	62.1	43	51	64.6
126	尼日利亚	46	48	62.6	45	47	61.2	47	48	64.1
127	纽埃	71	72	…	69	68	…	75	76	…
128	北马其顿（原马其顿）	72	72	74.8	70	69	72.8	75	75	76.9
129	挪威	77	79	82.6	74	76	81.1	80	81	84.1
130	阿曼	68	71	73.9	66	69	73.0	70	75	75.3
131	巴基斯坦	60	61	65.6	59	61	64.6	61	62	66.7
132	帕劳	66	70	…	65	67	…	68	74	…
133	巴拿马	74	76	79.3	72	73	76.6	76	78	82.1
134	巴布亚新几内亚	56	61	65.3	53	60	63.4	59	63	67.4
135	巴拉圭	73	74	75.8	71	71	73.1	76	77	78.8
136	秘鲁	70	72	79.9	68	70	78.5	72	74	81.3
137	菲律宾	66	69	70.4	63	66	67.4	70	73	73.6
138	波兰	71	74	78.3	67	70	74.5	76	78	81.9
139	葡萄牙	74	77	81.6	71	73	78.6	78	80	84.4
140	卡塔尔	75	77	77.2	74	77	78.0	76	77	76.6
141	韩国	72	76	83.3	68	72	80.3	76	80	86.1
142	摩尔多瓦	68	68	73.3	65	64	69.3	72	71	77.1
143	罗马尼亚	70	71	75.6	66	68	72.0	73	75	79.3
144	俄罗斯	69	65	73.2	63	58	68.2	74	72	78.0

2012 年标化死亡率 /（1/10 万）			2012 年寿命损失人年归因 /（1/10 万）			孕产妇死亡率 /（1/10 万）	
传染性疾病	非传染性疾病	伤害	传染性疾病	非传染性疾病	伤害	2010 年	2020 年
1110	672	142	57 102	11 697	7939	620	566
609	657	83	32 485	10 525	4030	770	652
53	550	63	2305	8377	2511	58	72
26	581	76	1281	22 141	3932	8	9
21	318	31	750	10 773	1367	20	6
430	649	89	24 877	10 233	4675	240	392
778	655	98	41 453	9228	4049	460	381
117	563	63	3134	9740	2450	29	21
59	487	35	2173	7691	1205	60	57
588	866	120	55 170	14 432	6603	540	440
24	364	19	767	12 632	886	8	3
...	...	...	...	...	...	...	...
619	555	83	31 786	9373	4001	510	464
62	577	44	2399	16 472	2235	60	84
57	468	63	2578	10 391	3339	50	59
...	...	...	...	...	...	100	74
...	...	...	...	...	...	...	...
83	966	69	5357	17 033	3885	63	39
19	572	41	883	18 336	1946	8	6
132	708	47	...	...	...	100	72
998	594	175	53 997	11 531	8061	490	127
316	709	102	13 566	14 286	4767	200	179
357	580	76	18 018	8027	3755	200	215
...	...	...	...	...	...	...	...
252	678	89	11 880	11 404	3697	170	174
26	355	22	941	13 172	966	6	4
18	314	33	742	10 295	1597	15	7
75	547	64	4947	10 740	3209	95	78
740	649	98	54 270	10 726	5637	590	441
866	674	146	59 843	13 237	8544	630	1047
...	...	...	...	...	...	...	...
17	637	24	823	18 585	1096	10	3
25	337	26	894	11 991	1117	7	2
84	478	53	2583	5787	2443	32	17
296	669	99	20 789	11 796	4893	260	154
...	...	...	...	...	...	...	...
86	373	67	3975	8760	3724	92	50
554	693	100	22 709	12 277	4394	230	192
77	486	68	4427	9696	3421	99	71
121	364	48	4193	8048	2189	67	69
226	720	54	8000	13 013	2698	99	78
23	494	49	940	18 222	2433	5	2
40	343	25	1632	14 128	1215	8	12
28	407	41	635	3410	1690	7	8
34	302	53	944	8755	2381	16	8
45	788	76	3150	24 614	3642	41	12
39	612	41	1841	22 427	2049	27	10
74	790	103	3877	28 356	5483	34	14

续表

序列	国家	预期寿命 / 岁								
		合计			男			女		
		1990 年	2000 年	2019 年	1990 年	2000 年	2019 年	1990 年	2000 年	2019 年
145	卢旺达	48	47	69.1	46	45	66.9	50	49	71.2
146	圣基茨和尼维斯	68	71	…	65	69	…	71	73	…
147	圣卢西亚	72	74	74.3	70	71	71.3	74	77	77.7
148	圣文森特和格林纳丁斯	72	70	73.2	69	67	71.3	75	73	75.3
149	萨摩亚	66	67	70.5	63	65	69.2	69	70	71.8
150	圣马力诺	79	81	…	76	78	…	83	84	…
151	圣多美和普林西比	61	66	70.4	59	64	68.8	63	68	72.0
152	沙特阿拉伯	69	71	74.3	67	69	73.1	71	75	76.1
153	塞内加尔	57	60	68.6	56	58	66.8	59	62	70.1
154	塞尔维亚	72	72	75.9	69	69	73.5	75	74	78.3
155	塞舌尔	69	72	73.3	64	67	70.0	75	76	77.1
156	塞拉利昂	38	41	60.8	38	37	59.6	38	45	61.9
157	新加坡	75	78	83.2	73	76	81.0	78	81	85.5
158	斯洛伐克	71	73	78.2	66	69	74.8	75	77	81.4
159	斯洛文尼亚	74	76	81.3	70	72	78.6	78	80	84.1
160	所罗门群岛	62	69	65.2	61	67	62.9	63	71	67.9
161	索马里	47	50	56.5	45	49	54.0	50	51	59.2
162	南非	62	56	65.3	59	54	62.2	66	59	68.3
163	南苏丹	42	…	62.8	41	…	60.8	44	…	64.8
164	西班牙	77	79	83.2	73	76	80.7	81	83	85.7
165	斯里兰卡	69	69	76.9	65	63	73.8	75	75	79.8
166	苏丹	55	58	69.1	54	58	67.6	57	58	70.8
167	苏里南	73	69	71.5	71	66	68.5	76	72	74.6
168	瑞典	78	80	82.4	75	77	80.8	81	82	84.0
169	瑞士	78	80	83.4	74	77	81.8	81	83	85.1
170	叙利亚	70	71	72.7	69	69	71.2	71	74	74.3
171	塔吉克斯坦	64	64	69.5	62	62	67.6	65	65	71.5
172	泰国	69	68	77.7	66	63	74.4	72	72	81.0
173	东帝汶	50	60	69.6	48	58	67.9	51	63	71.4
174	多哥	55	56	64.3	54	54	61.5	57	59	67.2
175	汤加	68	69	72.6	64	68	69.8	74	71	75.6
176	特立尼达和多巴哥	68	69	76.1	65	65	72.5	71	73	79.9
177	突尼斯	70	73	77.0	69	71	74.9	72	75	79.2
178	土耳其	65	70	78.6	62	67	76.4	68	73	80.7
179	土库曼斯坦	62	62	69.7	59	59	66.5	65	65	73.0
180	图瓦卢	62	63	…	59	63	…	64	63	…
181	乌干达	47	47	66.7	44	43	63.2	49	51	70.1
182	乌克兰	70	68	73.0	65	62	68.0	75	73	77.8
183	阿联酋	72	77	76.1	71	75	75.1	73	79	78.4
184	英国	76	78	81.4	73	75	79.8	79	80	83.0
185	坦桑尼亚	51	51	67.3	49	49	65.4	52	53	69.3
186	美国	75	77	78.5	72	74	76.3	79	80	80.7
187	乌拉圭	73	75	77.1	69	71	73.5	76	79	80.6
188	乌兹别克斯坦	67	66	73.0	63	63	70.8	70	68	75.2
189	瓦努阿图	66	69	65.3	64	68	62.7	67	70	68.3
190	委内瑞拉	72	74	73.9	70	71	69.9	74	77	78.2
191	越南	70	70	73.7	66	68	69.6	75	72	78.1
192	也门	58	61	66.6	56	59	64.4	59	62	68.9
193	赞比亚	43	42	62.5	40	40	59.5	47	44	65.4
194	津巴布韦	62	45	60.7	60	43	57.5	64	47	63.6

2012 年标化死亡率／（1/10 万）			2012 年寿命损失人年归因／（1/10 万）			孕产妇死亡率／（1/10 万）	
传染性疾病	非传染性疾病	伤害	传染性疾病	非传染性疾病	伤害	2010 年	2020 年
402	585	106	24 964	9517	5642	340	259
...	...	...	...	...	...	...	...
...	...	...	...	...	...	35	73
...	...	...	...	...	...	48	62
...	...	...	...	...	...	...	59
...	...	...	...	...	...	70	146
71	549	41	1841	6721	1577	24	16
588	558	89	26 368	9505	3637	370	261
19	658	32	895	23 163	1543	12	10
...	...	...	...	...	...	...	3
1327	964	150	82 802	21 114	9282	890	443
66	265	17	1527	7562	794	3	7
35	533	39	1313	17 777	1936	6	5
15	369	44	589	14 708	2027	12	5
231	710	75	9927	11 096	3192	93	122
927	551	188	71 921	11 605	11 017	1000	621
612	711	104	30 989	14 121	5017	300	127
831	623	143	50 404	12 108	7667	...	1223
19	323	18	823	12 838	851	6	3
75	501	89	2592	11 909	3689	35	29
495	551	134	29 142	10 558	6569	730	270
84	375	70	4516	8530	3373	130	96
19	333	26	792	13 327	1204	4	5
14	292	25	609	11 297	1173	8	7
41	573	308	2807	7685	18 227	70	30
148	753	52	14 692	11 930	3128	65	17
123	449	73	4570	12 846	3379	48	29
344	671	69	21 132	9304	3862	300	204
682	679	93	43 673	12 507	5449	300	399
...	...	...	...	...	...	110	126
80	705	98	3611	18 921	5045	46	27
65	509	39	2762	11 153	1792	56	37
44	555	39	2361	12 651	2148	20	17
116	1025	93	8879	22 123	5552	67	5
...	...	...	...	...	...	...	...
697	664	167	41 005	10 918	8098	310	284
69	749	67	3734	28 498	3569	32	17
36	547	32	918	3086	1546	12	9
29	359	22	1187	13 889	1016	12	10
584	570	129	32 565	9699	5956	460	238
31	413	44	1337	14 258	2159	21	21
46	446	54	1972	14 879	2575	29	19
86	811	47	6840	14 571	2713	28	30
...	...	...	...	...	...	110	94
58	411	103	3209	8639	5936	92	259
96	435	59	4475	10 594	2730	59	124
515	627	84	21 708	10 259	4865	200	183
764	587	156	49 853	9379	7020	440	135
711	599	82	42 568	9782	5349	570	357

附录B-2 5岁以下儿童死亡率

单位：‰

序列	国家	新生儿死亡率		婴儿死亡率					
				合计			男		
		1990年	2021年	1990年	2000年	2021年	1990年	2000年	2021年
1	阿富汗	51.4	34	121.3	94.5	43.4		159	46.5
2	阿尔巴尼亚	17.0	7	35.1	23.2	8.4	48	27	9.2
3	阿尔及利亚	22.5	16	39.9	33.9	19.2	54	43	20.7
4	安道尔	4.2	1	7.5	3.9	2.6	8	4	2.9
5	安哥拉	54.3	27	133.4	128.3	47.2	160	132	52.2
6	安提瓜和巴布达	12.4	3	23.4	13.8	5.2	31	21	5.5
7	阿根廷	15.8	5	24.4	18.0	6.2	27	19	6.9
8	亚美尼亚	24.2	6	42.4	26.6	9.5	51	34	10.5
9	澳大利亚	4.7	2	7.6	5.1	3.2	9	6	3.4
10	奥地利	4.5	2	8.0	4.6	3.0	9	5	3.3
11	阿塞拜疆	32.3	10	75.4	60.7	16.6	87	64	18.2
12	巴哈马	11.7	7	19.6	13.0	11.4	19	14	12.3
13	巴林	8.1	3	19.5	10.9	5.9	13	11	6.2
14	孟加拉国	54.8	16	99.6	64.4	22.9	108	70	24.5
15	巴巴多斯	9.9	8	16.2	14.9	11.1	18	13	12.0
16	白俄罗斯	7.5	1	13.5	11.4	2.1	24	18	2.3
17	比利时	4.5	2	8.3	4.8	3.4	9	5	3.8
18	伯利兹	16.0	7	32.1	21.2	9.6	39	27	10.5
19	贝宁	41.4	29	107.9	90.0	55.2	117	94	60.7
20	不丹	43.2	15	93.3	58.9	22.5	99	73	24.5
21	玻利维亚	38.4	13	84.6	57.0	20.2	89	66	22.2
22	波黑	11.5	4	16.2	8.1	4.8	23	16	5.3
23	博茨瓦纳	24.8	18	38.9	54.4	28.3	47	67	31.1
24	巴西	27.8	8	51.4	28.9	12.9	51	31	14.3
25	文莱	6.4	6	9.4	7.7	9.6	11	6	10.5
26	保加利亚	12.0	3	18.4	17.9	5.3	16	15	5.7
27	布基纳法索	40.4	25	102.5	96.2	51.8	114	106	56.4
28	布隆迪	45.5	20	103.4	91.6	37.6	125	118	41.7
29	佛得角	22.1	8	48.4	29.0	11.7	59	40	12.8
30	柬埔寨	37.7	13	85.6	81.7	21.3	94	88	23.8
31	喀麦隆	35.2	26	84.8	92.5	47.0	99	104	51.8
32	加拿大	4.5	3	6.8	5.2	4.4	8	6	4.7
33	中非	48.3	32	115.3	113.3	75.4	118	123	82.6
34	乍得	48.4	32	115.9	105.9	66.1	127	130	72.3
35	智利	8.2	4	16.0	9.2	5.6	20	10	6.1
36	中国	24.9	3	42.2	30.2	5.1	31	25	5.3
37	哥伦比亚	19.0	7	29.0	21.2	11.1	33	26	12.2
38	科摩罗	41.2	26	88.1	72.8	39.3	99	90	41.7
39	刚果（金）	29.7	18	60.1	76.5	32.0	69	76	35.3
40	库克群岛	11.6	4	20.6	14.4	6.1	12	19	6.8
41	哥斯达黎加	9.0	5	14.3	11.3	6.2	17	13	6.6
42	科特迪瓦	47.8	32	104.3	99.6	55.9	116	107	62.6
43	克罗地亚	8.4	3	11.1	7.2	3.9	12	7	4.3
44	古巴	7.0	2	10.5	6.5	4.0	13	8	4.4
45	塞浦路斯	5.7	2	9.9	5.5	2.3	12	5	2.5
46	捷克	9.7	1	12.8	5.6	2.2	13	5	2.5
47	朝鲜	21.3	8	33.4	44.5	10.1	24	44	11.2
48	刚果（布）	47.6	26	114.7	114.6	62.4	131	131	68.2

			5 岁以下儿童死亡率								
女			合计			男			女		
1990 年	2000 年	2021 年	1990 年	2000 年	2021 年	1990 年	2000 年	2021 年	1990 年	2000 年	2021 年
154	136	40.2	179.1	135.6	55.7	262	232	59.1	237	210	52.2
33	19	7.6	40.5	26.1	9.5	64	34	10.2	38	20	8.7
46	36	17.5	47.1	39.6	22.3	66	50	24.0	55	42	20.6
6	4	2.3	8.5	4.6	2.8	9	5	3.1	8	4	2.4
146	120	41.7	225.9	216.7	69.4	274	225	75.2	242	199	63.3
18	12	4.8	25.5	15.4	6.1	31	23	6.6	27	15	5.6
21	15	5.3	27.6	20.2	6.9	31	22	7.8	25	18	6.0
45	30	8.6	49.7	30.1	10.7	63	40	11.8	49	31	9.6
7	5	2.9	9.2	6.2	3.7	10	7	4.0	8	6	3.4
7	4	2.7	9.5	5.5	3.7	10	6	4.0	9	5	3.3
68	50	14.9	94.5	74.1	18.6	109	77	20.3	85	60	16.8
14	12	10.5	23.5	15.8	13.2	28	22	14.2	21	18	12.1
14	10	5.6	23.0	12.7	6.9	16	14	7.2	17	11	6.6
96	61	21.2	143.7	88.1	27.3	151	92	29.2	144	88	25.2
12	13	10.1	18.1	16.4	11.9	20	14	12.9	15	15	10.9
17	13	1.8	16.6	14.4	2.7	27	20	3.0	20	15	2.4
7	4	3.0	10.0	5.8	4.1	11	7	4.6	8	5	3.6
31	19	8.7	39.6	25.1	11.2	47	30	12.2	39	24	10.2
104	84	49.4	179.4	146.0	83.5	189	148	89.4	180	141	77.4
84	62	20.3	133.7	79.4	26.7	158	113	29.0	137	98	24.2
80	59	18.1	122.7	77.4	24.7	124	87	27.0	120	84	22.3
19	12	4.4	18.3	9.2	5.6	26	20	6.2	21	14	5.1
46	65	25.4	49.5	85.1	34.9	62	102	38.2	57	95	31.4
40	25	11.4	61.5	32.9	14.4	62	37	16.0	50	31	12.8
8	6	8.8	12.2	9.5	11.5	12	8	12.5	11	8	10.4
12	12	4.8	22.1	21.1	6.3	20	18	6.8	15	15	5.8
106	98	46.9	202.2	185.8	82.6	203	189	87.4	200	186	77.7
102	96	33.4	170.8	148.9	52.6	203	190	57.2	176	165	47.9
39	26	10.6	63.0	35.3	13.6	74	48	14.8	52	34	12.3
76	71	18.7	117.5	110.5	24.8	126	115	27.6	107	97	21.8
84	87	41.9	136.4	151.2	69.8	154	163	75.4	141	149	63.8
6	5	4.1	8.3	6.2	5.0	9	7	5.4	7	5	4.7
111	115	67.9	176.9	174.1	99.9	174	183	106.7	175	184	92.7
112	114	59.5	214.7	190.7	107.1	206	210	113.7	197	201	100.1
16	9	5.1	19.1	10.9	6.6	24	12	7.1	19	10	6.0
43	35	4.8	53.9	36.9	6.9	39	31	7.3	52	41	6.5
23	18	9.8	35.2	25.1	12.9	41	30	14.2	29	22	11.5
80	72	36.7	52.8	43.7	49.7	138	123	52.4	117	104	46.8
64	71	28.6	92.2	121.4	43.0	108	121	46.9	99	111	38.9
20	10	5.4	24.4	16.8	7.2	15	21	7.3	21	12	7.0
14	10	5.9	16.9	13.1	7.7	20	14	8.1	16	11	7.1
94	87	48.7	151.6	146.1	74.8	159	148	82.5	145	135	66.7
9	6	3.6	12.8	8.3	4.6	14	8	5.0	10	7	4.3
9	5	3.6	13.3	8.4	5.0	15	10	5.5	11	7	4.5
10	5	2.1	11.1	6.5	2.8	13	7	3.0	11	6	2.6
9	4	1.9	14.6	6.6	2.8	14	6	3.1	11	5	2.4
22	40	9.1	43.4	60.0	15.4	47	61	16.9	43	55	13.9
120	120	56.2	176.0	175.9	79.0	207	207	85.5	190	190	72.1

续表

序列	国家	新生儿死亡率 1990年	新生儿死亡率 2021年	婴儿死亡率 合计 1990年	婴儿死亡率 合计 2000年	婴儿死亡率 合计 2021年	婴儿死亡率 男 1990年	婴儿死亡率 男 2000年	婴儿死亡率 男 2021年
49	丹麦	4.5	2	7.4	4.6	3.1	9	6	3.4
50	吉布提	43.6	30	92.1	79.7	45.9	108	95	49.8
51	多米尼加	11.8	28	14.0	13.6	32.0	18	16	34.3
52	多米尼加共和国	28.3	23	46.1	33.2	27.3	51	34	29.7
53	厄瓜多尔	21.3	7	44.2	28.3	10.7	47	32	11.9
54	埃及	32.2	10	62.5	35.9	16.2	77	44	17.4
55	萨尔瓦多	18.5	6	46.0	26.8	10.7	52	30	11.7
56	赤道几内亚	48.1	28	124.4	98.8	57.2	129	109	62.6
57	厄立特里亚	35.7	17	92.6	58.4	29.0	103	65	32.8
58	爱沙尼亚	12.3	1	16.5	8.8	1.6	14	10	1.7
59	斯瓦蒂尼（原斯威士兰）	29.5	23	55.4	80.1	41.5	71	75	45.8
60	埃塞俄比亚	54.6	26	121.8	89.8	34.3	140	103	39.1
61	斐济	12.5	14	25.0	20.6	23.3	21	18	25.2
62	芬兰	3.9	1	5.5	3.5	1.8	6	4	1.9
63	法国	3.6	3	7.4	4.4	3.5	8	5	3.8
64	加蓬	33.0	19	60.3	55.5	29.4	81	73	32.8
65	冈比亚	46.1	25	79.9	63.4	34.0	111	100	38.1
66	格鲁吉亚	27.8	5	40.5	31.2	8.4	44	33	9.4
67	德国	3.7	2	7.0	4.4	3.0	8	5	3.3
68	加纳	39.5	23	80.3	65.2	32.6	82	73	36.1
69	希腊	9.0	2	11.3	6.9	3.3	10	7	3.5
70	格林纳达	10.2	10	17.7	13.6	14.4	32	17	15.5
71	危地马拉	29.3	11	59.6	40.0	19.6	58	39	21.7
72	几内亚	52.5	31	140.4	103.1	63.8	152	124	70.8
73	几内亚比绍	60.6	34	132.8	108.7	50.0	157	142	55.3
74	圭亚那	29.0	17	47.1	38.6	23.2	60	49	26.0
75	海地	37.8	24	100.2	74.8	45.4	113	87	50.1
76	洪都拉斯	24.5	10	45.7	31.1	14.2	47	36	15.8
77	匈牙利	12.9	2	17.0	9.7	3.3	17	10	3.6
78	冰岛	3.2	1	5.1	3.1	2.1	6	3	2.3
79	印度	51.1	19	88.4	66.5	25.5	83	67	25.7
80	印尼	30.8	11	62.0	41.0	18.9	62	43	20.9
81	伊朗	26.8	8	44.1	28.6	10.9	62	43	11.5
82	伊拉克	26.1	14	41.8	35.7	20.8	45	41	22.7
83	爱尔兰	5.0	2	7.7	6.0	2.7	9	7	3.0
84	以色列	6.1	2	9.7	5.6	2.7	11	6	2.9
85	意大利	6.2	1	8.3	4.7	2.2	9	5	2.4
86	牙买加	17.0	10	24.9	20.1	10.7	30	29	12.1
87	日本	2.5	1	4.6	3.3	1.7	5	4	1.8
88	约旦	19.4	9	30.0	23.3	12.6	37	29	13.8
89	哈萨克斯坦	22.5	5	44.7	37.5	9.1	58	43	10.3
90	肯尼亚	32.8	18	63.9	68.6	28.0	70	72	30.7
91	基里巴斯	29.8	21	69.1	53.5	38.3	68	52	42.1
92	科威特	9.3	5	14.4	11.0	7.5	15	10	8.2
93	吉尔吉斯斯坦	28.2	12	54.5	42.0	15.6	68	48	17.3
94	老挝	47.7	21	110.9	83.0	34.2	122	71	38.1
95	拉脱维亚	12.6	2	16.6	14.5	3.2	16	12	3.4
96	黎巴嫩	15.9	5	26.8	17.1	7.1	36	22	7.4

			5岁以下儿童死亡率								
女			合计			男			女		
1990年	2000年	2021年	1990年	2000年	2021年	1990年	2000年	2021年	1990年	2000年	2021年
6	4	2.8	8.9	5.6	3.6	10	6	3.9	8	5	3.3
82	72	41.5	118.6	100.7	54.1	137	119	58.8	108	94	49.0
12	13	29.6	17.2	15.8	35.9	21	18	38.5	14	15	33.1
45	30	24.8	59.7	41.1	33.0	67	42	35.8	57	36	30.0
35	24	9.5	56.9	34.3	12.5	58	37	13.8	48	31	11.1
54	31	15.0	85.1	44.8	19.0	103	54	20.2	75	39	17.7
44	25	9.6	59.5	32.4	12.4	68	37	13.6	56	30	11.2
111	95	51.4	184.0	142.4	76.8	206	174	82.6	190	162	70.4
81	51	24.8	150.6	89.3	38.1	162	96	42.7	137	81	33.2
10	7	1.4	20.2	11.0	2.0	18	13	2.2	14	9	1.8
64	68	37.0	73.9	122.5	52.6	95	108	57.4	90	102	47.6
108	79	29.1	205.0	145.5	46.8	225	159	52.2	193	137	41.0
17	14	21.3	30.0	24.4	27.7	25	19	29.9	19	17	25.4
6	3	1.6	6.7	4.3	2.2	7	5	2.4	7	4	2.0
6	4	3.1	9.0	5.4	4.4	10	6	4.8	8	5	3.9
54	48	25.7	92.7	84.6	39.8	104	93	43.7	81	73	35.6
96	87	29.6	169.8	119.0	47.9	163	140	52.6	142	122	43.0
37	28	7.4	47.3	35.7	9.5	51	38	10.5	42	31	8.4
6	4	2.8	8.5	5.4	3.6	10	6	3.8	8	5	3.3
70	62	28.8	128.2	101.3	44.0	132	117	48.4	107	94	39.3
9	5	3.0	12.5	7.8	3.7	11	8	4.0	10	6	3.4
33	18	13.3	22.2	15.9	16.2	40	19	17.4	40	21	14.9
56	38	17.3	80.6	50.7	23.0	75	48	25.3	77	49	20.6
121	98	56.5	237.6	170.2	98.7	246	198	106.1	214	172	91.0
127	115	44.2	224.8	180.8	74.3	264	240	80.2	215	196	67.8
34	28	20.2	61.2	48.7	27.7	80	59	31.0	41	31	24.1
97	74	40.6	144.6	104.4	58.6	158	117	63.9	147	109	53.2
39	30	12.6	59.1	38.2	16.6	58	42	18.3	52	38	14.7
13	9	3.0	19.0	11.2	4.0	19	12	4.3	15	10	3.6
5	2	1.9	6.4	4.0	2.6	7	4	2.8	6	3	2.4
85	68	25.3	125.9	91.4	30.6	111	87	30.3	126	99	31.0
51	35	16.8	84.3	52.2	22.2	93	61	24.4	77	51	19.8
47	33	10.3	56.6	34.7	12.6	82	54	13.2	63	41	12.0
39	35	18.7	53.4	44.6	24.5	58	52	26.8	48	43	22.1
8	5	2.5	9.2	7.2	3.2	11	8	3.4	9	6	2.9
9	5	2.5	11.6	6.9	3.4	13	8	3.6	11	6	3.1
7	4	2.1	9.6	5.5	2.6	10	6	2.8	8	5	2.4
25	25	9.3	29.8	23.7	12.4	35	34	14.0	32	30	10.8
4	3	1.7	6.3	4.5	2.3	7	5	2.4	6	4	2.2
27	21	11.2	36.7	27.8	14.6	42	31	16.0	37	28	13.1
44	33	7.9	52.6	43.5	10.3	69	51	11.6	51	38	8.9
58	59	25.1	98.7	110.9	37.2	106	112	40.4	92	97	33.7
62	45	34.1	95.4	71.0	48.2	93	64	52.5	84	62	43.6
13	7	6.8	16.7	12.7	8.7	18	13	9.5	16	10	7.9
57	40	13.8	65.7	49.2	17.4	80	55	19.3	69	47	15.4
94	55	30.0	162.0	117.4	42.5	166	91	46.9	148	81	37.8
11	9	2.9	20.4	17.2	3.7	20	15	4.0	15	11	3.4
30	19	6.7	32.3	20.0	8.2	45	27	8.7	35	21	7.7

续表

序列	国家	新生儿死亡率		婴儿死亡率					
				合计			男		
		1990年	2021年	1990年	2000年	2021年	1990年	2000年	2021年
97	莱索托	44.6	35	69.5	80.6	57.0	79	91	62.6
98	利比里亚	52.1	30	165.3	118.9	56.7	178	144	62.1
99	利比亚	21.1	6	36.2	24.4	9.2	32	23	10.2
100	立陶宛	9.3	2	13.4	9.6	2.7	11	8	2.9
101	卢森堡	4.1	2	7.3	3.9	2.2	9	4	2.4
102	马达加斯加	41.2	24	98.1	70.5	45.3	109	70	49.9
103	马拉维	50.0	19	143.4	103.0	31.2	135	103	34.9
104	马来西亚	8.3	4	14.3	8.7	6.5	17	10	7.0
105	马尔代夫	35.8	4	67.8	35.2	5.1	83	43	5.5
106	马里	58.9	33	130.5	116.2	61.6	147	127	66.7
107	马耳他	7.4	4	10.0	6.8	5.1	12	7	5.4
108	马绍尔群岛	19.6	14	39.2	33.5	24.8	40	33	27.8
109	毛利塔尼亚	41.0	23	77.8	76.0	32.2	86	82	35.6
110	毛里求斯	15.8	11	19.9	16.4	15.3	23	20	16.9
111	墨西哥	16.9	8	37.0	21.6	11.4	40	24	12.5
112	密克罗尼西亚联邦	21.7	13	43.2	41.6	21.0	45	38	23.8
113	摩纳哥	4.4	2	6.3	4.2	1.0	8	4	1.1
114	蒙古	30.9	8	77.0	49.4	12.7	86	58	14.1
115	黑山	10.6	1	15.0	12.5	1.9	12	14	2.0
116	摩洛哥	36.1	11	63.5	42.8	15.4	79	53	17.0
117	莫桑比克	56.4	28	158.0	113.8	51.0	160	127	54.8
118	缅甸	42.2	22	77.5	58.9	33.7	94	70	37.3
119	纳米比亚	28.8	19	49.6	49.3	29.4	58	58	32.3
120	瑙鲁	27.9	18	44.7	33.4	23.2	11	62	25.6
121	尼泊尔	53.2	16	98.8	60.4	22.8	98	63	24.9
122	荷兰	4.7	3	6.8	5.1	3.5	8	6	3.8
123	新西兰	4.3	3	9.2	6.1	3.9	10	7	4.3
124	尼加拉瓜	25.2	7	50.8	32.6	11.4	58	39	12.7
125	尼日尔	49.8	34	137.7	101.0	59.5	148	110	64.0
126	尼日利亚	51.7	35	126.3	112.5	70.6	134	122	76.7
127	纽埃	7.1	13	11.9	19.7	20.4	8	40	22.6
128	北马其顿（原马其顿）	16.6	3	33.0	14.2	4.7	33	18	4.9
129	挪威	4.1	1	7.0	3.9	1.8	8	4	1.9
130	阿曼	18.7	5	31.9	14.2	8.7	39	19	9.5
131	巴基斯坦	56.1	39	106.1	87.9	52.8	105	89	57.5
132	帕劳	15.8	9	30.9	22.8	15.1	22	18	16.7
133	巴拿马	13.3	8	25.8	21.9	11.9	26	21	13.1
134	巴布亚新几内亚	30.6	21	65.0	58.2	34.4	68	59	37.3
135	巴拉圭	22.1	10	36.9	27.7	15.6	39	29	17.1
136	秘鲁	26.4	7	56.5	30.4	11.0	69	39	12.0
137	菲律宾	22.6	12	41.1	30.1	20.5	46	32	22.7
138	波兰	11.4	3	15.1	8.1	3.7	17	9	4.0
139	葡萄牙	7.2	2	11.5	5.5	2.5	13	7	2.8
140	卡塔尔	10.0	3	17.7	10.7	4.5	20	12	4.8
141	韩国	3.1	1	6.1	5.2	2.5	8	6	2.7
142	摩尔多瓦	14.1	11	26.7	25.4	12.2	37	25	13.6
143	罗马尼亚	16.8	3	31.0	23.3	5.3	26	21	5.6
144	俄罗斯	14.7	2	21.9	19.7	4.1	26	23	4.5

女			5岁以下儿童死亡率								
			合计			男			女		
1990年	2000年	2021年	1990年	2000年	2021年	1990年	2000年	2021年	1990年	2000年	2021年
70	81	50.9	86.3	114.6	72.9	98	132	79.3	87	116	66.1
151	122	51.1	248.0	175.2	76.0	257	207	81.9	236	189	70.0
32	23	8.2	42.4	28.4	10.8	36	25	11.8	36	25	9.7
10	9	2.5	16.5	11.8	3.3	15	11	3.6	12	11	3.0
7	4	2.0	8.8	4.8	2.7	11	6	3.0	8	5	2.5
94	60	40.5	160.8	110.6	66.0	174	104	71.4	160	96	60.6
123	94	27.3	245.3	174.2	41.9	229	173	46.4	206	156	37.1
14	8	5.9	16.6	10.1	7.6	19	11	8.2	16	9	6.9
78	42	4.7	93.5	43.8	6.0	114	55	6.5	111	51	5.5
130	112	56.3	254.2	219.9	97.1	258	225	102.0	241	210	91.9
8	5	4.7	11.4	7.8	5.8	13	8	6.2	9	6	5.4
38	31	21.6	49.6	41.5	29.7	49	39	33.0	48	38	26.2
75	71	28.7	117.8	113.1	40.5	136	128	44.6	122	115	36.2
18	12	13.7	23.1	18.6	16.6	27	22	18.3	20	14	14.9
32	20	10.3	46.4	25.6	13.2	49	29	14.5	41	23	12.0
45	37	18.0	55.4	53.1	24.9	58	47	28.0	57	46	21.5
6	3	0.9	7.7	5.2	2.9	9	5	3.2	7	4	2.6
59	40	11.2	107.9	64.6	14.7	117	73	16.3	85	53	13.1
12	11	1.8	16.7	13.7	2.3	14	15	2.4	14	12	2.1
58	39	13.8	80.7	50.8	18.0	98	61	19.7	79	49	16.2
150	119	47.0	237.0	168.5	69.6	235	186	73.9	229	181	64.9
73	54	30.0	108.6	79.5	41.8	131	94	45.8	104	75	37.6
41	41	26.3	73.6	75.5	39.0	84	88	42.7	61	64	35.3
5	17	20.5	57.5	41.3	27.6	12	78	30.4	6	22	24.6
99	63	20.6	142.3	81.9	27.2	144	86	29.3	140	84	25.0
6	5	3.2	8.3	6.2	4.1	10	7	4.4	8	6	3.7
7	6	3.6	11.2	7.4	4.7	13	9	5.1	9	7	4.3
44	29	10.1	66.8	40.3	13.3	74	46	14.7	61	38	11.8
140	104	54.8	327.3	226.9	115.2	310	230	118.8	300	223	111.2
116	106	64.1	213.2	187.7	110.8	217	195	116.9	206	185	104.3
19	30	18.2	13.8	23.2	24.1	8	40	26.6	19	32	21.6
30	16	4.4	36.6	16.0	5.3	37	20	5.6	35	18	5.0
6	3	1.6	8.7	4.8	2.2	10	5	2.4	7	4	2.0
35	17	7.8	39.3	16.5	10.1	50	23	11.1	47	21	9.2
96	81	47.8	138.6	112.6	63.3	130	108	67.5	130	108	58.8
14	9	13.4	36.1	26.7	16.3	25	19	18.0	17	13	14.4
23	18	10.7	31.1	26.0	13.9	33	27	15.2	28	25	12.5
65	56	31.4	89.1	78.4	42.8	95	80	46.2	87	73	39.3
29	22	14.0	46.2	33.5	18.2	47	34	19.9	37	27	16.3
55	31	9.9	80.0	39.8	14.1	86	44	15.4	69	35	12.8
36	26	18.2	58.6	39.9	25.7	64	41	28.3	53	34	23.0
14	7	3.4	17.3	9.3	4.4	20	10	4.7	16	8	4.0
10	5	2.3	14.7	7.2	3.1	16	9	3.4	12	7	2.8
15	11	4.3	20.8	12.4	5.3	25	14	5.6	20	12	5.0
8	6	2.2	7.1	6.1	2.9	9	7	3.2	8	6	2.6
24	16	10.8	32.3	30.6	14.2	45	30	15.7	28	19	12.6
21	17	4.9	37.7	27.0	6.4	34	24	6.9	27	20	5.9
19	18	3.6	26.0	23.2	5.1	31	27	5.6	23	21	4.5

续表

序列	国家	新生儿死亡率		婴儿死亡率					
				合计			男		
		1990年	2021年	1990年	2000年	2021年	1990年	2000年	2021年
145	卢旺达	38.5	18	92.8	108.0	29.7	111	116	32.5
146	圣基茨和尼维斯	17.3	10	22.9	13.6	12.3	28	15	13.5
147	圣卢西亚	12.9	13	18.6	15.2	22.4	20	15	24.5
148	圣文森特和格林纳丁斯	15.1	8	20.5	19.3	12.6	21	21	13.7
149	萨摩亚	11.8	7	25.8	18.5	14.4	42	43	15.8
150	圣马力诺	4.0	1	9.7	4.9	1.5	12	6	1.6
151	圣多美和普林西比	32.2	8	70.3	58.4	12.1	65	60	13.5
152	沙特阿拉伯	20.7	3	35.3	19.3	5.8	37	21	5.9
153	塞内加尔	41.5	21	70.5	69.2	29.1	79	66	32.6
154	塞黑	16.6	4	24.0	11.1	4.8	24	13	5.2
155	塞舌尔	10.2	9	14.2	12.2	12.0	19	10	12.9
156	塞拉利昂	57.3	31	158.1	141.3	78.3	176	159	84.4
157	新加坡	4.0	1	6.2	3.1	1.7	8	3	1.9
158	斯洛伐克	12.1	3	15.6	10.2	4.6	14	10	5.1
159	斯洛文尼亚	5.4	1	8.8	4.5	1.8	10	6	1.9
160	所罗门群岛	16.1	8	31.5	28.4	16.1	32	31	17.5
161	索马里	51.8	36	108.1	104.9	71.1	110	110	76.4
162	南非	20.3	11	47.0	51.7	26.4	54	61	28.4
163	南苏丹	64.8	40	149.5	109.6	63.8	···	···	68.9
164	西班牙	6.8	2	9.3	5.4	2.6	8	5	2.8
165	斯里兰卡	12.1	4	18.2	14.0	5.8	26	20	6.3
166	苏丹	41.0	27	80.2	68.9	39.0	75	70	43.3
167	苏里南	21.9	11	40.8	30.4	15.4	48	37	17.2
168	瑞典	3.6	1	5.8	3.4	2.0	7	4	2.2
169	瑞士	3.8	3	6.7	4.6	3.4	7	5	3.6
170	叙利亚	17.2	11	30.4	19.8	18.4	36	22	20.3
171	塔吉克斯坦	37.6	14	84.9	74.7	27.6	106	87	31.1
172	泰国	18.9	5	30.3	19.1	7.1	30	19	7.8
173	东帝汶	48.3	22	129.5	83.8	43.1	155	94	46.7
174	多哥	42.1	24	90.3	76.7	43.4	103	90	47.6
175	汤加	11.0	5	19.4	15.4	9.6	23	19	10.7
176	特立尼达和多巴哥	20.3	10	26.9	25.3	14.6	33	34	16.0
177	突尼斯	24.3	12	41.0	25.6	14.0	44	26	15.3
178	土耳其	31.2	5	55.7	33.7	7.7	75	40	8.2
179	土库曼斯坦	32.2	23	72.7	66.4	35.8	93	68	40.9
180	图瓦卢	22.1	10	44.4	34.2	18.1	43	37	20.2
181	乌干达	39.5	19	107.2	89.1	31.2	125	105	34.4
182	乌克兰	8.6	5	16.7	15.8	7.0	22	20	7.7
183	阿联酋	9.3	3	14.2	9.6	5.5	16	11	6.0
184	英国	4.7	3	7.9	5.6	3.7	9	6	4.0
185	坦桑尼亚	43.3	20	101.3	80.4	34.1	102	88	37.1
186	美国	5.7	3	9.4	7.1	5.4	11	8	5.8
187	乌拉圭	11.1	4	20.3	14.6	5.0	24	16	5.5
188	乌兹别克斯坦	20.3	8	58.7	53.2	12.6	65	56	14.3
189	瓦努阿图	14.8	10	27.3	19.6	19.7	33	21	21.3
190	委内瑞拉	14.9	15	24.6	18.2	21.1	30	23	22.8
191	越南	22.8	11	36.5	27.0	16.4	39	23	18.6
192	也门	43.2	28	87.7	69.2	46.7	94	77	51.0
193	赞比亚	43.9	25	114.5	99.5	40.2	119	110	43.8
194	津巴布韦	31.0	25	50.4	61.0	35.7	56	72	39.6

			5岁以下儿童死亡率								
女			合计			男			女		
1990年	2000年	2021年	1990年	2000年	2021年	1990年	2000年	2021年	1990年	2000年	2021年
95	100	26.7	151.8	181.9	39.4	185	195	42.8	156	165	35.9
16	22	11.0	28.5	17.5	14.6	32	16	16.0	20	26	13.1
14	13	20.3	22.6	17.9	24.8	25	17	27.1	18	15	22.4
19	17	11.4	24.7	22.2	13.7	26	26	14.9	24	20	12.4
38	10	12.8	31.0	21.8	16.7	51	47	18.3	49	18	15.0
16	4	1.4	10.9	5.5	1.7	12	6	1.9	18	4	1.6
58	53	10.7	110.4	89.3	15.4	98	89	17.1	91	82	13.7
33	19	5.6	44.1	22.8	6.7	47	25	6.9	39	21	6.6
67	56	25.5	141.1	137.0	38.6	161	128	42.4	140	111	34.6
22	9	4.3	27.8	12.8	5.5	28	15	6.0	25	11	5.0
11	13	11.0	16.5	14.2	13.9	21	13	15.0	12	14	12.8
157	142	71.7	267.7	231.5	104.7	300	263	111.4	270	237	97.6
7	2	1.6	7.7	4.0	2.1	10	4	2.3	8	4	1.9
10	7	4.2	17.7	11.8	5.6	16	12	6.2	12	8	5.1
7	4	1.6	10.4	5.5	2.2	12	6	2.4	8	5	2.0
31	30	14.6	38.7	34.4	18.8	37	36	20.5	39	38	17.0
107	107	65.1	179.7	173.6	111.8	178	178	117.0	182	182	105.4
42	47	24.4	61.0	74.3	32.9	70	88	35.3	53	66	30.3
...	...	58.5	252.9	182.5	98.7	...	...	103.6	...	...	93.9
7	4	2.3	11.0	6.5	3.1	10	6	3.3	8	5	2.8
20	15	5.2	21.3	16.3	6.8	33	24	7.4	24	17	6.1
81	76	34.3	128.0	107.8	54.9	116	108	59.7	131	122	49.8
39	30	13.4	47.7	34.8	17.2	55	41	19.1	47	35	15.1
5	3	1.8	6.9	4.1	2.5	8	5	2.7	6	3	2.2
6	4	3.1	8.2	5.6	3.8	9	6	4.1	8	5	3.5
24	15	16.4	37.2	23.3	22.3	44	26	24.3	29	17	20.1
76	63	24.0	108.2	93.5	31.4	136	109	35.2	97	78	27.5
22	15	6.4	37.1	22.5	8.3	36	22	9.1	27	18	7.5
120	73	39.1	172.1	106.6	50.6	207	120	54.6	158	92	46.2
75	65	38.9	146.4	121.8	62.6	171	141	67.5	129	106	57.4
16	16	8.4	22.8	17.9	11.1	24	22	12.4	20	19	9.8
27	26	13.1	30.6	28.6	16.3	38	40	17.8	31	29	14.7
35	20	12.7	52.2	30.8	16.3	54	31	17.7	45	24	14.9
62	33	7.2	74.4	41.7	9.0	92	45	9.6	76	38	8.4
67	49	30.5	90.7	81.9	41.4	112	81	47.0	84	61	35.5
41	32	15.9	57.1	42.5	21.3	54	42	23.3	52	43	19.0
97	82	27.7	178.7	147.0	42.1	203	170	46.5	165	138	37.5
14	13	6.3	19.6	18.4	8.2	26	24	9.0	16	14	7.4
13	9	4.9	16.5	11.2	6.4	19	12	7.0	15	10	5.7
7	5	3.3	9.3	6.6	4.2	11	7	4.6	8	6	3.8
96	84	31.0	167.0	131.5	47.1	161	138	50.7	163	141	43.4
8	7	4.9	11.2	8.4	6.2	13	9	6.8	10	8	5.7
21	12	4.5	23.1	16.8	5.8	27	19	6.4	23	14	5.2
57	49	10.8	71.4	63.9	14.1	77	65	15.9	70	60	12.2
33	21	18.1	33.1	23.1	23.2	39	24	25.1	42	26	21.3
23	17	19.2	29.5	21.3	24.2	35	26	26.1	28	20	22.1
40	24	14.2	50.6	35.1	20.6	58	31	24.1	53	28	17.0
82	67	42.7	124.8	95.7	61.9	128	103	66.3	121	97	58.0
95	88	36.3	192.5	168.8	57.7	196	182	62.5	161	149	52.6
52	66	31.6	74.6	102.6	49.5	84	120	54.0	78	111	44.8

附录B-3 卫生服务覆盖

序列	国家	熟练卫生人员接生比例/%（2013—2022年）	1岁儿童疫苗接种率/%			结核病发病率/（1/10万）（2021年）	新涂阳结核病人治疗成功率/%（2020年）	HIV新发感染率/（1/1000未感染者）（2021年）
			麻苗（2020年）	百白破（2020年）	乙肝（2020年）			
1	阿富汗	62	43	70	70	189	95	0.04
2	阿尔巴尼亚	100	94	98	…	17	89	0.03
3	阿尔及利亚	99	…	…	…	54	89	0.04
4	安道尔	100	93	99	98	2.9	100	…
5	安哥拉	50	41	51	47	325	53	0.52
6	安提瓜和巴布达	99	78	96	95	4.9	…	…
7	阿根廷	99	71	74	74	30	46	0.11
8	亚美尼亚	100	94	91	…	27	81	…
9	澳大利亚	96	94	95	95	6.5	90	0.02
10	奥地利	98	84	85	85	5	70	…
11	阿塞拜疆	100	79	79	79	63	82	0.03
12	巴哈马	99	83	83	…	12	68	0.24
13	巴林	100	99	98	98	15	…	0.05
14	孟加拉国	59	93	98	98	221	95	0.01
15	巴巴多斯	98	78	85	85	0.41	50	0.24
16	白俄罗斯	100	98	97	97	30	85	0.12
17	比利时	…	85	97	…	8.1	67	…
18	伯利兹	95	87	79	79	28	82	0.42
19	贝宁	78	…	72	72	53	90	0.14
20	不丹	99	92	95	96	164	94	0.1
21	玻利维亚	81	46	68	68	109	80	0.13
22	波黑	100	…	…	…	25	51	…
23	博茨瓦纳	100	66	95	95	235	78	3.48
24	巴西	98	44	77	77	48	67	0.24
25	文莱	100	97	99	99	61	72	…
26	保加利亚	95	84	91	91	17	…	0.03
27	布基纳法索	80	71	91	91	45	82	0.08
28	布隆迪	77	83	93	93	100	95	0.14
29	佛得角	97	86	93	94	35	91	0.24
30	柬埔寨	99	80	92	92	288	96	0.07
31	喀麦隆	69	28	69	69	164	86	0.56
32	加拿大	98	83	91	84	5.3	…	…
33	中非	40	…	42	42	540	79	0.58
34	乍得	47	…	52	52	140	81	0.21
35	智利	100	83	93	93	16	77	0.2
36	中国	100	99	99	99	55	95	…
37	哥伦比亚	99	88	88	88	41	71	0.17
38	科摩罗	…		87	87	35	92	0.01
39	刚果（金）	91	29	73	73	370	75	2.39
40	库克群岛	…	…	…	…	13	100	…
41	哥斯达黎加	99	93	95	98	11	84	0.21
42	科特迪瓦	84	…	80	80	128	84	0.21
43	克罗地亚	100	91	94	…	4	51	0.02
44	古巴	100	98	99	99	6.8	79	0.17
45	塞浦路斯	99	…	…	…	4.4	44	0.04
46	捷克	100	90	97	…	3.9	69	…
47	朝鲜	100	99	97	97	513	87	…
48	刚果（布）	85	…	57	57	318	94	0.18

续表

序列	国家	熟练卫生人员接生比例 /%（2013—2022 年）	1 岁儿童疫苗接种率 /%			结核病发病率 /（1/10 万）（2021 年）	新涂阳结核病人治疗成功率 /%（2020 年）	HIV 新发感染率 /（1/1000 未感染者）（2021 年）
			麻苗（2020 年）	百白破（2020 年）	乙肝（2020 年）			
49	丹麦	95	90	97	…	3.8	34	0.02
50	吉布提	…	60	70	70	204	85	0.13
51	多米尼加	100	90	97	97	16	…	…
52	多米尼加共和国	99	55	82	81	45	84	0.39
53	厄瓜多尔	99	70	70	70	48	70	0.11
54	埃及	97	94	94	94	10	89	…
55	萨尔瓦多	100	56	72	72	49	89	0.17
56	赤道几内亚	…	…	53	53	275	74	3.8
57	厄立特里亚	…	85	95	95	74	91	0.06
58	爱沙尼亚	100	87	91	90	9.3	75	…
59	斯瓦蒂尼（原斯威士兰）	88	70	83	83	348	81	7.65
60	埃塞俄比亚	50	46	71	71	119	86	0.12
61	斐济	100	94	99	…	66	54	0.19
62	芬兰	100	93	91	…	3.5	25	…
63	法国	98	…	…	…	7.7	37	0.09
64	加蓬	…	…	63	63	513	63	0.8
65	冈比亚	84	…	…	…	149	87	0.8
66	格鲁吉亚	100	77	88	88	64	87	0.14
67	德国	96	93	93	…	5	74	…
68	加纳	79	79	94	94	136	86	0.57
69	希腊	100	83	99	96	4.1	…	0.07
70	格林纳达	100	79	72	72	3.2	100	…
71	危地马拉	70	79	83	89	27	89	0.07
72	几内亚	55	…	47	47	175	91	0.49
73	几内亚比绍	54	…	74	…	361	75	1.12
74	圭亚那	98	97	99	99	83	67	0.62
75	海地	42	41	51	51	159	82	0.38
76	洪都拉斯	94	79	80	80	33	87	0.08
77	匈牙利	100	99	99	…	3.7	66	…
78	冰岛	97	93	93	…	2.9	…	0.03
79	印度	89	81	85	85	210	85	0.05
80	印尼	95	49	77	77	354	86	0.1
81	伊朗	99	98	99	99	12	84	0.03
82	伊拉克	96	93	74	74	24	94	…
83	爱尔兰	100	…	94	94	4.8	6	0.07
84	以色列	…	96	98	96	2.8	81	…
85	意大利	100	86	94	94	4.9	…	0.02
86	牙买加	100	89	96	95	3.3	62	0.5
87	日本	100	95	96	92	11	65	…
88	约旦	100	90	77	77	4.2	86	…
89	哈萨克斯坦	100	91	88	88	74	88	0.18
90	肯尼亚	70	49	89	91	251	85	0.73
91	基里巴斯	92	57	92	92	424	83	…
92	科威特	100	…	…	…	20	82	…
93	吉尔吉斯斯坦	100	93	87	86	130	82	0.1
94	老挝	64	47	79	79	143	89	0.11
95	拉脱维亚	100	94	99	99	16	…	0.29
96	黎巴嫩	…	64	71	71	9.7	81	0.03

续表

序列	国家	熟练卫生人员接生比例 /% (2013—2022年)	1岁儿童疫苗接种率 /% 麻苗 (2020年)	百白破 (2020年)	乙肝 (2020年)	结核病发病率 / (1/10万) (2021年)	新涂阳结核病人治疗成功率 /% (2020年)	HIV 新发感染率 / (1/1000 未感染者) (2021年)
97	莱索托	87	69	87	87	614	76	4.76
98	利比里亚	84	30	65	65	308	76	…
99	利比亚	100	72	73	73	59	69	0.07
100	立陶宛	100	91	91	91	26	86	0.08
101	卢森堡	…	90	99	96	6.1	38	0.07
102	马达加斯加	46	24	68	70	233	83	0.35
103	马拉维	96	75	94	90	132	90	1.13
104	马来西亚	100	84	98	99	97	78	0.17
105	马尔代夫	100	96	99	99	38	80	…
106	马里	67	26	70	70	50	82	0.26
107	马耳他	100	99	98	98	12	99	…
108	马绍尔群岛	92	…	…	…	483	86	…
109	毛利塔尼亚	70	…	71	71	81	75	0.13
110	毛里求斯	100	87	93	93	12	83	0.54
111	墨西哥	97	78	74	79	25	71	0.13
112	密克罗尼西亚联邦	…	62	83	88	80	78	…
113	摩纳哥	…	…	…	…	0	0	…
114	蒙古	99	96	96	96	428	90	0.01
115	黑山	99	76	84	52	16	88	0.03
116	摩洛哥	87	…	…	…	94	88	0.02
117	莫桑比克	73	62	79	79	361	94	…
118	缅甸	60	90	84	84	360	87	0.2
119	纳米比亚	88	…	…	…	457	88	2.91
120	瑙鲁	…	97	95	95	193	92	…
121	尼泊尔	77	74	84	84	229	91	…
122	荷兰	…	89	94	…	4.4	83	0.01
123	新西兰	97	91	92	92	6.8	89	0.02
124	尼加拉瓜	94	98	92	92	45	86	0.08
125	尼日尔	44	60	81	81	79	84	0.04
126	尼日利亚	51	12	57	57	219	90	0.34
127	纽埃	…	…	…	…	48	…	…
128	北马其顿（原马其顿）	100	68	84	97	11	84	…
129	挪威	99	95	97	…	2.9	89	0.01
130	阿曼	100	99	99	77	5.9	56	0.05
131	巴基斯坦	68	74	77	93	264	94	…
132	帕劳	97	83	96	74	51	90	…
133	巴拿马	95	74	74	39	42	79	…
134	巴布亚新几内亚	56	27	39	79	424	74	0.43
135	巴拉圭	92	72	79	…	48	68	0.13
136	秘鲁	95	52	72	71	130	85	0.17
137	菲律宾	84	68	71	…	650	76	0.19
138	波兰	100	95	90	…	10	…	…
139	葡萄牙	99	95	99	82	16	73	0.07
140	卡塔尔	100	90	82	…	42	77	0.07
141	韩国	100	…	…	87	44	81	…
142	摩尔多瓦	100	93	86	…	84	79	0.3
143	罗马尼亚	93	75	87	87	45	82	0.04
144	俄罗斯	100	96	97	97	47	62	…

序列	国家	熟练卫生人员接生比例 /%（2013—2022 年）	1 岁儿童疫苗接种率 /%			结核病发病率 /（1/10 万）（2021 年）	新涂阳结核病人治疗成功率 /%（2020 年）	HIV 新发感染率 /（1/1000 未感染者）（2021 年）
			麻苗（2020 年）	百白破（2020 年）	乙肝（2020 年）			
145	卢旺达	94	91	91	91	56	89	0.34
146	圣基茨和尼维斯	100	99	99	99	0	···	···
147	圣卢西亚	100	71	86	86	1.5	75	···
148	圣文森特和格林纳丁斯	99	99	97	97	8.7	46	···
149	萨摩亚	89	44	79	72	6.8	85	···
150	圣马力诺	···	79	89	89	0	···	···
151	圣多美和普林西比	97	···	···	···	114	71	0.05
152	沙特阿拉伯	95	96	95	95	8.2	90	···
153	塞内加尔	75	69	91	92	113	89	0.1
154	塞黑	100	84	92	···	15	80	0.02
155	塞舌尔	100	99	97	97	12	78	···
156	塞拉利昂	87	67	91	91	289	89	0.5
157	新加坡	100	···	···	···	48	79	0.01
158	斯洛伐克	98	98	97	97	2.8	86	0.02
159	斯洛文尼亚	···	91	95	···	4.3	74	0
160	所罗门群岛	86	51	94	94	65	92	···
161	索马里	32	···	42	42	250	90	0.02
162	南非	97	76	84	84	513	78	4.19
163	南苏丹	40	···	49	49	227	82	1.27
164	西班牙	100	94	98	98	8.2	53	0.08
165	斯里兰卡	100	96	96	96	63	83	0.01
166	苏丹	78	68	90	90	58	86	0.07
167	苏里南	98	50	51	51	29	75	0.71
168	瑞典	···	95	97	97	3.8	72	···
169	瑞士	···	93	96	72	4.7	74	···
170	叙利亚	···	53	49	49	18	91	···
171	塔吉克斯坦	95	97	97	97	88	91	0.1
172	泰国	99	87	97	···	143	83	0.09
173	东帝汶	57	78	86	86	486	91	0.1
174	多哥	69	46	82	82	33	86	0.38
175	汤加	98	99	99	99	7.6	88	···
176	特立尼达和多巴哥	100	···	···	···	13	70	···
177	突尼斯	100	92	92	92	36	88	0.04
178	土耳其	97	93	98	98	18	81	···
179	土库曼斯坦	100	99	98	99	47	83	···
180	图瓦卢	100	85	95	93	296	77	···
181	乌干达	74	···	89	89	199	85	1.3
182	乌克兰	100	82	81	81	71	77	0.15
183	阿联酋	99	92	90	91	0.82	77	···
184	英国	···	87	93	93	6.3	78	···
185	坦桑尼亚	64	67	86	86	208	96	0.96
186	美国	99	95	93	91	2.6	74	···
187	乌拉圭	100	91	92	92	32	72	0.27
188	乌兹别克斯坦	99	99	95	95	62	91	0.11
189	瓦努阿图	89	···	78	78	34	96	···
190	委内瑞拉	99	28	54	54	47	85	···
191	越南	96	93	94	94	173	91	0.06
192	也门	45	46	72	72	48	88	0.04
193	赞比亚	80	66	84	84	307	91	2.17
194	津巴布韦	86	74	86	86	190	88	1.51

附录B-4　环境危险因素

序列	国家	安全饮用水普及率 /%							卫生厕所普及率 /%						
		城市		农村		合计			城市		农村		合计		
		2011年	2012年	2011年	2012年	2011年	2012年	2020年	2011年	2012年	2011年	2012年	2011年	2012年	2020年
1	阿富汗	85	90	53	56	61	64	75	46	47	23	23	28	29	50
2	阿尔巴尼亚	95	97	94	94	95	96	95	95	95	93	86	94	91	99
3	阿尔及利亚	85	85	79	79	84	84	94	98	98	88	88	95	95	86
4	安道尔	100	100	100	100	100	100	100	100	100	100	100	100	100	100
5	安哥拉	66	68	35	34	53	54	57	86	87	19	20	59	60	52
6	安提瓜和巴布达	98	98	98	98	98	98		91	…	91	…	91	…	
7	阿根廷	100	99	95	95	99	99		96	97	98	99	96	97	
8	亚美尼亚	100	100	98	100	99	100	100	96	96	81	81	90	91	94
9	澳大利亚	100	100	100	100	100	100	100	100	100	100	100	100	100	100
10	奥地利	100	100	100	100	100	100	100	100	100	100	100	100	100	100
11	阿塞拜疆	88	88	71	71	80	80	96	86	86	78	78	82	82	
12	巴哈马	96	98	96	98	96	98		…	92	…	92	…	92	
13	巴林	100	100	100	100	100	100	100	99	99	99	99	99	99	100
14	孟加拉国	85	86	82	84	83	85	98	55	55	55	58	55	57	54
15	巴巴多斯	100	100	100	100	100	100	99	…	…	…	…	…	…	98
16	白俄罗斯	100	100	99	99	100	100	97	92	94	97	95	93	94	98
17	比利时	100	100	100	100	100	100	100	100	100	100	100	100	100	99
18	伯利兹	97	98	100	100	99	99	98	93	94	87	88	90	91	88
19	贝宁	85	85	69	69	76	76	65	25	25	5	5	14	14	17
20	不丹	100	99	96	97	97	98	97	74	75	29	31	45	47	77
21	玻利维亚	96	96	72	72	88	88	93	57	57	24	24	46	46	66
22	波黑	100	100	98	99	99	100	96	100	99	92	92	96	95	
23	博茨瓦纳	99	99	93	93	97	97	92	78	78	42	42	64	64	80
24	巴西	100	100	84	85	97	98	99	87	87	48	49	81	81	90
25	文莱	…	…	…	…	…	…	100	…	…	…	…	…	…	
26	保加利亚	100	100	99	99	99	99	99	100	100	100	100	100	100	86
27	布基纳法索	96	97	74	76	80	82	47	50	50	6	7	18	19	22
28	布隆迪	82	92	73	73	74	75	62	45	43	51	48	50	47	46
29	佛得角	91	100	86	52	89	89	89	74	75	45	47	63	65	79
30	柬埔寨	90	…	61	68	67	71	71	76	82	22	25	33	37	69
31	喀麦隆	95	94	52	86	74	74	66	58	62	36	27	48	45	45
32	加拿大	100	94	99	66	100	100	99	100	100	99	99	100	100	99
33	中非	92	91	51	99	67	68	37	43	44	28	7	34	22	14
34	乍得	71	72	44	54	50	51	46	31	31	6	6	12	12	12
35	智利	100	100	90	45	98	99	100	100	100	89	89	99	99	100
36	中国	98	98	85	91	92	92	94	74	74	56	56	65	65	92
37	哥伦比亚	100	97	72	85	93	91	97	82	85	65	66	78	80	94
38	科摩罗	…	…	97	74	…	…		…	…	…	…	…	…	
39	刚果（金）	95	96	32	97	72	75	74	19	20	15	6	18	15	20
40	库克群岛	100	100	100	39	100	100	100	95	97	95	97	95	97	99
41	哥斯达黎加	100	100	91	100	96	97	100	95	95	92	92	94	94	98
42	科特迪瓦	91	92	68	91	80	80	71	36	33	11	10	24	22	35
43	克罗地亚	100	100	97	97	99	99		99	99	98	98	98	98	97
44	古巴	96	96	86	87	94	94	97	94	94	87	88	92	93	91
45	塞浦路斯	100	100	100	100	100	100		100	100	100	100	100	100	99
46	捷克	100	100	100	100	100	100		100	100	100	100	100	100	99
47	朝鲜	99	99	97	97	98	98	94	88	88	73	73	82	82	85
48	刚果（布）	80	79	29	29	46	46	46	29	29	31	33	31	31	15

早产发生率 /%（2010年）	5岁以下儿童			成人（≥18岁）肥胖率 /%（2016）		成人（>15岁）平均饮酒量升 /（年·人）（2019年）	成人（>15岁）吸烟率 /%（2018年）		未成年人（13～15岁）吸烟率 /%（2006—2013年）	
	发育迟缓率 /%（2022年）	低体重率 /%（2013—2020年）	超重率 /%（2022年）	男	女		男	女	男	女
12	33.1	5.1	3.7	3.2	7.6	＜0.1	…	…	…	…
9	8.3	1.6	13.4	21.6	21.8	6.8	50.5	7.9	17.6	6.7
7	8.6	2.7	11.9	19.9	34.9	0.6	36.3	1.4	17.4	2.6
…	…	…	…	25.9	25.3	12.3	38.1	29.5	…	…
13	43.6	4.9	3.9	4.0	12.1	7.8	…	…	…	…
6	…	…	…	11.6	25.9	9.4	…	…	24.3	15.9
8	9.5	1.7	12.6	27.3	29.0	9.5	28.2	15.4	22.7	25.4
11	7.2	4.4	11.5	17.1	23.0	4.7	51.8	1.6	10.9	4.3
8	3.4	…	21.8	29.6	28.4	10.4	18.7	13.6	…	…
11	…	…	…	21.9	18.3	11.9	30.4	27.7	…	…
9	13.3	3.2	10.1	15.8	23.6	1.0	39.0	0.2	11.4	2.1
10	…	…	…	24.4	38.1	4.8	18.6	3.2	16.0	10.7
14	5.0	…	…	25.5	36.8	1.1	41.5	8.6	…	…
14	26.4	9.8	2.1	2.3	5.0	0.0	60.6	17.7	9.2	2.8
9	6.0	…	12.5	14.7	31.3	10.4	15.0	2.3	34.5	23.2
4	3.6	…	5.3	22.1	26.3	11.0	42.8	10.4	…	…
8	2.4	0.4	4.0	23.1	21.0	10.8	26.9	23.1	…	…
10	12.0	1.8	5.9	16.5	31.5	6.4	…	…	21.8	15.3
11	30.4	5.0	2.2	4.7	14.2	2.2	12.4	1.9	…	…
10	22.7	…	6.5	4.7	8.5	0.2	…	…	39.0	23.2
9	11.1	2.0	9.0	14.5	25.6	3.9	…	…	20.9	16.4
8	8.0	…	9.4	17.1	18.4	7.8	46.3	30.2	16.3	10.5
15	21.6	…	10.1	8.1	29.3	6.6	37.3	10.1	27.0	20.5
9	7.2	3.1	10.3	18.5	25.4	7.3	21.5	11.5	…	…
12	10.9	…	9.1	12.5	15.7	0.5	28.6	2.5	17.1	6.7
8	5.6	5.9	3.8	25.5	24.3	12.5	42.5	35.3	26.4	31.8
11	21.8	10.6	2.0	2.6	8.1	11.0	24.9	7.2	…	…
11	56.5	4.9	3.6	2.1	8.6	7.5	18.8	6.4	20.7	16.8
11	9.4	…	…	6.9	16.3	6.4	…	…	14.7	11.7
11	22.3	9.6	3.8	2.7	4.8	7.8	37.4	6.3	7.9	5.0
13	26.9	4.3	10.5	6.1	16.4	5.5	17.5	1.2	…	…
8	…	…	11.1	29.5	29.3	8.8	22.7	12.4	…	…
13	39.8	5.4	2.6	3.7	10.9	1.7	…	…	…	…
13	32.3	8.3	3.2	3.1	8.9	1.3	21.3	2.3	20.9	13.9
7	1.6	0.3	8.8	24.9	31.0	8.9	49.2	40.3	…	…
7	4.6	1.9	8.9	5.9	6.5	6.0	47.7	1.8	11.2	2.2
9	11.2	1.6	6.2	17.6	26.6	5.5	12.2	3.7	…	…
17	18.8	…	7.7	3.3	12.2	1.1	29.9	9.2	21.8	14.8
17	16.5	8.2	4.5	5.5	13.5	9.2	30.1	2.0	27.6	20.4
…	…	…	…	52.6	59.2	10.9	31.3	21.8	33.7	36.3
14	9.5	1.8	7.6	21.1	30.4	4.1	14.7	5.0	15.9	13.1
14	20.2	8.4	2.6	5.8	15.2	3.0	24.3	1.6	26.3	10.9
6	…	…	…	24.1	24.5	8.7	37.9	35.3	28.6	27.9
6	7.0	2.0	10.2	18.9	30.3	6.3	39.7	14.5	19.8	15.0
15	…	…	…	21.9	21.6	10.8	50.1	23.3	28.7	10.9
7	2.5	…	6.1	26.4	25.4	14.3	35.6	27.3	35.0	37.8
11	16.8	2.5	2.8	6.1	7.3	4.2	37.5	0.0	…	…
12	40.3	6.4	3.7	3.6	9.7	1.1	…	…	…	…

续表

序列	国家	安全饮用水普及率 /%							卫生厕所普及率 /%						
		城市		农村		合计			城市		农村		合计		
		2011年	2012年	2011年	2012年	2011年	2012年	2020年	2011年	2012年	2011年	2012年	2011年	2012年	2020年
49	丹麦	100	100	100	100	100.0	100	100	100	100	100	100	100	100	100
50	吉布提	100	100	67	65	92.5	92	76	73	73	22	22	61	61	67
51	多米尼加	96	96	81	…	…	…		…	…	…	…	…	…	
52	多米尼加共和国	82	82	…	77	81.6	81	97	86	86	74	74	82	82	87
53	厄瓜多尔	96	92	82	75	91.8	86	95	96	86	86	76	93	83	92
54	埃及	100	100	99	99	99.3	99	99	97	98	93	94	95	96	97
55	萨尔瓦多	94	95	81	81	89.7	90	98	79	80	53	53	70	70	82
56	赤道几内亚	…	…	…	…	…			…	…	…	…	…	…	
57	厄立特里亚	…	…	…	…	98.8	…		…	…	4	4	…	…	
58	爱沙尼亚	99	100	97	98	…	99	100	100	96	94	94	100	95	99
59	斯瓦蒂尼（原斯威士兰）	93	94	67	69	72.2	74	71	63	63	55	56	57	57	64
60	埃塞俄比亚	97	97	39	42	49.0	52	50	27	27	19	23	21	24	9
61	斐济	100	100	92	92	96.3	96	94	92	92	82	82	87	87	99
62	芬兰	100	100	100	100	100.0	100	100	100	100	100	100	100	100	99
63	法国	100	100	100	100	100.0	100	100	100	100	100	100	100	100	99
64	加蓬	95	97	41	63	87.9	92	85	33	43	30	32	33	41	50
65	冈比亚	92	94	85	84	89.3	90	81	70	64	65	55	68	60	47
66	格鲁吉亚	100	100	96	97	98.1	99	97	96	96	91	91	93	93	86
67	德国	100	100	100	100	100.0	100	100	100	100	100	100	100	100	99
68	加纳	92	93	80	81	86.3	87	86	19	20	8	8	13	14	24
69	希腊	100	100	99	99	99.8	100	100	99	99	97	97	99	99	99
70	格林纳达	…	99	…	95	…	97		…	98	…	98	…	98	
71	危地马拉	99	99	89	89	93.8	94	94	88	88	72	72	80	80	68
72	几内亚	90	92	65	65	73.6	75	64	32	33	11	11	18	19	30
73	几内亚比绍	94	96	54	56	71.7	74	59	33	34	8	8	19	20	18
74	圭亚那	98	97	93	98	94.5	98	96	88	88	82	82	84	84	86
75	海地	77	75	48	47	64.0	62	67	34	31	17	16	26	24	37
76	洪都拉斯	96	97	81	82	88.9	90	96	86	85	74	74	81	80	84
77	匈牙利	100	100	100	100	100.0	100	100	100	100	100	100	100	100	98
78	冰岛	100	100	100	100	100.0	100	100	100	100	100	100	100	100	99
79	印度	96	97	89	91	91.6	93	90	60	60	24	25	35	36	71
80	印尼	93	93	76	76	84.3	85	92	73	71	44	46	59	59	86
81	伊朗	98	98	90	92	95.3	96	97	100	93	99	82	100	89	90
82	伊拉克	94	94	67	69	84.9	85	98	86	86	80	82	84	85	100
83	爱尔兰	100	100	100	100	99.9	100	97	100	100	98	98	99	99	91
84	以色列	100	100	100	100	100	100	100	100	100	100	100	100	100	100
85	意大利	100	100	100	100	100.0	100	100	…	…	…	…	…	…	100
86	牙买加	97	97	89	89	93.1	93	91	78	78	82	82	80	80	87
87	日本	100	100	100	100	100.0	100	99	100	100	100	100	100	100	100
88	约旦	97	97	90	90	96.2	96	99	98	98	98	98	98	98	97
89	哈萨克斯坦	99	99	90	86	94.8	93	95	97	97	98	98	97	97	98
90	肯尼亚	83	82	54	55	60.9	62	62	31	31	29	29	29	30	33
91	基里巴斯	87	87	50	51	66.1	67	78	51	51	30	31	39	40	46
92	科威特	99	99	99	99	99.0	99	100	100	100	100	100	100	100	100
93	吉尔吉斯斯坦	96	97	85	82	88.7	88	92	92	92	93	92	93	92	98
94	老挝	83	84	63	65	69.6	72	85	87	90	48	50	62	65	79
95	拉脱维亚	100	100	96	96	98.4	98	99	…	…	…	…	…	…	92
96	黎巴嫩	100	100	100	100	100.0	100	93	100	100	…	…	…	…	99

早产发生率 /%（2010 年）	5 岁以下儿童			成人（≥18 岁）肥胖率 /%（2016 年）		成人（>15 岁）平均饮酒量升 /（人·年）（2019 年）	成人（>15 岁）吸烟率 /%（2018 年）		未成年人（13～15 岁）吸烟率 /%（2006—2012 年）	
	发育迟缓率 /%（2022 年）	低体重率 /%（2013—2022 年）	超重率 /%（2022 年）	男	女		男	女	男	女
7	…	…	…	22.3	17.0	10.1	18.4	18.7	…	…
12	18.7	10.6	3.2	8.6	18.3	0.4	…	…	18.6	15.2
12	…	…	…	19.9	35.6	7.2	…	…	30.4	19.8
11	5.6	2.2	7.6	21.0	34.1	6.7	11.2	7.5	24.3	14.0
5	22.7	3.7	11.9	14.9	24.7	3.3	…	…	…	…
7	20.4	9.5	18.8	22.7	41.1	0.1	42.3	0.4	20.0	3.8
13	10.0	2.1	6.8	18.9	28.9	4.1	22.8	2.5	18.2	11.0
17	16.1	…	8.2	3.8	12.6	6.9	…	…	25.1	17.3
12	50.2	…	3.0	2.0	7.6	2.1	14.2	0.3	…	…
6	1.2	1.5	5.1	20.3	21.8	10.8	36.9	24.1	33.8	27.8
14	21.2	2.0	7.9	5.4	26.2	8.8	19.1	2.2	15.8	8.6
10	34.4	6.8	2.7	1.9	6.9	2.2	8.3	0.9	…	…
10	7.1	4.6	7.4	25.1	35.3	3.7	42.3	11.1	17.5	10.1
6	…	…	…	23.7	20.6	10.7	21.0	18.3	…	…
7	…	…	…	22.0	21.1	12.2	36.0	33.2	…	…
16	13.4	3.4	5.4	9.6	20.3	8.1	…	…	…	…
14	13.6	5.1	1.8	5.6	14.8	3.4	27.3	1.5	…	…
9	4.8	0.6	5.0	19.2	23.8	9.5	54.2	5.2	16.5	7.8
9	2.1	0.4	3.1	24.2	20.4	12.8	29.9	26.0	…	…
15	12.7	6.8	1.9	4.5	16.6	2.8	7.0	0.4	14.1	10.6
7	2.2	…	14.6	24.2	25.4	10.5	45.3	32.8	19.3	13.3
10	…	…	…	13.3	29.0	9.0	…	…	24.5	16.7
8	43.5	0.8	4.8	15.1	26.4	1.6	…	…	19.7	13.3
14	27.9	9.2	5.6	3.7	11.5	1.1	…	…	30.8	20.0
11	27.7	5.1	3.3	5.0	13.7	5.5	…	…	…	…
13	7.6	6.5	5.7	12.7	27.1	5.3	22.1	2.2	25.3	16.0
14	19.5	3.7	3.7	17.9	26.9	3.0	13.3	3.3	…	…
12	17.5	1.9	4.7	15.6	26.9	3.9	…	…	…	…
9	…	…	…	28.2	24.6	11.1	34.8	26.4	33.0	28.0
7	…	…	…	24.2	19.4	9.2	13.9	13.7	…	…
13	31.7	18.7	2.8	2.7	5.1	5.6	42.0	12.1	19.0	8.3
16	31.0	10.2	10.6	4.8	8.9	0.2	70.5	5.3	36.2	4.3
13	4.7	4.3	3.8	19.3	32.2	1.0	24.6	3.5	32.9	19.5
7	9.9	3.0	6.4	23.4	37.0	0.4	40.8	3.6	12.1	4.6
6	…	…	…	25.1	25.5	12.7	26.1	21.2	…	…
8	…	…	…	25.9	26.2	4.4	35.2	15.8	…	…
7	…	…	…	20.1	19.5	8.0	27.1	19.6	20.6	26.3
10	6.5	3.2	5.7	15.3	33.4	4.2	17.7	4.2	31.3	24.6
6	5.0	…	2.1	4.8	3.7	10.1	33.2	10.5	…	…
14	6.6	0.6	9.5	28.2	43.1	0.5	…	…	34.1	19.4
9	4.9	3.1	7.7	18.9	22.7	5.0	42.2	6.6	12.2	7.8
12	18.4	4.9	3.8	2.8	11.1	2.1	20.8	2.8	12.8	6.7
10	14.2	3.5	2.0	41.6	50.4	2.3	68.6	35.5	43.2	31.6
11	6.9	2.3	11.7	33.3	45.6	0.0	40.9	3.4	25.0	11.3
10	10.3	2.0	6.4	14.0	18.6	4.9	52.5	3.4	12.3	4.5
11	27.7	9.0	4.0	3.7	6.7	12.1	60.1	15.5	18.7	6.0
5	1.8	1.6	6.4	21.6	25.1	13.2	49.5	24.0	39.4	41.4
8	7.4	1.4	8.3	27.4	37.0	1.5	49.4	35.9	41.9	31.4

续表

序列	国家	安全饮用水普及率 /% 城市 2011年	2012年	农村 2011年	2012年	合计 2011年	2012年	2020年	卫生厕所普及率 /% 城市 2011年	2012年	农村 2011年	2012年	合计 2011年	2012年	2020年
97	莱索托	91	93	73	77	78	81	72	32	37	24	27	26	30	50
98	利比里亚	89	87	60	63	74	75	75	30	28	7	6	18	17	18
99	利比亚	…	…	…	…	…	…	100	97	97	96	96	97	97	92
100	立陶宛	98	99	…	89	…	96	98	95	99	…	85	…	94	94
101	卢森堡	100	100	100	100	100	100	100	100	100	100	100	100	100	98
102	马达加斯加	78	78	34	35	48	50	53	19	19	11	11	14	14	12
103	马拉维	95	95	82	83	84	85	70	50	22	53	8	53	10	27
104	马来西亚	100	100	99	99	100	100	97	96	96	95	95	96	96	
105	马尔代夫	100	100	98	98	99	99	100	97	97	98	100	98	99	99
106	马里	89	91	53	54	65	67	83	35	35	14	15	22	22	45
107	马耳他	100	100	100	100	100	100	100	100	100	100	100	100	100	100
108	马绍尔群岛	93	93	97	98	94	95	89	84	84	55	56	76	76	84
109	毛利塔尼亚	52	52	48	48	50	50	72	51	51	9	9	27	27	50
110	毛里求斯	100	100	100	100	100	100	100	92	92	90	90	91	91	
111	墨西哥	96	96	89	91	94	95	100	87	87	77	79	85	85	92
112	密克罗尼西亚联邦	95	95	88	87	89	89		83	85	47	49	55	57	
113	摩纳哥	100	100	…	…	100	100	100	100	100	…	…	100	100	100
114	蒙古	100	95	53	61	85	85	85	64	65	29	35	53	56	68
115	黑山	100	100	95	95	98	98	99	92	92	87	87	90	90	98
116	摩洛哥	98	98	61	64	82	84	90	83	85	52	63	70	75	87
117	莫桑比克	78	80	33	35	47	49	63	41	44	9	11	19	21	37
118	缅甸	94	95	79	81	84	86	84	84	84	74	74	77	77	74
119	纳米比亚	99	98	90	87	93	92	84	57	56	17	17	32	32	35
120	瑙鲁	96	96	…	…	96	96	100	66	66	…	…	66	66	
121	尼泊尔	91	90	87	88	88	88	90	50	51	32	34	35	37	77
122	荷兰	100	100	100	100	100	100	100	100	100	100	100	100	100	98
123	新西兰	100	100	100	100	100	100	100	…	…	…	…	…	…	100
124	尼加拉瓜	98	98	68	68	85	85	82	63	63	37	37	52	52	73
125	尼日尔	100	99	39	42	50	52	47	34	33	4	4	10	9	15
126	尼日利亚	75	79	47	49	61	64	78	33	31	28	25	31	28	43
127	纽埃	99	99	99	99	99	99	97	100	100	100	100	100	100	96
128	北马其顿（原马其顿）	97	100	99	99	100	99	98	89	97	96	83	91	91	98
129	挪威	100	100	100	100	100	100	100	100	100	100	100	100	100	98
130	阿曼	95	95	85	86	92	93	92	97	97	95	95	97	97	99
131	巴基斯坦	96	96	89	89	91	91	90	72	72	34	34	47	48	68
132	帕劳	97	97	86	…	95	…	100	100	100	100	100	100	100	100
133	巴拿马	97	97	86	87	94	94	94	77	80	54	52	71	73	85
134	巴布亚新几内亚	89	88	33	33	40	40	45	57	56	13	13	19	19	19
135	巴拉圭	99	100	…	83	…	94	100	…	96	…	53	…	80	93
136	秘鲁	91	91	66	72	85	87	93	81	81	38	45	72	73	79
137	菲律宾	93	92	92	91	92	92	94	79	79	69	69	74	74	82
138	波兰	100	100	…	…	…	…	100	96	96	…	…	…	…	100
139	葡萄牙	100	100	100	100	100	100	100	100	100	100	100	100	100	100
140	卡塔尔	100	100	100	100	100	100	100	100	100	100	100	100	100	100
141	韩国	100	100	88	88	98	98	100	100	100	100	100	100	100	100
142	摩尔多瓦	99	99	93	94	96	97	91	89	89	83	84	86	87	79
143	罗马尼亚	99	99	…	…	…	…	100	…	…	…	…	…	…	87
144	俄罗斯	99	99	92	92	97	97	97	74	74	59	59	70	70	89

早产发生率 /%（2010年）	5岁以下儿童			成人（≥18岁）肥胖率 /%（2016年）		成人（>15岁）平均饮酒量 升/（年·人）（2019年）	成人（>15岁）吸烟率 /%（2018年）		未成年人（13～15岁）吸烟率 /%（2006—2012年）	
	发育迟缓率 /%（2022年）	低体重率 /%（2013—2022年）	超重率 /%（2022年）	男	女		男	女	男	女
12	31.8	2.1	6.9	4.6	26.7	5.1	54.7	4.6	26.4	21.7
14	26.6	3.4	5.3	5.5	14.2	5.4	15.1	1.8	···	···
8	52.2	10.2	28.7	25.0	39.6	<0.1	···	···	11.0	5.0
6	4.5	4.8	4.7	24.2	27.8	12.8	35.3	19.0	38.4	28.8
8	···	···	···	24.5	20.7	12.4	23.6	19.8	···	···
14	38.6	7.2	1.5	3.0	7.5	2.0	46.9	11.0	33.2	14.3
18	34.0	2.6	3.9	2.2	9.1	4.1	20.4	5.2	16.7	11.4
12	21.9	9.7	5.7	13.0	17.9	0.9	42.7	1.0	35.1	9.4
8	13.9	9.1	3.3	5.8	11.4	2.8	···	···	15.2	6.7
12	23.8	10.6	2.0	4.6	12.4	1.3	22.4	1.7	23.1	8.8
6	···	···	···	29.2	28.5	8.3	27.8	22.5	···	···
12	30.5	3.5	4.4	48.4	57.3	···	···	···	29.4	21.6
15	22.1	13.6	2.0	6.6	18.5	0.0	···	···	27.5	17.7
13	8.6	···	6.8	5.6	15.7	4.8	48.3	5.4	20.3	7.7
7	12.6	1.7	6.9	24.3	32.8	5.0	21.2	6.5	21.6	17.7
11	···	···	···	40.1	51.5	2.5	···	···	52.1	35.7
···	···	···	···	···	···	···	···	···	···	···
14	6.1	0.9	10.7	17.5	23.2	5.9	49.1	6.2	20.3	8.3
9	8.2	2.2	8.0	23.3	23.1	12.2	···	···	6.6	5.9
7	12.8	2.3	4.9	19.4	32.2	0.5	28.6	0.9	11.3	6.6
16	36.4	3.9	5.5	3.3	10.5	2.7	23.4	5.4	···	···
12	24.1	7.4	0.8	4.0	7.3	2.1	70.2	20.8	30.0	6.8
14	16.8	7.1	5.3	7.5	25.4	3.1	28.4	7.4	31.9	29.9
···	14.8	···	4.5	58.7	63.3	4.2	51.7	52.6	···	···
14	26.7	7.7	1.7	2.7	5.4	0.6	48.6	15.3	24.6	16.4
8	1.6	···	5.1	20.8	20.0	9.7	25.6	21.3	···	···
8	···	···	···	30.1	31.4	10.7	16.1	13.5	18.7	21.5
9	14.9	···	8.7	17.9	29.0	5.1	···	···	···	···
9	47.4	10.9	2.7	2.5	8.7	0.5	16.3	0.8	11.8	5.6
12	34.2	6.5	2.2	4.6	13.1	6.2	9.0	0.5	···	···
···	···	···	···	44.8	55.1	9.9	···	···	14.1	18.5
7	3.7	3.4	9.9	22.6	22.1	6.4	···	···	11.9	11.7
6	···	···	···	23.6	22.5	7.1	19.1	17.7	···	···
14	12.7	9.3	6.5	22.9	33.7	0.9	18.5	0.7	4.9	1.7
16	34.0	7.1	2.7	6.0	11.3	0.3	33.6	6.4	···	···
···	···	···	···	51.8	58.8	···	36.3	11.2	54.1	36.7
8	13.8	1.1	11.4	17.8	27.6	7.8	11.1	2.7	15.1	10.2
7	51.2	···	16.0	16.6	25.8	2.1	···	···	55.4	40.3
8	3.4	1.0	14.6	17.1	23.4	7.0	20.8	4.7	20.8	12.9
7	10.1	0.4	9.4	15.2	24.2	6.8	15.6	3.6	21.5	16.5
15	28.8	6.8	4.6	5.2	7.5	7.0	41.6	7.0	18.8	9.3
7	2.3	···	6.0	23.7	22.2	11.9	30.3	21.6	17.0	19.0
8	3.1	1.1	8.9	20.3	21.2	12.1	33.3	22.4	···	···
11	4.4	···	11.7	32.5	43.1	1.5	26.7	1.3	25.2	13.1
9	1.7	0.2	5.4	4.4	4.8	8.5	38.2	5.9	8.8	3.6
12	3.9	···	2.9	16.2	21.1	12.9	44.6	6.0	14.9	5.8
7	7.7	···	4.5	23.4	21.6	12.3	35.2	15.8	12.2	10.1
7	···	···	7.4	18.1	26.9	10.5	40.9	15.7	···	···

续表

序列	国家	安全饮用水普及率 /%							卫生厕所普及率 /%						
		城市		农村		合计			城市		农村		合计		
		2011年	2012年	2011年	2012年	2011年	2012年	2020年	2011年	2012年	2011年	2012年	2011年	2012年	2020年
145	卢旺达	80	81	66	68	69	71	60	61	61	61	64	61	64	69
146	圣基茨和尼维斯	98	98	98	98	98	98		...	...	...	...	...	...	
147	圣卢西亚	98	99	93	93	94	94	97	70	...	64	...	65	...	83
148	圣文森特和格林纳丁斯	95	95	95	95	95	95		...	...	...	...	...	...	
149	萨摩亚	97	97	98	99	98	99	92	93	93	91	91	92	92	97
150	圣马力诺	...	...	...	...	...	...	100	...	...	...	...	...	...	100
151	圣多美和普林西比	99	99	94	94	97	97	78	41	41	23	23	34	34	48
152	沙特阿拉伯	97	97	97	97	97	97	100	100	100	100	100	100	100	100
153	塞内加尔	93	92	59	60	73	74	85	68	67	39	40	51	52	57
154	塞黑	99	99	99	99	99	99	95	98	99	96	96	97	97	98
155	塞舌尔	96	96	96	96	96	96		97	97	97	97	97	97	100
156	塞拉利昂	84	87	40	42	57	60	64	22	22	7	7	13	13	17
157	新加坡	100	100	...	...	100	100	100	100	100	...	...	100	100	100
158	斯洛伐克	100	100	100	100	100	100	100	100	100	100	100	100	100	98
159	斯洛文尼亚	100	100	99	99	100	100	100	100	100	100	100	100	100	98
160	所罗门群岛	93	93	76	77	79	81	67	81	81	15	15	29	29	35
161	索马里	66	...	7	...	30	...	56	52	...	6	...	24	...	39
162	南非	99	99	79	88	91	95	94	84	82	57	62	74	74	78
163	南苏丹	63	63	55	55	57	57	41	16	16	7	7	9	9	16
164	西班牙	100	100	100	100	100	100	100	100	100	100	100	100	100	100
165	斯里兰卡	99	99	92	93	93	94	92	83	83	93	94	91	92	94
166	苏丹	66	66	50	50	55	55	60	44	44	13	13	24	24	37
167	苏里南	97	98	81	88	92	95	98	90	88	66	61	83	80	90
168	瑞典	100	100	100	100	100	100	100	100	100	100	100	100	100	99
169	瑞士	100	100	100	100	100	100	100	100	100	100	100	100	100	100
170	叙利亚	93	92	87	87	90	90	94	96	96	94	95	95	96	90
171	塔吉克斯坦	100	93	57	64	66	72	82	97	94	83	95	95	94	97
172	泰国	92	97	95	95	96	96	100	95	89	94	96	93	93	99
173	东帝汶	93	95	60	61	69	70	85	68	69	27	27	39	39	57
174	多哥	90	92	40	41	59	61	69	26	25	3	2	11	11	19
175	汤加	99	99	99	99	99	99	99	99	99	89	89	92	91	93
176	特立尼达和多巴哥	98	97	93	...	94	...	99	92	92	92	92	92	92	94
177	突尼斯	100	100	89	90	96	97	98	97	97	75	77	90	90	97
178	土耳其	100	100	99	99	100	100	97	97	97	75	75	91	91	99
179	土库曼斯坦	89	89	54	54	71	71	100	100	100	98	98	99	99	99
180	图瓦卢	98	98	97	97	98	98	100	86	86	80	80	83	83	
181	乌干达	91	95	72	71	75	75	56	34	33	35	34	35	34	20
182	乌克兰	98	98	98	98	98	98	94	96	96	89	89	94	94	98
183	阿联酋	100	100	100	100	100	100	100	98	98	95	95	98	98	99
184	英国	100	100	100	100	100	100	100	100	100	100	100	100	100	99
185	坦桑尼亚	79	78	44	44	53	53	61	24	25	7	7	12	12	32
186	美国	100	99	94	98	99	99	100	100	100	99	100	100	100	100
187	乌拉圭	100	100	98	95	100	99	99	99	96	98	96	99	96	98
188	乌兹别克斯坦	98	98	81	81	87	87	98	100	100	100	100	100	100	100
189	瓦努阿图	98	98	88	88	91	91	91	65	65	55	55	58	58	53
190	委内瑞拉	...	...	...	...	...	...	94	...	...	...	...	...	...	96
191	越南	99	98	94	94	96	95	97	93	93	67	67	75	75	89
192	也门	72	72	47	47	55	55	61	93	93	34	34	53	53	54
193	赞比亚	86	85	50	49	64	63	65	56	56	33	34	42	43	32
194	津巴布韦	97	97	69	69	80	80	63	52	52	33	32	40	40	35

早产发生率 /% (2010年)	5岁以下儿童			成人（≥18岁）肥胖率 /% (2016年)		成人（>15岁）平均饮酒量 升/（年·人）(2019年)	成人（>15岁）吸烟率 /% (2018年)		未成年人（13～15岁）吸烟率 /% (2006—2012年)	
	发育迟缓率 /% (2022年)	低体重率 /% (2013—2022年)	超重率 /% (2022年)	男	女		男	女	男	女
10	29.8	1.1	4.7	1.9	9.3	8.0	19.7	6.9	13.3	9.5
...	...	...	...	15.3	30.1	6.3	...	...	10.4	7.8
11	2.5	...	6.0	12.0	27.0	9.6	...	...	24.5	17.3
12	...	...	...	16.6	31.0	7.2	...	...	23.6	14.6
6	7.4	3.1	7.9	39.9	55.0	2.8	40.8	16.9	25.8	20.4
...	...	...	...	...	...	...	...	...	10.9	11.6
11	10.0	4.1	4.7	7.2	16.9	5.8	9.5	1.4	30.7	22.7
6	12.4	4.4	10.1	30.8	42.3	0.0	31.2	2.0	21.2	9.1
10	17.0	8.1	3.4	4.0	12.9	0.7	17.4	0.7	14.9	6.2
7	4.6	2.6	9.9	21.1	21.8	8.9	40.0	41.2	18.2	17.4
12	7.2	...	9.1	7.6	20.5	8.8	35.3	6.9	27.1	25.3
10	26.0	6.3	5.2	3.8	13.3	5.3	31.0	8.5	...	...
12	3.0	...	3.8	5.8	6.3	2.0	27.8	5.1	...	...
6	...	...	...	21.0	19.9	11.1	38.6	26.0	29.7	27.6
8	...	...	...	19.4	21.0	12.1	25.1	20.3	17.4	21.5
12	29.8	8.5	5.5	17.9	27.1	1.7	55.9	19.9	43.9	37.0
12	18.0	...	2.7	3.9	12.3	0.0	...	...	...	...
8	22.8	3.8	12.1	15.4	39.6	9.5	46.8	16.0	24.3	19.0
...	27.9	...	4.7	...	...	...	...	...	...	...
7	...	...	...	24.6	22.8	12.7	29.1	26.7	...	...
11	15.9	15.1	1.3	2.9	7.3	2.9	43.2	2.7	15.7	5.4
13	36.0	16.3	2.7	8.6	3.8	...	...	...	9.5	4.3
9	7.6	5.5	3.8	26.4	18.9	7.4	...	...	20.7	16.6
6	...	...	...	20.6	23.1	9.0	28.2	29.3	...	...
7	...	...	...	20.6	22.2	11.2	27.8	22.5	...	...
11	25.4	...	11.7	27.8	20.9	0.2	...	...	31.6	17.4
11	13.1	5.6	3.0	14.2	11.6	0.9	...	...	...	...
12	11.8	7.7	8.6	10.0	7.0	8.5	42.5	3.1	26.9	9.2
12	45.1	8.3	1.3	3.8	2.6	0.5	65.8	10.7	65.5	23.9
13	22.3	5.7	2.2	8.4	3.9	2.7	13.5	1.6	11.3	4.3
8	1.8	1.1	10.9	48.2	41.4	0.4	48.4	12.1	44.9	28.0
8	8.8	...	13.9	18.6	10.8	6.5	...	...	20.0	16.3
9	8.6	2.1	19.0	26.9	19.1	2.0	49.1	2.9	20.1	3.8
12	5.5	1.7	8.1	32.1	24.4	1.8	41.5	17.0	20.3	12.8
10	6.7	4.1	3.6	18.6	15.9	3.1	...	...	...	...
...	5.2	2.8	4.2	51.6	47.0	1.3	66.0	31.4	...	...
14	23.4	3.6	3.5	5.3	1.8	12.5	15.5	4.0	19.3	15.8
7	12.3	...	13.6	24.1	22.0	8.3	41.0	9.9	22.6	15.7
8	...	...	...	31.7	27.5	3.8	35.6	0.8	...	...
8	...	...	11.3	27.8	26.9	11.4	21.1	17.3	...	...
11	30.6	3.3	4.6	8.4	4.0	12.0	23.5	3.1	...	...
12	3.6	0.1	7.9	36.2	35.5	10.0	30.9	19.3	12.4	10.0
10	6.1	1.4	11.5	27.9	24.9	6.9	25.2	18.4	21.4	24.5
9	6.9	2.4	4.2	16.6	13.8	2.6	23.3	1.3	...	...
13	31.4	4.7	5.1	25.2	20.2	2.1	45.0	3.3	34.1	19.6
8	10.5	...	6.9	25..6	22.4	3.6	...	...	11.0	7.2
9	19.3	4.7	8.1	2.1	1.6	7.9	...	...	6.5	1.5
13	35.1	16.4	1.7	17.1	12.0	<0.1	32.5	9.3	23.9	9.9
13	31.4	4.2	5.4	8.1	3.6	4.5	25.0	4.4	24.9	25.8
17	21.6	2.9	2.7	15.5	4.7	4.5	26.5	1.3	...	...

附录B-5　卫生资源

序列	国家	人数			每万人口			每万人口医院床位（2005—2019年）
		医师（2008—2021年）	口腔医师（2004—2021年）	护士和助产士（2014—2021年）	医师（2013—2021年）	口腔医师（2013—2021年）	护士和助产士（2013—2021年）	
1	阿富汗	9880	2697	16 581	2.5	0.7	4.5	3.9
2	阿尔巴尼亚	5397	2973	16 717	18.8	10.3	58.3	28.9
3	阿尔及利亚	72 604	15 437	65 359	17.3	3.7	15.6	19.0
4	安道尔	260	64	313	36.3	8.9	43.7	···
5	安哥拉	6593	1652	12 554	2.1	0.5	4	8.0
6	安提瓜和巴布达	264	4	882	29	0.4	95.8	28.9
7	阿根廷	175 419	35 569	245 314	39	7.9	54.5	49.9
8	亚美尼亚	12 964	1638	14 492	45.5	5.7	50.3	41.6
9	澳大利亚	105 293	16 153	384 024	41	6.3	148.2	38.4
10	奥地利	48 705	5206	95 976	54.6	5.8	107.7	72.7
11	阿塞拜疆	31 829	2601	61 157	31.1	2.7	62.8	48.2
12	巴哈马	740	99	1761	18.5	2.5	43.8	29.6
13	巴林	1187	134	3307	8.4	1.0	23.5	17.4
14	孟加拉国	113 477	11 593	103 828	6.7	0.7	6.1	8.0
15	巴巴多斯	712	88	877	25.5	3.2	31.4	59.7
16	白俄罗斯	42 897	5887	103 859	44.3	6.1	107.1	108.3
17	比利时	72 657	13 158	238 324	62.6	11.3	205.3	55.8
18	伯利兹	413	54	897	10.8	1.4	23.5	10.4
19	贝宁	763	12	3575	0.6	＜0.1	2.9	5.0
20	不丹	435	75	1718	5.6	1	22.1	17.4
21	玻利维亚	11 528	2014	17 449	10.1	1.8	15.3	12.9
22	波黑	7413	823	19 057	21	2.3	56	34.9
23	博茨瓦纳	853	172	12 300	3.5	0.7	50.2	18.0
24	巴西	459 080	143 178	1 181 537	21.4	6.7	55.1	20.9
25	文莱	852	106	2989	19.1	2.4	67.1	28.5
26	保加利亚	29 667	9800	33 744	41.7	13.9	47.4	74.5
27	布基纳法索	1910	52	18 841	0.9	＜0.1	9	4.0
28	布隆迪	812	14	9515	0.6	＜0.1	7.6	7.9
29	佛得角	452	120	706	7.9	2.1	12.4	21.0
30	柬埔寨	3473	1385	16 611	2.1	0.9	10.2	9.0
31	喀麦隆	3378	133	5247	1.2	＜0.1	1.9	13.0
32	加拿大	93 998	24 909	391 847	24.6	6.6	102.7	25.2
33	中非	335	10	1195	0.7	＜0.1	2.3	10.0
34	乍得	1000	19	3398	0.6	＜0.1	2.0	4.0
35	智利	57 952	28 860	89 695	29.7	14.8	46	20.6
36	中国	3 401 672	637 000	4 708 717	23.9	4.5	33	43.1
37	哥伦比亚	121 659	42 566	74 626	23.6	8.3	14.5	17.1
38	科摩罗	220	32	1234	2.8	0.4	15.9	21.6
39	刚果（金）	544	27	5081	1.0	0.1	9.3	16.0
40	库克群岛	23	6	140	13.5	3.5	81.9	···
41	哥斯达黎加	14 278	5454	15 784	27.7	10.6	30.6	11.0
42	科特迪瓦	4173	373	16 860	1.6	0.1	6.4	4.0
43	克罗地亚	14 312	5053	34 184	34.7	12.2	80.9	55.4
44	古巴	95 466	18 934	85 732	84.3	16.7	75.7	53.3
45	塞浦路斯	6688	1068	5758	53.8	8.6	46.3	34.0
46	捷克	57 479	7914	96 912	54.7	7.5	92	66.2
47	朝鲜	93 667	5595	113 135	36.7	2.2	44.3	143.0
48	刚果（布）	31 546	404	93 326	3.6	＜0.1	10.7	8.0

注：①中国医师数系执业医师数（不含口腔医师），护士和助产士系注册护士数；②每万人口医院床位系医疗机构床位数。

续表

序列	国家	人数			每万人口			每万人口医院床位（2005—2019年）
		医师（2008—2021年）	口腔医师（2004—2021年）	护士和助产士（2014—2021年）	医师（2013—2021年）	口腔医师（2013—2021年）	护士和助产士（2013—2021年）	
49	丹麦	24 715	4190	61 089	42.6	7.2	105.4	26.0
50	吉布提	201	19	655	2	0.2	6.6	14.0
51	多米尼加	79	8	461	11.2	1.1	65.1	15.6
52	多米尼加共和国	15 591	2481	15 673	14.3	2.3	14.4	17.0
53	厄瓜多尔	37 263	5035	42 811	22.3	3.0	25.2	13.9
54	埃及	74 923	19 746	189 579	7.1	1.9	18.3	14.3
55	萨尔瓦多	18 393	5346	16 640	29.1	8.5	26.4	11.9
56	赤道几内亚	507	5	406	3.5	···	2.7	21.0
57	厄立特里亚	291	186	4971	0.8	0.5	14.4	7.0
58	爱沙尼亚	5136	1349	14 854	38.6	10.1	111.8	45.7
59	斯瓦蒂尼（原斯威士兰）	165	22	2917	1.4	0.2	24.7	21.0
60	埃塞俄比亚	12 174	228	90 179	1	<0.1	7.7	3.3
61	斐济	747	107	3524	8.1	1.2	38.4	19.9
62	芬兰	23 916	5392	123 416	43.3	9.8	223.2	36.1
63	法国	214 315	42 844	787 763	33.2	6.6	122.2	59.1
64	加蓬	1362	34	6143	5.9	0.1	26.8	13.0
65	冈比亚	199	8	2286	0.8	<0.1	8.9	11.0
66	格鲁吉亚	20 311	2464	22 078	54	6.6	58.7	28.9
67	德国	376 873	71 108	1 029 000	45.2	8.5	123.5	80.0
68	加纳	5285	713	112 489	1.6	0.2	35	9.0
69	希腊	66 290	13 668	39 105	63.1	13	37	42.0
70	格林纳达	160	22	700	13.1	1.8	57.5	35.7
71	危地马拉	22 227	4493	40 066	12.8	2.6	23.1	4.4
72	几内亚	2787	73	7195	2.2	0.1	5.7	3.0
73	几内亚比绍	453	2	2169	2.2	<0.1	10.5	10.0
74	圭亚那	1120	55	2777	14	0.7	34.8	17.2
75	海地	2606	237	4424	2.4	0.2	4.0	7.1
76	洪都拉斯	4953	308	6986	4.9	0.3	7.1	6.4
77	匈牙利	31 951	6578	64 127	32.9	6.7	66	70.1
78	冰岛	1404	290	5990	38.9	7.9	163.3	28.3
79	印度	1 014 538	222 816	2 412 621	7.3	1.6	17.3	5.3
80	印尼	190 270	33 929	305 575	7	1.2	11.2	10.4
81	伊朗	129 604	36 600	169 868	15.1	4.3	19.8	1.0
82	伊拉克	38 865	14 003	95 992	9.1	3.3	22.6	15.6
83	爱尔兰	20 256	3313	74 276	40.6	6.6	149	29.7
84	以色列	32 520	7900	50 129	36.5	8.9	56.3	29.8
85	意大利	244 441	50 993	388 204	41.3	8.6	65.5	31.4
86	牙买加	1546		2766	5.5	0.9	9.8	17.2
87	日本	327 403	104 152	1 559 756	26.1	8.3	124.5	129.8
88	约旦	26 885	7917	33 810	25.1	7.4	31.6	14.7
89	哈萨克斯坦	76 443	5089	128 164	40.3	2.9	71.9	60.6
90	肯尼亚	11 980	1300	59 901	2.3	0.3	12	14.0
91	基里巴斯斯坦	22	8	443	1.9	0.7	36.2	18.6
92	科威特	10 000	2587	20 000	22.9	6.6	45.9	20.4
93	吉尔吉斯	13 709	1166	35 946	21.7	1.9	56.8	44.1
94	老挝	2424	559	8660	3.3	0.8	11.8	15.0
95	拉脱维亚	6346	1362	8348	33.5	7.2	44	54.9
96	黎巴嫩	15 131	7001	11 479	26.2	11.8	19.3	27.3

续表

序列	国家	人数			每万人口			每万人口医院床位（2005—2019年）
		医师（2008—2021年）	口腔医师（2004—2021年）	护士和助产士（2014—2021年）	医师（2013—2021年）	口腔医师（2013—2021年）	护士和助产士（2013—2021年）	
97	莱索托	998	37	6866	4.5	0.2	31.2	13.0
98	利比里亚	246	7	9415	0.5	<0.1	19.3	8.0
99	利比亚	13 757	5776	42 975	21.6	9.1	67.4	32.0
100	立陶宛	13 795	3651	26 928	49.5	13.1	96.6	64.3
101	卢森堡	1780	581	7206	29.9	9.7	120.8	42.6
102	马达加斯加	5230	556	7827	1.9	0.2	2.9	2.0
103	马拉维	958	149	13 564	0.5	0.1	7	13.0
104	马来西亚	73 973	9717	111 324	22.3	3	33.9	18.7
105	马尔代夫	1090	51	2519	21.6	1	49	43.0
106	马里	2454	30	8409	1.2	<0.1	4.2	1.0
107	马耳他	2889	348	7424	54.9	6.6	144	44.9
108	马绍尔群岛	24	7	195	…	1.6	42.4	…
109	毛利塔尼亚	821	240	4074	1.9	0.5	9.5	4.0
110	毛里求斯	3450	351	4986	26.6	2.7	38.5	34.0
111	墨西哥	307 497	14 528	372 464	24.4	1.2	29.6	9.8
112	密克罗尼西亚联邦	108	14	245	9.6	…	22	…
113	摩纳哥	280	38	752	77.6	10.5	208.3	…
114	蒙古	12 211	1294	13 358	38.6	4.1	42.2	80.0
115	黑山	1738	36	3564	27.7	0.6	56.8	38.6
116	摩洛哥	26 003	4855	49 412	7.3	1.4	13.9	10.0
117	莫桑比克	2611	355	18 206	0.8	0.1	5.7	7.0
118	缅甸	39 826	3800	58 485	7.5	0.7	11	10.4
119	纳米比亚	1445	178	4784	6	0.7	19.9	27.0
120	瑙鲁	14	4	84	12.5	3.3	70.6	…
121	尼泊尔	26 052	4081	104 790	8.7	1.4	34.9	3.0
122	荷兰	66 870	9879	197 548	38.4	5.7	113.3	31.7
123	新西兰	18 037	2644	58 657	35.2	5.2	114.3	25.7
124	尼加拉瓜	4362	258	9912	6.6	0.4	15.3	9.3
125	尼日尔	835	30	5013	0.3	<0.1	2.2	3.9
126	尼日利亚	84 277	4358	333 657	3.9	0.2	15.6	5.0
127	纽埃	3	2	20	…	…	105.3	…
128	北马其顿（原马其顿）	5975	1824	7884	28.3	8.7	37.4	42.8
129	挪威	27 925	5020	102 076	51.7	9.3	188.9	35.3
130	阿曼	9058	1491	20 111	19.9	3.3	44.3	14.7
131	巴基斯坦	242 099	26 686	104 640	10.8	1.2	4.7	6.3
132	帕劳	32	6	117	17.8	3.3	65	48.0
133	巴拿马	6996	1203	15 199	16.3	2.8	35.4	22.5
134	巴布亚新几内亚	626	49	5087	0.6	<0.1	5.1	…
135	巴拉圭	21 734	8585	60 537	32.4	12.8	90.3	8.3
136	秘鲁	55 479	7217	88 086	16.5	2.1	26.1	15.9
137	菲律宾	89 533	28 378	541 468	7.9	2.5	47.5	9.9
138	波兰	142 712	38 882	259 843	37.1	10.1	67.6	65.4
139	葡萄牙	57 826	11 670	77 853	56.2	11.3	75.6	34.5
140	卡塔尔	6913	1741	20 020	25	6.2	72.4	12.5
141	韩国	130 014	26 978	442 213	25.1	5.2	85.3	124.3
142	摩尔多瓦	12 516	1652	18 873	40.6	5.4	61.2	56.6
143	罗马尼亚	58 583	15 653	145 226	29.7	7.9	73.7	68.9
144	俄罗斯	557 285	50 642	909 362	38.3	3.5	62.4	71.2

序列	国家	人数			每万人口			每万人口医院床位（2005—2019年）
		医师（2008—2021年）	口腔医师（2004—2021年）	护士和助产士（2014—2021年）	医师（2013—2021年）	口腔医师（2013—2021年）	护士和助产士（2013—2021年）	
145	卢旺达	1492	228	11 970	1.2	0.2	9.3	16.0
146	圣基茨和尼维斯	145	12	216	30.3	2.5	45.2	…
147	圣卢西亚	116	31	571	6.5	1.7	32.2	13.0
148	圣文森特和格林纳丁斯	102	18	773	…	…	73.4	43.2
149	萨摩亚	119	19	648	5.5	0.9	30.2	10.0
150	圣马力诺	201	60	270	60.2	17.5	80.8	…
151	圣多美和普林西比	105	6	462	4.9	0.3	21.5	29.0
152	沙特阿拉伯	100 247	22 739	201 489	27.9	6.3	56	22.4
153	塞内加尔	1384	134	5861	0.8	0.1	3.6	3.0
154	塞黑	27 563	2229	53 881	36.8	3	71.9	56.1
155	塞舌尔	220	42	951	21.1	4	92.2	36.0
156	塞拉利昂	576	15	1679	0.7	< 0.1	2	4.0
157	新加坡	14 279	2363	35 636	24.3	4.1	61.8	24.9
158	斯洛伐克	25 218	3861	42 764	46.3	7.1	78.5	57.0
159	斯洛文尼亚	6944	1570	22 310	32.8	7.4	105.4	44.3
160	所罗门群岛	120	50	1413	1.9	0.7	21.4	14.0
161	索马里	309	…	1502	0.2	…	1.1	8.7
162	南非	48 021	6586	287 458	8.1	1.1	50.1	23.0
163	南苏丹	411	32	3726	0.4	< 0.1	3.6	…
164	西班牙	216 766	39 764	298 693	45.8	8.4	63.1	29.7
165	斯里兰卡	25 962	2282	53 115	11.9	1	24.4	41.5
166	苏丹	10 683	8116	47 882	2.6	2.1	11.4	7.4
167	苏里南	472	33	2283	8	0.6	38	30.0
168	瑞典	73 222	18 387	223 907	70.6	17.7	215.9	21.4
169	瑞士	38 613	3481	161 648	44.4	4.1	187.1	46.3
170	叙利亚	22 485	12 532	26 908	11.9	6.6	14.2	14.0
171	塔吉克斯坦	14 219	1289	39 229	17.1	1.5	47.1	46.7
172	泰国	66 301	18 202	219 473	9.3	2.6	30.8	21.0
173	东帝汶	997	3	2305	7.7	< 0.1	17.7	59.0
174	多哥	506	13	3428	0.6	< 0.1	4	7.0
175	汤加	107	15	443	10.1	1.4	41.8	…
176	特立尼达和多巴哥	5205	475	5677	34.1	3.1	37.3	30.2
177	突尼斯	14 892	3458	28 739	12.6	3	24.3	21.8
178	土耳其	171 259	34 830	286 332	20.4	4.1	34	28.5
179	土库曼斯坦	12 161	631	24 201	21.5	1.1	42.7	40.3
180	图瓦卢	14	1	41	12.6	0.9	36.9	…
181	乌干达	7031	255	74 873	1.6	0.1	16.9	5.0
182	乌克兰	134 986	26 954	300 489	29.9	6.0	66.6	74.6
183	阿联酋	26 736	6860	59 043	28.8	7.4	63.6	13.8
184	英国	213 357	34 673	616 769	31.7	5.2	91.7	24.6
185	坦桑尼亚	2885	682	31 940	0.5	0.1	5.5	7.0
186	美国	1 194 267	201 900	4 188 638	35.6	6	124.7	28.7
187	乌拉圭	21 243	5808	39 578	62	17	115.5	24.3
188	乌兹别克斯坦	72 237	4520	343 223	23.7	1.5	112.7	39.8
189	瓦努阿图	48	9	426	1.6	0.3	14	…
190	委内瑞拉	50 866	4116	59 690	16.6	1.3	20	8.7
191	越南	77 539	…	135 432	8.3	…	14.5	31.8
192	也门	8148	543	22 377	2.9	0.2	7.3	7.1
193	赞比亚	5773	269	36 288	3	0.1	18.6	20.0
194	津巴布韦	2957	234	31 792	1.9	0.1	20.3	17.0

附录B-6　卫生经费

序列	国家	卫生总费用占GDP百分比/%			卫生总费用构成/%					
					政府卫生支出			个人卫生支出		
		2000年	2010年	2020年	2000年	2010年	2020年	2000年	2010年	2020年
1	阿富汗		8.6	15.5		5.5	7.6		79.0	76.2
2	阿尔巴尼亚						39.2			
3	阿尔及利亚	3.5	5.1	6.3	72.0	69.5	62.6	28.0	30.5	37.4
4	安道尔	9.3	9.4	9.1	41.6	44.6	73.2	58.4	55.4	26.8
5	安哥拉	1.9	2.7	2.9	58.2	62.1	42.1	41.3	34.6	53.8
6	安提瓜和巴布达	4.5	5.2	5.6	56.2	56.9	60.2	43.8	42.9	39.6
7	阿根廷	8.5	8.6	10.0	54.7	64.6	66.3	45.2	35.0	33.4
8	亚美尼亚	4.2	9.2	12.2	22.8	18.3	19.3	64.5	78.0	79.6
9	澳大利亚	7.6	8.4	10.7	68.4	68.6	75.1	31.6	31.4	24.9
10	奥地利	9.2	10.2	11.5	74.2	72.4	76.4	25.8	27.6	23.6
11	阿塞拜疆	3.9	4.8	4.6	22.3	21.2	34.5	76.2	78.0	65.2
12	巴哈马	4.0	5.9	7.6	47.5	47.3	60.6	51.9	52.2	39.1
13	巴林	3.6	3.8	4.7	66.0	63.0	62.7	34.0	37.0	37.3
14	孟加拉国	2.0	2.5	2.6	28.7	21.0	18.1	63.4	69.8	76.6
15	巴巴多斯	5.3	6.8	7.2	51.9	53.5	52.1	48.1	44.3	47.2
16	白俄罗斯	5.5	5.7	6.4	78.7	68.0	70.9	21.2	31.5	28.8
17	比利时	7.9	10.0	11.1	74.5	77.7	79.2	25.4	22.2	20.8
18	伯利兹	4.1	5.8	6.9	50.4	66.5	71.9	43.7	29.8	27.3
19	贝宁	4.2	4.1	2.6	26.1	24.2	33.6	57.3	50.1	46.4
20	不丹	4.3	3.5	4.4	79.7	72.1	78.0	12.2	16.9	16.9
21	玻利维亚	4.4	5.5	7.9	55.3	58.8	71.9	38.4	36.8	25.3
22	波黑	7.7	9.0	9.8	53.3	68.1	69.5	39.6	30.4	29.2
23	博茨瓦纳	5.8	6.2	6.2	54.8	57.6	74.7	28.6	37.3	19.6
24	巴西	8.3	7.9	10.3	41.6	45.0	44.8	58.0	54.7	55.1
25	文莱	2.5	2.3	2.4	84.2	91.7	94.0	15.8	8.3	6.0
26	保加利亚	5.9	7.1	8.5	59.6	55.2	59.8	40.4	44.8	38.1
27	布基纳法索	3.3	5.9	6.7	32.6	24.9	43.5	46.1	33.6	38.4
28	布隆迪	6.2	11.3	6.5	23.7	17.6	37.0	75.6	39.5	32.0
29	佛得角	4.4	4.5	6.0	71.3	63.3	61.5	26.1	30.7	25.4
30	柬埔寨	6.5	6.9	7.5	19.8	19.7	27.7	78.1	66.4	65.6
31	喀麦隆	4.0	4.5	3.8	16.9	18.0	16.3	83.1	76.6	71.8
32	加拿大	8.3	10.7	12.9	72.9	73.8	75.0	27.1	26.2	25.0
33	中非	4.4	3.7	9.4	41.5	28.5	12.9	47.3	47.9	52.7
34	乍得	5.5	4.1	5.4	38.0	21.0	17.2	58.5	73.1	61.4
35	智利	7.0	6.8	9.8	35.8	47.1	56.4	46.7	41.0	43.6
36	中国	4.5	4.2	5.6	22.0	51.9	54.7	78.0	48.0	45.3
37	哥伦比亚	5.7	7.1	9.0	74.5	72.2	72.7	23.5	25.1	27.3
38	科摩罗	12.2	8.5	5.4	13.0	9.1	14.5	83.1	80.3	72.3
39	刚果（金）	1.7	2.0	4.5	34.2	44.7	43.2	54.3	43.5	45.8
40	库克群岛	3.2	3.5	3.2	92.9	87.9	89.1	7.1	5.8	7.0
41	哥斯达黎加	6.6	8.1	7.9	64.9	72.3	71.8	33.2	26.7	28.1
42	科特迪瓦	5.6	6.1	3.7	14.5	13.3	36.8	74.7	76.1	49.7
43	克罗地亚	7.7	8.1	7.8	85.0	83.4	81.9	15.0	16.6	18.1
44	古巴	6.6	10.7	12.5	83.7	90.8	91.0	16.2	9.2	8.9
45	塞浦路斯	5.3	6.3	8.1	41.1	47.8	78.3	58.4	51.3	21.5
46	捷克	5.7	6.9	9.2	88.7	83.1	87.4	11.3	16.9	12.6
47	朝鲜									
48	刚果（布）	1.6	4.0	4.1	4.0	10.3	16.1	70.0	44.9	46.5

政府卫生支出占政府总支出 /%			社会医保支出占政府卫生支出 /%			人均卫生费用 /美元			人均政府卫生支出 /美元		
2000 年	2010 年	2020 年	2000 年	2011 年	2012 年	2000 年	2010 年	2020 年	2000 年	2010 年	2020 年
	2.3	4.3	···	0.0	0.0		45.6	80.3		2.5	6.1
8.0	15.2	9.0	20.4	74.1	74.1				30.4	181.3	154.9
8.8	9.5	10.7	35.5	31.6	29.1	61.3	228.4	214.9	44.1	158.7	134.5
13.0	10.9	15.2	88.1	57.4	24.2	2050.6	3754.7	3336.9	852.4	1673.6	2441.7
2.7	4.2	5.4	0.0	0.0	0.0	13.0	96.6	50.7	7.5	60.0	21.3
11.0	13.1	12.6	0.0	11.1	7.6	444.9	631.6	830.3	250.1	359.5	500.1
17.8	16.7	15.7	59.6	64.1	52.8	705.2	891.1	863.7	386.0	576.1	572.4
3.9	6.4	7.7	0.0	0.0	0.0	26.1	297.2	551.5	5.9	54.3	106.2
15.2	16.3	17.2	0.0	0.0	0.0	1632.4	4952.8	5901.1	1116.2	3399.4	4431.0
13.4	14.0	15.4	58.6	53.6	55.1	2263.5	4796.1	5585.1	1678.7	3472.2	4265.5
4.8	3.2	4.0	0.0	0.0	0.0	25.3	279.3	191.2	5.6	59.2	66.0
16.2	17.3	15.7	1.8	2.2	0.0	1093.6	1657.6	1851.0	519.6	784.3	1120.9
10.2	8.5	8.3	0.4	1.6	1.5	485.7	796.3	1110.0	320.7	501.4	695.9
5.2	4.4	3.1	0.0	0.0	0.0	8.3	20.2	50.7	2.4	4.2	9.1
12.3	10.4	11.2	0.0	0.2	0.2	604.5	1097.6	1199.7	313.5	586.7	624.7
12.1	8.7	11.9	0.0	0.0	0.0	57.3	341.8	408.1	45.1	232.6	289.3
12.1	14.5	14.8	85.4	86.2	85.5	1845.3	4449.5	5009.5	1375.3	3458.6	3966.0
6.6	13.1	12.6	0.0	13.5	13.9	139.3	250.3	278.0	70.2	166.5	199.7
5.2	5.1	4.6	0.5	0.4	0.1	15.8	31.0	32.1	4.1	7.5	10.8
7.6	5.6	10.3	0.0	0.0	0.0	31.8	69.8	133.7	25.4	50.3	104.3
8.3	9.7	14.9	62.0	42.9	50.9	44.3	103.1	241.1	24.5	60.6	173.4
7.3	12.4	14.9	97.7	90.1	91.0	113.0	415.9	591.4	60.3	283.0	410.8
8.2	8.1	12.0	0.0	···	0.0	195.1	393.1	362.7	107.0	226.2	271.0
10.1	9.2	10.8	0.0	0.0	0.0	311.7	891.8	700.7	129.8	401.5	313.6
5.7	5.8	6.8	0.0	···	0.0	508.4	803.5	650.5	427.9	737.1	611.7
8.5	10.9	12.1	12.0	68.4	76.4	94.5	484.8	856.7	56.1	267.8	512.7
4.8	6.0	11.5	0.8	0.2	0.2	7.5	33.9	54.2	2.5	8.5	23.5
5.9	4.9	8.3	29.5	12.4	13.6	8.4	26.1	16.4	2.0	4.6	6.1
7.5	7.2	10.4	34.9	25.2	29.6	62.0	148.2	176.0	44.2	93.8	108.3
8.6	6.5	7.4	0.0	···	0.0	19.7	54.3	115.8	3.9	10.7	32.1
4.4	5.1	3.7	3.9	2.6	2.6	26.3	59.0	58.0	4.5	10.6	9.5
14.8	18.3	18.3	1.9	2.0	1.9	1998.6	5044.1	5619.4	1456.0	3721.8	4212.8
10.9	5.7	4.8	0.0	···	0.0	10.4	16.7	42.0	4.3	4.8	5.4
11.4	3.5	4.9	0.0	···	0.0	10.3	36.5	34.8	3.9	7.7	6.0
11.0	13.7	18.8	19.3	11.4	9.2	358.8	871.3	1278.2	128.4	410.4	720.9
6.1	8.8	8.4	57.2	67.0	67.9	42.4	187.7	583.4	9.3	97.4	319.3
14.9	17.3	19.5	66.8	83.4	84.0	130.3	441.3	477.3	97.1	318.7	346.8
9.7	3.5	4.1	0.0	0.0	0.0	45.6	67.1	80.8	5.9	6.1	11.7
2.3	3.6	8.2	0.0	0.0	0.0	16.9	55.4	80.8	5.8	24.8	34.9
9.6	9.3	7.8	0.0	0.0	0.0	162.7	478.0	531.5	151.1	420.4	473.6
25.3	31.7	25.2	80.7	81.0	79.3	251.1	665.3	953.1	163.0	481.1	684.4
4.6	4.1	6.7	2.0	6.3	6.6	36.0	74.4	85.2	5.2	9.9	31.3
14.6	14.1	11.7	97.6	94.3	93.5	371.1	1126.4	1094.5	315.5	939.5	896.2
10.8	13.9	16.4	0.0	···	0.0	180.4	606.7	1186.2	151.0	550.7	1079.7
6.3	7.1	14.1	0.0	1.6	1.5	750.5	1959.3	2245.4	308.3	935.7	1757.3
12.4	13.2	17.1	89.5	92.3	92.7	342.9	1373.9	2119.9	304.2	1142.0	1853.1
			···	···	···						
2.5	2.5	6.3	0.0	···	0.0	20.2	12.9	21.3	0.8	1.3	3.4

续表

序列	国家	卫生总费用占 GDP 百分比 /%			卫生总费用构成 /%					
					政府卫生支出			个人卫生支出		
		2000 年	2010 年	2020 年	2000 年	2010 年	2020 年	2000 年	2010 年	2020 年
49	丹麦	8.1	10.3	10.5	83.1	83.9	84.9	16.9	16.1	15.1
50	吉布提	4.1	4.3	2.0	48.0	60.7	50.1	52.0	29.5	28.2
51	多米尼加	5.2	5.6	5.7	62.5	58.9	62.3	34.5	36.9	30.1
52	多米尼加共和国	4.9	5.6	4.9	35.0	45.1	65.7	63.1	54.3	33.6
53	厄瓜多尔	3.3	7.1	8.5	29.0	44.8	58.6	68.2	54.5	41.2
54	埃及	4.9	4.2	4.4	35.2	32.9	31.9	64.8	66.4	67.0
55	萨尔瓦多	8.9	8.2	9.9	44.2	54.0	59.2	54.6	37.0	40.3
56	赤道几内亚	2.3	1.8	3.8	13.7	24.9	22.4	83.3	70.7	76.1
57	厄立特里亚	4.5	3.5	4.1	35.6	15.3	20.7	63.8	52.8	45.3
58	爱沙尼亚	5.2	6.3	7.8	75.9	74.2	77.1	24.1	24.0	22.9
59	斯瓦蒂尼（原斯威士兰）	4.6	8.6	6.5	52.3	49.2	52.9	43.6	25.2	24.7
60	埃塞俄比亚	4.4	5.5	3.5	41.2	17.3	28.2	42.5	48.3	37.3
61	斐济	3.7	3.7	3.8	76.8	63.9	68.5	15.3	29.8	28.3
62	芬兰	6.8	8.9	9.6	74.3	77.3	81.3	24.8	21.5	18.7
63	法国	9.6	11.2	12.2	78.9	76.3	76.7	21.1	23.7	23.3
64	加蓬	2.9	2.5	3.4	36.6	63.6	55.4	61.3	35.3	33.8
65	冈比亚	2.7	3.4	2.6	23.5	32.1	52.2	57.4	33.3	36.9
66	格鲁吉亚	7.4	9.5	7.6	11.4	21.3	36.5	81.4	75.1	57.8
67	德国	9.8	11.0	12.8	78.3	75.8	78.4	21.7	16.7	21.6
68	加纳	2.8	4.6	4.0	27.4	51.7	49.7	60.8	39.4	41.1
69	希腊		9.6	9.5		68.3	54.0		31.7	45.9
70	格林纳达	5.3	6.2	5.8	33.5	41.0	39.3	64.2	53.2	60.0
71	危地马拉	5.7	6.1	6.5	35.4	33.7	38.3	61.9	63.7	60.7
72	几内亚	3.5	3.0	4.0	8.7	12.0	24.0	53.2	66.0	53.5
73	几内亚比绍	7.7	6.6	8.4	45.1	18.3	8.5	36.2	47.2	67.5
74	圭亚那	3.9	5.5	5.5	53.2	30.9	73.0	46.4	39.8	25.5
75	海地	6.9	8.1	3.2	21.8	17.9	12.6	46.7	36.0	56.9
76	洪都拉斯	6.4	8.7	9.0	47.1	42.4	38.0	50.0	50.1	56.3
77	匈牙利	6.8	7.5	7.3	68.8	66.6	71.1	31.2	33.4	28.9
78	冰岛	9.0	8.5	9.6	80.6	80.4	83.3	19.4	19.6	16.7
79	印度	4.0	3.3	3.0	20.7	26.2	36.7	76.6	72.8	62.4
80	印尼	1.9	3.0	3.4	28.7	25.7	55.1	68.4	73.0	44.5
81	伊朗	4.7	6.8	5.3	37.7	32.4	53.9	62.3	67.6	46.1
82	伊拉克		3.2	5.1		73.9	54.8		26.1	44.8
83	爱尔兰	5.9	10.5	7.1	77.5	76.2	78.8	22.5	23.8	21.2
84	以色列	6.8	7.0	8.3	63.1	62.2	70.8	34.6	35.9	28.0
85	意大利	7.6	9.0	9.6	72.6	78.5	76.1	27.4	21.5	23.9
86	牙买加	5.8	5.0	6.6	55.3	60.7	68.0	42.4	36.7	30.5
87	日本	7.2	9.2	10.9	80.4	81.9	84.2	19.6	18.1	15.8
88	约旦	9.6	8.4	7.5	45.0	66.7	49.7	52.4	28.8	45.6
89	哈萨克斯坦	4.2	2.7	3.8	50.9	68.2	66.2	49.1	31.3	33.8
90	肯尼亚	4.6	6.1	4.3	28.6	29.0	47.4	59.0	42.2	34.7
91	基里巴斯	8.6	9.2	11.6	96.7	91.4	79.8	3.3	3.4	2.8
92	科威特	2.5	2.8	6.3	75.9	84.6	89.9	24.1	15.4	10.1
93	吉尔吉斯斯坦	4.4	7.0	5.3	48.4	49.1	44.8	51.6	43.1	46.0
94	老挝	4.3	2.9	2.7	28.8	20.7	42.9	61.3	62.6	41.8
95	拉脱维亚	5.4	6.1	7.5	50.8	60.2	63.4	49.2	39.8	36.4
96	黎巴嫩	10.8	7.4	8.0	29.8	40.3	33.1	70.1	58.9	66.1

政府卫生支出占政府总支出 /%			社会医保支出占政府卫生支出 /%			人均卫生费用 / 美元			人均政府卫生支出 / 美元		
2000 年	2010 年	2020 年	2000 年	2011 年	2012 年	2000 年	2010 年	2020 年	2000 年	2010 年	2020 年
12.8	15.3	16.7	0.0	0.0	0.0	2496.0	6011.5	6438.4	2074.4	5042.5	5463.5
6.1	7.0	4.3	11.3	9.5	9.5	32.0	55.5	62.8	15.3	33.7	31.5
8.4	8.3	5.4	0.0	0.8	0.1	250.7	384.9	426.7	156.8	226.8	265.7
11.8	15.9	14.7	17.0	25.8	41.8	138.6	303.6	354.1	48.6	136.9	232.5
4.1	9.2	13.9	28.0	34.5	33.1	48.1	331.7	478.5	13.9	148.7	280.6
6.7	4.4	5.2	24.3	19.4	20.8	72.5	111.4	150.9	25.5	36.7	48.2
18.5	17.7	17.8	49.3	42.5	43.1	179.3	246.5	385.7	79.2	133.0	228.4
1.4	1.5	5.3	0.0	0.0	0.0	43.7	311.6	236.6	6.0	77.7	53.0
2.1	1.5	2.4	0.0	0.0	0.0	9.3	16.7	24.0	3.3	2.5	5.0
10.8	11.6	13.0	86.4	86.4	86.6	209.7	926.5	1787.9	159.2	687.4	1378.0
9.8	13.8	10.0	0.0	0.0	0.0	75.5	317.0	219.1	39.5	156.0	115.9
7.0	5.1	6.8	0.0	0.0	0.0	5.4	16.7	28.7	2.2	2.9	8.1
10.6	8.6	7.7	0.0	0.0	0.0	77.0	135.2	186.4	59.3	86.4	127.7
10.6	12.5	13.7	19.5	19.0	19.1	1655.9	4099.6	4726.1	1229.7	3167.4	3844.3
14.6	15.1	15.2	94.3	92.3	95.1	2156.5	4593.4	4768.7	1701.0	3506.9	3658.5
5.2	6.8	9.6	14.5	27.1	27.1	127.4	216.7	229.0	46.6	137.7	126.9
6.9	7.8	5.5	0.0	0.0	0.0	23.0	32.3	18.6	5.4	10.4	9.7
4.9	6.2	8.1	46.0	68.8	68.8	47.9	262.5	320.0	5.5	56.0	116.9
17.2	17.6	19.8	87.3	88.6	88.8	2334.7	4597.2	5930.3	1827.6	3482.5	4651.8
6.0	11.9	6.9	0.0	21.6	22.2	17.2	80.9	85.0	4.7	41.9	42.3
	12.4	8.4	45.9	64.0	57.8		2573.7	1675.1		1757.0	904.1
6.8	9.0	8.5	0.0	0.4	0.6	272.4	456.2	491.1	91.2	187.1	193.0
14.1	14.2	15.9	51.2	41.8	52.5	84.0	173.8	289.1	29.8	58.5	110.7
2.4	1.8	6.2	1.1	4.5	4.5	15.9	19.2	46.8	1.4	2.3	11.2
13.7	5.9	2.8	5.4	1.5	1.5	22.5	36.3	61.4	10.1	6.7	5.2
6.8	5.5	13.1	7.1	2.7	2.6	58.0	165.3	378.1	30.9	51.2	275.8
13.9	6.4	4.1	0.0	0.0	0.0	29.5	54.6	44.2	6.4	9.8	5.6
13.7	14.0	12.3	13.7	26.2	29.6	70.8	168.6	212.7	33.3	71.4	80.9
9.9	10.2	10.1	83.9	83.7	83.3	313.1	983.1	1163.3	215.6	655.0	827.1
17.6	14.4	15.7	33.4	36.1	35.8	2873.8	3644.8	5636.9	2315.5	2931.4	4695.7
3.3	3.1	3.3	17.4	15.8	6.5	18.6	45.3	56.6	3.8	11.9	20.8
3.6	4.5	10.1	6.3	18.2	17.6	16.2	92.2	133.0	4.6	23.7	73.2
11.0	11.9	22.1	57.8	50.2	47.2	80.2	440.9	573.4	30.3	142.6	309.0
	4.8	6.3	0.0	0.0	0.0		145.5	202.3		107.5	110.9
14.8	12.3	20.5	1.2	0.5	0.2	1561.0	5128.5	6092.2	1210.0	3906.8	4802.2
8.9	10.7	13.0	72.5	71.5	71.8	1496.9	2211.0	3867.4	944.6	1388.6	2739.3
11.8	14.1	12.9	0.1	0.2	0.4	1520.5	3214.5	3057.0	1104.4	2521.9	2325.7
11.8	9.0	14.0	0.0	0.3	0.2	195.5	234.9	325.7	108.0	142.7	221.5
15.3	18.9	20.6	84.9	87.6	87.0	2740.5	4060.2	4388.1	2204.2	3326.4	3696.7
12.7	17.0	11.9	9.7	28.2	6.3	159.8	308.7	298.6	71.9	205.9	148.4
9.2	8.3	10.2	0.0	…	0.0	50.5	247.4	341.5	25.7	168.7	226.0
7.1	7.3	8.2	10.9	13.1	13.1	20.9	59.2	83.4	6.0	17.1	39.5
11.4	10.3	8.4	0.0	0.0	0.0	68.9	139.9	166.6	66.6	127.9	133.0
5.2	5.2	8.7	0.0	0.0	0.0	462.6	1061.4	1532.6	351.3	898.4	1377.8
7.1	9.2	6.9	10.0	64.1	64.1	12.3	61.5	63.7	5.9	30.2	28.6
6.2	2.7	6.2	1.2	4.9	4.2	14.4	35.0	68.3	4.1	7.3	29.3
7.4	8.1	10.9	0.0	…	0.0	181.6	689.1	1313.4	92.2	414.7	833.2
7.5	10.3	13.4	46.3	49.7	39.4	569.6	659.4	994.5	169.9	266.0	329.2

续表

序列	国家	卫生总费用占 GDP 百分比 /%			卫生总费用构成 /%					
					政府卫生支出			个人卫生支出		
		2000 年	2010 年	2020 年	2000 年	2010 年	2020 年	2000 年	2010 年	2020 年
97	莱索托	5.9	7.6	11.8	50.2	57.9	51.7	49.2	24.4	15.0
98	利比里亚	4.0	8.8	9.5	18.5	8.9	16.7	72.6	54.9	51.3
99	利比亚	3.4	3.6		48.7	69.9		51.3	30.0	
100	立陶宛	6.2	6.8	7.5	67.3	71.1	68.7	32.7	28.7	30.8
101	卢森堡	5.9	7.0	5.8	83.2	85.9	87.3	16.8	14.1	11.5
102	马达加斯加	5.2	5.3	3.9	40.3	40.1	37.0	45.4	43.9	41.2
103	马拉维	3.4	7.2	5.4	37.6	22.0	36.3	20.6	15.2	27.5
104	马来西亚	2.6	3.2	4.1	46.7	52.8	52.8	53.3	47.2	47.2
105	马尔代夫	7.7	8.5	11.4	33.1	53.0	80.0	66.9	43.7	18.5
106	马里	5.6	4.6	4.3	23.5	14.3	34.4	68.6	59.2	30.1
107	马耳他	6.6	8.2	10.8	71.8	64.6	66.7	27.8	35.4	33.3
108	马绍尔群岛	19.7	15.2	13.0	50.3	28.5	48.7	13.3	18.8	6.4
109	毛利塔尼亚	4.7	3.4	3.4	13.9	27.7	40.2	81.8	66.3	52.3
110	毛里求斯	2.9	4.6	6.7	53.5	44.1	52.2	46.2	54.0	47.6
111	墨西哥	4.4	6.0	6.2	45.2	48.6	52.9	54.8	51.4	47.1
112	密克罗尼西亚联邦	7.8	13.1	11.6	22.5	17.5	24.1	5.3	3.5	2.5
113	摩纳哥	1.7	2.3	1.7	80.0	81.4	86.9	20.0	18.6	13.1
114	蒙古	4.9	3.7	4.9	74.3	65.4	63.9	24.6	30.3	28.8
115	黑山			11.4			62.5			37.5
116	摩洛哥	4.0	5.9	6.0	24.6	39.9	43.5	75.0	59.7	54.4
117	莫桑比克	3.9	5.1	7.6	74.7	13.1	31.7	17.7	9.7	16.2
118	缅甸	1.8	1.8	3.7	13.2	9.8	20.0	85.7	80.7	72.7
119	纳米比亚	9.8	9.7	8.9	49.7	41.0	49.5	45.2	44.7	45.4
120	瑙鲁	13.5	10.4	12.0	80.5	57.7	74.5	7.0	6.2	3.2
121	尼泊尔	3.6	5.0	5.2	15.5	18.1	30.1	63.0	68.0	59.4
122	荷兰	7.7	10.2	11.1	69.0	67.3	68.8	31.0	16.6	31.2
123	新西兰	7.5	9.6	10.0	74.5	78.3	77.2	25.5	21.7	22.8
124	尼加拉瓜	5.2	7.0	8.6	49.2	41.9	61.8	47.4	43.4	33.9
125	尼日尔	7.2	6.9	6.2	21.3	26.1	37.8	69.8	61.6	46.6
126	尼日利亚	3.2	3.3	3.4	18.3	13.6	15.0	64.7	80.1	75.5
127	纽埃	8.3	10.3	7.8	94.2	84.4	69.8	1.5	1.2	0.9
128	北马其顿（原马其顿）	8.9	6.7	7.9	53.1	60.6	60.4	42.9	38.7	39.6
129	挪威	7.7	8.9	11.4	81.7	84.7	85.7	18.3	15.3	14.3
130	阿曼	3.1	2.8	5.3	81.8	82.7	90.3	18.2	17.3	9.8
131	巴基斯坦	2.9	2.6	3.0	35.1	22.0	35.2	64.1	73.0	58.5
132	帕劳	8.9	11.6	18.4	53.1	35.4	73.5	21.3	28.8	26.1
133	巴拿马	7.0	7.2	9.7	67.4	66.6	60.7	32.0	31.9	39.1
134	巴布亚新几内亚	2.0	2.1	2.5	84.3	61.7	68.1	9.4	12.3	8.8
135	巴拉圭	5.5	4.6	7.6	42.2	46.1	54.3	54.5	52.9	45.7
136	秘鲁	4.5	4.7	6.3	50.3	51.5	67.9	49.4	46.6	31.9
137	菲律宾	3.2	4.3	5.1	44.4	31.9	44.6	52.1	66.3	54.6
138	波兰	5.3	6.4	6.5	68.2	71.4	71.9	31.8	28.6	28.0
139	葡萄牙	8.4	9.8	10.6	70.4	69.7	64.5	29.5	30.2	35.5
140	卡塔尔	2.0	1.8	4.2	59.5	71.0	79.1	40.5	29.0	20.9
141	韩国	4.0	6.2	8.4	50.3	59.0	61.0	46.1	39.4	39.0
142	摩尔多瓦	4.9	10.1	6.9	49.0	45.9	64.8	47.2	42.2	32.1
143	罗马尼亚	4.2	5.8	6.3	79.3	79.9	80.1	20.7	20.0	19.8
144	俄罗斯	5.0	5.0	7.6	59.4	61.4	70.6	40.4	38.6	29.5

政府卫生支出占政府总支出 /%			社会医保支出占政府卫生支出 /%			人均卫生费用 / 美元			人均政府卫生支出 / 美元		
2000 年	2010 年	2020 年	2000 年	2011 年	2012 年	2000 年	2010 年	2020 年	2000 年	2010 年	2020 年
7.7	8.6	11.1	0.0	0.0	0.0	28.5	92.6	107.1	14.3	53.6	55.4
5.0	3.2	4.5	0.0	0.0	0.0	12.2	44.5	56.7	2.3	4.0	9.5
6.0	4.3		0.0	···	0.0	244.8	400.9		119.2	280.4	
10.6	11.5	12.1	88.3	84.9	85.1	217.2	805.2	1522.2	146.1	572.4	1045.2
13.0	13.7	10.7	71.0	80.5	83.6	2894.0	7452.2	6757.0	2408.7	6402.0	5899.3
11.5	15.2	8.8	0.0	···	0.0	12.9	22.0	18.0	5.2	8.8	6.7
7.1	5.8	8.7	0.0	0.0	0.0	8.9	33.2	33.0	3.4	7.3	12.0
4.6	6.3	8.6	0.7	0.9	0.9	111.4	292.9	418.7	52.0	154.7	220.9
8.8	13.6	18.2	0.0	22.2	56.5	221.1	602.7	825.6	73.3	319.2	660.4
6.8	3.3	5.7	1.5	0.7	0.7	15.0	32.6	35.5	3.6	4.7	12.2
11.8	12.9	15.6	0.0	···	2.7	647.1	1733.7	3135.4	464.6	1119.5	2091.1
17.1	7.7	9.7	35.0	15.2	14.1	423.4	488.6	731.1	213.0	139.1	356.1
2.5	4.2	7.0	7.7	11.1	15.1	22.2	41.1	59.1	3.1	11.4	23.7
6.9	8.3	10.2	0.0	···	0.0	119.0	367.1	560.4	63.7	162.1	292.5
9.9	10.5	11.5	67.6	55.7	55.1	309.6	538.7	538.6	140.0	262.1	284.8
2.6	3.4	4.1	21.4	17.1	18.5	168.4	375.7	424.8	37.9	65.6	102.6
6.9	9.2	4.8	98.1	98.7	98.7	1410.9	3369.2	3085.4	1129.2	2744.2	2681.2
12.3	7.7	8.5	24.1	21.5	21.2	27.0	99.1	199.8	20.1	64.8	127.7
		13.1	99.0	89.3	89.3			866.2			541.1
4.0	7.5	7.2	0.0	24.5	24.5	53.6	168.7	187.4	13.2	67.3	81.6
13.8	2.2	7.3	0.3	33.1	22.8	10.5	21.5	34.3	7.8	2.8	10.9
1.3	1.2	3.4	2.9	3.0	3.0	3.4	15.1	57.6	0.4	1.5	11.5
16.0	11.9	10.7	1.8	2.5	2.5	200.7	504.6	379.5	99.8	207.0	187.9
9.7	7.3	6.7	0.0	0.0	0.0	292.0	650.2	1143.7	235.1	375.1	852.5
4.3	4.8	5.7	0.0	0.0	0.0	8.6	30.0	58.3	1.3	5.4	17.5
12.6	14.3	16.1	93.9	90.5	91.2	2023.1	5186.6	5846.2	1396.7	3488.7	4022.3
14.7	17.6	18.7	0.0	9.4	10.4	1053.9	3216.2	4201.6	785.1	2517.4	3241.9
10.2	13.2	18.4	27.0	35.2	37.0	53.3	107.6	161.2	26.2	45.1	99.7
8.4	8.7	10.2	3.3	1.7	1.7	10.6	23.9	35.0	2.2	6.2	13.2
2.4	2.7	4.2	0.0	···	0.0	17.7	76.7	69.8	3.2	10.4	10.4
6.6	6.9	5.0	0.0	0.0	0.0	332.7	1361.5	1319.1	313.4	1149.0	920.6
14.7	12.5	12.8	97.4	91.9	91.7	2948.9	···	453.0	87.4	184.9	273.6
15.0	16.8	16.7	17.1	12.2	12.8	164.5	7859.5	7704.4	2408.8	6655.5	6604.0
7.0	6.7	10.2	0.0	···	0.0	263.5	529.1	844.6	215.4	437.6	762.3
5.9	2.8	5.1	5.8	3.1	2.9	16.0	26.6	38.2	5.6	5.8	13.4
8.2	8.5	23.2	0.0	0.0	0.0	675.7	1037.8	2640.1	359.0	367.0	1939.5
19.8	19.2	20.4	50.0	35.6	33.1	286.1	579.5	1214.6	192.7	386.0	736.9
8.3	7.1	7.6	0.0	0.0	0.0	18.7	42.3	63.9	15.8	26.1	43.5
6.8	9.0	15.9	52.4	34.8	35.4	91.9	202.9	405.6	38.8	93.6	220.4
10.6	11.6	16.3	45.3	52.2	37.2	89.5	239.3	388.6	45.0	123.2	263.9
6.5	7.2	8.7	14.7	24.6	36.5	32.8	91.8	164.7	14.6	29.3	73.5
8.6	10.0	9.7	82.6	85.4	86.2	238.0	809.2	1026.0	162.3	577.4	737.6
13.8	13.2	13.8	1.7	1.9	1.7	967.1	2213.1	2341.6	681.1	1543.1	1509.1
3.9	4.1	9.5	0.0	0.0	0.0	602.3	1257.9	2188.4	358.5	893.0	1731.6
8.1	11.8	13.6	77.3	78.9	77.8	473.9	1374.3	2642.4	238.5	810.8	1612.2
8.5	13.6	12.4	0.0	84.9	85.0	21.4	198.3	306.7	10.5	90.9	198.8
8.7	11.5	12.0	81.9	82.1	83.0	69.9	472.2	809.6	55.4	377.3	648.3
9.7	8.6	13.6	40.3	47.1	38.9	95.4	567.4	773.9	56.6	348.3	546.0

续表

序列	国家	卫生总费用占GDP 百分比 /%			卫生总费用构成 /%					
					政府卫生支出			个人卫生支出		
		2000 年	2010 年	2020 年	2000 年	2010 年	2020 年	2000 年	2010 年	2020 年
145	卢旺达	4.3	8.6	7.3	18.1	25.0	40.0	35.4	23.5	24.0
146	圣基茨和尼维斯	4.7	5.3	5.4	41.9	37.6	51.2	58.1	60.9	48.8
147	圣卢西亚	5.4	5.4	6.7	34.4	35.9	42.2	65.6	61.9	44.0
148	圣文森特和格林纳丁斯	4.3	4.6	4.8	69.9	59.2	67.7	30.1	35.6	29.3
149	萨摩亚	4.4	5.5	5.3	83.6	75.3	72.4	12.1	13.6	12.2
150	圣马力诺	5.3	6.6	8.7	70.5	80.9	89.4	29.5	19.1	10.6
151	圣多美和普林西比	10.5	6.8	4.9	32.8	29.9	50.7	40.6	23.3	22.1
152	沙特阿拉伯	4.2	3.6		72.1	61.9		27.9	38.1	
153	塞内加尔	3.6	4.0	5.2	35.4	28.9	33.4	60.6	58.8	49.8
154	塞黑	6.5	9.5	8.7	65.4	61.0	61.0	34.6	38.1	38.3
155	塞舌尔	4.6	4.8	6.4	82.1	64.3	84.5	17.9	33.6	15.3
156	塞拉利昂	11.5	10.9	8.8	18.0	11.6	15.5	76.2	64.2	56.5
157	新加坡	3.4	3.2	6.1	36.3	35.9	52.4	63.7	57.6	47.6
158	斯洛伐克	5.3	7.8	7.2	88.4	71.6	80.3	11.6	28.4	19.7
159	斯洛文尼亚	7.8	8.6	9.5	71.4	72.4	72.6	28.6	27.6	27.2
160	所罗门群岛	5.3	7.3	4.4	93.3	58.7	81.3	4.2	4.6	3.8
161	索马里									
162	南非	7.4	7.4	8.6	36.8	52.8	62.1	61.7	44.2	36.6
163	南苏丹			5.3			7.9			28.5
164	西班牙	6.8	9.0	10.7	71.4	74.8	73.3	28.6	25.2	26.7
165	斯里兰卡	4.2	3.9	4.1	53.6	40.4	45.8	45.5	58.4	52.4
166	苏丹	3.6	5.1	3.0	33.8	32.5	34.2	66.2	64.4	58.9
167	苏里南	6.3	5.0	6.8	48.4	42.4	64.6	37.2	51.2	34.3
168	瑞典	7.4	8.5	11.4	84.5	81.9	85.9	15.5	18.1	14.1
169	瑞士	9.8	10.7	11.8	28.0	31.1	35.7	44.4	38.2	64.3
170	叙利亚	4.3	3.3		35.5	44.8		64.3	54.0	
171	塔吉克斯坦	4.3	5.7	8.2	20.8	20.6	26.3	79.1	70.5	65.3
172	泰国	3.1	3.4	4.4	55.2	73.8	70.4	42.0	23.6	29.6
173	东帝汶		1.4	9.9		50.8	55.3		11.7	6.7
174	多哥	3.3	5.9	6.0	11.9	26.4	20.9	83.6	67.7	69.1
175	汤加	2.9	4.7	5.3	76.2	57.4	57.1	22.7	17.4	8.7
176	特立尼达和多巴哥	4.2	5.1	7.3	37.0	48.2	46.2	63.0	51.6	53.7
177	突尼斯	5.0	5.9	6.3	52.7	55.8	58.7	47.2	43.0	40.8
178	土耳其	4.6	5.1	4.6	61.7	78.0	78.9	38.3	22.0	21.2
179	土库曼斯坦	6.9	5.0	5.7	46.6	24.1	17.7	53.3	75.7	82.1
180	图瓦卢	24.2	16.4	21.5	99.5	85.0	84.0	0.5	3.1	2.4
181	乌干达	7.6	10.5	4.0	24.8	13.6	17.0	47.8	36.4	41.9
182	乌克兰	5.3	6.8	7.6	47.3	54.1	49.3	52.5	45.1	50.7
183	阿联酋	2.4	3.9	5.7	68.8	70.9	61.0	31.2	29.1	39.0
184	英国	6.0	8.4	12.0	81.7	84.8	83.7	18.2	15.2	16.3
185	坦桑尼亚	3.4	5.3	3.8	21.8	27.8	42.9	40.5	32.8	24.0
186	美国	12.5	16.4	18.8	44.2	48.5	56.8	55.8	51.5	43.2
187	乌拉圭	10.0	8.6	9.2	41.5	60.0	71.8	58.4	40.0	28.2
188	乌兹别克斯坦	5.4	5.6	6.8	47.0	48.0	46.2	53.0	50.2	53.8
189	瓦努阿图	3.3	3.4	4.0	74.5	55.0	65.7	10.6	12.1	10.1
190	委内瑞拉	7.3	6.8	3.8	45.9	37.9	43.9	54.1	62.1	56.0
191	越南	4.8	6.0	4.7	34.9	39.6	45.1	51.6	54.3	54.1
192	也门	4.7	5.2		50.8	22.5		46.0	75.1	
193	赞比亚	7.2	3.7	5.6	44.5	22.6	43.5	52.5	31.8	14.4
194	津巴布韦		10.7	3.4		25.8	22.1		47.2	22.2

政府卫生支出占政府总支出 /%			社会医保支出占政府卫生支出 /%			人均卫生费用 /美元			人均政府卫生支出 /美元		
2000 年	2010 年	2020 年	2000 年	2011 年	2012 年	2000 年	2010 年	2020 年	2000 年	2010 年	2020 年
3.5	8.6	8.9	6.4	10.5	10.5	9.2	48.7	57.5	1.7	12.2	23.0
5.8	5.9	8.0	0.5	0.3	0.2	445.4	789.4	1104.9	186.7	296.7	565.4
8.1	7.0	8.7	4.9	4.3	3.3	288.9	434.0	607.8	99.4	156.0	256.5
11.7	8.2	9.7	0.0	0.0	0.2	157.8	283.6	401.6	110.3	168.0	271.9
11.8	10.4	11.7	0.3	0.5	0.0	63.0	192.5	202.4	52.6	145.0	146.6
11.8	13.1	13.1	100.0	85.0	73.5	1935.0	4001.8	3937.7	1363.7	3235.5	3518.5
31.9	4.1	10.8	0.0	0.0	0.0	58.2	77.3	106.9	19.1	23.1	54.2
9.2	6.8		0.0	...	0.0	384.4	702.6		277.0	435.1	
9.0	5.4	6.5	7.4	4.0	5.1	21.5	50.2	76.8	7.6	14.5	25.7
13.6	13.6	11.0	92.2	93.2	93.4	56.5	545.3	672.3	37.0	332.7	408.4
6.8	9.0	10.2	0.0	5.2	0.0	349.3	512.3	726.9	286.8	329.6	614.2
12.7	6.3	5.3	0.0	0.0	0.0	23.4	43.7	43.2	4.2	5.1	6.7
6.7	7.5	13.3	4.8	15.5	14.1	820.7	1513.6	3537.0	298.2	543.1	1853.8
9.0	13.3	12.8	94.4	89.6	90.0	203.5	1295.3	1393.6	180.0	927.3	1118.7
12.0	12.6	13.4	93.7	93.4	91.3	796.6	2015.2	2417.2	568.7	1458.3	1754.3
23.1	7.5	10.1	0.0	0.0	0.0	48.5	93.7	99.1	45.2	55.0	80.5
			...	...	...						
10.9	12.4	15.3	3.3	2.8	2.8	221.8	539.6	489.6	81.6	284.8	304.1
		2.1	...	...	0.0			33.2			2.6
12.4	14.8	15.0	9.6	6.3	6.6	1002.8	2775.1	2900.7	715.6	2074.4	2125.1
10.1	7.8	8.5	0.3	0.1	0.1	43.7	108.6	151.1	23.4	43.9	69.2
11.8	9.5	9.6	8.3	11.1	10.9	17.4	109.1	23.4	5.9	35.5	8.0
11.6	8.6	13.8	33.8	41.7	41.7	168.4	417.7	459.6	81.5	177.0	297.0
11.7	13.7	18.8	0.0	...	0.0	2173.2	4437.1	6028.0	1835.8	3633.3	5178.6
8.2	10.1	11.1	72.8	70.8	69.2	3737.8	8021.8	10 309.8	1045.9	2495.2	3676.8
5.6	5.1		0.0	...	0.0	54.2	94.3		19.3	42.2	
4.6	4.5	7.4	0.0	...	0.0	6.0	42.3	69.7	1.2	8.7	18.3
12.7	14.4	13.2	9.4	9.3	9.2	62.3	172.1	305.1	34.4	126.9	214.7
	2.7	6.6	0.0	0.0	0.0		51.4	120.9		26.1	66.8
2.4	7.4	5.4	11.7	6.5	6.5	9.9	31.1	53.5	1.2	8.2	11.2
11.4	9.0	7.9	0.0	0.0	0.0	58.2	177.7	248.0	44.3	101.9	141.6
6.8	8.0	9.6	0.0	0.0	0.0	277.0	861.5	1030.7	102.5	414.9	476.4
10.5	13.0	10.8	28.9	56.3	56.3	111.8	243.6	221.7	58.9	135.8	130.1
7.2	10.9	10.7	55.6	57.0	64.1	199.5	539.3	395.2	123.0	420.7	311.6
13.3	8.7	8.7	6.5	6.5	6.5	76.6	221.8	483.7	35.7	53.3	85.8
11.9	14.8	15.9	0.0	0.0	0.0	358.1	500.0	1071.3	356.2	425.1	899.7
9.5	7.6	3.1	0.0	0.0	0.0	18.8	62.7	33.9	4.7	8.5	5.8
7.1	7.5	8.2	0.0	0.6	0.6	35.1	202.3	269.7	16.6	109.5	132.9
7.6	8.5	10.5	0.0	0.0	0.0	781.8	1359.0	2191.8	538.1	962.9	1336.7
13.8	15.0	19.5	0.0	...	0.0	1674.3	3309.5	4926.6	1368.2	2804.9	4123.4
6.1	7.3	9.4	0.0	...	4.5	12.4	36.1	39.3	2.7	10.0	16.8
16.2	18.4	22.4	83.7	86.0	87.3	4560.1	7957.3	11 702.4	2015.1	3861.8	6643.4
14.3	16.9	20.0	27.4	45.2	56.8	687.6	1026.0	1429.5	285.7	615.6	1025.8
6.1	8.0	10.8	0.0	...	0.0	29.7	76.9	120.5	13.9	36.9	55.6
9.7	6.8	5.9	0.0	0.0	0.0	48.7	100.1	114.2	36.3	55.1	75.1
11.9	8.2	4.9	34.6	32.2	31.1	350.9	926.7	142.5	160.9	350.9	62.6
7.5	7.9	9.4	19.7	39.6	37.0	18.8	78.2	166.2	6.6	31.0	75.01
7.5	3.8		0.0	0.0	0.0	25.2	67.5		12.8	15.2	
14.9	4.7	7.2	0.0	0.0	0.0	24.5	54.4	53.8	10.9	12.3	23.4
	15.2	5.2	...	...	...		91.2	50.7		23.5	11.2

附录B-7 人口与社会经济

序列	国家	总人口/千人（2021年）	0～14岁人口/%（2013年）	60岁及以上人口/%（2013年）	人口年增长率/%（2003—2013年）	城镇人口/% 2010年	2011年	2012年	2013年
1	阿富汗	40 099	47	4	2.8	23	24	24	26
2	阿尔巴尼亚	2855	21	15	−0.2	52	53	55	55
3	阿尔及利亚	44 178	28	7	1.7	66	73	74	70
4	安道尔	79	15	23	0.5	88	87	…	86
5	安哥拉	34 504	47	4	3.3	59	59	60	43
6	安提瓜和巴布达	93	26	13	1.1	30	30	30	25
7	阿根廷	45 277	24	15	0.9	92	93	93	92
8	亚美尼亚	2791	20	14	−0.2	64	64	64	63
9	澳大利亚	25 921	19	20	1.6	89	89	89	89
10	奥地利	8922	15	24	0.4	68	68	68	66
11	阿塞拜疆	10 313	22	9	1.2	52	54	54	54
12	巴哈马	408	21	12	1.8	84	84	84	83
13	巴林	1463	21	3	5.5	89	89	89	89
14	孟加拉国	169 356	30	7	1.2	28	28	29	33
15	巴巴多斯	281	19	16	0.5	44	44	45	32
16	白俄罗斯	9578	15	20	−0.4	75	75	75	76
17	比利时	11 611	17	24	0.7	97	97	98	98
18	伯利兹	400	34	6	2.5	52	45	45	44
19	贝宁	12 997	43	5	3.0	42	45	46	43
20	不丹	777	28	7	2.0	35	36	36	37
21	玻利维亚	12 079	35	7	1.7	67	67	67	68
22	波黑	3271	16	21	−0.2	49	48	49	40
23	博茨瓦纳	2588	34	6	1.0	61	62	62	57
24	巴西	214 326	24	11	1.0	87	85	85	85
25	文莱	445	25	8	1.7	76	76	76	77
26	保加利亚	6886	14	26	−0.8	71	73	74	73
27	布基纳法索	22 101	46	4	2.9	26	27	27	28
28	布隆迪	12 551	44	4	3.4	11	11	11	12
29	佛得角	588	30	7	0.7	61	63	63	64
30	柬埔寨	16 589	31	8	1.6	20	20	20	20
31	喀麦隆	27 199	43	5	2.6	58	52	53	53
32	加拿大	38 155	16	21	1.1	81	81	81	82
33	中非	5457	40	6	1.9	39	39	39	40
34	乍得	17 180	48	4	3.2	28	22	22	22
35	智利	19 493	21	14	1.0	89	89	89	89
36	中国	1 425 894	18	14	0.6	47	51	52	53
37	哥伦比亚	51 517	28	10	1.4	75	75	76	76
38	科摩罗	822	42	5	2.5	28	28	28	28
39	刚果（金）	5836	42	5	2.8	62	64	64	65
40	库克群岛	17	30	9	1.0	75	74	…	74
41	哥斯达黎加	5154	24	11	1.6	64	65	65	75
42	科特迪瓦	27 478	41	5	1.8	51	51	52	53
43	克罗地亚	4060	15	25	−0.3	58	58	58	58
44	古巴	11 256	16	19	0.0	75	75	75	77
45	塞浦路斯	1244	17	17	1.3	70	70	71	67
46	捷克	10 511	15	24	0.5	74	73	73	73
47	朝鲜	25 972	22	13	0.6	60	60	60	61
48	刚果（布）	95 894	45		2.8	35	34	35	42

生命登记覆盖人口 /%（2007—2013年）		总和生育率 /%			成人识字率 /%（2007—2012年）	人均国民收入（美元，购买力平价）				日均＜1美元（购买力平价）人口 /%（2007—2012年）
出生	死亡	2000年	2010年	2013年		2010年	2011年	2012年	2013年	
37	…	7.7	6.3	4.9	…	1060	1140	1560	2000	…
99	53	2.2	1.5	1.8	97	8740	8820	9280	10 520	＜2.0
＞90	…	2.6	2.3	2.8	…	8180	8310	8360	12 990	…
100	＞80	1.4	1.3	1.4	…	…	…	…	…	…
…	…	6.8	5.4	5.9	70	5410	5230	5400	6770	43.4
＞90	79	2.7	2.1	2.1	99	20 240	17 900	18 920	20 070	…
100	100	2.5	2.2	2.2	98	15 570	17 130	…	…	＜2.0
100	76	1.7	1.7	1.7	100	5660	6100	8820	8140	＜2.0
100	100	1.8	1.9	1.9	…	…	38 110	43 300	42 540	…
100	100	1.4	1.4	1.5	…	39 790	42 050	43 390	43 840	…
＞90	93	2.0	2.2	1.9	100	9280	8960	9310	16 180	＜2.0
…	93	2.2	1.9	1.9	…	…	…	29 020	…	…
＞90	88	2.6	2.5	2.1	92	…	…	…	…	…
31	…	3.0	2.2	2.2	58	1810	1940	2030	2810	43.3
＞90	100	1.5	1.6	1.8	…	…	…	25 670	…	…
100	100	1.2	1.4	1.5	100	13 590	14 460	14 960	16 940	＜2.0
＞90	100	1.6	1.8	1.9	…	38 260	39 190	39 860	40 280	…
95	100	3.6	2.8	2.7	…	6210	6090	7630	8160	…
80	…	6.0	5.3	4.8	42	1590	1620	1550	1780	51.6
100	…	3.8	2.4	2.2	…	4990	5570	6200	7210	2.4
76	…	4.1	3.3	3.2	91	4640	4890	4880	5750	8.0
＞90	89	1.4	1.1	1.3	98	8810	9190	9650	9820	＜2.0
72	…	3.4	2.8	2.6	85	13 700	14 550	16 060	15 500	13.4
93	93	2.4	1.8	1.8	90	11 000	11 420	11 530	14 750	3.8
＞90	89	2.5	2.0	2.0	95	…	…	…	…	…
100	100	1.2	1.5	1.5	98	13 290	14 160	15 450	15 200	＜2.0
77	…	6.3	5.9	5.6	29	1250	1300	1490	1560	44.5
75	…	5.8	4.3	6.0	67	400	610	550	820	…
91	…	3.7	2.4	2.3	85	3820	3980	4930	6220	13.7
62	…	3.9	2.6	2.9	74	2080	2230	2330	2890	10.1
61	…	5.0	4.5	4.8	71	2270	2330	2270	2660	27.6
100	100	1.5	1.7	1.7	…	38 310	39 660	42 530	42 610	＜2.0
61	…	5.4	4.6	4.4	57	790	810	1080	600	62.8
16	…	6.6	6.0	6.3	35	1220	1360	1620	2000	36.5
99	100	2.1	1.9	1.8	99	14 590	16 330	21 310	21 030	＜2.0
…	4	1.8	1.6	1.7	95	7640	8390	9040	11 850	6.3
97	98	2.6	2.4	2.3	94	9060	9560	9990	11 890	5.6
87	…	4.3	4.9	4.7	76	1090	1110	1210	1560	…
91	…	4.8	4.5	5.0	…	3220	3240	3450	4720	32.8
＞90	82	3.2	2.4	2.3	…	…	…	…	…	…
100	91	2.4	1.8	1.8	96	11 270	11 860	12 500	13 570	＜2.0
65	…	5.2	4.4	4.9	57	1810	1710	1920	2900	35.0
＞90	100	1.4	1.5	1.5	99	18 860	18 760	20 200	20 370	＜2.0
100	98	1.6	1.5	1.4	100	…	…	…	…	…
＞90	86	1.7	1.5	1.5	99	30 300	…	29 840	28 830	…
100	100	1.1	1.5	1.6	…	23 620	24 370	24 720	25 530	＜2.0
100	…	2.0	2.0	2.0	100	…	…	…	…	…
28	…	6.9	5.8	5.9	67	320	340	390	680	…

续表

序列	国家	总人口/千人（2019年）	0～14岁人口/%（2013年）	60岁及以上人口/%（2013年）	人口年增长率/%（2003—2013）	城镇人口/%			
						2010年	2011年	2012年	2013年
49	丹麦	5854	18	24	0.4	87	87	87	87
50	吉布提	1106	34	6	1.5	76	77	77	77
51	多米尼加	72	26	13	0.3	67	67	…	69
52	多米尼加共和国	11 118	30	9	1.4	69	70	70	77
53	厄瓜多尔	17 798	30	10	1.7	67	67	68	63
54	埃及	109 262	31	9	1.7	43	43	44	43
55	萨尔瓦多	6314	30	10	0.5	64	65	65	66
56	赤道几内亚	1634	39	5	2.9	40	39	40	40
57	厄立特里亚	3620	43	4	3.5	22	21	22	22
58	爱沙尼亚	1329	16	24	−0.4	69	69	70	68
59	斯瓦蒂尼（原斯威士兰）	1192	38	5	1.4	21	21	21	21
60	埃塞俄比亚	120 283	43	5	2.7	17	17	17	19
61	斐济	925	29	9	0.8	52	52	53	53
62	芬兰	5536	16	26	0.4	85	84	84	84
63	法国	64 531	18	24	0.6	85	86	86	79
64	加蓬	2341	38	7	2.4	86	86	87	87
65	冈比亚	2640	46	4	3.2	58	57	58	58
66	格鲁吉亚	3758	18	20	−0.5	53	53	53	53
67	德国	83 409	13	27	−0.1	74	74	74	75
68	加纳	32 833	38	5	2.4	51	52	53	53
69	希腊	10 445	15	26	0.1	61	61	62	77
70	格林纳达	125	27	10	0.3	39	39	39	36
71	危地马拉	17 608	40	7	2.5	49	50	50	51
72	几内亚	13 532	42	5	2.4	35	35	36	36
73	几内亚比绍	2061	41	5	2.3	30	44	45	48
74	圭亚那	805	36	5	0.6	29	28	28	28
75	海地	11 448	35	7	1.4	52	53	55	56
76	洪都拉斯	10 278	35	7	2.0	52	52	53	54
77	匈牙利	9710	15	24	−0.2	68	69	70	70
78	冰岛	370	21	18	1.3	93	94	94	94
79	印度	1 407 564	29	8	1.4	30	31	32	32
80	印尼	273 753	29	8	1.4	44	51	51	52
81	伊朗	87 923	24	8	1.2	71	69	69	72
82	伊拉克	43 534	40	5	2.6	66	66	66	69
83	爱尔兰	4987	22	17	1.4	62	62	62	63
84	以色列	8900	28	15	2.0	92	92	92	92
85	意大利	59 240	14	27	0.5	68	68	69	69
86	牙买加	2828	27	11	0.5	52	52	52	54
87	日本	124 613	13	32	0.0	67	91	92	93
88	约旦	11 148	34	5	3.8	79	83	83	83
89	哈萨克斯坦	19 196	26	10	1.1	59	54	53	53
90	肯尼亚	53 006	42	4	2.7	22	24	24	25
91	基里巴斯	129	30	9	1.6	44	44	44	44
92	科威特	4250	25	4	4.6	98	98	98	98
93	吉尔吉斯斯坦	6528	30	6	1.0	35	35	35	36
94	老挝	7425	35	6	1.9	33	34	35	37
95	拉脱维亚	1874	15	24	−1.1	68	68	68	68
96	黎巴嫩	5593	21	12	2.7	87	87	87	88

生命登记覆盖人口 /%（2007—2013 年）		总和生育率 /%			成人识字率 /%（2007—2012 年）	人均国民收入（美元，购买力平价）				日均＜1 美元（购买力平价）人口 /%（2007—2012 年）
出生	死亡	2000 年	2010 年	2013 年		2010 年	2011 年	2012 年	2013 年	
100	98	1.8	1.9	1.9	···	40 230	41 900	43 430	44 460	＜ 2.0
···	···	4.8	3.8	3.4	···	···	···	···	···	···
＞ 90	100	2.3	2.1	2.1	···	11 990	13 000	11 980	9800	···
81	52	2.9	2.6	2.5	90	9030	9420	9660	11 150	2.3
90	80	3.0	2.5	2.6	92	7880	8510	9490	10 310	4.0
＞ 90	95	3.3	2.7	2.8	74	6060	6120	6450	10 850	＜ 2.0
99	78	2.9	2.3	2.2	85	6550	6640	6720	7490	2.5
54	···	5.8	5.2	4.8	94	23 750	25 620	18 570	23 240	···
···	···	5.4	4.5	4.7	69	540	580	550	1180	···
100	100	1.3	1.7	1.6	100	19 760	20 850	22 500	24 230	＜ 2.0
50	···	4.2	3.4	3.3	88	4840	5930	4760	6220	39.3
···	···	6.2	4.2	4.5	39	1040	1110	1110	1350	36.8
＞ 90	100	3.1	2.7	2.6	···	4510	4610	4690	7610	5.9
100	100	1.7	1.9	1.9	···	37 290	37 670	38 220	38 480	＜ 2.0
100	100	1.8	2.0	2.0	···	34 440	35 910	36 720	37 580	···
90	···	4.1	3.3	4.1	89	13 170	13 740	14 090	17 220	···
53	···	5.6	4.9	5.8	51	1300	1750	1830	1620	···
100	98	1.6	1.6	1.8	100	4990	5350	5770	7040	14.1
100	100	1.3	1.4	1.4	···	37 950	40 230	42 230	44 540	＜ 2.0
63	···	4.7	4.2	3.9	67	1660	1810	1910	3880	···
＞ 90	100	1.3	1.5	1.5	97	27 050	25 100	25 460	25 630	＜ 2.0
···	100	2.6	2.2	2.2	···	9890	10 350	10 350	11 120	···
97	92	4.8	4.0	3.8	76	4650	4760	4880	7130	13.7
58	···	6.0	5.2	4.9	41	1020	1020	970	1160	40.9
24	···	5.9	5.1	4.9	55	1180	1240	1100	1240	···
88	81	2.5	2.3	2.5	85	3450	···	3340	6550	···
80	···	4.3	3.3	3.1	···	···	1180	1220	1710	···
94	17	4.0	3.1	3.0	85	3770	3820	3880	4270	16.5
100	100	1.3	1.4	1.4	99	19 050	20 310	20 710	···	＜ 2.0
＞ 90	100	2.0	2.1	2.1	···	27 680	31 020	33 480	38 870	＜ 2.0
84	8	3.3	2.6	2.5	···	3550	3590	3910	5350	24.7
67	···	2.5	2.1	2.3	93	4200	4500	4730	9260	16.2
99	···	2.2	1.7	1.9	85	···	···	···	15 600	···
99	65	5.0	4.7	4.0	79	3370	3750	4230	15 220	3.9
＞ 90	100	1.9	2.1	2.0	···	33 370	34 180	35 670	···	＜ 2.0
100	100	2.9	2.9	2.9	···	27 630	27 110	···	32 140	＜ 2.0
100	100	1.2	1.4	1.5	99	31 130	32 400	32 920	34 100	＜ 2.0
98	···	2.6	2.3	2.3	87	7310	···	···	8480	···
100	100	1.3	1.4	1.4	···	34 640	35 330	36 300	37 630	＜ 2.0
99	65	3.9	3.1	3.2	96	5800	5930	5980	11 660	＜ 2.0
100	91	1.9	2.6	2.5	100	10 770	11 250	11 780	20 570	＜ 2.0
60	···	5.0	4.7	4.4	87	1680	1710	1730	2250	···
94	···	4.3	2.9	3.0	···	3530	3300	3870	2780	···
＞ 90	95	2.4	2.3	2.6	94	···	···	···	···	···
98	96	2.7	2.7	3.1	99	2100	2180	2230	3070	5.1
75	···	4.6	2.7	3.0	···	2460	2580	2690	4570	30.3
100	100	1.2	1.5	1.6	100	16 350	17 700	21 920	22 970	＜ 2.0
100	···	2.4	1.8	1.5	90	14 080	14 470	14 160	17 390	···

续表

序列	国家	总人口/千人（2021年）	0～14岁人口/%（2013年）	60岁及以上人口/%（2013年）	人口年增长率/%（2003—2013年）	城镇人口/%			
						2010年	2011年	2012年	2013年
97	莱索托	2281	36	6	0.9	27	28	28	26
98	利比里亚	5193	43	5	3.2	48	48	49	49
99	利比亚	6735	30	7	1.3	78	78	78	78
100	立陶宛	2787	15	21	−1.1	67	67	67	67
101	卢森堡	639	17	19	1.7	85	85	86	90
102	马达加斯加	28 916	42	5	2.8	30	33	33	34
103	马拉维	19 890	45	5	2.9	20	16	16	16
104	马来西亚	33 574	26	9	1.8	72	73	73	73
105	马尔代夫	521	29	7	1.8	40	41	42	43
106	马里	21 905	47	4	3.1	36	35	36	38
107	马耳他	527	15	24	0.4	95	95	95	95
108	马绍尔群岛	42	30	9	0.1	72	72	…	72
109	毛利塔尼亚	4615	40	5	2.7	41	41	42	59
110	毛里求斯	1299	20	14	0.3	42	42	42	40
111	墨西哥	126 705	29	10	1.2	78	78	78	79
112	密克罗尼西亚联邦	113	35	7	−0.3	23	23	23	22
113	摩纳哥	37	18	24	1.4	100	100	…	100
114	蒙古	3348	27	6	1.4	62	69	…	70
115	黑山	628	19	19	0.1	61	63	63	64
116	摩洛哥	37 077	28	8	1.1	58	57	57	59
117	莫桑比克	32 077	45	5	2.6	38	31	31	32
118	缅甸	53 798	25	8	0.7	34	33	33	33
119	纳米比亚	2530	36	5	1.5	38	38	39	45
120	瑙鲁	13	30	9	−0.0	100	100	…	100
121	尼泊尔	30 035	35	8	1.3	19	17	17	18
122	荷兰	17 502	17	23	0.4	83	83	84	89
123	新西兰	5130	20	19	1.1	86	86	86	86
124	尼加拉瓜	6851	33	7	1.3	57	58	58	58
125	尼日尔	25 253	50	4	3.8	17	18	18	18
126	尼日利亚	213 401	44	5	2.7	50	50	50	46
127	纽埃	2	30	9	−2.7	38	38	…	41
128	北马其顿（原马其顿）	2103	17	18	0.1	59	59	59	57
129	挪威	5403	19	22	1.0	79	79	80	80
130	阿曼	4520	23	4	4.2	73	73	74	77
131	巴基斯坦	231 402	34	7	1.8	36	36	37	38
132	帕劳	18	30	9	0.6	83	84	…	86
133	巴拿马	4351	28	10	1.8	75	75	76	66
134	巴布亚新几内亚	9949	38	5	2.3	13	12	13	13
135	巴拉圭	6704	32	8	1.8	61	62	62	59
136	秘鲁	33 715	29	9	1.2	77	77	78	78
137	菲律宾	113 880	34	6	1.7	49	49	49	45
138	波兰	38 308	15	21	−0.0	61	61	61	61
139	葡萄牙	10 290	15	25	0.2	61	61	62	62
140	卡塔尔	2688	13	2	11.9	96	99	99	99
141	韩国	51 830	15	17	0.6	83	83	83	82
142	摩尔多瓦	3062	17	17	−1.1	47	48	48	45
143	罗马尼亚	19 329	15	21	−0.2	57	53	53	54
144	俄罗斯	145 103	16	19	−0.1	73	74	74	74

生命登记覆盖人口 /%（2007—2013年）		总和生育率 /%			成人识字率 /%（2007—2012年）	人均国民收入（美元，购买力平价）				日均＜1美元（购买力平价）人口 /%（2007—2012年）
出生	死亡	2000年	2010年	2013年		2010年	2011年	2012年	2013年	
45	...	4.1	3.2	3.0	90	1960	2050	2170	3320	56.2
4	...	5.9	5.2	4.8	61	340	540	580	790	83.8
...	...	3.2	2.6	2.4	90	...	...	...	...	...
100	100	1.3	1.5	1.5	100	17 870	19 640	23 560	24 500	＜2.0
＞90	100	1.7	1.6	1.7	...	61 790	64 260	60 160	...	...
83	...	5.6	4.7	4.5	65	960	950	930	1350	87.7
2	...	6.2	6.0	5.4	61	850	870	730	750	72.2
＞90	56	3.0	2.6	2.0	93	14 220	15 650	16 270	22 460	＜2.0
93	84	2.8	1.8	2.3	...	8110	7430	7560	9890	...
81	...	5.8	6.3	6.8	33	1030	1040	1140	1540	50.6
100	100	1.6	1.3	1.4	...	24 840	...	27 000	28 030	...
96	...	4.4	3.5	3.3	...	...	...	...	4620	...
59	...	5.1	4.5	4.7	59	1960	2400	2480	2850	23.4
＞90	100	2.0	1.6	1.5	89	13 960	14 330	15 060	17 220	＜2.0
93	99	2.5	2.3	2.2	94	14 290	15 390	16 450	16 110	＜2.0
...	...	4.3	3.5	3.3	...	3490	3580	3920	3840	...
...	＞80	1.2	1.5	1.5	...	...	...	...	...	...
99	92	2.2	2.5	2.4	97	3670	4290	5020	8810	...
＞90	100	1.8	1.7	1.7	99	12 930	13 700	14 590	14 600	＜2.0
94	25	2.7	2.3	2.7	67	4600	4880	5060	7000	2.6
48	...	5.7	4.9	5.2	56	930	970	1000	1040	60.7
72	...	2.5	2.0	1.9	93	1950	...	...	...	...
78	...	4.0	3.2	3.1	89	6420	6560	7240	9590	23.5
83	...	3.5	3.1	2.9	...	...	...	...	...	...
42	...	4.0	2.7	2.3	57	1210	1260	1470	2260	23.7
100	100	1.7	1.8	1.8	...	41 900	43 140	43 510	43 210	＜2.0
100	100	1.9	2.2	2.1	...	...	...	...	...	...
85	68	3.3	2.6	2.5	...	2790	3730	3890	4440	8.5
64	...	7.5	7.1	7.6	...	720	720	760	910	40.8
30	...	5.9	5.5	6.0	61	2170	2290	2450	5360	62.0
＞90	...	...	...	...	...	...	...	...	...	...
100	100	1.7	1.4	1.4	97	10 920	11 090	11 540	11 520	＜2.0
100	100	1.8	1.9	1.9	...	56 830	61 460	66 960	66 520	＜2.0
...	87	4.4	2.3	2.9	87	...	...	...	...	...
34	...	4.7	3.4	3.2	55	2790	2870	2880	4920	12.7
...	...	2.0	1.7	1.7	...	11 000	11 080	16 870	14 540	...
＞90	90	2.7	2.5	2.5	94	12 770	14 510	15 150	19 290	4.0
...	...	4.5	4.0	3.8	62	2420	2570	2740	2430	...
76	81	3.7	3.0	2.9	94	5050	5390	5720	7640	3.0
96	69	2.9	2.5	2.4	90	8930	9440	10 090	11 360	2.9
90	90	3.5	3.1	3.0	95	3980	4140	4380	7820	19.0
100	100	1.3	1.4	1.4	100	19 060	20 430	21 170	22 300	＜2.0
100	100	1.4	1.3	1.3	95	24 760	24 440	24 770	25 360	...
＞90	77	3.1	2.3	2.0	96	...	86 440	...	123 860	...
＞90	99	1.4	1.3	1.3	...	29 010	30 370	30 970	33 440	...
100	90	1.6	1.5	1.5	99	3360	3640	3630	5190	＜2.0
＞90	100	1.3	1.4	1.4	98	14 060	15 120	16 860	18 060	＜2.0
＞90	100	1.2	1.5	1.5	100	19 190	20 560	22 720	23 200	＜2.0

续表

序列	国家	总人口/千人（2021 年）	0～14 岁人口/%（2013 年）	60 岁及以上人口/%（2013 年）	人口年增长率/%（2003—2013 年）	城镇人口/%			
						2010 年	2011 年	2012 年	2013 年
145	卢旺达	13 462	43	4	2.5	19	19	19	27
146	圣基茨和尼维斯	48	26	13	1.3	32	32	…	32
147	圣卢西亚	180	24	12	1.2	28	18	17	19
148	圣文森特和格林纳丁斯	104	25	10	0.1	49	49	50	50
149	萨摩亚	219	38	8	0.7	20	20	20	19
150	圣马力诺	34	14	27	0.9	94	94	…	94
151	圣多美和普林西比	223	42	5	2.7	62	63	63	64
152	沙特阿拉伯	35 950	29	5	2.3	82	82	83	83
153	塞内加尔	16 877	44	5	2.8	42	43	43	43
154	塞黑	7297	16	21	−0.6	56	56	57	55
155	塞舌尔	106	22	10	1.0	55	54	54	53
156	塞拉利昂	8421	42	4	2.6	38	39	40	39
157	新加坡	5941	16	16	2.4	100	100	100	100
158	斯洛伐克	5448	15	19	0.1	55	55	55	54
159	斯洛文尼亚	2119	14	24	0.4	50	50	50	50
160	所罗门群岛	708	40	5	2.3	19	20	21	21
161	索马里	17 066	47	5	2.7	37	38	38	39
162	南非	59 392	30	9	1.2	62	62	62	64
163	南苏丹	10 748	42	5	4.2	…	18	18	18
164	西班牙	47 487	15	23	1.1	77	77	78	79
165	斯里兰卡	21 773	25	13	0.9	14	15	15	18
166	苏丹	45 657	41	5	2.4	40	33	33	34
167	苏里南	613	27	10	1.0	69	70	70	66
168	瑞典	10 467	17	26	0.7	85	85	85	86
169	瑞士	8691	15	23	1.0	74	74	74	74
170	叙利亚	21 324	35	6	2.4	56	56	56	57
171	塔吉克斯坦	9750	36	5	2.3	26	27	27	27
172	泰国	71 601	18	15	0.4	34	34	34	48
173	东帝汶	1321	46	5	1.9	28	28	29	32
174	多哥	8645	42	4	2.6	43	38	38	39
175	汤加	106	37	8	0.5	23	23	24	24
176	特立尼达和多巴哥	1526	21	14	0.4	14	14	14	9
177	突尼斯	12 263	23	11	1.1	67	66	67	67
178	土耳其	84 775	26	11	1.3	70	72	72	72
179	土库曼斯坦	6342	29	7	1.2	50	49	49	49
180	图瓦卢	11	30	9	0.3	50	51	…	58
181	乌干达	45 854	48	4	3.4	13	16	16	15
182	乌克兰	43 531	14	21	−0.6	69	69	69	69
183	阿联酋	9365	15	1	10.2	84	84	85	85
184	英国	67 281	18	23	0.6	80	80	80	82
185	坦桑尼亚	63 588	45	5	2.9	26	27	27	30
186	美国	336 998	20	20	0.9	82	82	83	81
187	乌拉圭	3426	22	19	0.2	92	93	93	95
188	乌兹别克斯坦	34 081	29	7	1.2	36	36	36	36
189	瓦努阿图	319	37	6	2.4	26	25	25	26
190	委内瑞拉	28 200	29	9	1.6	93	94	94	89
191	越南	97 468	23	10	1.0	30	31	32	32
192	也门	32 982	40	5	2.5	32	32	33	34
193	赞比亚	19 473	47	4	2.9	36	39	40	40
194	津巴布韦	15 994	40	6	1.1	38	39	39	33

生命登记覆盖人口 /%（2007—2013 年）		总和生育率 /%			成人识字率 /%（2007—2012 年）	人均国民收入（美元，购买力平价）				日均＜1美元（购买力平价）人口 /%（2007—2012 年）
出生	死亡	2000 年	2010 年	2013 年		2010 年	2011 年	2012 年	2013 年	
63	…	5.9	5.4	4.5	66	1150	1270	1320	1430	63.0
…	79	2.2	1.8	1.8	…	15 850	16 470	17 630	20 400	…
92	85	2.3	2.0	1.9	…	10 520	11 220	11 300	10 350	…
＞90	100	2.4	2.1	2.0	…	10 830	10 440	10 870	10 610	…
48	…	4.5	3.9	4.1	99	4270	4270	4250	4840	…
＞90	＞80	1.3	1.5	1.5	…	…	…	…	…	…
75	…	4.6	3.7	4.1	89	1920	2080	1810	2950	43.5
…	51	4.2	2.8	2.6	87	…	24 700	…	53 780	…
73	…	5.6	4.8	4.9	50	1910	1940	1880	2240	34.1
99	90	1.7	1.6	1.4	98	11 020	11 540	11 430	12 020	＜2.0
＞90	100	2.2	1.9	2.2	92	21 210	25 140	25 740	23 270	＜2.0
78	…	5.4	5.0	4.7	43	830	840	1340	1750	56.6
＞90	74	1.5	1.3	1.3	96	55 790	59 380	60 110	76 850	…
＞90	100	1.3	1.3	1.4	…	23 100	22 130	24 770	25 500	＜2.0
100	100	1.2	1.4	1.5	100	26 660	26 510	27 240	28 130	＜2.0
…	…	4.6	4.2	4.0	…	2210	2350	2130	1810	…
…	…	6.5	6.3	6.6	…	…	…	…	…	…
85	91	2.9	2.5	2.4	93	10 360	10 710	11 010	12 240	9.4
35	…	…	…	4.9	…	…	…	…	2190	…
100	100	1.2	1.5	1.5	98	31 640	31 400	31 670	31 850	2.3
97	…	2.2	2.3	2.3	91	5010	5520	6030	9470	4.1
59	…	5.1	4.4	4.4	…	2030	2120	2070	2370	19.8
99	100	2.7	2.3	2.3	95	…	…	8380	15 860	…
100	100	1.6	1.9	1.9	…	39 730	42 200	43 980	44 760	…
100	100	1.4	1.5	1.5	…	50 170	52 570	55 090	56 580	…
…	92	3.8	2.9	3.0	84	5120	…	5120	5450	…
88	…	4.0	3.3	3.8	100	2140	2300	2180	2500	6.5
99	…	1.8	1.6	1.4	…	8190	8360	9280	13 510	＜2.0
55	…	7.1	6.2	5.9	58	3600	…	6230	6410	34.9
78	…	5.1	4.1	4.6	60	890	1040	900	1180	52.5
…	…	4.2	3.9	3.8	…	4580	5000	5020	5450	…
…	85	1.6	1.6	1.8	99	24 040	…	22 860	26 210	…
99	37	2.1	2.0	2.0	79	9060	9030	9210	10 960	＜2.0
94	78	2.4	2.1	2.0	94	15 170	16 940	18 190	18 760	＜2.0
…	…	2.8	2.4	2.3	100	7490	8690	9070	12 920	…
50	…	3.6	3.1	3.0	…	…	…	…	5990	…
30	…	6.8	6.1	5.9	73	1250	1310	1120	1370	37.8
100	99	1.1	1.4	1.5	100	6620	7040	7180	8960	＜2.0
100	87	2.7	1.7	1.8	…	…	47 890	…	…	…
100	100	1.7	1.9	1.9	…	36 410	36 010	37 340	35 760	＜2.0
16	…	5.7	5.5	5.2	73	1430	1500	1560	1750	43.5
100	98	2.0	2.1	2.0	…	47 360	48 820	52 610	53 960	＜2.0
100	99	2.2	2.1	2.0	98	13 990	14 640	15 310	18 930	＜2.0
＞90	…	2.8	2.4	2.3	99	3120	3420	3670	5340	…
43	…	4.5	3.9	3.4	83	4320	4330	4300	2840	…
81	100	2.8	2.5	2.4	96	12 150	12 430	12 920	17 890	…
95	…	2.3	1.8	1.7	93	3070	3250	3620	5030	2.4
17	…	6.3	5.2	4.1	65	…	2170	2310	3820	…
14	…	6.2	6.3	5.7	71	1380	1490	1590	3070	74.3
49	…	3.9	3.3	3.5	84	…	…	…	1560	…